Theodor von Dusch

Lehrbuch der Herzkrankheiten

Theodor von Dusch

Lehrbuch der Herzkrankheiten

ISBN/EAN: 9783742808981

Hergestellt in Europa, USA, Kanada, Australien, Japan

Cover: Foto ©Lupo / pixelio.de

Manufactured and distributed by brebook publishing software (www.brebook.com)

Theodor von Dusch

Lehrbuch der Herzkrankheiten

LEHRBUCH

DER

HERZKRANKHEITEN

VON

DR. THEODOR VON DUSCH

AUSSERORDENTLICHEM PROFESSOR DER MEDICIN UND DIRECTOR DER MEDICINISCHEN
POLIKLINIK AN DER UNIVERSITÄT HEIDELBERG.

MIT 41 HOLZSCHNITTEN.

LEIPZIG

VERLAG VON WILHELM ENGELMANN.

1868.

HERRN

DR. ALEXANDER PAGENSTECHER sen.

IN HEIDELBERG

UND

HERRN DETTMAR ALT

PRAKT. ARZT IN MANNHEIM

ZUR ERINNERUNG AN SCHWERE UND FREUDIGE STUNDEN

IN UNVERBRÜCHLICHER FREUNDSCHAFT UND DANKBARKEIT

GEWIDMET

VOM

VERFASSER.

VORWORT.

Indem ich dieses Lehrbuch der Herzkrankheiten der Oeffentlichkeit übergebe, will ich den Leser nicht mit einer weitläufigen Darlegung der Gründe behelligen, welche mich zu dessen Bearbeitung bewogen haben. Das Interesse an dem Gegenstande, eine vieljährige Beschäftigung mit demselben und die mir gebotene Gelegenheit zu mannichfachen Beobachtungen auf diesem Gebiete mögen die Herausgabe rechtfertigen.

Bei der vorhandenen Absicht ein Lehrbuch zu liefern musste ich mich darauf beschränken, die Darstellung vorzugsweise so zu geben, wie sie meiner eigenen Anschauung und Ueberzeugung entspricht und dieselbe nur da etwas ausführlicher zu begründen, wo sie von den in neuerer Zeit allgemein angenommenen Ansichten und Meinungen abweicht. Wenn ich dabei zuweilen genöthigt war auf eine strengere mathematische Deduction hinzuweisen, so möge man den Grund in den ausserordentlich verwickelten Verhältnissen des Kreislaufs suchen, welche sich einer einfachen Darstellung mit Worten entziehen und die ich mir selbst nur auf diesem Wege zu einer klaren Anschauung bringen konnte. Ein reifliches Nachdenken führte darauf, dass man bei der Betrachtung der Folgen, welche durch Veränderungen der Herzthätigkeit eintreten, weder den Unterschied in der Kraft der beiden Kammern und der in den Körper- und Lungencapillaren von dem Blute zu überwindenden Widerstände, noch die Verschiedenheit in Betreff der Dehnbarkeit und Weite der hauptsächlichsten Abschnitte des Gefässsystems vernachlässigen dürfe, indem das Ergebniss solcher Veränderungen ja nach dem Werthe der angeführten Factoren, gerade in Betreff der so wichtigen Verhältnisse des Seitendrucks, ein vollkommen entgegengesetztes sein kann. Zwar bin ich mir wohl bewusst, dass bei den erwähnten Deductionen nur die gröbern Umstände, welche bei den Veränderungen in der Circulation in Betracht kommen, berücksichtigt worden sind, so wie dass unsere geringen Kenntnisse über diese beim Kreislaufe und der Vertheilung des Bluts in den Gefässen wirksamen Factoren zum Theil auf ungenauen Schätzungen und Messungen beruhen. Trotzdem bin ich der Ueberzeugung, dass die von mir supponirten relativen Werthe derselben bis zu einem gewissen Grade der Wahrheit sich nähern, da die damit gewonnenen Ergebnisse, welche ich in der Tabelle pag. 91 dargelegt habe, mit der Erfahrung gut übereinstimmen.

In Betreff der anatomischen Angaben bin ich vorzugsweise den vortrefflichen Darstellungen v. *Luschka*'s gefolgt (»Die Brustorgane des Menschen in ihrer Lage« und »Die Anatomie der Brust des Menschen« Tübingen), welche ich überall, soweit ich selbst Gelegenheit hatte zu prüfen, bestätigen konnte und deren eingehendes Studium Jedem empfohlen werden kann, der sich mit dem Gegenstande dieses Lehrbuchs beschäftigt. Von der bei der Bearbeitung benützten Literatur habe ich vorzugsweise die neuere (etwa seit 1860) so weit sie mir zugänglich war in einem besonderen Verzeichnisse am Schlusse beigefügt und erlaube mir in Betreff der früheren auf die Literaturangaben zu verweisen, welche sich in den Lehrbüchern befinden, die bis zu jener Zeit erschienen sind. Die Krankheiten der grossen, dem Herzen naheliegenden Gefässe, namentlich der Aorta und der Arteria pulmonalis, welche in der Regel im Zusammenhange mit denjenigen des Herzens abgehandelt werden, habe ich weggelassen, mir vorbehaltend in späterer Zeit in ähnlicher Weise eine Bearbeitung der Krankheiten sämmtlicher Gefässe zu liefern.

Indem ich mich verpflichtet fühle dem geehrten Herrn Verleger meinen aufrichtigen Dank für die schöne Ausstattung des Buches und die vortreffliche Ausführung der zur Erläuterung dienenden Holzschnitte auszusprechen, empfehle ich schliesslich das Werk selbst einer wohlwollenden und nachsichtigen Beurtheilung der Fachgenossen.

Heidelberg, im November 1867.

Der Verfasser.

INHALTSVERZEICHNISS.

	Seite
Einleitung	1
I. Die normale Lage des Herzens und seine Beziehungen zu den benachbarten Organen	1
II. Die Lageveränderungen und Bewegungen des Herzens	12
a. Die passiven Lageveränderungen des Herzens	12
b. Die activen Bewegungen des Herzens	14
III. Der Herzstoss	21
IV. Die Herztöne	23

Semiotik und Diagnostik der Herzkrankheiten.

I. Die Zeichen aus der Inspection und Palpation der Herzgegend	29
II. Die Zeichen aus der Percussion der Herzgegend	43
III. Die Zeichen aus der Auscultation der Herzgegend	52
IV. Die Zeichen an den Arterien und Venen	69
1. Arterien	69
2. Venen	75
V. Die Veränderungen im Kreislaufe bei Erkrankungen des Herzens	83
1. Allgemeine Ergebnisse	83
2. Specielle Folgen der Kreislaufstörungen in einzelnen Organen	94

Specieller Theil der Herzkrankheiten.

I. Krankheiten des Herzmuskels	99
1. Herzhypertrophie	99
Die excentrische Hypertrophie des linken Ventrikels	105
Die excentrische Hypertrophie des rechten Ventrikels	111
Die excentrische Hypertrophie der Vorhöfe	116
Die Behandlung der Hypertrophie	116
2. Dilatation des Herzens, Herzerweiterung	118
3. Atrophie des Herzens	124
4. Herzmuskelentzündung, Myocarditis	127
Die acute Myocarditis	127
Die chronische Myocarditis, chronische Herzmuskelentzündung	138
Anhang. Die syphilitische Myocarditis	144
5. Fettentartung des Herzmuskels, Fettherz	147
6. Trennung des Zusammenhangs	156
Spontane Zerreissung oder Berstung des Herzmuskels	156
Traumatische Zerreissung des Herzens	160
Wunden des Herzens	164

Inhaltsverzeichniss.

	Seite
7. Neubildungen und Parasiten des Herzfleisches	165
II. Die Krankheiten des Endocardium	169
1. Entzündung des Endocardium, Endocarditis	169
Die acute und subacute Endocarditis	170
Die chronische Endocarditis und die Fehler der Klappen und Ostien des Herzens	181
Die Klappenfehler am linken Herzen	202
a) Insufficienz der Mitralklappe	202
b) Stenose des Ostium venosum sinistrum	209
c) Insufficienz der Aortaklappen	215
d) Stenose des Ostium arteriosum sinistrum	224
Die Klappenfehler am rechten Herzen	229
a) Insufficienz der Valvula tricuspidalis	229
b) Stenose des Ostium venosum dextrum	234
c) Insufficienz der Klappen der Arteria pulmonalis	236
d) Stenose der Lungenarterienbahn	240
Die combinirten Fehler der Klappen und Ostien	253
a) Combinirte Fehler am linken Herzen	255
b) Combinirte Fehler am rechten Herzen	257
c) Combinirte Fehler des linken und des rechten Herzens	257
Die Behandlung der Klappenfehler des Herzens	258
Anhang.	
1. Die angeborenen Bildungsfehler des Herzens	266
2. Gerinnungen des Bluts im Herzen, Herzthrombose	279
III. Die Krankheiten des Pericardium	285
1. Herzbeutelentzündung, Pericarditis	285
Die Behandlung der Pericarditis	307
Anhang.	
Die Verwachsung der beiden Blätter des Herzbeutels, Obliteratio pericardii	315
2. Herzbeutelwassersucht, Hydropericardium	321
3. Bluterguss im Herzbeutel, Haemopericardium	326
4. Gasansammlung im Herzbeutel, Pneumopericardium, Hydro- und Pyopneumopericardium	327
5. Neubildungen im Herzbeutel	330
IV. Die Neurosen des Herzens	331
1. Angina pectoris, Stenocardia, Neuralgia plexus cardiaci, Brustbräune, Herzklemme	332
2. Herzklopfen, Palpitatio cordis, Cardiopalmus	344
3. Basedow'sche Krankheit, Glotzaugencachexie, Struma exophthalmica, Cardiogmus strumosus	349
Literaturverzeichniss	363
Register	375

EINLEITUNG.

Für das Studium der Herzkrankheiten ist eine genaue Kenntniss gewisser anatomischer und physiologischer Verhältnisse des Herzens unerlässlich. Wir lassen daher eine etwas eingehendere Darstellung derselben der Beschreibung der allgemeinen und speciellen Krankheitserscheinungen vorangehen.

I. Die normale Lage des Herzens und seine Beziehungen zu den benachbarten Organen.

Das Herz ist bekanntlich in einen serösen Sack, den Herzbeutel ein- *Der Herzbeutel.* gestülpt, dessen inneres Blatt innig mit dem Herzmuskel verbunden gleichsam dessen Perimysium externum darstellt, während das äussere zum grössten Theile die Verbindungen und Beziehungen des Organs zu seinen Nachbartheilen vermittelt.

Das viscerale Blatt (Epicardium) erstreckt sich noch über das eigentliche Herz hinaus und umschliesst den Ursprung der grossen Gefässe, indem es die Aorta bis nahe an den Abgang des Truncus anonymus, die Lungenarterie bis zu ihrer Theilung in die beiden Lungenäste, die obere Hohlvene bis an die Mündung der Vena azygos überzieht. Der von dem parietalen Blatte (Pericardium externum) gebildete Sack ist etwas weiter als das in ihm eingeschlossene Herz im Zustande seiner grössten Füllung und enthält eine kleine Menge seröser Flüssigkeit, den Liquor pericardii, der beim Erwachsenen im normalen Zustande 1—2 Drachmen beträgt. Das Pericardium externum ist sehr dehnbar, und kann ohne Anwendung eines grossen Druckes bis zu 6 Unzen Flüssigkeit aufnehmen. Nach unten hängt es mit dem Centrum tendineum des Zwerchfells durch lockeres Zellgewebe zusammen, nur nach vorn, dicht an der Brustwand ist es fester an die Pars carnosa angeheftet. Seitlich, vorn und hinten ist es allenthalben von der einen Theil der Mittelfelle bildenden Pleura pericar-

2 Einleitung.

diaca überzogen, mit Ausnahme einer kleinen dreieckigen Stelle hinter dem Brustbeinkörper und den Sternalenden des 5. und 6. linken Rippenknorpels, an welcher es durch fettreiches Bindegewebe mit der vorderen Brustwand in unmittelbarer Verbindung steht (untere Abtheilung des vorderen Cavum mediastinorum), und einer schmalen Fläche am hintern Umfange, wo dasselbe mit den im hinteren Cavum mediastinorum gelegenen Organen, der Speiseröhre, den Anfängen der grossen Bronchien, den Bronchialdrüsen und der absteigenden Aorta durch lockeres Bindegewebe zusammenhängt. Durch 2 schmale fibröse Bänder (Ligamentum sternopericardiacum superius und inferius) ist es an das Manubrium sterni und den Processus xyphoideus fixirt.

Das Herz. Das vom Herzbeutel eingeschlossene Herz liegt also gleichsam in einer Nische zwischen den beiden Mittelfellen, deren Boden vom Zwerchfell gebildet wird. Nach vorn ist dieselbe durch die vordere Brustwand abgeschlossen, während sie nach hinten durch eine schmale Spalte mit dem hinteren Mittelfellraum in Verbindung steht. Nach oben und hinten geht das Herz in die grossen Gefässstämme über, an denen es gleichsam suspendirt ist.

Richtung der Längsaxe des Herzens. Das breite, stumpfe Ende des Herzens, die sog. Herzbasis, welche von den Vorhöfen gebildet wird, sieht nach rechts, oben und hinten, die den Ventrikeln angehörende Herzspitze ist dagegen nach links, unten und vorn gerichtet. So kommt es, dass die Längenaxe des Herzens einen Winkel von circa 60° mit der Längenaxe des Körpers bildet, und die Masse des Herzens sehr ungleich auf die beiden Brusthälften sich vertheilt, indem etwa ein Drittheil auf die rechte, zwei Drittheile auf die linke kommen.

Nach sagittalen Durchschnitten in der Mittellinie an gefrorenen Leichen findet man rechts den rechten Vorhof mit Ausnahme der Auricula, die Hälfte des linken Vorhofs und einen Theil der Basis des rechten Ventrikels, alle übrigen Theile, also namentlich fast die ganze Masse der Kammern liegt links.

Ebene und gewölbte Fläche des Herzens. Die nahezu ebene, hintere und untere Fläche des Herzens, welche von den Ventrikeln, namentlich dem linken gebildet wird ruht auf der Pars tendinea des Zwerchfells, nach vorn noch auf einem schmalen Saum des Pars carnosa, welcher auch der Herzspitze die Unterlage abgiebt.

Die gewölbte Fläche des Herzens, an welcher sich hauptsächlich der rechte Ventrikel und die Vorhöfe betheiligen, ist dagegen nach vorn und oben gerichtet, und ist, obwohl von den Lungen zum grössten Theile bedeckt, hauptsächlich der vorderen Brustwand zugekehrt; sie liegt theils hinter dem Brustbeine, theils hinter den Rippenknorpeln der rechten und linken Seite.

Diese Fläche des Herzens, welche der vordern Brustwand zugekehrt ist, gewährt ein besonderes Interesse, da sie der Untersuchung beim Lebenden allein zugänglich ist, weshalb die Lage ihrer einzelnen Theile noch genauer erörtert werden soll. Da wo dieselbe nach unten mit der hintern Fläche zusammentrifft, bildet sie den sogenannten **vordern** oder **scharfen Rand** des Herzens, welcher sich vom rechten untern Winkel des Brustbeinkörpers hinter demselben her nach links bis an die Stelle der Herzspitze hinter dem Knorpel der 5. linken Rippe zieht, und allein vom rechten Ventrikel gebildet wird. Soweit die vordere Fläche nicht von Lungengewebe überlagert ist, legt sich dieser Rand in die durch das Zusammentreten von Zwerchfell und vorderer Brustwand gebildete Furche.

Nach hinten und oben geht diese Fläche nicht scharf und plötzlich, sondern stumpf und allmählich in die hintere Fläche über; dieser **hintere oder stumpfe Rand** des Herzens gehört allein dem linken Ventrikel an, und ist vollständig von der linken Lunge überdeckt.

An der Bildung der vorderen Herzfläche betheiligen sich nach rechts und oben hin noch ausser den Ventrikeln die vordere Fläche des rechten Vorhofs, die Ursprünge der grossen Arterienstämme und das vordere Ende des linken Herzohrs.

Projicirt man diese vordere Fläche des Herzens auf die vordere Brustwand, oder wäre diese letztere und die übrigen das Herz bedeckenden Theile durchsichtig, so stellt sich dem gerade davor befindlichen Auge diese Fläche in der **Gestalt eines Ovoids** dar, dessen **Spitze** nach **links** gegen das äussere Ende des 5. Rippenknorpels, dessen **breites Ende** sich nach **rechts** bis etwas über den rechten Brustbeinrand in den Anfang des 2. rechten Intercostalraums erstreckt, so dass sich dessen grosse Axe mit der der Mittellinie des Brustbeins kreuzt. Die **grösste Breite in horizontaler Richtung** befindet sich in der Höhe der Sternalenden der 4. Rippenknorpel. Nach oben zu, wo der höchste Punct des Herzens bis an das Sternalende des 2. linken Rippenknorpels ragt, nimmt die Breite in horizontaler Richtung rasch ab, nach unten nur allmählich, doch so, dass von der Basis des Schwertknorpels an nur noch nach links von der Mittellinie Herz sich befindet.

Projection der vorderen Herzfläche auf die Brustwand.

An letzterem Orte beträgt die Breite des Herzens in horizontaler Richtung, beim Erwachsenen durchschnittlich 8 Centimeter, an der Stelle der grössten Breite 11 Centim., wovon 4 auf die rechte, 7 auf die linke Brusthälfte fallen.

Eine vom Sternalende des 5. rechten Rippenknorpels nach der Mitte der linken Clavicula gezogene Linie (sie schneidet den linken Umfang des Ovoids im 2. linken Intercostalraum etwa 3 Centimeter vom Sternalende) theilt die vordere Fläche des Herzens in 2 Abschnitte, deren oberer den

Vorhöfen und dem Ursprunge der grossen Arterien, deren unterer dem Kammerabschnitte des Herzens entspricht.

Fig. 1.

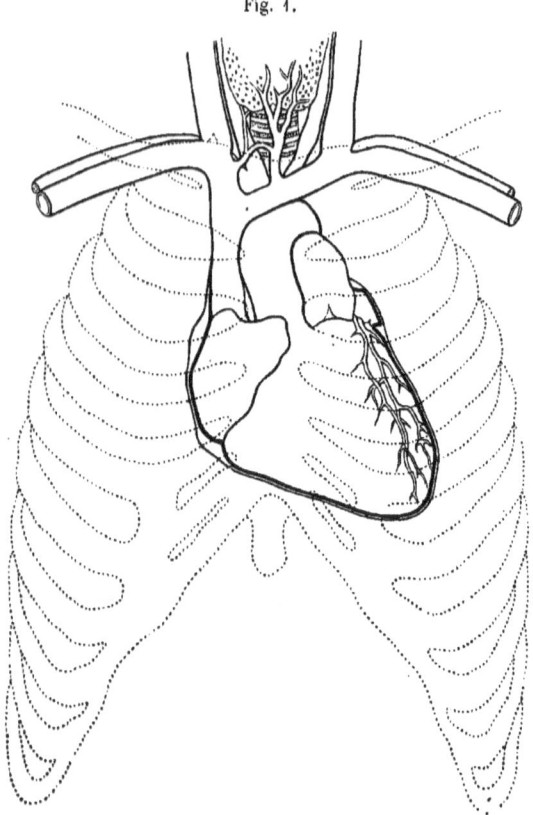

Projection des Herzens auf die vordere Brustwand.

Der rechte Vorhof bildet den am weitesten nach rechts sich erstreckenden Theil des Herzens, und liegt fast ganz rechts von der Mittellinie; zwei Drittheile davon befinden sich nach aussen vom rechten Sternalrande, ein Drittheil hinter dem Brustbein; seine untere Grenze ist am 5. rechten Rippenknorpel, seine obere am Sternalende des 2. rechten Intercostalraums.

Die rechte Kammer bildet den grössten Theil der in normaler Lage von vorn sichtbaren Fläche des Kammerabschnitts. Ein Drittheil liegt hinter dem Brustbeine zwischen dem Sternalende des 3. linken Rippenknorpels und der Basis des Schwertfortsatzes, zwei Drittheile links vom linken Brustbeinrande zwischen den Sternalenden des 2. linken Intercostalraums und des 6. linken Rippenknorpels, der Gegend der Herzspitze. Der Conus arteriosus dexter liegt neben dem linken Sternalrande zwischen der Mitte des 2. und der Mitte des 3. Intercostalraums.

Vom linken Vorhofe ist wie schon gesagt nur die Spitze der Auricula, welche sich um den linken Umfang der Lungenarterie in der Höhe des untern Randes des 2. linken Rippenknorpels herumschlägt, sichtbar, indem er von dem Anfange der Aorta und der Lungenarterie völlig verdeckt, am weitesten nach hinten und oben gelagert ist. Er ist seiner verborgenen Lage wegen der Untersuchung am Lebenden nicht zugänglich.

Auch von der linken Kammer ist nur ein kleiner Theil von vorn sichtbar, da der grösste Theil ihrer Oberfläche nach hinten und unten gerichtet ist. Sie umgiebt den linken Rand des rechten Ventrikels als ein etwa daumenbreiter Saum nach links und aussen, und erstreckt sich von der Mitte des 2. bis zur Mitte des 5. Intercostalraums, woselbst er den hauptsächlichsten Theil an der Bildung der Herzspitze nimmt. Seine äussere Grenzlinie (stumpfer Herzrand) entspricht ziemlich genau den Verbindungsstellen der 3., 4. und 5. linken Rippen mit ihren Knorpeln.

Diese Angaben beziehen sich indess nur auf die äusserlich sichtbare Ventrikelgrenze, den Sulcus longitudinalis anterior; dadurch, dass das Septum ventriculorum sich stark in den rechten Ventrikel hineinwölbt, fällt die wahre Grenze des linken Ventrikels im Innern um ein Erhebliches näher an die Mittellinie, so dass sie in der Gegend des 3. und 4. linken Rippenknorpels nahezu den linken Sternalrand erreicht. Diess ist bei der Auscultation des Herzens wohl zu beachten, um so mehr als bei Hypertrophie des linken Ventrikels dieses Verhältniss noch viel auffälliger wird.

Die sogenannte Herzspitze (Apex cordis) an deren Bildung im normalen Zustande beide Ventrikel theilnehmen, liegt in der Regel in der Mitte des 5. linken Intercostalraums, unterhalb dem äussern Ende des Knorpels der 5. Rippe. Zuweilen liegt sie etwas tiefer, hinter dem äussern Ende des 6., oder noch seltner etwas höher hinter dem äussern Ende des 5. Rippenknorpels.

Ueber die Lage der Herzspitze findet man bei den verschiedenen Anatomen sehr verschiedene Angaben. Es liegt diess wohl zum grössten Theile daran, dass sich die Lage der Brustorgane und damit auch die des Herzens bei der Eröffnung der Brusthöhle und Bauchhöhle verändert. Auch das Einstechen von Nadeln führt zu keinem genauen Resultat, weil, wie *Klob* gezeigt hat, die Entwickelung der Fäulnissgase in dem Darmcanal in Verbindung mit dem Rigor mortis der Bauchdecken eine Verschiebung des Zwerchfells nach oben hervorbringen, welche bisweilen einen ganzen Intercostalraum beträgt. Die sichersten Ergebnisse liefern unzweifelhaft Durchschnitte gefrorner Leichen (*Pirogoff*, *Luschka*) wonach obige Angaben gemacht sind, obwohl auch hier die Methode nicht absolut fehlerfrei sein dürfte.

Lage der Ostien. Was die verschiedenen **Ostien des Herzens** anlangt, so ist ihre Lage auf die vordere Brustwand projicirt folgende:

Ostia venosa. Die Profile der beiden **venösen Ostien** liegen innerhalb jener oben erwähnten Linie, welche man sich von dem Sternalende des rechten 5. Intercostalraums nach der Mitte der linken Clavicula gezogen denkt, und welche die Grenze der Ventrikel von den Vorhöfen andeutet; ihre Mündungen sind nach rechts, hinten und oben gerichtet, ihr rechter Rand liegt tiefer als der linke.

Das **Ostium venosum dextrum** liegt hinter der rechten seitlichen Hälfte des Brustbeinkörpers in der Höhe des Sternalendes des 4. Rippenknorpels; das **Ostium venosum sinistrum** höher oben hinter dem 2. linken Intercostalraum etwa 2 Centimeter vom linken Brustbeinrande entfernt.

Der grosse **Aortenzipfel** der **Valvula mitralis** befindet sich hinter dem 3. linken Rippenknorpel, 4 1/2 Centim. vom Brustbeinrande, der **vordere Zipfel** der **Valvula tricuspidalis** und der grosse **vordere Papillarmuskel** liegt hinter dem Brustbeine zwischen den Sternalenden des 4. rechten und 5. linken Rippenknorpels.

Von allen Ostien des Herzens liegt dieses am weitesten nach hinten und links; vor demselben, zwischen ihm und der Brustwand liegen noch theilweise die Ostien der Arteria pulmonalis und der Aorta, was bei der Auscultation zu berücksichtigen ist.

Ostia arteriosa. Die **arteriellen Mündungen** des Herzens liegen dicht bei einander; da sie jedoch verschieden gerichtet sind, so kreuzen sich ihre Profile zum Theil.

Das **Ostium arteriosum dextrum** befindet sich dicht neben dem linken Rande des Brustbeins, der Mitte des 2. linken Intercostalraums entsprechend. Es ist nach links, hinten und oben gerichtet.

Das **Ostium arteriosum sinistrum** liegt theils hinter dem Brustbeinende des 3. linken Rippenknorpels, theils hinter dem daran grenzenden Stücke des Brustbeins. Zuweilen steht es etwas höher, so dass es bis in den 2. linken Intercostalraum ragt. Es ist nach rechts, oben und etwas nach hinten gerichtet. Zwischen ihm und der Brustwand liegt der Conus arteriosus dexter, und es wird von dem vor und etwas über ihm liegenden Ostium arteriosum dextrum zum Theil gedeckt.

Lage der Aorta. Die **Aorta ascendens**, deren Ursprung ebenfalls hinter dem Conus arteriosus dexter sich befindet, liegt mit ihrem in seiner Convexität nach rechts und vorn gerichteten Bogen fast ganz hinter dem Brustbeinkörper, und überschreitet dessen rechten Rand an der Stelle ihrer stärksten Wölbung nur um einige Millimeter in der Höhe des ersten rechten Rippenknorpels, und entspricht in ihrer Richtung einer Linie, welche man von dem Sternalende des 3. linken Rippenknorpels gegen das Sternalende des 1. rechten Intercostalraums zieht. Sie wird durch den sie noch theilweise umhüllenden Herzbeutel und den vorderen Rand der rechten Lunge von der Brustwand geschieden, und nähert sich der letzteren an ihrem oberen Ende bis auf 2 Centimeter.

Die Arteria pulmonalis (bis zu ihrer Theilung etwa 5½ Centimeter lang) zieht sich, aus dem Conus arteriosus dexter entspringend, schief von rechts nach links und hinten unter Beschreibung eines flachen nach aufwärts convexen Bogens. Sie liegt fast ganz nach aussen vom linken Sternalrande in der Höhe der Mitte des 2. linken Intercostalraums und hinter dem Knorpel der 2. linken Rippe. Sie wird durch den innern Saum der linken Lunge von der Brustwand getrennt, von der sie sich in ihrem Verlaufe gegen den Lungenhilus immer weiter entfernt. *Lage der Pulmonalarterie.*

Die Vena cava superior liegt nach aussen vom rechten Brustbeinrande, von der Mitte des Knorpels der ersten rechten Rippe bis zur Mitte des 2. rechten Intercostalraums, oder bis zum Sternalende des 3. rechten Rippenknorpels. Sie verläuft im allgemeinen vertical, doch nähert sie sich mit ihrem oberen Ende mehr der Brustwand, so dass sie sich etwas schief von vorn und oben nach hinten und unten zieht. *Lage der Vena cava superior.*

Zwischen ihr und der aufsteigenden Aorta bildet das Pericardium, welches den Anfang beider Gefässe überzieht einen kegelförmigen Vorsprung, der bis gegen die Mitte des Manubrium sterni heraufragt, und bei Ansammlung von Flüssigkeit im Pericardium von dieser ausgedehnt wird.

Wie schon früher erwähnt wurde, wird der Herzbeutel von den beiden Mittelfellen in der Weise überzogen, dass nur vorn und hinten eine kleine Stelle frei bleibt. *Lage der Mittelfelle zum Herzen und Herzbeutel.*

Die Gestalt und Lage dieser vorderen von dem Brustfelle nicht überzogenen, durchschnittlich beim Erwachsenen 8 Quadratcentim. grossen Stelle des Herzbeutels ist bedingt durch den Verlauf jener 2 Linien, längs welchen sich beiderseits die Pleura costalis von der vorderen Brustwand nach hinten umschlägt, um in die Mittelfelle überzugehen. Der Verlauf dieser Linien, welche somit die vorderen und inneren Grenzen der Pleurahöhlen andeuten, ist sowohl in den beiden Brusthälften als auch bei einzelnen Individuen etwas verschieden. In der Regel findet folgendes Verhältniss statt. Auf jeder Seite zieht sich die genannte Linie von der Incisura clavicularis sterni schräg nach innen und abwärts bis zum untern Ende des manubrium, wo beide in einem spitzen Winkel zusammenstossen. Gewöhnlich liegt der Ort, wo sie zusammentreffen, bereits etwas links von der Mittellinie. Von hier verlaufen beide dicht neben einander, so dass beide Mittelfelle sich berühren und ein wahres Mesocardium bilden, etwas schräg nach abwärts sich immer mehr dem linken Brustbeinrande nähernd, ohne jedoch denselben zu erreichen, bis in die Höhe des oberen Randes des 5. Rippenknorpels. Von dieser Stelle an weicht die innere und vordere Grenze der linken Pleurahöhle über den linken Brustbeinrand zurück und verläuft sich immer mehr von letzterem entfernend schräg nach aussen und unten bis zum Zwerchfellansatze. Im Durchschnitt beträgt die Entfernung vom l. Sternalrande in der Höhe

der 5. Rippe 1,5 Centim.
,, 6. ,, 2,0 ,,
,, 7. ,, 3,5 ,,

Uebrigens sind die genannten Maasse bei verschiedenen Individuen immerhin ziemlich variabel, wie es denn auch zuweilen vorkömmt, dass die linke Pleura schon in der Höhe des 4. oder erst am 6. Rippenknorpel vom Brustbeinrande abzuweichen beginnt.

Die innere vordere Grenze der rechten Pleurahöhle verläuft dagegen von jenem angegebenen Puncte in der Höhe des Sternalendes des 5. Rippenknorpels gerade nach abwärts bis zur Basis des Schwertknorpels, oder sie weicht nur am untersten Theile um ein Weniges nach rechts zurück (*Luschka*). Der von der Pleura nicht überzogene vordere Theil des Herzbeutels liegt somit hinter der linken Seite der Basis des Brustbeinkörpers und hinter den Sternalenden der Knorpel der 5. und 6. linken Rippen; er hat nahezu die Gestalt eines rechtwinkeligen Dreiecks, dessen rechter Winkel nach innen rechts und unten, dessen grosse Kathete nach oben, dessen kleine Kathete nach aussen und links, und dessen Hypotenuse nach oben und aussen gelagert ist.

Ausser dem angegebenen Verhältnisse hat man jedoch noch ziemlich häufig einen andern Typus des Verlaufs der vordern und innern Pleuraränder beobachtet. So hat *Bochdalek* bei Neugebornen unter 86 Fällen 33 mal den angeführten Typus, aber auch immerhin 28 mal ein paralleles Herablaufen beider Rippenfelle bis zum Zwerchfell beobachtet, so dass der Herzbeutel nach vorn nahezu oder völlig mit Pleura überzogen war. *Hammernjk* und *Nuhn* halten den letzten Fall für das Häufigere und eigentlich Normale. *Geigel* sucht beide Ansichten zu vermitteln, indem nach seinen Beobachtungen bei Kindern der letztgenannte Typus der gewöhnliche sei; später soll dann durch das fortgesetzte Andrängen des Herzens ein Theil der über dem Herzen gelegenen linken Pleura obliteriren. Hierfür scheint *Bochdalek's* Beobachtung zu sprechen, der unter 56 Leichen Erwachsner 33 mal den ersten Typus, dagegen nur 5 mal den letzteren vorfand. Uebrigens giebt es begreiflicherweise noch mannichfache abweichende Formen des Verlaufs, die jedoch selten vorkommen; so erreicht zuweilen die rechte Pleura den rechten Brustbeinrand nicht; die linke Pleura erstreckt sich bis an den rechten Brustbeinrand; beide Rippenfelle gehen nur bis an den Sternalrand, so dass die ganze hintere Fläche des Sternum frei bleibt u. s. w.

I. Die normale Lage des Herzens etc.

Im jugendlichen Alter bedeckt die Thymusdrüse mit ihren beiden Lappen die grossen Gefässstämme und den obern Abschnitt des Herzens, jenes Organ drängt dann entweder die beiden Mittelfelle in ihrem obern Verlauf seitlich auseinander, oder es wird von denselben zum grössten Theile überlagert.

Fig. 2.

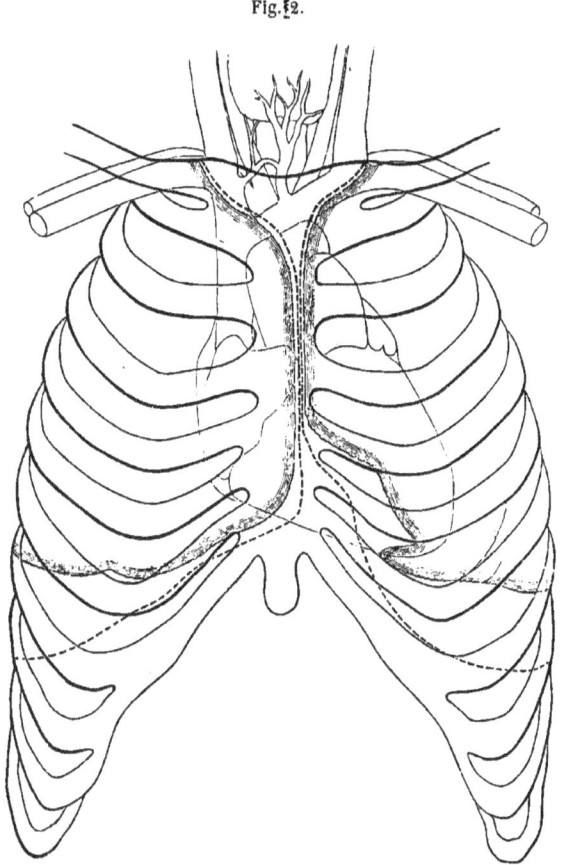

Das Verhältniss der Pleura costalis und der Lunge zum Herzen und der vorderen Brustwand.
--------- Grenze der Pleura costalis. ≡≡≡≡ Grenze der Lungen im Zustande mittlerer Ausdehnung.

Die in den beiden Brustfellsäcken eingeschlossenen **L u n g e n u m -** *Verhältniss der Lungen zum Herzen.*
g e b e n nur durch diese getrennt **d a s H e r z fast a l l e n t h a l b e n.**
Sie umfassen dasselbe von hinten und beiden Seiten her und lassen, indem sie ihre vorderen scharfen Ränder zwischen Herz und Brustwand vorschieben, ebenfalls nur einen kleinen Theil der vorderen Herzfläche

unbedeckt. Würden die Lungen die beiden Pleurasäcke vollständig ausfüllen, so würde von ihnen das Herz genau in demselben Umfange bedeckt werden, wie von jenen. Allein weder der untere noch der vordere innere Rand der Pleurasäcke wird beim gewöhnlichen Zustande des Athmens von den Lungen erreicht, so dass daselbst mehr oder minder breite Säume oder Falze der Pleura vorhanden sind, in welchen keine Lungentheile enthalten sind, so dass sich Pleura costalis und Pleura diaphragmatica einerseits, und Pleura costalis und Mittelfelle andererseits in mehr oder minder grossem Umfange unmittelbar berühren. Bei der Inspiration weichen diese Falze auseinander, um die scharfen unteren und inneren Ränder der Lungen zwischen sich aufzunehmen, während sie bei der Exspiration sich einander nähern und die Lungenränder zurückweichen. Selbst bei tiefster Inspiration füllen die Lungen diese Falze, deren Grösse in stetem Wechsel begriffen ist, an vielen Stellen nicht vollständig aus. Die von der Pleura costalis und den Mittelfellen gebildeten Falze oder Sinus mediastino-costales ziehen sich sowohl rechts als links über einen Theil der vorderen Fläche des Herzbeutels. Ihre Gestalt ergiebt sich aus dem gegenseitigen Lageverhältniss zwischen den inneren Lungenrändern und der Umschlagsstelle der Pleurasäcke an der vorderen Brustwand.

Auf der rechten Seite ist der Sinus mediastino-costalis nur von geringer Breite, da der Lungenrand nur in geringer Entfernung von dem Pleurarande und ziemlich parallel mit dem letzteren verläuft. Nur oben in der Gegend des Manubrium sterni und unten am Körper des Brustbeins weicht der Lungenrand, einen flachen convexen Bogen bildend, etwas weiter zurück. Er überragt gewöhnlich noch die Mittellinie des Sternum nach links. Schon bei mässig tiefer Inspiration wird jedoch der Sinus von der sich vorschiebenden Lunge völlig ausgefüllt. Wesentlich verschieden verhält sich dagegen der vordere innere Rand der linken Lunge. Derselbe verläuft nur bis zur Höhe des Sternalendes des 4. Rippenknorpels in vertikaler Richtung in einem schwach nach innen convexen Bogen nach abwärts, so dass er an dieser Stelle den vorderen inneren Rand der rechten Lunge erreicht. Er wird von der letzteren durch das von den beiden Mediastinalblättern gebildete, von vorn nach hinten und etwas schief nach rechts gerichtete Mesocardium getrennt, so dass er bei tieferer Inspiration an dieser Stelle den Sinus nicht nur vollständig erfüllt, sondern sogar von der rechten Lunge überlagert wird. Vom 4. Rippenknorpel an beginnt er unter Bildung eines halbmondförmigen, meist mehrfach gekerbten Ausschnittes (Incisura cardiaca) stark nach links zurückzuweichen, schiebt sich jedoch am unteren Ende der Incisur wieder gegen die Mittellinie vor, indem er sich um die Herzspitze herumlegt, und schickt bei seinem

Fig. 3.

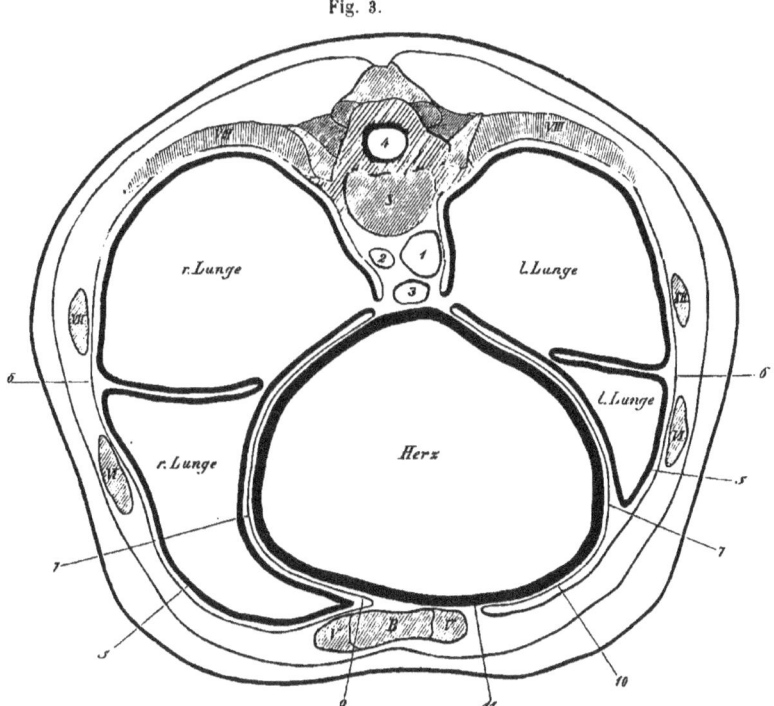

Querer Durchschnitt der Brust (Neugeborner) in der Ebene der oberen Verbindungsfläche vom Körper des achten Brustwirbels, nach *Luschka*.
V—VIII. Fünfte bis achte Rippe.   B. Brustbein.   1. Aorta descendens.   2. Vena azygos.   3. Speiseröhre. 4. Wirbelcanal.   5. Pleura pulmonalis.   6. Pleura costalis.   7. Pleura pericardiaca.   8. Achter Brustwirbel.   9. Sinus costo-pericardiacus pleurae dextr.   10. Sinus costo-pericard. pleurae sinistr.   11. Die beiden Blätter des Herzbeutels.

Uebergange in den unteren Rand einen zungenförmigen Fortsatz gegen die Mittellinie zu, welcher sich in den Falz zwischen Pleura costalis und diaphragmatica hineinlegt. Durch diese Incisur, welche jedoch in sehr verschiedenem Maasse entwickelt sein kann, wird der Sinus mediastinocostalis sinister, obschon die Pleura weiter zurückweicht als auf der anderen Seite, um sehr Vieles breiter, und wird auch selbst bei tiefster Inspiration von der linken Lunge nicht völlig ausgefüllt, so dass ein weit grösserer Theil der vorderen Herzfläche nebst der Herzspitze, resp. des Herzbeutels, auf der linken Seite am unteren Theil des Brustbeinkörpers und hinter den Rippenknorpeln von der Lunge unbedeckt bleibt, als von der Pleura. — Dieser von der Lunge nicht überlagerte Theil der vorderen Herzfläche gehört ausschliesslich dem rechten Ventrikel an, und hat je nach der Form der Incisura cardiaca der linken Lunge bald eine mehr dreieckige, bald eine mehr unregelmässig viereckige oder elliptische Gestalt; dieselbe schliesst nothwendig den oben beschriebenen, von der Pleura freien, unmittelbar mit der vorderen Brustwand in Verbindung stehenden Theil des Herzbeutels vollständig in sich ein.

Der übrige, und zwar der weitaus grösste Theil der vorderen Herzfläche mit dem Ursprung der grossen Arterien wird von den Lungen in immer zunehmender Mächtigkeit überlagert, welche ausserdem noch das ganze Herz mit Ausnahme jener schmalen Stelle an der hinteren Fläche, wo dasselbe an den hinteren Mittelfellraum grenzt und der Auflagerungsfläche auf dem diaphragma von allen Seiten umfassen.

II. Die Lageveränderungen und Bewegungen des Herzens.

Abgesehen von den durch pathologische Vorgänge am Herzen und in dessen Umgebung bedingten Veränderungen der normalen Lage des Organs, erleidet dasselbe auch beim Gesunden durch den Wechsel der Körperstellung und die Athembewegungen des Brustkorbes so wie durch die von dem Herzen selbst ausgehenden Bewegungen gewisse Verschiebungen seiner Lage.

Zwar ist das Herz bis zu einem gewissen Grade in seiner Lage durch die Verbindung mit den grossen Gefässstämmen und durch seine Umhüllung mit dem Herzbeutel fixirt, allein nicht in dem Grade, wie es von Manchen (z. B. *Hammernjk*) angenommen wird.

a. Die passiven Lageveränderungen des Herzens.

So lange keine erhebliche Menge von Flüssigkeit im Herzbeutel enthalten ist (die normale Menge von Liquor pericardii reicht wohl nur gerade hin, um die Oberfläche feucht und glatt zu erhalten), ist allerdings das Herz nicht im Stande, sich an der Stelle, wo es durch den Herzbeutel unmittelbar mit der vorderen Brustwand in Verbindung steht, erheblich von letzterer nach rückwärts zu verschieben, da an dieser Stelle keine andern Theile den dabei nothwendig entstehenden leeren Raum ausfüllen können. Auch kann aus demselben Grunde sich das Herz nicht wohl von der Oberfläche des Zwerchfells, auf dem es ruht, in der Richtung nach oben entfernen. Allein da der Herzbeutel weiter ist als das Herz und eine sehr erhebliche Dehnbarkeit besitzt, so steht Nichts im Wege, [dass das Herz eine seitliche Lageverschiebung erleide, denn ohne sich mit seiner vorderen Fläche von jener genannten Stelle an der Brustwand zu entfernen, kann das Organ sehr wohl mit seinem vordern sog. scharfen

Unverschiebbarkeit des Herzens nach hinten und nach oben.

Seitliche Verschiebbarkeit des Herzens.

II. Die Lageveränderungen und Bewegungen des Herzens. 13

Rande in dem von dem Zwerchfell und der Brustwand gebildeten Falze, und mit seiner untern Fläche auf dem Diaphragma hin- und hergleiten, wobei stets andere Theile der vorderen Herzfläche mit der Brustwand in Berührung kommen. Ebensowenig sind die beiden Mittelfelle, welche eine gewisse Dehnbarkeit besitzen, noch die von beiden Seiten auf sie wirkende Retractionskraft der Lungen, welche sich annähernd das Gleichgewicht halten, ein absolutes Hinderniss für eine seitliche Verschiebung des Herzes innerhalb bestimmter Grenzen.

Hiermit stimmt die Beobachtung am Lebenden überein, dass das Herz vermöge seines Gewichts bei der rechten und linken Seitenlage des Körpers nach rechts oder nach links verschoben wird, indem dasselbe sowohl den Herzbeutel als auch das eine oder das andere Mittelfell vor sich herschiebt und so bald den rechten bald den linken Pleuraraum etwas verkleinert, beziehungsweise vergrössert; denn indem die eine Lunge sich vermöge ihrer Elasticität verkleinert, wird die andere durch den Zug den das Gewicht des Herzens ausübt angezogen und um ebensoviel erweitert.

Nach den Ergebnissen der Percussion kann die Verschiebung desselben bis je 3" nach jeder Seite betragen (*Gerhardt*); doch bietet dieselbe bedeutende individuelle Verschiedenheiten.

Aus den oben angeführten Gründen kann jedoch ein Lagewechsel des Herzens in der Richtung von vorn nach hinten beim Uebergang der aufrechten Körperstellung in die Rückenlage nicht stattfinden, und kann auch nicht durch die Percussion nachgewiesen werden.

Es scheint mir jedoch nicht unmöglich, dass bei der Bauchlage das Herz in grösseren Umfange die vordere Brustwand berühre, indem sich dabei die vordern Lungenränder retrahiren während nach hinten zu die Lunge an Ausdehnung gewinnt.

Da das Herz ohne Anwesenheit von Flüssigkeit im Herzbeutel sich von der obern Fläche des Diaphragma, insbesondere von dem Centrum tendineum nicht entfernen kann, so muss das Herz an den respiratorischen Bewegungen des Zwerchfells theilnehmen. In der That steigt dasselbe bei der Inspiration tiefer herab, während es bei der Exspiration emporgehoben wird, und dabei wird sich die vordere Fläche des Herzens, mit Ausnahme derjenigen Stelle, wo das Pericardium unmittelbar mit der vordern Brustwand verbunden ist, bald von der letztern entfernen, bald derselben wieder nähern müssen, indem diese Fläche bald mehr nach oben, bald mehr nach vorn gerichtet ist. Das Herz bewegt sich dabei um eine Axe, die wir uns ungefähr durch den vordern scharfen Rand desselben gelegt denken müssen. Bei der Bewegung des Zwerchfells und des Herzens nach abwärts werden die vorderen scharfen Ränder der Lungen (namentlich der linken) angezogen und schieben sich so-

Respiratorische Bewegung des Herzens.

Verschiebung der Lungenränder.

weit als nöthig und als es die Sinus mediastino-costales zulassen stärker nach vorn und unten, indem sie den entstehenden leeren Raum zwischen Brustwand und Herz ausfüllen, während sie beim Heraufsteigen des Zwerchfells sich retrahiren, vordere Brustwand und Herz aber wieder in grösserem Umfang in Berührung treten. Bei ruhigem Athmen ist allerdings die Lageverschiebung des Centrum tendineum und somit auch des Herzens nur unbedeutend, allein bei tiefer In- und Exspiration wird sie sehr beträchtlich. Doch wird die Grösse der Verschiebung nach abwärts im letztern Falle dadurch etwas vermindert, dass durch die Hebung der Rippen die Ansatzlinie des Diaphragma an der vorderen Brustwand etwas in die Höhe rückt, und zugleich nach vorn bewegt wird. Da das Herz dieser Bewegung der Brustwand ebenfalls folgen muss, so geht daraus hervor, dass bei tiefer Inspiration das Herz nicht allein abwärts, sondern auch vorwärts bewegt wird.

Verändertes Verhalten der respiratorischen Verschiebung bei gehemmtem Athemmechanismus.

Durch pathologische Vorgänge, welche den Athemmechanismus hemmen und verändern, kann jedoch unter Umständen gerade das Gegentheil von dem erfolgen, was wir so eben über die passiven Bewegungen des Herzens bei der Respiration gesagt haben. Bei Krankheiten in denen die Bauchhöhle, namentlich deren oberer Theil eine grosse Ausdehnung erfährt, ist die untere Brustapertur oft so erweitert, dass eine grössere Zunahme ihres Umfanges durch Heben der Rippen bei der Inspiration nicht mehr stattfinden kann. Das ohne dies schon sehr ausgespannte Diaphragma ist nur wenig gewölbt und vermag wegen des Widerstandes von Seiten der Bauchhöhle nur wenig herabzusteigen; das ohnehin schon tief gelagerte Herz, wird natürlich bei In- und Exspiration in derselben Lage verharren; etwas Aehnliches findet bei chron. Lungenemphysem mit Tiefstand des Zwerchfells und dauernder Inspirationsstellung des Thorax statt. Bei allen Krankheiten, welche erhebliche Verengerungen der zuführenden Luftwege bewirken, kann jedoch der Fall eintreten, dass durch die heftige Action der inspiratorischen Muskeln am obern Theile der Brustwand, die untere Brustapertur verengt, und das Zwerchfell von den mit Luft erfüllten Bauchorganen in die Höhe gedrängt wird. Begreiflicherweise rückt in solchen Fällen das Herz bei der forcirten Inspiration herauf, bei der Exspiration hinab. Macht man willkürlich bei verschlossner Glottis eine heftige inspiratorische Anstrengung, so erfolgt das Gleiche; die untere Thoraxapertur wird verengt, das Herz sowohl, als auch die Organe an der untern Fläche des Diaphragma (Leber, Milz) rücken hinauf (bis zu 3 Centimeter).

b. Die activen Bewegungen des Herzens.

Die musculösen Wandungen des Herzens treiben durch ihre Zusammenziehungen das in den Herzhöhlen befindliche Blut durch die offenstehenden Mündungen aus, während sie sich bei der nachfolgenden Erschlaffung wieder mit dem aus den Venen nachfliessenden Blute füllen. Diese Zusammenziehungen und Erschlaffungen des Herzens erfolgen bekanntlich in regelmässigen Intervallen, d. h. rhythmisch; den Act der Zusammenziehung nennt man Systole, den der Erschlaffung Diastole.

Die Zusammenziehung je beider Vorhöfe und je beider Kammern erfolgt gleichzeitig, so zwar, dass die Contraction der Vorhöfe derjenigen der Kammern vorangeht.

Zeitliche Verhältnisse der Herzcontractionen.

Dieser Synchronismus beruht offenbar darauf, dass sowohl die Vorhöfe untereinander, als auch die Ventrikel eine Anzahl gemeinschaftlicher Muskelfasern besitzen. Ja nach den Untersuchungen von *Winkler* scheint der rechte Ventrikel gar keine ihm eigenthümlich zukommende Muskelfasern zu haben. Desshalb kann dieser Synchronismus auch in pathologischen Zuständen niemals eine Alteration erfahren.

Die Contraction der Vorhöfe, welche an der Einmündungsstelle der grossen Venen beginnt und sich gleichsam peristaltisch gegen die Ostia venosa fortsetzt, geht derjenigen der Ventrikel um einen Augenblick voraus, dauert aber nur kurz und ist schon zu Ende wenn die Kammersystole ihren Anfang nimmt. Diese letztere dauert länger, jedoch nicht ganz so lang wie die nachfolgende Kammerdiastole. Es fällt somit die ganze Kammersystole und ein grosser Theil ihrer Diastole auf die Diastole der Vorhöfe, während die Systole der letzteren auf das Ende der Kammerdiastole fällt, aber bereits zu Ende ist wenn die Systole der Kammern beginnt.

Sehr anschaulich werden diese Verhältnisse durch eine graphische Darstellung, wie sie *Marey* durch 3 Cardiographen, welche gleichzeitig die Druckverhältnisse in den Kammern und Vorhöfen und den Herzstoss registriren gegeben hat (s. Fig. 4). Aus den beiden Curven für Vorhof und Ventrikel zeigt sich, dass wenn die Zeit einer ganzen Herzaction $^{11}/_{10}$ Secunde beträgt, die Systole der Vorhöfe etwa $1/_{10}$ Secunde dauert, die Systole der Ventrikel etwa $2/_{10}$ Secunden nach der Vorhofsystole beginnt, und circa $4/_{10}$ Secunde dauert, während die Diastole der Vorhöfe 1 Secunde, die der Ventrikel $7/_{10}$ Secunden anhält. Nach *Ludwig*, *Hayden* und *Donders* dauert die Diastole relativ um so länger je seltner die Herzcontractionen erfolgen, während bei sehr frequenter Herzaction die Dauer der Kammersystole die der Diastole überwiegen kann.

Der Vorgang im Innern des Herzens, am Klappenapparat, ist während der Contractionen und Erschlaffungen folgender:

Klappenmechanismus. Vorgänge im Innern des Herzens.

Geht man von der Zeit aus, in welcher sich Vorhöfe und Ventrikel gleichzeitig im Zustande der Erschlaffung befinden, so strömt anhaltend aus den grossen Venen (Hohlvenen und Lungenvenen) Blut in die erschlafften Vorhöfe und aus diesen durch die weit offen stehenden venösen Ostien in die ebenfalls erschlafften Kammern, indem während dieses Zeitraums jeder Ventrikel nebst seinem Vorhofe gleichsam einen einzigen Hohlraum darstellt; die mit den ebenfalls völlig relaxirten Papillarmuskeln verbundenen Klappensegel der Valvv. mitralis und tricuspidalis hängen schlaff, den Wandungen der Ventrikel genähert, herab. In dem Maasse

Fig. 4.

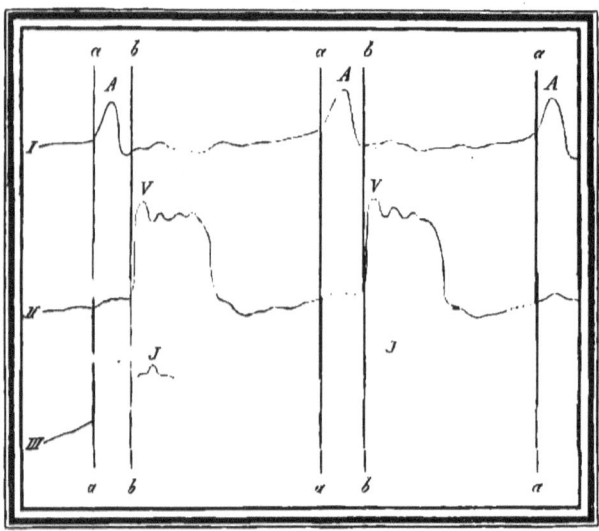

Cardiographische Curven nach *Marey*.

Diese Curven wurden durch 3 gleichzeitig in Bewegung gesetzte Cardiographen am Herzen eines Pferdes gewonnen. *I* Curve des rechten Vorhofs; *II* Curve des rechten Ventrikels; *III* Curve des Herzstosses. Die senkrechten Linien *aa* bezeichnen den Eintritt der Vorhofssystole, *bb* den Eintritt der Ventricularsystole, d. h. den Augenblick, in welchem der Druck im Vorhofe, resp. im Ventrikel, eine Steigerung erfährt, wie sich durch das plötzliche Ansteigen der Curven kund giebt. *A A A* Curvengipfel der Vorhofssystole, *V V* Curvengipfel der Ventricularsystole, *J J* Curvengipfel des Herzstosses.

Es wird aus dieser Darstellung ersichtlich: 1) dass die Vorhofssystole nur von sehr kurzer Dauer ist und beim Beginne der Ventricularsystole bereits ihr Ende erreicht hat. 2) Dass die Ventricularsystole und der Herzstoss fast genau in demselben Augenblicke erfolgen. 3) Dass während der systolischen Verkleinerung des Ventrikels der Druck in demselben mit geringen Schwankungen sich gleich bleibt, dagegen der Druck des Herzens gegen die vordere Brustwand bis zur Ventriculardiastole stetig abnimmt, und sich als ein rasch vorübergehender Stoss äussern muss.

jedoch, als sich die Ventrikel mit Blut füllen, erheben sich die Segel der Klappen vermöge ihres geringern specifischen Gewichts, und ihre freien Ränder nähern sich einander. Nun tritt plötzlich die kurze Systole der Vorhöfe ein und treibt das in denselben enthaltene Blut zum grössten Theil in die Ventrikel, wodurch dieselben vollständig gefüllt werden. (Man kann die hierbei erfolgende Drucksteigerung im Ventrikel deutlich an den *Marey*-schen Curven sehen.) Die freien Ränder der Klappen legen sich in Folge dessen aneinander und schliessen bereits vollständig die Vorhöfe von den Ventrikeln ab, da die Systole der ersteren sogleich wieder aufhört und der Druck in den Kammern schon höher ist, als in den Vorhöfen. Unmittelbar hierauf beginnt die Contraction der Ventrikel; der Druck innerhalb derselben steigt rasch so hoch, dass sich die bis dahin durch den höhern Druck in den Arterien geschlossenen Semilunarklappen öffnen und dem Blut den Austritt in die Aorta und Art. pulmonalis gestatten. Die venösen Klappen werden durch die plötzliche Drucksteigerung in den Ventrikeln, sowie durch die gleichzeitig mit der Systole eintretenden Contraction der Papillarmuskeln, nebst den an sie sich ansetzenden Sehnenfäden, welche das Umschlagen der Zipfel nach den Vorhöfen verhindern, in starke Spannung versetzt. Mit der zunehmenden Verkleinerung des Ventrikelraums ziehen die sich verkürzenden Papillarmuskeln die Klappensegel, die dadurch in steter Spannung erhalten bleiben, nach abwärts, ohne dass dieselben sich jedoch von einander entfernen können und ihr Verschluss aufgehoben wird.. Dies wird durch die Anordnung bewirkt, dass jeder Papillarmuskel Sehnenfäden an die verschiedenen Klappensegel entsendet.

So kommt es nun, dass die venösen Klappen am Schlusse der Kammersystole eine nach der Ventrikelhöhle zu gerichtete trichterförmige Vertiefung darstellen und so zur Verkleinerung des Ventrikelraums beitragen. Man sieht hieraus, wie auch die Papillarmuskeln durch ihren Zug auf die Klappen wesentlich die Entleerung des Ventrikels befördern helfen. Jener von den venösen Klappen gebildete Trichter füllt sich indessen bereits während der Kammersystole von den Vorhöfen aus mit Blut. In dem Augenblick, in welchem die Ventrikelcontraction plötzlich nachlässt, und die Kammern erschlaffen, schliessen sich ebenso rasch die halbmondförmigen Klappen, da nun der Druck in den Arterien ein höherer ist als in den Ventrikeln; die Spannung der venösen Klappen hört gleichzeitig mit der Erschlaffung der Papillarmuskeln auf, und das Blut strömt wieder während der gemeinschaftlichen Diastole der Kammern und Vorhöfe frei aus den Venen durch die Vorhöfe in die Kammern, bis das Spiel mit der Systole der Vorhöfe von neuem beginnt.

Dass die Contraction der Papillarmuskeln gleichzeitig mit der der Ventrikelwand erfolgen muss, kann nicht bezweifelt werden, da ihre Muskelfasern, von den knorpligen Ringen der Ostien entspringend, in ihrem früheren Verlaufe einen Theil der Wandmusculatur bilden helfen. Die bei Säugethieren (*Kürschner*) vom Vorhofe in die venösen Klappensegel eintretenden Muskelfasern sind ausnahmsweise auch beim Menschen am Aortenzipfel der Mitralis beobachtet worden, sind aber bei der Function der Klappen wie *L. Joseph* meint, durchaus nicht betheiligt. — Dagegen ist es höchst wahrscheinlich, dass mit jeder Vorhofssystole ein Theil des Bluts in die grossen Venen regurgitirt. Allerdings wird es daran theilweise durch. die ringförmige Anordnung der Muskelfasern an der Einmündungsstelle jener Venen, von wo auch die Contraction ihren Anfang nimmt, gehindert.

Bei diesen Vorgängen der Zusammenziehung und Erschlaffung erleidet das Herz sehr wesentliche Veränderungen seiner Gestalt und Consistenz. Weniger beträchtlich sind dagegen die Veränderungen des Gesammtvolums.

Da am Ende der Kammersystole, wenn die Ventrikel den kleinsten Raum einnehmen, die Vorhöfe bereits schon längere Zeit erschlafft sind, und sich mit Blut gefüllt haben, im Augenblicke der Vorhofsystole aber die Ventrikel den höchsten Grad der Anfüllung erlangen, so begreift man, dass das Volum des ganzen Herzens in den verschiedenen Momenten seiner Action

Gestaltveränderung des Herzens.

nicht viel wechseln kann: am Ende der Diastole der Vorhöfe, wo auch die Ventrikel zum Theil schon gefüllt sind, wird das Volum am grössten, am Ende der Kammersystole, wo die Vorhöfe noch nicht völlig wieder ausgedehnt sind, wird dasselbe am kleinsten sein müssen.

Während der D i a s t o l e der Ventrikel ist das Herz einem s c h l a f - f e n mit Flüssigkeit gefüllten B e u t e l vergleichbar, dessen Gestalt sich wesentlich nach dem Gesetze d e r S c h w e r e und dem W i d e r s t a n d e der umgebenden Theile richtet. Es sinkt unter seinem Gewichte zusammen, die Richtung aber nach welcher dieses Zusammensinken erfolgt, wird je nach der Körperstellung eine wechselnde sein; nur muss man dabei festhalten, dass sich das Organ mit dem Theile, mit welchem es unmittelbar (d. h. nur durch den Herzbeutel getrennt) an der vorderen Brustwand anliegt, sich ebensowenig von dieser entfernen kann, wie von der oberen Fläche des Zwerchfells. In dem Augenblick wo aber die C o n - t r a c t i o n e i n t r i t t, d. h. seine Wandung starr wird, sucht das Herz eine ganz bestimmte Gestalt anzunehmen, welche von der Anordnung seiner Muskelfasern abhängig ist, eine Gestalt, w e l c h e bei jeder Körperlage, u n a b h ä n g i g von der Wirkung der Schwere, die gleiche sein muss. Der K a m m e r a b s c h n i t t nimmt nämlich die Form eines K e g e l s mit nahezu k r e i s f ö r m i g e r B a s i s an, indem der während der Diastole elliptische Querschnitt sich der Kreisform nähert, wobei der Durchmesser zwischen hinterer und vorderer Fläche zu, derjenige zwischen scharfem und stumpfem Rande abnimmt. Die H e r z - s p i t z e, welche die Spitze dieses Kegels bildet sucht sich in Folge dessen d e m M i t t e l p u n c t e des kreisförmigen Querschnitts in einem bestimmten Abstande g e g e n ü b e r z u s t e l l e n, wodurch sie der v o r - d e r e n B r u s t g e n ä h e r t w i r d.

Kegelförmige Gestalt d. Kammerabschnitts bei der Systole.

Diese Gestaltsveränderung war schon *Harvey* nicht entgangen, auch haben schon früher andere wie *Arnold, Carlisle, Kiwisch* auf dieselbe hingewiesen, *Ludwig* hat ihr jedoch zuerst den präcisen Ausdruck verliehen. Man kann sich von derselben jeden Augenblick an den herausgeschnittenen, noch pulsirenden Herzen eines Thieres überzeugen.

Verkleinerung des Kammerabschnitts.

Der K a m m e r a b s c h n i t t b e h ä l t während der ganzen Systole diese kegelförmige Gestalt, nur v e r k l e i n e r t sich dieser K e g e l nach a l l e n R i c h t u n g e n bei fortdauernder Austreibung des Bluts, indem sich sowohl die Wandungen einander immer mehr nähern als auch der Abstand zwischen Kammerbasis und Herzspitze stetig ein kleinerer wird. Beim herausgeschnittenen Herzen ist diese Annäherung von Spitze und Basis eine gegenseitige, indem sich beide gegen einen zwischen ihnen liegenden fixen Punct bewegen. Etwas verschieden verhält sich jedoch die Sache im geschlossenen Brustraume, wenn zu gleicher Zeit die Kammern das in ihnen enthaltene Blut in die grossen Arterienstämme treiben. Bei dem letztgenannten Vorgange erfolgt nach physikalischen Gesetzen

Gegenseitige Annäherung der Spitze u. Basis.

II. Die Lageveränderungen und Bewegungen des Herzens. 19

ein Rückstoss in der der Ausflussmündung entgegengesetzten Richtung, d. h. in der Richtung der Herzspitze, in Folge dessen das ganze Herz und somit auch dessen Spitze nach links und abwärts getrieben wird.

Rückstoss.

Es scheint nun, dass im normalen Zustande das Herabrücken des Herzens ziemlich genau ebensoviel beträgt, als die Annäherung der Spitze an die Basis, so dass die Spitze in ihrer Lage nahezu unverrückt bleibt, während die Kammerbasis dafür um so stärker nach abwärts rückt, die zwischen ihr und der Spitze gelegenen Puncte aber in abnehmendem Maasse dieselbe Bewegung ausführen.

Das Gesetz des Rückstosses kann man sich auf folgende Weise erläutern: findet in einem hohlen beweglichen Körper auf alle Wandungen von innen her ein gleich grosser Druck statt, so bleibt dieser Körper in Ruhe, da der Druck nach allen Seiten hin gleich stark wirkt; wird aber plötzlich an einer Seite dieser Druck aufgehoben, so wird der an der gegenüberliegenden Seite noch fortbestehende Druck nicht mehr compensirt, und der Körper erhält dadurch eine Bewegung in einer Richtung, welche derjenigen entgegengesetzt ist, nach welcher der Druck plötzlich aufhörte. Auf diesem Gesetze beruht der Rückstoss abgeschossener Geschütze, das Segnersche Wasserrad, die Turbine etc. Der auf allen Wandungen eines Ventrikels lastende Druck wird durch die Eröffnung der Semilunarklappen an der Stelle des arteriellen Ostiums, plötzlich aufgehoben, in Folge dessen bewegt sich die gegenüberliegende Herzspitze in einer der Ausflussmündung entgegengesetzten Richtung. Es ist kein Grund vorhanden, warum dieses Gesetz auf das Herz keine Anwendung finden soll, wie manche meinen, weil die Contraction der Wand die Ursache des auf der Innenfläche lastenden Druckes sei. Wir haben oben gesehen in wiefern die Erscheinung dadurch am Herzen modificirt wird.

Für die nahezu unverrückte Lage der Herzspitze bei normaler Herzaction sprechen die Beobachtungen welche *Chauveau* und *Faivre* am Pferde, sowie die Untersuchungen welche *Berner* am Frosch und Kaninchen angestellt hat. Auch ich habe eine Reihe von Versuchen über diesen Gegenstand am Kaninchen vorgenommen. Es wurden, nachdem die Thiere chloroformirt waren, wodurch die Herzaction sehr verlangsamt und ihre Beobachtung sehr erleichtert wird, an verschiedenen Stellen durch die von der äussern Haut entblösste Brustwand, lange Nadeln mit glänzenden Knöpfen in die vordere Herzwand an verschiedenen Stellen eingestossen, und deren Bewegungen beobachtet. Nach dem Tode wurden die Stellen, an welchen die Nadeln eingedrungen waren constatirt; das Ergebniss war, dass diejenigen Puncte der vordern Herzfläche, welche in den Sulcus longitudinalis anterior oder in dessen Nähe sich befinden alle bei der Systole in der Richtung gegen die Herzspitze bewegt werden, und zwar um so schwächer, je näher sie der letzteren liegen. Diejenigen Puncte welche stark seitlich nach rechts oder links gelegen sind, zeigen eine Bewegung nach dem Sulcus, d. h. nach der Mitte zu, und zugleich nach abwärts gegen die Spitze. Für eine Locomotion der Kammerbasis gegen die Spitze sprechen auch die von *Bam-*

2*

berger und *Kölliker* angestellten Versuche bei Kaninchen, deren Pleurahöhle uneröffnet blieb.

Gegen die oben von mir ausgesprochene Ansicht, dass die Herzspitze unter normalen Verhältnissen keine erhebliche Locomotion nach links und abwärts erfahre sprechen zwar die Angaben von *Scoda, Cruveilhier, Ernst, Lotzbeck* und *Bamberger*, welche Gelegenheit hatten bei Ectopia cordis, bei Fissura sterni congenita, Wunden, Darmfisteln etc. sich beim Menschen durch das Gefühl von der Bewegung der Spitze nach abwärts zu überzeugen. Ich gebe zu bedenken, wie leicht die Abwärtsbewegung der oberhalb der Spitze gelegenen Theile, selbst derjenigen, welche der Spitze sehr nahe sind, Veranlassungen zu Täuschungen für das Gefühl und das Gesicht geben können. Auch darf man nicht vergessen, dass sich in verschiedenen Fällen die Sache verschieden verhalten kann, denn es wird z. B. ganz auf die Plötzlichkeit und Energie der Contraction ankommen ob der Rückstoss stark oder schwach ausfällt; in dem ersten Falle wird die Locomotion des ganzen Herzens die systolische Verkürzung überwiegen, in dem andern hinter derselben zuselbst rückbleiben können, so dass bald die Herzspitze herabrücken, — bald aber nach oben und rechts sich bewegen kann. Unter allen Umständen wird aber die Herzspitze stets derjenige Theil des Herzens sein müssen, an welchem die Locomotion nach links und unten sich am wenigsten kund giebt.

Dehnung der grossen Arterienstämme.
Das Herabrücken der Kammerbasis wird aber ermöglicht, ja selbst begünstigt durch eine Streckung der grossen arteriellen Gefässstämme. Da dieselben reichlich mit elastischen Elementen ausgestattet sind, so werden sie bei der Systole des Herzens durch das eindringende Blut eine erhebliche D e h n u n g erleiden, welche sich vorzugsweise in der L ä n g s r i c h t u n g geltend macht.

Scheinbare Rotation des Herzens.
Eine wirkliche R o t a t i o n d e s H e r z e n s um seine Längsaxe, wie sie von manchen angenommen wird, so dass sich das Organ bei der Systole nach vorn und rechts, bei der Diastole nach hinten und links drehen soll, existirt in der That nicht. Wohl aber findet eine Verschiebung der einzelnen Puncte der vorderen Herzfläche bei ihrer systolischen Verkleinerung gegen den vorderen Herzrand nach unten statt, während zugleich durch das Emporwölben des nach hinten gelegenen linken Ventrikels ein Theil von dessen dem stumpfen Herzrande angehöriger Partie nach vorn sich wendet. Bei der Diastole erfolgt diese Verschiebung in der entgegengesetzten Richtung. Der Sulcus longitudinalis wird daher bei der Systole sich mehr der Mittellinie und dem Zwerchfells-Ansatze nähern, bei der Diastole sich von beiden entfernen.

Die schon von *Haller*, später auch von *Kiwisch*, *Bamberger* und *Kölliker* an Thieren wahrgenommenen rotatorischen Bewegungen des Herzens erklären sich vollkommen aus dem Gesichtseindruck, welchen die beschriebene Verschiebung der vorderen Herzfläche auf den Beobachter machen muss. Bei Thieren (z. B. Kaninchen) bei denen das Herz eine nahezu perpendiculäre Lage hat, und nur mit seiner Spitze das Diaphragma berührt, werden, wie aus meinen eigenen Beobachtungen (s. oben) hervorgeht, an der vorderen Herzfläche alle seitlich gelegenen Puncte nach abwärts und gegen die Mittellinie, d. h. das Septum bewegt. Das Septum bleibt also vollständig in seiner Lage, es verkürzt sich nur, wird aber weder nach rechts noch nach links verschoben. Eine Rotation des Herzens um seine eigne Axe kann daher nicht stattfinden. Beim Menschen dagegen verhält sich die Sache in sofern etwas verschieden, als hier der rechte vordere Rand des Herzens vermöge seiner Gestalt und der entsprechenden Configuration des von der vorderen Brustwand und dem Diaphragma gebildeten Falzes nicht aus seiner Lage weichen kann; dieser bildet somit die unbewegliche Linie der sich alle Puncte der vordern Herzfläche nähern müssen bei der systolischen Verkleinerung des Herzens, und von der sie sich bei der Diastole entfernen.

III. Der Herzstoss.

Von den beschriebenen activen Bewegungen und Gestaltsveränderungen des Herzens, rührt diejenige Erscheinung her, welche man gewöhnlich als sogen. Herzstoss, Choc, Ictus cordis bezeichnet. Der Herzstoss besteht in einer fühlbaren, bei nicht allzufettleibigen Individuen auch sichtbaren mit der Herzaction synchronischen Vorwölbung (Elevation) an einer umschriebenen Stelle eines Intercostalraums der vorderen Brustfläche. Der zufühlende Finger hat dabei die Empfindung als ob ein rundlicher, ziemlich resistenter Körper gegen die innere Fläche der Brustwand angestossen oder angedrückt würde. Dieser fühlbare Stoss macht durchaus den Eindruck einer plötzlich auftretenden sehr rasch vorübergehenden Erscheinung, weil die Pausen zwischen den einzelnen Stössen einen viel grössern Zeitabschnitt umfassen, wie diese letzteren.

Bei den meisten Menschen befindet sich unter normalen Verhältnissen die Stelle des Herzstosses im 5. linken Intercostalraum, unterhalb und etwas nach innen von der Brustwarze, zwischen der Mamillarlinie und Parasternallinie. Doch kommen hier individuelle Abweichungen innerhalb gewisser Grenzen vor, da er bei manchen Individuen im 4. Intercostalraume, bei andern, jedoch selten im 6. Intercostalraume angetroffen wird, bald näher an der Mamillarlinie sich befindet, bald etwas weiter von ihr nach rechts liegt. *Normale Stelle des Herzstosses.*

Nach den Angaben von *Meyer* und *Conradi* fand sich der Stoss bei gesunden Menschen unter 80 Fällen 59 mal im 5. und 21 mal im 4. Intercostalraum. Nach *Conradi* soll er bei sehr grossen Individuen in der Regel etwas tiefer und weiter nach links liegen, als bei kleinen.

Die Stelle des Herzstosses an der äussern Brustwand entpricht einem Theile der vordern Wand des unteren Drittheils der rechten Kammer, der etwa 2 Centimeter von der Herzspitze entfernt ist. Im Innern des Herzens befindet sich jedoch daselbst das in *Stelle der Herzwand von welcher der Stoss ausgeht.*

den untern Abschnitt der rechten Kammer stark vorgewölbte, hauptsächlich von den Muskelfasern der linken Kammer gebildete Septum ventriculorum.

Die Herzspitze selbst ist bei diesem Vorgange nicht betheiligt, da sie weiter nach links gelagert ist, und sie, wie schon erörtert wurde, von dem Rande der linken Lunge bedeckt ist. Von *Scheiber* und auch von *Engel* ist neuerdings wieder nachgewiesen worden, dass die Spitze des Herzens von der vordern Brustwand durch eine oft querfingerbreite Lungenschicht getrennt ist. Hiermit stimmen auch die Ergebnisse der Percussion; die Herzdämpfung überragt die Stelle des Stosses gewöhnlich um 1—2 Centimeter nach links. Will man sich daher des jetzt vielfach gebräuchlichen, von *Traube* eingeführten Ausdrucks »Spitzenstoss« bedienen, so darf dieser nur in dem Sinne gebraucht werden, dass man darunter den Stoss einer der Spitze nahegelegenen, dem Spitzentheil angehörenden Partie des Organs versteht. Damit soll jedoch nicht gesagt sein, dass die Herzspitze nicht unter pathologischen Verhältnissen (Retraction des Lungenrandes, excentrischer Hypertrophie des linken Ventrikels etc.) zuweilen an der Hervorbringung des Stosses theilnehmen kann.

Ursache des Herzstosses.

Die Ursache des Herzstosses liegt in zwei Umständen. Vor allem wird er bedingt durch die **systolische Gestaltsveränderung des Herzens**, bei welcher der Durchmesser des Organs von vorn nach hinten, zwischen der geneigten Zwerchfellsfläche und der vorderen Brustwand in Folge des Uebergangs des Querschnitts von der elliptischen in die kreisförmige Gestalt, plötzlich zunimmt (Fig. 5). Weil das Herz nicht aus dem vorn gebildeten Falze nach oben ausweichen kann, so muss dadurch der der Brustwand anliegende Kammerabschnitt stärker an diese angepresst werden. Hierzu kommt noch wesentlich die bei der Contraction eintretende **Erhärtung des Herzmuskels**, wodurch derselbe allein im Stande ist einen fühlbaren Stoss auszuüben.

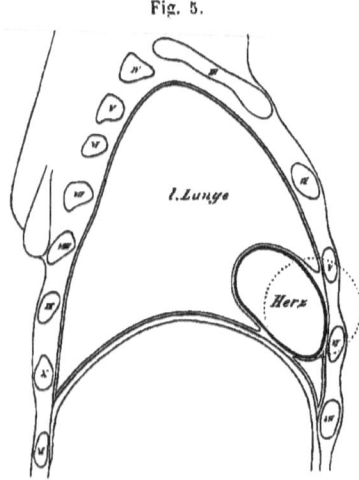

Fig. 5.

Sagittaler Durchschnitt durch die Spitze des Bogens der 3. linken Rippe nach *Pirogoff*. Der Schnitt trifft den Spitzentheil des Herzens, welches in diesem Falle etwas tiefer und weiter nach links liegt. Die punctirte Kreislinie deutet die Gestalt an, welche das Herz bei der Systole anzunehmen bestrebt ist.

Zeitmoment des Herzstosses.

Das **Zeitmoment** in welchem der Herzstoss wahrnehmbar wird, entspricht genau dem **Anfange der Kammersystole** (vergl. Fig. 4), wenn der bereits erhärtete und in seiner Gestalt veränderte Kammerabschnitt mit Blut gefüllt ist, er verschwindet schnell mit der zunehmenden systolischen Verkleinerung der Ventrikel wobei sich alle Durchmesser verkürzen. Der Grund warum man den Stoss unter normalen Verhältnissen nur gerade auf einer so kleinen Stelle des 5. oder 4. Intercostalraums beschränkt wahrnimmt, muss darin gesucht werden, dass gerade hier das Herz vom Lungengewebe unbedeckt mit einem Intercostalraum in Berührung steht; nach dem Sternum zu wird es von den schräg ansteigenden Rippenknorpeln, nach aussen und links von der linken Lunge überlagert.

Die vorgetragene Ansicht über die Entstehung des Herzstosses, wie sie zuerst von *Arnold*, *Kiwisch* und *Ludwig* aufgestellt wurde, halte ich für die einzig richtige. Man kann sich leicht davon überzeugen, wenn man ein pulsirendes Herz eines lebenden Thieres zwischen die Finger fasst. Man erhält dann genau die Empfindung des Herzstosses in Folge der sichtbaren Gestaltveränderung und Erhärtung des Herzens.

Eine Widerlegung der sehr zahlreichen Theorien über die Entstehung des Herzstosses an diesem Platze würde zu weit führen; nur soviel möge gesagt sein, dass die Ueberlagerung der Herzspitze durch Lungengewebe und die Stelle des fühlbaren Herzstosses mir genügende Gründe zu liefern scheinen, um alle Theorien zu widerlegen, welche denselben aus einer Hebung der Herzspitze oder einer Locomotion derselben gegen die Brustwand erklären. Ueber die heutzutage wohl nur noch von wenigen *Beau*, *Aran* und *Baumgärtner* festgehaltene Ansicht, dass der Stoss während der Diastole der Kammern durch die Contraction der Vorhöfe erfolge, glaube ich füglich hinweggehen zu können. Bei den von *Marey* gegebenen Curven der Vorhöfe, der Ventrikel und des Herzstosses, sieht man an der letzten sehr deutlich wie nach einer kurzen, von der Vorhofssystole welche eine stärkere Füllung der Ventrikel bedingt, herrührenden Erhebung, sofort eine weit stärkere mit der Ventrikelsystole zusammenfallende eintritt, welche übrigens alsbald der systolischen Verkleinerung der Ventrikel entsprechend wieder abfällt, und so den Beweis liefert, dass der Stoss ausschliesslich dem Anfange der Systole angehört.

IV. Die Herztöne.

Auscultirt man mit dem Ohre oder Stethoskope in der Herzgegend, so nimmt man bei gesunden Menschen, jeder einzelnen Herzaction entsprechend, zwei Geräusche von verschiedenem Charakter wahr, die man jedoch, einestheils zum Unterschiede von den in krankhaften Zuständen vorkommenden sogen. Herzgeräuschen anderntheils wegen ihrer bis zu einem gewissen Grade bestimmbaren Tonhöhe, als »Herztöne« zu bezeichnen pflegt.

Der eine dieser Töne ist dumpfer, tiefer, etwas länger andauernd und weniger scharf begrenzt, er fällt auf die Systole der Ventrikel und geht dem fühlbaren Carotiden- und Radialpuls um ein kleines Zeitmoment voraus; man nennt ihn den ersten Ton. Der andere ist heller, *Erster Ton.*

Zweiter Ton.

höher, scharf abgegrenzt, und daher klappend, auch von etwas kürzerer Dauer wie der erstere, und fällt auf die Diastole der Kammern; es ist diess *Herzpausen.* der zweite Ton. Zwischen erstem und zweitem Ton liegt ein kleines Zeitintervall, zwischen dem zweiten und ersten ein etwas längeres, die sogannte *Töne in den* Herzpause. Auch über den grossen dem Herzen nahe gelegenen Arterien-*grossen Arterienstämmen.* stämmen lassen sich zwei den beschriebenen sehr ähnliche Töne wahrnehmen. In dem Maasse als man sich mit dem Stethoskop von der Gegend des Herzens und der grossen Gefässe entfernt, hört man die beiden Töne *Ausbreitung in* schwächer, bis sie zuletzt völlig verschwinden. Der Umfang in welchem *welcher d. Töne gehört werden.* bei einzelnen Individuen die Herztöne noch gehört werden können, ist nach den Umständen (ursprüngliche Stärke, günstige oder ungünstige Verhältnisse der Schallleitung u. s. w.) verschieden.

Die Erkennung dieser Töne als normale muss, da eine Beschreibung der Qualität eines Tones oder Geräusches nicht möglich ist, durch Uebung beim Auscultiren Gesunder erworben werden. — Dass der erste Ton tiefer ist als der zweite ist keinem Zweifel unterworfen, das musicalische Intervall (Quart oder Terz) derselben bestimmen zu wollen, wie einige es gethan haben, scheint mir unthunlich.

Diese beiden Töne haben in letzter Instanz ihren Grund in den activen Bewegungen des Herzens und kommen folgendermassen zu Stande:

Ursache des ersten Tones. a) Der erste Ton über dem Herzen ist bedingt durch die Schwingungen der venösen Klappen (Valvv. mitralis und tricuspidalis) und ihrer Sehnenfäden, welche durch deren plötzliche Spannung im Augenblick der Kammersystole erfolgen. Da die Spannung der Klappen während der ganzen Systole in ziemlich gleicher Stärke anhält, so dauert dieser erste Ton länger an.

Es kann aber keinem Zweifel unterliegen, dass der erste Ton theilweise auch hervorgebracht wird durch das Geräusch, welches bei der Contraction eines jeden Muskels, also auch des Herzmuskels entsteht, und welches während der ganzen Contraction andauert. Hierauf beruht zum Theil auch die längere Dauer des systolischen Tons.

Ursache des zweiten Tones. b) Der zweite Ton über dem Herzen entsteht durch die Schwingungen der Semilunarklappen an den arteriösen Mündungen, welche im Augenblick der Diastole des Herzens durch den Druck des Bluts in den Arterien plötzlich entfaltet und in Spannung versetzt werden. Der zweite Ton ist darum wohl höher als der erste, weil die Semilunarklappen kleiner und zarter sind; er ist kürzer, weniger dumpf, weil die Spannung der Klappen sogleich wieder nachlässt, und er nicht zugleich von einem Muskelgeräusche begleitet ist.

Ursache d. Töne in den grossen Arterien. c) Die in den grossen Arterien, welche dem Herzen nahe sind (in der Aorta, Arteria pulmonalis, Carotiden und zuweilen auch in den Artt. subclaviae) hörbaren beiden Töne, sind wie bereits erwähnt,

IV. Die Herztöne.

den Herztönen sehr ähnlich. Der erste ist dumpfer, der zweite heller, und klappend, wie der zweite Ton am Herzen. Der zweite Ton in den Arterien ist Nichts anders als der fortgeleitete zweite Ton am Herzen, der durch die Spannung der halbmondförmigen Klappen entsteht.

Der erste Ton in den Arterien kann dagegen [nicht als der fortgeleitete erste Herzton betrachtet werden, obwohl er mit ihm, wenigstens in der Aorta und Pulmonalarterie, nahezu synchronisch ist. Er wird hervorgebracht durch die Schwingungen, welche bei der plötzlichen Anspannung der Arterienwand entstehen, in Augenblick in welchem durch die Ventrikelsystole die Blutwelle in das Arteriensystem gepresst wird. Im Moment des Arterienpulses hört man auch an grössern vom Herzen weiter entfernten Arterienstämmen (Aorta abdominalis, Arteria brachialis, cruralis u. a.) einen ähnlichen, wenn auch schwächern Ton, aus derselben Ursache.

Man muss daher am Herzen und den grossen arteriellen Gefässen in seiner Nähe, 6 Töne unterscheiden. Nämlich 2 erste oder systolische Töne welche an der Valvula mitralis und tricuspidalis entstehen, 2 erste Töne an der Aorta und Arteria pulmonalis, welche von deren Wandungen ausgehen, und 2 zweite oder diastolische Töne, welche ihren Ursprung an den halbmondförmigen Klappen der Aorta und Pulmonalarterie haben, und sowohl im Herzen als in den Arterien wahrgenommen werden. *Vorhandensein 6 verschiedener Töne.*

Bei dem genauen Synchronismus in den Bewegungen der rechten und linken Herzhälfte, fallen jedoch je die beiden ersten und je die beiden zweiten Töne am Herzen zusammen, und werden nur als je ein Ton wahrgenommen, auch besteht begreiflicherweise zwischen den ersten Tönen in der Aorta und Pulmonalarterie und dem ersten Herztone kein wahrnehmbarer Zeitunterschied, wohl aber zwischen letzterem und dem Tone der in entfernteren Arterien gehört wird.

Der erste Ton entspricht genau dem Anfang der K. Systole, der zweite bezeichnet den Augenblick in welchem die K. Diastole beginnt.

Als Beweis für die vorgetragene Theorie (ursprünglich von *Rouanet*) über die Entstehung der Herztöne kann man anführen, dass in zahllosen Fällen in denen die Schwingungsfähigkeit der Klappen durch pathologische Vorgänge verloren ging oder verändert wurde, die Beobachtung auch ein Verschwinden oder eine Veränderung der Töne constatirte. In Betreff der Sigmoidealklappen lässt sich der Beweis für obige Theorie selbst experimentell führen. Wenn dagegen in einer Anzahl von Fällen bei Zerstörung der einen oder anderen Atrioventricularklappe, dennoch ein mehr oder weniger deutlicher erster Ton über dem Herzen wahrgenommen wurde, so thut diess der obigen Theorie keinen Eintrag. Zunächst muss man bedenken, dass der erste Ton unzweifelhaft noch aus einem Muskelgeräusch besteht, welches auch bei Zerstörung der Klappe fortdauert, sowie dass, wenn nur eine Atrioventricularklappe unfähig wird einen Ton zu erzeugen, dicht daneben von der noch unversehrten Klappe ein ganz ähnlicher hervorgebracht wird, der bis auf eine gewisse Entfernung fortgeleitet wird. *Rapp* hielt den ersten Ton für einen blossen Muskelschall; *Helmholtz* hat die Erscheinung des Muskeltones näher begründet. Wenn neuerdings *Scoda* die Ansicht ausspricht, der zweite Ton in den Ventrikeln dürfe nicht unter allen Umständen als der fortgeleitete Ton vom Schliessen der Semilunarklappen betrachtet werden, weil man denselben an der Basis des Herzens oft gar nicht, oder doch nur schwach wahrnehme, während er an der Spitze stark hörbar sei, so lässt sich dagegen einwenden, dass durch die Ueberlagerung der Herzbasis durch Lungengewebe, welche unter gewissen pathologischen Verhältnissen, z. B. Lungenemphysem noch viel beträchtlicher werden kann, die Töne an der Basis sehr abgeschwächt werden können. Wenn *Löffler* daher den zweiten Ton in den Ventrikeln durch das bei der Diastole in die Ventrikel stürzende Blut erklären will, so ist diess ganz unzulässig, denn wie wir oben gesehen haben geschieht die Füllung der Ventrikel schon während ihrer Systole in dem von der venösen Klappe gebildeten Trichter allmählich, und ferner ist der Druck in den Vorhöfen während ihrer Diastole ein so niedriger dass von einen Hereinstürzen des Bluts keine Rede sein kann. — Dass der zweite Ton der Arterien der fortgeleitete Ton der Semilunarklappen ist, geht daraus hervor, dass wenn letzterer am Herzen ein Anomalie zeigt, dieselbe auch in den Arterien wahrgenommen wird. Der erste Ton der Arterien kann dagegen nicht, wie neuerdings wieder von *Conrad* vertheidigt worden ist, für eine Fortleitung des ersten Herztons betrachtet werden. Denn es kommt sehr wohl vor, dass derselbe am Herzen gar nicht, oder schwach wahrgenommen wird, oder dass er von einem Geräusch begleitet ist, während man ihn in der Aorta und Pulmonalarterie deutlich und ohne Veränderungen hören kann. Auch ist es nicht wahrscheinlich, dass, wenn Cruralis und Poplitea z. B. einen solchen Ton hören lassen, den man doch nicht wohl mehr für einen fortgeleiteten Herzton wird halten dürfen, sondern aus der plötzlichen Spannung der Arterienhäute erklären muss, in den grossen Arterien am Herzen nicht aus derselben Ursache ein Ton entstehen soll.

SEMIOTIK UND DIAGNOSTIK
DER
HERZKRANKHEITEN.

I. Die Zeichen aus der Inspection und Palpation der Herzgegend.

Die völlige Symmetrie beider Brusthälften wird zuweilen durch Erkrankungen des Herzmuskels und des Herzbeutels gestört, indem man in der Herzgegend zwischen linkem Sternalrand und Brustwarze eine mehr oder minder starke Vorwölbung der daselbst gelegenen Knorpel der 3—7. Rippe und der dazu gehörigen Intercostalräume bemerkt (*Voussure*). Dauernde Gestaltsveränderung der vorderen Brustwand.

Diese Erscheinung kann bedingt sein durch Hypertrophie, Vergrösserung des Herzens oder durch Ausdehnung des Herzbeutels durch Flüssigkeit. Sie wird um so eher bemerklich werden, je länger die betreffenden Affectionen bestehen und je nachgiebiger und biegsamer die vordere Brustwand ist, wesshalb sie vorzugsweise bei jugendlichen Individuen deutlich ausgeprägt ist.

Bei sehr grossen Ergüssen ins Pericardium kann diese Vorwölbung sich sogar bis über das Sternum gegen die rechte Brustwarze erstrecken, die Intercostalräume in der Herzgegend werden dann erweitert, sie verstreichen gerade wie bei grossen pleuritischen Ausschwitzungen, ja sie können sogar sich zwischen den Rippen vorwölben und sinken auch bei der Inspiration nicht mehr ein, wenn der Erguss eine solche Ausdehnung erlangt, dass die Lunge sich in erheblichem Maasse retrahiren kann und dadurch ihr elastischer Zug bei der Einathmung nicht mehr zur Wirkung kommt.

Stokes und *Graves* haben sogar Fälle beobachtet, in welchen die linke Lunge in Folge von pericardialen Ergüssen (einmal allerdings bei gleichzeitigem Pleuraexsudat) nach oben über die Clavicula in Gestalt einer beim Husten sich vergrössernden elastischen Geschwulst hervorgedrängt wurde. —

Auch das Zwerchfell wird durch das Gewicht eines hypertrophischen Herzens nach abwärts gedrängt, bei grossen pericardialen Exsudaten kann diess in dem Maasse der Fall sein, dass dadurch eine mehr oder minder pralle Geschwulst im Epigastrium entsteht. Verdrängung des Zwerchfells.

Der Herzstoss ist im Stande uns wichtige Aufschlüsse über die Lage und den Zustand des Herzens und seiner Nachbarorgane zu geben. Veränderungen des Herzstosses.

30   Semiotik und Diagnostik der Herzkrankheiten.

Wie schon erwähnt, entspricht die Stelle des Stosses einem nicht sehr weit von der Herzspitze und dem scharfen Rande entfernten Theile der vorderen Fläche des rechten Ventrikels. Es lässt sich daher von dem Orte des Stosses aus auf die Lage des gesammten Herzens sowohl, als auch seiner einzelnen Abschnitte bis zu einem gewissen Grade ein Schluss machen.

Verhältniss bei Gesunden. In der Mehrzahl der Fälle findet man den Herzstoss bei gesunden Individuen im 5. linken Intercostalraum zwischen der Parasternallinie und der Mamillarlinie. Im jugendlichen Alter sowie bei Leuten mit kurzem und breitem Thorax bemerkt man ihn nicht selten schon im 4. Intercostalraum, bei älteren Individuen (wegen tiefern Standes des Diaphragma durch seniles Emphysem) und solchen mit langem schmalem Brustkorb fühlt man ihn zuweilen erst im 6. Intercostalraum. Bei Kindern zwischen 3 und 8 Jahren darf man, wegen der verhältnissmässig bedeutenderen Grösse des Herzens in diesem Lebensalter das Vorkommen des Herzstosses an einer etwas weiter nach links (selbst über die Mammallinie hinaus) gelegenen Stelle nicht als pathologisch betrachten (*Rilliet* und *Barthez*, *Gerhardt*). In den im ganzen sehr seltnen Fällen von angebornem Situs inversus der Brustorgane (Dextrocardia congenita) befindet sich bei sonst ganz gesunden Individuen die Stelle des Herzstosses an der entsprechenden Stelle des rechten 5. Intercostalraums.

Veränderung der Stelle des Herzstosses bei den Seitenlagen und den Respirationsbewegungen. Diese Angaben beziehen sich jedoch nur für die Rückenlage und die aufrechte Körperstellung in welcher man gewöhnlich untersucht; bei der Seitenlage erfolgt bei ganz normalen Individuen mit der Verschiebung des ganzen Herzens auch eine Veränderung in Bezug auf die Stelle des Stosses, und zwar kann dieselbe bei der linken Seitenlage bis zu 6 Centimeter weiter nach aussen, bei der rechten Seitenlage dagegen um etwas weniger nach innen rücken. Verwachsungen des Herzens mit dem Pericardium, den Lungen namentlich der linken mit der Pleura verhindern die seitliche Verschiebung des Herzens bei Lageveränderungen, und somit auch die Veränderungen in Bezug auf die Stelle des Herzstosses; wird dagegen der Herzbeutel durch Flüssigkeit ausgedehnt, so wird die seitliche Verschiebbarkeit des Herzens durch Lagewechsel noch bedeutender als im normalen Zustande, und damit auch der Wechsel in der Stelle des Stosses, insofern derselbe dann noch fühlbar ist.

Die Grösse dieser Verschiebung des Herzstosses ist bei verschiedenen Individuen sehr variabel. *Bamberger* leugnet die Verschiebung nach rechts bei der rechten Seitenlage. Ich habe dieselbe wiederholt nachweisen können, bei einem 17jährigen gesunden Menschen betrug sie 1,2 Cent. nach rechts, 3,0 Cent. nach links.

Da sich bei den Respirationsbewegungen der Stand des

Diaphragma und damit auch die Lage des Herzens verändert, so bemerkt man bei tiefer Inspiration den Stoss um einen Intercostalraum tiefer, bei ausgiebiger Exspiration um einen Intercostalraum höher als zuvor.

Pathologische Vorgänge innerhalb der Pleurahöhlen, welche eine Veränderung auf die Stellung der Mittelfelle auszuüben im Stande sind, müssen nothwendig auch die Lage des Herzens und somit auch die äusserlich sichtbare Stelle des Herzstosses verändern. *Veränderungen des Orts des Herzstosses durch pathologische Vorgänge in den Pleurahöhlen.*

Hierbei kommen namentlich pleuritische Ergüsse und Pneumothorax in Betracht. Kleinere Ansammlungen von Flüssigkeit und Gas in der Pleurahöhle einer Seite gestatten zunächst der betreffenden Lunge sich auf ein kleineres Volum zu retrahiren, und haben keine Wirkung auf die Stellung der Mittelfelle. Erst wenn sie eine solche Ausdehnung erlangen, dass ein Druck auf die völlig retrahirte Lunge ausgeübt wird, beginnen sich die Mittelfelle in Folge dieses Drucks, sowie des nun nicht mehr compensirten Zugs der andern Lunge nach der gesunden Seite zu verschieben, und damit die Lage des Herzens zu verändern. In Folge dessen sieht man den Herzstoss zuweilen bis in die linke Axillarlinie oder nach der andern Seite bis in die rechte Mammallinie sich verschieben. Auch in dem letzteren Falle behält das Herz seine ursprüngliche Richtung bei, d. h. die Spitze bleibt immer der am meisten nach links, die Basis der am weitesten nach rechts gelegene Theil des Organs, doch entspricht dann die Stelle des Stosses nicht immer derselben Stelle des Herzens (dem unteren Abschnitt des rechten Ventrikels) wie in der normalen Lage, sondern es können dann auch der Basis näher gelegene Theile des Organs den Stoss hervorbringen.

Beträchtliche Verdickung und Starrheit der Mediastina können jedoch, selbst bei sehr massenhaften Ergüssen die Verschiebung des Herzens verhindern. Einen solchen Fall habe ich bei einem 3jährigen Kinde beobachtet, bei welchem sich post mortem die ganze linke Pleurahöhle durch einen pleuritischen Erguss erfüllt, die linke Lunge durch alte Verwachsungen mit ihrer Basis fest an das Diaphragma geheftet, in ihrer ganzen Länge gegen die hintere Brustwand gedrängt und völlig comprimirt fand; das linke Mittelfell, zu einer mehrere Linien dicken Schwarte verdickt, war mit dem Herzen in seiner normalen Lage verblieben. Die Diagnose während des Lebens war eine Zeitlang schwankend wegen des an der hintern Thoraxfläche bis zur Basis hörbaren lauten bronchialen Athemgeräusches und der mangelnden Dislocation des Herzenzs.

Werden solche pleuritische Ergüsse aufgesaugt, so tritt das dislocirte Herz und mit ihm die Stelle des Herzstosses in die ursprüngliche Lage zurück, wenn nicht das Organ durch inzwischen eingetretene Verwachsungen an der neuen Lagerungsstelle fixirt worden ist; oder es wird, wenn eine nachfolgende Schrumpfung der erkrankten Seite eintritt, noch weiter in dieselbe hereingezogen.

Wirkung des Standes des Zwerchfells auf den Herzstoss.

Wird durch krankhafte Veränderungen in der Brusthöhle, oder in dem Cavum abdominis der Stand des Zwerchfells verändert, so wird dadurch auch das Herz und die Stelle des Stosses eine Lageveränderung erfahren müssen.

Ist das Diaphragma durch Gas in den Gedärmen oder in der Bauchhöhle, durch Ascites hohen Grades, durch grosse Unterleibstumoren in die Höhe gedrängt, so wird die vordere Herzfläche stärker und in grösserem Umfange an die Brustwand angedrängt, und es nimmt das Herz eine mehr horizontale Lage ein, der Spitzentheil rückt weiter nach links, und die linke Lunge retrahirt sich dem entsprechend, wesshalb man dann den Stoss um 1—2 Intercostalräume höher, und weiter nach Aussen wahrnimmt.

Auffallend ist die Beobachtung von *Gerhard* wonach bei Schwangerschaft, obwohl die Zwerchfellskuppel höher hinaufsteigt, und das Herz in grösserem Umfange an die äussere Brustwand angedrückt wird, dennoch unter 42 Fällen der Stoss 3 mal im 6. und 39 mal in 5. Intercostalraum gefunden wurde.

Am beträchtlichsten wird der Stand des Zwerchfells und damit die Lage des Herzens in Folge von kyphotischen Verkrümmungen der Brustwirbelsäule nach oben verschoben. Der Bauchraum wird durch die Annäherung der Rippenbogen an die Darmbeine dabei oft in solchem Grade verringert und das Diaphragma in die Höhe gedrängt, dass man den Stoss im 2. linken Intercostalraume fühlen kann.

Wird durch Schrumpfung einer Lunge (besonders der linken) das Zwerchfell heraufgezogen, oder sinkt es in Folge von Erschlaffung der Lungen (Emphysem) tiefer herab, so wird auch dem entsprechend der Herzstoss seine Lage verändern. Allerdings ist im letztern Fall aus andern Gründen (s. u.) der Herzstoss oft nicht fühlbar, oder es treten pulsatorische Bewegungen an der vordern Bauchwand ein. Diese letztern werden wir in einem besondern Abschnitte besprechen.

In seltnen Fällen können grosse rechtsseitige Pleuraexsudate oder rechtsseitiger Pneumothorax durch Herabdrängen der rechten Diaphragmahälfte und des darunter liegenden rechten Leberlappens die Leber in eine so verticale Lage zu versetzen, dass der linke Lappen in die Höhe rückt, und das darüberliegende Herz nach aufwärts verschoben wird. (*Friedreich.*)

Mediastinalgeschwülste.

Endlich darf nicht unerwähnt bleiben, dass Geschwülste, welche sich in der Nachbarschaft (z. B. im Mediastinalraum) des Herzens entwickeln, im Stande sind dasselbe in verschiedner Richtung zu verschieben, und die Stelle, an welcher der Stoss gefühlt wird, zu verändern.

Wirkung von Veränderungen der Grösse und des Gewichts des Herzens auf die Stelle des Stosses.

Erleidet das Herz selbst durch Hypertrophie seiner Wandungen und Dilatation seiner Höhle Veränderungen an seiner Grösse und seinem Gewichte so wird dadurch ebenfalls die Lage seiner einzelnen Abschnitte gegenüber der vordern Brustwand eine andere, und Abweichungen in

1. Die Zeichen aus der Inspection und Palpation der Herzgegend. 33

Betreff der Stelle des Stosses finden statt. Die grössere Ausdehnung des Organs gestattet den Lungen sich weiter zurückzuziehen, das Herz liegt in grösserem Umfange unmittelbar hinter der Brustwand, das grössere Gewicht desselben drängt das Diaphragma nach abwärts.

Bei Hypertrophie des linken Ventrikels, die besonders mit Verlängerung des Herzens verbunden ist, kommt der Spitzentheil weiter nach links und nach abwärts zu liegen. Die Stelle wo der Stoss am stärksten und deutlichsten wahrgenommen wird rückt nach aussen über die Linea mammalis manchmal bis in die Axillarlinie, und um 1—2 Intercostalräume tiefer nach abwärts in den 6. und 7. ja selbst 8. Intercostalraum. *bei Hypertrophie des linken Ventrikels.*

Weniger ausgesprochen ist die Verschiebung des Herzstosses nach rechts bei rechtsseitiger Hypertrophie mit Dilatation, weil hier die Ausdehnung des Herzens mehr in die Richtung der Breite desselben fällt, d. h. gegen den Schwertfortsatz hin, und auch die schräg ansteigende Richtung und Verschmälerung der Intercostalräume gegen das Sternum hin der Perception des Stosses hinderlich ist, wohl aber sieht man dann nicht selten die Erschütterung, welche der hypertrophische rechte Ventrikel dem untern Ende des Brustbeins, den Rippenknorpeln und dem Epigastrium mittheilt. Zuweilen wird aber auch hier, wegen der grössern Retraction der Lungenränder der Stoss weiter nach links hin wahrnehmbar. *bei Hypertrophie des rechten Ventrikels.*

Gerade aber in Folge des zuletzt erwähnten Umstands fühlt man den Herzstoss in weiterem Umfange als normal, wo er nur in einem Intercostalraume in der Breite von $1/2$ bis höchstens $3/4$ Zoll von dem zufühlenden Finger wahrgenommen wird. In den meisten Fällen, in denen entweder in Folge von pathologischen Veränderungen, Hypertrophie und Dilatation des Herzens, oder Schrumpfungen der Lungen, oder Hochstand des Zwerchfells durch eine der bereits erwähnten Ursachen, oder endlich Geschwülste im hintern Mediastinum das Herz in grösserem Umfange der Brustwand anliegt, fühlt man den Stoss in ein und demselben Intercostalraum nicht nur in grössrer Breite, sondern es wird derselbe auch in 2 ja selbst in 3 übereinander liegenden Zwischenrippenräumen wahrgenommen. Eine ganz ähnliche Wirkung hat auch die Zwischenlagerung von soliden Theilen zwischen Herz und Brustwand, wie diess z. B. bei Infiltration und Verdichtung des linken vorderen Lungenrandes der Fall ist. *Verbreitung des Herzstosses.*

Nicht zu verwechseln mit der grösseren Verbreitung des Herzstosses ist die ebenfalls bei Herzhypertrophien, und auch sonst bei verstärkter Herzaction ausser dem an einer bestimmten Stelle fühlbaren Stosse eintretende Erschütterung der Rippenknorpel, des Sternum, ja selbst der ganzen vorderen Brustwand, welche allerdings *Erschütterung der Brustwand durch die Herzbewegung.*

v. Dusch, Lehrb. d. Herzkrankheiten. 3

in denselben Gestaltveränderungen des Herzens ihren Grund hat, wie der nur in den Intercostalräumen fühlbare Stoss oder Choc, dessen vermehrte Stärke auch die festen elastischen Theile des Thorax in Vibration versetzt. Auch bei Dilatation des Herzens ohne Verstärkung des Stosses, ja selbst bei völligem Mangel desselben, sowie bei pericardialen Exsudaten und gleichzeitiger Dilatation fühlt man nicht selten mit der aufgelegten Hand eine allgemeine Erschütterung der vordern Brustwand über dem Herzen.

Stärke des Herzstosses. Die Stärke des Herzstosses ist sowohl im gesunden Zustande als auch bei krankhaften Vorgängen von verschiedenen Umständen bedingt. Im Allgemeinen ist sie abhängig von der Grösse des Organs und der Dicke seiner musculösen Wandungen, ferner von der Energie womit dasselbe sich contrahirt und seine systolische Gestaltsveränderung ausführt. Es kommt aber dabei noch in Betracht die Lage des Herzens (namentlich in sofern sie vom Stande des Zwerchfells abhängig ist) und die Beschaffenheit der Theile, welche sich zwischen dem Herzen und der vordern Brustwand befinden, sowie dieser letzteren selbst.

Schwächung und Aufhebung des Herzstosses. Bei sonst gesunden Individuen deren vordere Brustwand mit einem starken Panniculus adiposus bekleidet ist, oder Weibern mit stark entwickelter Mamma ist sehr häufig der Stoss nicht sichtbar, ja selbst für das Gefühl beim Eindringen mit den Fingern in die Intercostalräume nur wenig oder gar nicht wahrzunehmen. Ganz ebenso kann der Stoss auch in Folge von hydropischer Infiltration des Unterhautzellgewebes in der Herzgegend fehlen. Die dicken, wenig elastischen Weichtheile hindern hier die Perception des Stosses. Ist die vordere Fläche des Herzens in grösserem Umfange von dem weichen nachgiebigen Lungengewebe überlagert, so wird dadurch die Stärke des Stosses wesentlich geschwächt, oder selbst aufgehoben. Ganz gesunde Individuen, bei denen die linke Pleura ausnahmsweise den Herzbeutel bis gegen den linken Sternalrand überzieht, bei denen die Incisura cardiaca der linken Lunge wenig ausgesprochen ist oder fehlt, haben darum einen schwachen Herzstoss. Bei tiefen Inspirationen rückt nicht allein der Stoss häufig um einen Intercostalraum nach unten, sondern er wird auch erheblich schwächer oder verschwindet sogar. Hier kommt ausser der Anziehung des linken Lungenrandes über die vordere Herzfläche noch die tiefe Lage des Herzens auf dem herabgetretenen und abgeflachten Zwerchfell in Betracht, wodurch seine vordere Fläche mehr nach oben als nach vorn gerichtet wird, und die Richtung in welcher sich bei der Systole der eine Durchmesser des Herzens vergrössert, und der Stoss erfolgt mehr nach oben als gegen die vordere Brustwand geht. Bei chronischem Lungenemphysem befindet sich der Thorax in einer permanenten inspiratorischen Stellung, und daher fehlt der Stoss dabei häufig, oder ist doch nur schwach und tiefer unten wahrnehmbar.

Befindet sich Flüssigkeit oder Gas in erheblicherer Menge im

1. Die Zeichen aus der Inspection und Palpation der Herzgegend. 35

Herzbeutel, so wird dadurch der Stoss geschwächt, gewöhnlich ganz aufgehoben. Indem bei der Rückenlage das Herz vermöge seiner Schwere sich nun von der vordern Brustwand entfernen kann und nach hinten sinkt, treten die obengenannten Körper dazwischen und heben die Wirkung des systolischen Stosses auf jene auf. Bei aufrechter, namentlich aber vornübergebeugter Körperstellung kann dagegen der Stoss wieder fühlbar werden.

Geringe Mengen von Flüssigkeit sammeln sich, wegen der grössern specif. Schwere des Herzens zuerst oben in der Nähe der grossen Gefässe an, so dass das Herz nicht erheblich aus seiner Lage weicht, und der Stoss keine Veränderung erleidet. Auch können wohl noch partielle Verwachsungen des Herzens mit dem Herzbeutel an der vordern oder untern Fläche bewirken, dass selbst grössere Ansammlungen von Flüssigkeit den Stoss nicht erheblich schwächen oder zum Verschwinden bringen.

Sind die Contractionen des Herzmuskels schwach, wie diess bei dilatativen Zuständen des Herzens ohne Hypertrophie der Wandungen (namentlich am rechten Ventrikel), bei verminderter Innervation, Ohnmachten, allgemeinen Schwächezuständen, verminderter Blutmenge wie es in Folge acuter febriler, oder chronischer cachectischer Zustände der Fall ist, oder führen Erkrankung der Muskelsubstanz des Herzens, fettige Degeneration, Myocarditis, parenchymatöse Entartung im Verlaufe infectiöser Krankheitsprocesse eine Verminderung der Herzenergie herbei, so wird der Stoss ebenfalls schwach oder unfühlbar.

Bei der völligen Obliteration des Herzbeutels (Verwachsung des Herzens mit dem Pericardium) fehlt ebenfalls der Stoss sehr häufig. Der Grund muss einestheils darin gesucht werden, dass bei allseitiger Verwachsung das Herz seine systolische Gestaltsveränderung nicht in normaler Weise vollführen kann, anderntheils darin dass damit häufig Ernährungsstörungen in der Musculatur des Organs verbunden sind, welche dessen Contractionsfähigkeit schwächen.

Alle Umstände, welche die Energie der Herzaction steigern, sind auch im Stande den Herzstoss zu verstärken, indem dabei die Plötzlichkeit und die Kraft mit welcher die systolische Gestaltsveränderung eintritt zunehmen. Man sieht daher bei gesunden Individuen in Folge körperlicher Anstrengungen oder psychischer Aufregungen vorübergehend einen starken Herzstoss.

Verstärkung des Herzstosses.

Aehnlich wirkt die gesteigerte Herzaction welche durch die Aufnahme excitirender Stoffe ins Blut, durch febrile Vorgänge oder durch beginnende entzündliche Processe am Herzen (Myocarditis, Endocarditis, Pericarditis) hervorgerufen wird.

Wird die Masse des Herzens durch Verdickung der musculösen Wandungen vermehrt, so muss der Stoss bei der in weit grössern

Dimensionen vor sich gehenden Gestaltsveränderung und der grössern Kraftentfaltung bedeutend verstärkt werden, eine Wirkung die um so auffallender hervortritt, wenn der Umfang·des Organs durch Dilatation seiner Höhle noch gesteigert wird und es zur Austreibung des vermehrten Inhaltes grösserer Kraftanstrengungen bedarf. Bei Hypertrophie giebt sich die Verstärkung auch durch eine grössere Resistenz der vorgetriebenen Stelle im Intercostalraum kund, die Unterdrückung des Stosses mit den Fingern erfordert eine weit grössere Kraft.

Hypertrophie und Dilatation beider Ventrikel führen im Allgemeinen die bedeutendste Verstärkung des Stosses herbei, obwohl auch dieser Zustand am linken Ventrikel allein schon die höchsten Grade dieser Erscheinung bewirken kann. Der hypertrophische Zustand des weit nach rechts und abwärts ragenden Septum ventriculorum trägt offenbar am Meisten zur Steigerung des Stosses bei.

Hypertrophie mit Dilatation am rechten Ventrikel bewirkt gewöhnlich nur eine mässige Verstärkung des Stosses, weil hier die weniger musculösen Wandungen mehr zur Dilatation neigen, und gerade derjenige Theil, welcher in der Regel am stärksten hypertrophisch ist, nämlich der Conus arteriosus z. Th. von den Lungen bedeckt ist und vermöge seiner Lage wenig zur Erscheinung des Stosses beitragen kann. Excentrische Hypertrophie des rechten Ventrikels wie sie bei Pulmonalstenosen vorkommt, kann jedoch ebenfalls die stärksten Grade des Stosses hervorbringen.

Dilatation allein, wie sie vorzugsweise am rechten Ventrikel und den Vorhöfen vorzukommen pflegt, die mit Verdünnung der Wandungen verbunden ist, wobei die Contractionen schwach und unvollständig sind, verstärkt den Stoss nicht.

Je nach der Stärke bezeichnet man den Stoss als schwach, normal, verstärkt, erschütternd und hebend. Im letztern Falle wird nicht nur die Brustwand in grösserem Umfange erschüttert, sondern es wird dieselbe und mit ihr der Kopf des Auscultirenden bei der Systole gehoben. Mit der Diastole empfindet man alsdann durch das Zurücksinken des Thorax einen zweiten Stoss (backstroke).

Da Ursachen, welche den Herzstoss verstärken und schwächen, gleichzeitig wirksam sein können, so ist eine Schwächung ja selbst ein Fehlen desselben für sich allein niemals ein Zeichen von erheblichem diagnostischem Werthe für den Zustand des Herzens. Nur eine genaue und sorgsame Abwägung aller Umstände kann daher in solchem Falle vor Irrthum schützen.

Besteht z. B. beträchtliche excentrische Hypertrophie bei gleichzeitig vorhandenem Lungenemphysem, oder bei einem pericardialen Exsudate, so kann der Stoss schwach sein ja selbst ganz fehlen. Etwas ähnliches kann geschehen wenn ein hypertrophisches Herz ohne an Masse zu verlieren fettig degenerirt u. s. w.

Manche Beobachter berichten von Fällen in denen ein **doppelter**, ja selbst **dreifacher** Herzstoss während **einer** Systole wahrgenommen wird (*Scoda, Bamberger*). Diese Erscheinung kann nur durch eine in Absätzen erfolgende Contraction des Herzmuskels erklärt werden und soll namentlich bei ungleicher Grösse und Füllung der Ventrikel (*Hammernjk*) vorkommen. (Ich selbst habe dergleichen noch nicht beobachtet.) *Mehrfacher Stoss.*

Hiermit darf man das Vorkommen von **zwei** und **mehr** Stössen auf **einen** Radialpuls nicht verwechseln, eine Erscheinung die man nicht so selten in Folge von ungleichen, unvollständigen und meist sehr frequenten Herzcontractionen beobachtet, namentlich bei grosser Ueberfüllung des rechten Herzens (Asystolie). Nicht jede Systole erzeugt in diesem Falle eine deutlich wahrnehmbare Pulswelle in den Arterien, ist aber stets von einer (durch die Auscultation) wahrnehmbaren Diastole begleitet; der Puls ist dabei unrhythmisch, in seiner Stärke ungleich, und man zählt weit weniger Pulsschläge als Herzcontractionen.

In einer Anzahl von Fällen beobachtet man in der Herzgegend während der Systole ein **Einsinken**, anstatt einer Erhebung. Man hat jedoch um dieses Symptom richtig zu deuten genau darauf zu achten, **wo**, und in **welchem Umfange** dasselbe stattfindet. Ein solches systolisches Einsinken kann nämlich in dem Intercostalraume der 3., 4. und 5. Rippenknorpel nahe am linken Brustbeinende vorkommen, also an einer Stelle, der Brustwand, hinter welcher sich Theile des Herzens befinden, welche der Basis desselben angehören. Sind die Individuen mager, findet in Folge vorübergehender Einwirkungen eine stärkere Herzaction statt, ist das Herz aus irgend einem Grunde (Retraction des Lungenrandes, Hochstand des Diaphragma) in grösserem Umfange mit der Brustwand in Berührung, so sieht man die gewissermassen wurmförmig von der Basis zur Spitze fortschreitende Contraction des Herzens durch die Intercostalräume hindurch. Die an der Basis sehr bedeutende Verkleinerung des einen Herzdurchmessers **während der Systole** veranlasst ein Einsinken der gegen den linken Brustbeinrand gelagerten Intercostalräume in Folge des atmosphärischen Drucks. *Systolisches Einsinken in der Herzgegend. Systolisches Einsinken am linken Brustbeinrande.*

In sehr verstärktem Maasse beobachtet man dieses Symptom zuweilen bei dilatativer Hypertrophie, besonders des linken Ventrikels. Ausser der in solchen Fällen jedenfalls noch viel bedeutendern Verminderung der Herzdurchmesser von vorn nach hinten während der Systole, findet auch eine sehr viel stärkere Locomotion der Herzbasis nach links statt, wodurch die Erscheinung um vieles auffälliger wird.

In beiden Fällen fühlt man den eigentlichen Herzstoss in der Gegend des Spitzentheils des Herzens in normaler oder verstärkter Weise; eine genauere Beobachtung zeigt, dass dieses Einsinken nicht genau dem Anfange der Systole, sondern dem Zeitpuncte der systolischen Verkleinerung der Ventrikel entspricht.

Systolische Einziehung der Spitzengegend. Eine wesentlich **andere Bedeutung** hat jedoch dieses Symptom, wenn bei völligem **Mangel** eines **sichtbaren Herzstosses**, die in der **Gegend des Spitzentheils** gelegene Stelle des 5. Intercostalraums, oder gar ein **Theil der Brustwand** zwischen dieser und dem Sternalrande, ja selbst das **untere Ende** des **Brustbeins** während der Systole einwärts gezogen werden. Mit der Diastole gleicht sich die eingesunkene Stelle im Intercostalraume wieder aus, oder es springt der eingezogene Theil der Brustwand vermöge seiner Elasticität wieder in die ursprüngliche Lage zurück. Dieses Zurückspringen verursacht der zufühlenden Hand des Beobachters oder dem Kopfe des Auscultirenden einen Stoss (diastolischer Stoss, *Scoda*), und ist auch im Stande einen Ton zu erzeugen (*Friedreich*). Vor einer Verwechslung dieser Erscheinung mit dem normalen Stosse schützt die Auscultation sowie die Vergleichung mit der Zeit des Radialpulses. Die Einziehung erfolgt nämlich **genau** synchronisch mit diesem **letzteren**, dagegen ein klein wenig **später** als der **Carotidenpuls**. Es geht hieraus hervor, dass diese Einziehung mehr auf die zweite Hälfte oder auf das Ende der Systole fällt, worauf schon *Simpson* aufmerksam gemacht hat. In der That kann man auch zuweilen bei tiefem Eindringen mit den Fingerspitzen in der Gegend der Herzspitze die blitzschnell vorübergehende systolische Erhärtung derselben fühlen, welche der Einziehung vorangeht, und dem Beginne der Systole entspricht.

Während der Inspiration ist die Einziehung stärker, bei der Exspiration schwächer; häufig verschwindet sie bei abnehmender Kraft der Herzcontraction.

Dieses Symptom kann nur dadurch zu Stande kommen, dass der Spitzentheil des Herzens sich während der systolischen Verkürzung und Verkleinerung nach rechts hinten und oben bewegt, und dieses wird nur geschehen können, wenn die Basis des Herzens in einer Weise fixirt ist, dass die Brustwand dem Zuge des sich mit hinreichender Kraft verkleinernden und verkürzenden Herzens nachgeben muss. In fast allen Fällen in denen dieses Symptom während des Lebens beobachtet wurde hat sich daher, dem entsprechend eine vollkommene Verwachsung des Herzens mit dem Herzbeutel vorgefunden. Namentlich war diess stets der Fall, wenn sich die Einziehung nicht auf eine Stelle des Intercostalraums beschränkte, sondern ein grösserer Abschnitt der linken Brustwand oder noch der untere Theil des Sternum eingezogen wurde.

Einziehungen einer umschriebenen Stelle des Intercostalraums hat man beobachtet bei Verbindungen der Herzbasis mit dem Herzbeutel in Gestalt particller Verwachsung und von einer stark entwickelten congenitalen Duplicatur des Pericard's, welche von dem Ursprung der Arteria pulmonalis zum linken Vorhofe verlief (*Traube*).

Endlich soll dergleichen auch zuweilen ohne jegliche Adhärenz des Herzens mit dem Herzbeutel vorkommen (*Friedreich*).

Die Erklärung dieser Erscheinung hat viele Schwierigkeiten verursacht, welche darin liegen, dass dieselbe in einer grossen Anzahl ja wohl in der Mehrzahl von Fällen allseitiger Verwachsung des Herzens mit dem Herzbeutel fehlt, anderntheils aber zuweilen bei wenig umfangreichen Verbindungen, ja selbst ohne solche beobachtet wurde. Man hat daher noch nach besondern Umständen geforscht, welche zur Entstehung der Einziehung nothwendig sein sollten. So ist *Scoda* und mit ihm viele Andere der Ansicht, es müsse, damit die Erscheinung zu Stande komme, die Pleura pericardiaca mit der Costalpleura verwachsen, die linke Lunge mit ihrem vorderen Rande adhärent, sowie die vordere Fläche des Herzbeutels durch straffes Bindegewebe mit dem Sternum und den Rippenknorpeln, die hintere mit der Wirbelsäule verbunden sein. Auch ich habe in 2 Fällen in denen ich dieses Symptom während des Lebens beobachtete und nachträglich die Autopsie vornehmen konnte sehr feste Verbindungen des Herzbeutels mit der vorderen Brustwand und Obliteration der Sinus mediastino-costales gefunden.

Es kann keinem Zweifel unterworfen sein, dass eine so allseitig fixirte Lage des Herzens die Entstehung dieser Einziehung wesentlich begünstigen muss; dass eine solche übrigens nicht absolut nothwendig ist um dasselbe selbst in einer ausgeprägten Form hervorzubringen, zeigt ein von *Friedreich* veröffentlichter Fall, in dem das Herz mit dem völlig obliterirten Herzbeutel nach Entfernung der Lungen (dieselben waren nur durch bandartige Adhärenzen stellenweise mit der Costalpleura und Pleura pericardiaca verbunden, die linke allerdings mit ihrer Basis fest am Diaphragma heftend) sich ohne Schwierigkeit aus der Brusthöhle herausheben liess, wobei allerdings die grossen Gefässe und das Zwerchfell besonders gespannt wurden. Eine ungewöhnlich feste Verbindung zwischen Sternum und Pericardium war nicht vorhanden. *Friedreich* glaubt daher dass in einer sehr straffen Verbindung des Herzbeutels mit dem Diaphragma, welche in dem mitgetheilten Falle besonders ausgesprochen war, der Grund der Erscheinung bei Obliteratio pericardii zu suchen sei. Mit der Systole soll das Herz das Diaphragma in die Höhe ziehen und damit auch dessen Insertionsstelle an der Brustwand. Wenn es auch nicht bezweifelt werden kann, dass bei bestehender Einziehung auch das Diaphragma in die Höhe gezogen werden muss, so lässt sich doch hieraus nicht einsehen warum in vielen Fällen von Obliteratio pericardii die Erscheinung fehlt. Denn wenn auch die Verbindung des Herzbeutels mit dem Zwerchfelle noch so lose und dehnbar wäre, ja wenn selbst gar keine bestände, so müsste dennoch nach physikalischen Gesetzen das Diaphragma dem heraufziehenden Herzen eben so gut folgen, wie die Leber dem heraufsteigenden Zwerchfelle. Zudem wissen wir aber, dass gerade an der Pars carnosa, wo die Insertionsstelle des Zwerchfells an die Brustwand sich befindet, die Anheftung im normalen Zustande eine sehr innige ist. Uebrigens wird auch das Zwerchfell nur dann emporgezogen werden, wenn eben die Herzbasis besser fixirt und weniger beweglich ist als jenes. Eine feste unbewegliche Lage der Herzbasis und eine hinreichend energische Herzcontraction ist die conditio sine qua non dieses

Symptoms. Es ist sehr wohl denkbar, das in vielen Fällen von Obliteratio pericardii die Herzbasis noch eine hinreichende Beweglichkeit besitzt; in andern Fällen mögen auch die Herzcontractionen nicht die nöthige Kraft mehr besitzen. Es ist aber auch denkbar, dass selbst ohne alle Verwachsung des Herzens mit dem Herzbeutel die Herzbasis so fixirt ist (z. B. durch Unnachgiebigkeit der grossen Gefässe, Verwachsungen dieser mit ihrer Umgebung), dass eher ein Intercostalraum hereingezogen werden, als die Basis herunterrücken kann.

Dem von *Scoda* gebrauchten Ausdruck eines **diastolischen Herzstosses** kann ich nicht beipflichten. Der Stoss erfolgt hier bei der Diastole, aber in Folge der Elasticität des Brustkorbs, das Herz verhält sich dabei völlig passiv. Wenn aber *Scoda* angiebt, dass die Spitze dabei zuweilen einen tastbaren Stoss zu geben scheine, so ist es mir nicht begreiflich wie dies durch das bei der Diastole erschlaffte Herz möglich sein soll.

Epigastrische Pulsation. Auch die **Magengrube** ist nicht selten der Sitz von Pulsationen, rhythmischen Erhebungen und Senkungen, die jedoch eine **verschiedene Bedeutung** haben, da sie sowohl von dem Herzen als von der Aorta abdominalis und der Arteria coeliaca herrühren können. Die von der **Leber** und **Vena cava** unter besonderen Umständen herrührenden Pulsationen an dem obern Theile der Bauchwand werden bei dem Venenpuls näher besprochen werden.

Aortenpulsation. **Pulsationen der Bauchaorta** bemerkt man zuweilen bei sehr abgemagerten Individuen, mit sehr **stark eingesunkenem Abdomen** (z. B. in Folge von Stenose des Oesophagus], ferner können in der **Bauchhöhle** gelagerte Geschwülste und retroperitonäale Tumoren den Stoss der pulsirenden Aorta bis an die Bauchdecke fortleiten, oder es sind **Aneurysmen** der Aorta abd. und Art. coeliaca, welche diese Erscheinung veranlassen. Die bei **hysterischen** und **hypochondrischen** Individuen vorhandenen Pulsationen der Aorta (vermuthlich in Folge von Relaxation der Gefässwandungen) sind meist nicht sichtbar, sondern nur bei tieferem Drucke zu fühlen.

Diese Pulsationen werden ohne Schwierigkeit von denjenigen die vom Herzen herrühren unterschieden. Der Puls der Bauchaorta ist **synchronisch** mit dem **Radialpulse**, man hört bei der Auscultation entweder einen dumpfen Arterienton, oder ein blasendes Geräusch.

Pulsation von Seiten des Herzens. **Vom Herzen herrührende Pulsationen** im Epigastrium gehen dem **Radialpulse voraus**, und man vernimmt an ihrer Stelle die beiden Herztöne. Sie zeigen sich gewöhnlich etwas links von der Mittellinie, am innern Rande des linken Rippenbogens. Bei der Inspiration werden sie in grösserem Umfange nach unten hin sichtbar.

Sie sind die **Folge** von **tiefem Stande des Diaphragma**, und rühren theils von der Erschütterung her, welche das Herz (der rechte Ventrikel) dem linken Leberlappen mittheilt, theils stammen sie direct vom Herzen selbst her, wenn das Diaphragma so tief steht, dass es zwischen linkem Rippenbogen und Schwertfortsatz durch die systolische Erhärtung und Gestaltsveränderung des Herzens vorgetrieben werden kann. Man kann alsdann dieses letztere als einen kugeligen Körper bei tiefem Eindringen mit den Fingerspitzen an der obengenannten Stelle deutlich fühlen. Man beobachtet Pulsationen dieser Art besonders häufig bei chronischem Lungenemphysem und auch in Fällen von beträchtlicher Herzhypertrophie, wenn in Folge des grossen Gewichts des Herzens, das Diaphragma herabgedrängt wird. Es ist damit begreiflicher Weise stets eine Querlage des Herzens verbunden.

Dass diese Pulsation im Epigastrium niemals direct vom Herzen herrühren könne, wie von mancher Seite behauptet wird (*Hammernjk*, *Friedreich*), kann ich nicht zugeben, da man zuweilen das Herz fühlen kann. Bei *Pirogoff* (Atlas fasc. 3 A. Tab. 7) befindet sich ein sagittaler Durchschnitt durch die Mitte des Musc. rect. abdom. sinist. aus welchen die Möglichkeit bei tieferem Stande des Diaphragma das Herz unter dem sternalen Ende des linken Rippenbogen zu fühlen auf das evidenteste hervorgeht. Nach *Gerhardt* sieht man zuweilen bei dünner Beschaffenheit der Bauchdecken die Grenze des Diaphragma als eine quere, leicht vertiefte Linie bei der Pulsation auf und absteigen. Ebensowenig kann ich der Ansicht beipflichten, dass das Herz beim Lungenemphysem eine senkrechte Lage einnimmt und mit seiner Spitze hinter dem Schwertfortsatz pulsirt (*Scoda*) und so die epigastrische Pulsation erzeugt. Es ist immer der meist hypertrophische rechte Ventrikel, welcher diese Erscheinung hervorbringt.

An derselben Stelle wo man die epigastrische Pulsation in Folge der Herzbewegungen wahrnimmt, findet auch zuweilen eine **systolische Einziehung** und bei der **Diastole** eine **Erhebung** statt. Die Einziehung erfolgt synchronisch mit dem meist sicht- und fühlbaren Herzstosse der an einer weiter nach links als gewöhnlich gelegenen Stelle sich befindet. Es ist diess eine Erscheinung die man öfter bei tiefem Stande des Diaphragma und Querlage des Herzens in Folge einer sehr energischen Locomotion der Herzbasis nach links wahrnimmt; also vorzugsweise bei Hypertrophie des linken Ventrikels, und ist der systolischen Einziehung der Intercostalräume am linken Brustbeinrande analog. Sie darf nicht mit der systolischen Einziehung in der Spitzengegend und an der vordern Brustwand wie sie bei Obliteratio pericardii beobachtet wird, verwechselt werden.

Systolische Einziehung im Epigastrium.

Ausser den von Aortenaneurysmen herrührenden, und somit nicht direct vom Herzen abhängenden pulsirenden Geschwülsten am oberen Theile der vorderen Brustwand, rechts und auch zuweilen links vom Brustbeine haben wir noch eine pulsatorische Bewegung zu erwähnen, welche man im **zweiten linken Intercostalraume**, zuweilen auch im dritten etwa $1/2$ Zoll vom linken Sternalrande entfernt wahrzunehmen Gelegenheit hat. Sie wird am deutlichsten durch das Gefühl percipirt, doch ist sie auch nicht selten sichtbar.

Pulsatorische Bewegungen in der Gegend der grossen arteriellen Gefässe.

Pulsation der Lungenarterie.

Der zufühlende Finger empfindet dort nachdem eine leichte Vorwölbung vorangegangen ist einen mehr oder minder lebhaften, kurzen klagenden Stoss, welcher genau mit der Diastole synchronisch ist. Es ist keinem Zweifel unterworfen, dass derselbe herrührt von dem Schlusse der Valvv. semilunares der Pulmonalarterie im Anfange der Diastole. Dieses Symptom kann meist nur wahrgenommen werden, wenn entweder die Stelle des Ost. pulmon. von Lungengewebe nicht bedeckt ist, oder, wenn das letztere sich in einem Zustande befindet, in welchem es zur Fortleitung dieses Stosses geeignet ist. Dieser diastolische Stoss der Pulmonarklappen findet sich nicht selten bei pneumonischer oder tuberculöser Verdichtung des linken vordern Lungenrandes, aber auch bei Retraction desselben in Folge von Erkrankungen des linken oberen Lappens oder durch Hochstand des Zwerchfells. Besteht durch eine Herzaffection oder aus sonst einem Grunde eine hohe Spannung in der Lungenarterie, so wird die Erscheinung um so auffälliger, und es kann der verstärkte Stoss alsdann bei tiefer Palpation selbst durch den darübergelagerten Lungenrand nicht selten tastbar sein.

Pulsation der aufsteigenden Aorta.

Weit seltner wird, wegen der verborgenen Lage hinter dem Sternum und der grössern Mächtigkeit der darüber gelagerten Lungenpartie eine analoge Erscheinung im zweiten rechten Intercostalraum von Seiten der Aorta wahrgenommen.

Tastbare Geräusche in der Herzgegend.

Beim Auflegen der flachen Hand auf die Herzgegend fühlt man zuweilen ein deutliches Schwirren oder Schnurren (Katzenschnurren, frémissement eclatré). Dasselbe kann systolisch oder diastolisch oder beides zugleich sein. Man fühlt es bald deutlicher an der Herzbasis, bald an der Spitzengegend oder an den Stellen, welche den grossen Arterienstämmen entsprechen, woraus man einen Schluss auf den Ort seiner Entstehung machen kann.

Dieses Schwirren wird verursacht durch Schwingungen, welche im Blute bei Strömungshindernissen (Insufficienz der Klappen oder Stenose der Mündungen) im Herzen oder in den grossén Gefässstämmen (Rauhigkeiten, Aneurysmen) entstehen, und welche sich auf die vordere Brustwand fortpflanzen. Sie sind daher Nichts anderes als tastbare Geräusche, doch müssen diese letzteren eine gewisse Intensität besitzen um tastbar zu werden. Am häufigsten werden daher die Geräusche bei den Stenosen gefühlt. In Bezug auf ihre nähere Entstehungsweise und Deutung verweise ich um Wiederholungen zu vermeiden auf den Abschnitt über die auscultatorischen Erscheinungen.

Endlich muss noch erwähnt werden, dass in ganz ähnlicher Weise auch Vibrationen in der Herzgegend percipirt werden, welche den Eindruck des Schabens, Kratzens oder Reibens machen (pericardiales Frottement). Auch diese werden bald da bald dort deutlicher wahrgenommen, am häufigsten längs dem linken Sternalrande; sie verändern ihre Intensität beim Lagewechsel der Kranken, und können durch einen solchen nicht selten zum völligen Verschwinden gebracht werden, um bei abermaligem Wechsel wieder stärker hervorzutreten. Sie können wie das Schwirren systolisch oder diastolisch, oder beides zugleich sein, unterscheiden sich aber von letzteren, ausser durch ihren eigenthümlichen Charakter, noch dadurch, dass sie nicht genau synchronisch mit der Systole und Diastole sind, sondern sich diesen nachzuschleppen scheinen. Sie entstehen durch Unebenheiten und Rauhigkeiten (fibröse Pseudomembranen, stark prominirende Sehnenflecke, kalkige Massen) der Pericardialblätter, wenn diese letztern bei den Gestaltveränderungen des Herzens sich gegenseitig verschieben. Sie sind daher ebenfalls tastbare Geräusche. Das Nähere bei der Auscultation.

II. Die Zeichen aus der Percussion der Herzgegend.

Der Herzmuskel als ein solider, wenig schwingungsfähiger Körper giebt bei der Percussion einen dumpfen völlig leeren Schall. Einen solchen Schall erhält man an der vorderen Brustwand da, wo das Herz von den lufthaltigen Lungen unbedeckt, nur durch Herzbeutel und theilweise durch die Duplicaturen der Pleurasäcke (Sinus pleurae) besonders der linken, getrennt derselben unmittelbar anliegt. Nur der hinter dem Brustbein gelegene Theil dieser Stelle dämpft den Schall nicht vollständig oder auch manchmal gar nicht, weil das Brustbein mit dem grössten Theile seiner innern Fläche mit dem vorderen Rande der rechten Lunge in Berührung steht. Bei der Percussion wird es als solider Körper in seinem ganzen Umfange erschüttert, der entstehende Schall wird daher vorzugsweise durch das ihm unterliegende Lungengewebe bestimmt. Dieser Theil der Präcordialgegend welcher bei der Percussion einen völlig leeren Schall giebt, nennt man die Herzmattigkeit, die Herzleerheit (*Conradi*). Da der vordere scharfe Rand des Herzens nach unten nur durch das Zwerchfell getrennt an die vordere Fläche des linken Leberlappens grenzt, welcher gleichfalls einen völlig dumpfen und leeren Schall giebt, so lässt sich nach unten die Grenze des vom Herzen herrührenden leeren Schalls nicht direct bestimmen. Der zungenförmige Lappen der linken Lunge, welche noch einen Theil der Herzspitze nach unten umfasst, ist meist zu dünn und klein um den Schall an der untern Grenze voller zu machen. Man hilft sich damit, dass man durch die Percussion die Grenze des leeren Schalls zwischen rechter Lunge und rechtem Leberlappen ermittelt, und die so gewonnene quere Linie in entsprechender Weise auf die linke Seite überbringt; dieselbe deutet ziemlich genau die Grenzen zwischen Herz

Die Herzleerheit.

und linkem Leberlappen, d. h. den Stand des Zwerchfells auf der linken Seite an.

Gestalt der Herzleerheit. Die Gestalt der bei der Percussion des Herzens leer schallenden Stelle zeigt in Folge der bereits früher erwähnten mannigfachen Abweichungen in der Gestalt des vordern linken Lungenrandes, nicht unerhebliche individuelle Verschiedenheiten. In der Regel entspricht jedoch diese Fläche mehr oder minder einem Dreiecke, dessen Basis mit der oben näher bestimmten Grenzlinie zwischen Herz und linkem Leberlappen zusammenfällt, dessen rechter Schenkel längs dem linken Sternalrande sich von der Basis in einem nahezu rechten oder doch nur wenig spitzen Winkel erhebt, während der linke einen spitzen Winkel mit der Basis bildend, meist keine ganz gerade sondern eine etwas bogenförmig nach aussen convexe (der Incisura cardiaca der linken Lunge entsprechend) Linie darstellt; oder sogar eine nach aussen gerichtete winklige Knickung zeigt, wodurch die erwähnte Fläche eine unregelmässig viereckige oder rautenförmige Gestalt erhält. Die beiden aufsteigenden Schenkel vereinigen sich in der Höhe des vierten Intercostalraums oder des fünften Rippenknorpels am linken Brustbeinrande (wo die Trennungsstelle der beiden vordern und innern Lungenränder liegt) und bilden so die oberste Spitze der Herzleerheit. Die rechte Spitze liegt an der Basis des Schwertknorpels, die linke im fünften linken Intercostalraum oder am obern Rande des sechsten Rippenknorpels, etwas nach Innen von der Linea mammalis sinistra, ziemlich genau der linken Grenze des Herzstosses entsprechend.

Grösse der Herzleerheit. Die Länge dieser drei Schenkel schwankt begreiflicherweise sehr, sie ist beträchtlicher bei grossen als bei kleinen Individuen. Die mittleren Maasse sind schwierig anzugeben, die Messung hat daher nur einen relativen Werth.

Nach den Messungen von *Conradi* schwankte bei Individuen von 158—170 Centim. Körperlänge die Grösse
der Basis zwischen . . . 6 und $9\frac{1}{2}$ Centim.
des linken Schenkels zwischen 5 - 9 -
des rechten Schenkels zwischen 3 - 7 -
bei grossen Menschen von 170—190 Centim. Körperlänge dagegen
Basis zwischen . . . . . 5 und 13 Centim.
des linken Schenkels zwischen 6 - 12 -
des rechten Schenkels zwischen 4 - 8 -

Aus den angegebenen Zahlen ersieht man, dass die Minima bei grossen Menschen noch sehr weit unter die Maxima bei den kleineren heruntersinken, ja in Betreff der Basis findet sich sogar ein niedrigeres Minimum bei den grössern als bei den kleinern.

Veränderungen in der Grösse der Herzleerheit durch die Respiration. Bei ruhigem Athmen ist die Verschiebung der vorderen Lungenränder und die Bewegung des Centrum tendineum des Zwerchfells so unbedeutend, dass dadurch eine erhebliche Veränderung in der Grösse

II. Die Zeichen aus der Percussion der Herzgegend. 45

der Herzleerheit nicht veranlasst wird. Wohl aber wird sie, wie aus der früher beschriebenen Veränderung der Lage des Herzens und der vordern Lungenränder hervorgeht, bei tiefer Inspiration verkleinert, bei tiefer Exspiration vergrössert.

Die Verkleinerung bei der Inspiration kann so beträchtlich sein, dass (bei günstiger Gestalt des linken Lungenrandes und geringer Abweichung der linken Pleura nach aussen) die Leerheit links vom linken Sternalrande völlig verschwindet. Es rückt dabei der linke Schenkel des Dreiecks schräg nach unten und innen, so dass der rechte Schenkel und die Basis

Fig. 6.

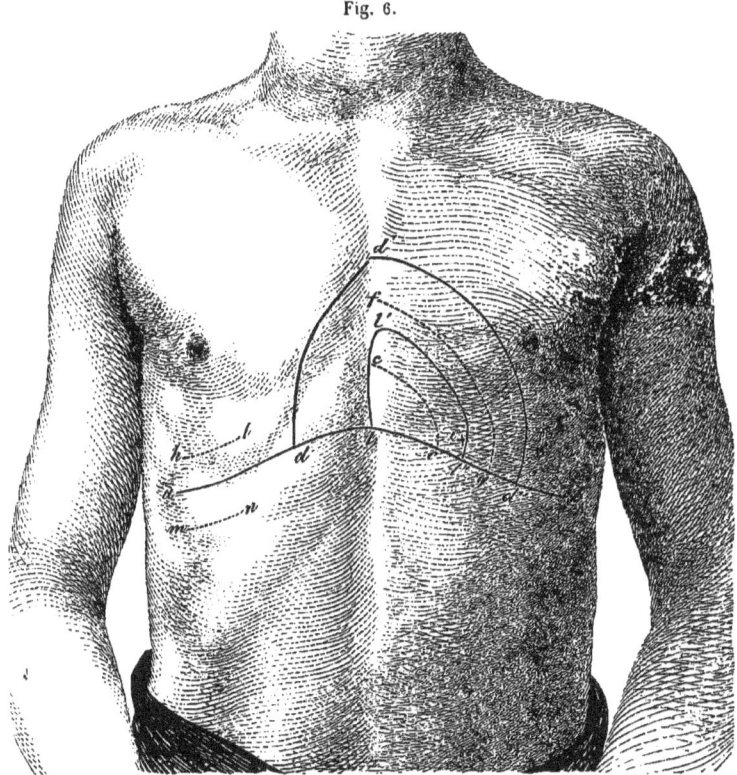

Die Gestalt der Herzdämpfung und Herzleerheit und die Veränderungen der letzteren bei tiefer In- und Exspiration (bei einem gesunden 15jährigen Knaben).

ab Stand des Zwerchfells bei ruhigem Athmen. hl Verschiebung des Zwerchfells nach oben bei tiefster Exspiration. mn Desgl. nach unten bei tiefster Inspiration. $d\,d'\,d''$ Grenzen der Herzdämpfung bei ruhigem Athmen. i Stelle des sicht- und fühlbaren Herzstosses. $ll'l''$ Grenze der Herzleerheit bei ruhigem Athmen. lfg Desgl. bei tiefster Exspiration. lee Desgl. bei tiefster Inspiration.

Die Maasse in Centimetern betrugen für die Basis der Dämpfung $d\,d''$ 12½; für den rechten Schenkel $d\,d'$ 11; für den linken Schenkel $d'\,d''$ 13¼; für die Basis der Leerheit ll'' 5¼, den rechten Schenkel ll' 5½; für den linken Schenkel $l'l''$ 8.

verkürzt werden. Letztere erfährt eine allerdings nicht direct nachweisbare Verschiebung nach unten, während ersterer, wegen der eigenthümlichen Schallverhältnisse am Sternum in seiner ursprünglichen Lage bleibt, in der Richtung nach unten aber eine ebenfalls nicht direct zu ermittelnde Verlängerung erleidet.

Das Umgekehrte findet bei der Exspiration statt, der linke Schenkel rückt nach oben und aussen, die Basis sowohl als der rechte Schenkel werden verlängert und dadurch die Stelle des leeren Schalls erheblich vergrössert. Auch hier behält der rechte Schenkel seine unveränderte Richtung, während die Basis allerdings nach oben verschoben wird. Die so nachweisbare Verschiebung des linken vordern Lungenrandes kann 3—4 Centimeter betragen.

<small>Nachweis der seitlichen Verschiebbarkeit des Herzens durch die Percussion.</small>

Ebenso lässt sich die seitliche Verschiebbarkeit des Herzens durch die Veränderungen der Herzleerheit nachweisen. In der linken Seitenlage rückt der linke Schenkel des Dreiecks nach aussen, die Basis wird dadurch nach links verlängert, der rechte Schenkel reicht höher herauf am Sternalrande, ohne jedoch sich von dieser nach links zu verschieben. In der rechten Seitenlage schiebt sich dagegen das Herz mehr hinter das Sternum, die Herzleerheit links vom Brustbeine wird kleiner, indem der linke Schenkel nach innen rückt, und an beiden Enden verkürzt wird, so dass der rechte obere Winkel weiter nach unten, der linke äussere mehr nach innen verschoben wird. In Folge der eintretenden Retraction der rechten Lunge, wird der Schall über dem Sternum stärker gedämpft, und es zeigt sich meist rechts vom rechten Sternalrande leerer Schall in mehr oder minder beträchtlicher Ausdehnung.

Nach *Gerhardt* soll die Verschiebung der Herzleerheit bis zu 3 Zoll betragen können. Ich selbst habe sie jedoch noch nicht in diesem Umfange beobachtet. Es ist dabei überhaupt die Frage aufzuwerfen, ob die Verschiebung der Grenzen der Herzleerheit ein absoluter Maassstab für die Lageveränderung des gesammten Herzens ist. Es wäre wohl denkbar, dass die Retraction der Lungenränder bedeutender ausfällt, als die Verschiebung des Herzens (*Geigel, Luschka*).

<small>Die Herzdämpfung.</small>

Der übrige Theil des Herzens, welcher gegen die vordere Brustwand hin von einer allmählich an Mächtigkeit zunehmenden Schicht von lufthaltigem Lungengewebe überlagert wird verursacht bei der Percussion nur eine Dämpfung des sonoren Lungenschalls, welche um so mehr abnimmt je mehr man sich der Grenze der nach vorn gerichteten Fläche des Herzens nähert, und ganz allmählich in den vollen Schall der Lunge übergeht. Diese Dämpfung, welche die Stelle der Herzleerheit gleichsam wie ein Saum nach oben und beiden Seiten umgiebt nennt man die Herzdämpfung (*Conradi*).

In Bezug auf den Ausdruck ,,Herzdämpfung" besteht jedoch keine

Uebereinstimmung unter den Autoren; viele verstehen unter Herzdämpfung dasjenige was wir als Herzleerheit beschrieben haben. (Scoda, Bamberger, Gerhardt.)

Fig. 7.

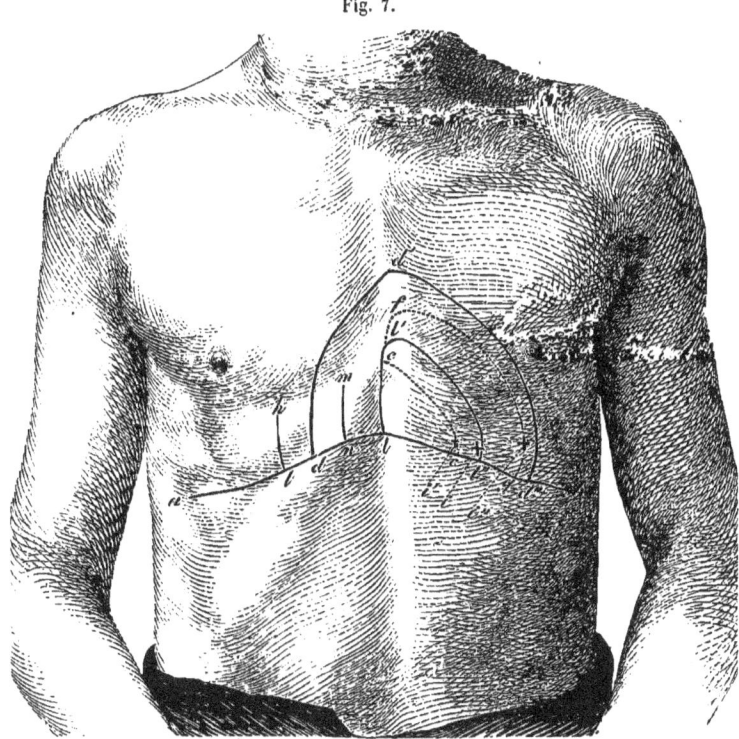

Die Verschiebung der **Herzdämpfung**, **Herzleerheit** und des **Herzstosses** bei rechter und linker Seitenlage des Körpers.

a b Stand des Zwerchfells. *d d' d''* Grenzen der Herzdämpfung in der Rückenlage. *h l* linke Grenze der Herzdämpfung bei linker Seitenlage. *m n* Desgl. bei rechter Seitenlage. *l' l''* Grenze der Herzleerheit in der Rückenlage. *l f g* Desgl. bei linker Seitenlage. *l c e* Desgl. bei rechter Seitenlage. *i* Stelle des Stosses in der Rückenlage. *i''* Desgl. bei der linken Seitenlage. *i'* Desgl. bei der rechten Seitenlage.

Die Verschiebung des Herzstosses nach links betrug 2,7 Cent., diejenige nach rechts 1,2 Cent.

Die Grenze der Herzdämpfung ragt rechts am untern Ende des Brustbeins etwas über den rechten Rand desselben hinaus nach aussen, und zieht sich von da in einem nach aussen convexen Bogen nach aufwärts, schneidet den rechten Sternalrand und erreicht am linken Rande dieses Knochens in dem dritten Intercostalraume, seltner in der Höhe des vierten Rippenknorpels ihren höchsten Punct (obere Spitze) von wo aus sie dann nach links aussen und unten ebenfalls einen convexen Bogen beschreibt der jedoch meist innerhalb der Brustwarze vorbeigeht, um im fünften linken Intercostalraum ihren am weitesten nach links gelegenen Punct zu erreichen, welcher die Stelle des Herzstosses um 1—2 Centimeter nach links und aussen überragt. Ihre untere Grenze fällt mit derjenigen der Herzleerheit zusammen, überragt dieselbe jedoch wie wir gesehen haben sowohl nach rechts wie nach links.

Die Herzdämpfung bildet zusammen mit der Herzleerheit auf der vordern Brustwand ebenfalls eine dreieckige Figur mit abgerundeten Winkeln. Wie man sieht (vergl. Fig. 1) geben die Grenzen der Herzdämpfung kein genaues Bild von der Grösse der der vordern Brustwand zugekehrten Fläche des Herzens. Nur an der Basis fallen die Grenzen beider nahezu zusammen, während nach oben und aussen die Herzdämpfung die Grenze des Herzens nicht erreicht. Es ist diess begreiflich, da nur unten das Herz von einer dünnen Lungenschicht, dem zungenförmigen Lappen, überlagert ist, während nach oben und aussen das Herz weiter von der Brustwand zurückweicht und die zwischenliegende Lungensubstanz eine stets zunehmende Mächtigkeit erreicht. Der gedämpfte Schall geht in dieser Richtung so allmählich in den vollen über, dass eine ganz sichere Grenzbestimmung nicht möglich ist.

Die Herzdämpfung zeigt daher wie die Herzleerheit bei gesunden Individuen ebenfalls sehr beträchtliche Abweichungen, wobei namentlich hervorzuheben ist, dass eine beträchtlichere Dicke der Weichtheile an der Brustwand die Bestimmung ihrer Grenzen nicht nur erheblich erschwert sondern auch ihren Umfang verringert. Aus schon mehrfach erwähnten Gründen nimmt sie bei tiefer Inspiration ab, bei tiefer Exspiration zu. Bei der rechten und linken Seitenlage erleidet sie ähnliche Modificationen durch die Verschiebung des Herzens, wie die Herzleerheit.

Nach den Angaben von *Conradi* sind ihre Maasse folgende:
für Individuen von 158—170 Centim. Körperlänge:
    Basis . . . . 12½—16 Centim.
    rechter Schenkel . 8 —11 -
    linker Schenkel . 11 —15 -
für solche von 170—190 Centim. Körperlänge:
    Basis . . . . 13—18 Centim.
    rechter Schenkel . 8—13 -
    linker Schenkel . 11—15 -

Hiermit stimmen auch die Angaben von *Kobelt* vollkommen überein. Nach diesem Autor steht die Breite der Herzdämpfung im 5. Intercostalraume in Beziehung zum Umfange des Brustkorbs.

Aus dem oben Gesagten geht hervor, dass man die Bestimmung der Grenze der Dämpfung und Leerheit am Herzen nicht in der Seitenlage vornehmen soll. Um die Dämpfungsgrenze zu bestimmen bedarf es einer kräftigen und starken Percussion, die Grenze der Leerheit erhält man nur genau durch schwaches Percutiren.

Ein deutliches Bild beider Flächen gewinnt man am raschesten, wenn

II. Die Zeichen aus der Percussion der Herzgegend.

man von oben her in verticaler Richtung längs dem linken Sternalrande, von rechts her unter der rechten Brustwarze, von links her zwischen Axillarlinie und Herzstoss in einer horizontalen Linie zu percutiren anfängt, und so zuerst die Spitzen beider Dreiecke bestimmt. Sodann percutirt man in senkrechter Richtung auf die beiden seitlichen Schenkel von verschiedenen Puncten aus und erlangt so die Ansicht von der mehr oder minder von der geraden abweichenden Richtung dieser Linien.

Die Percussion des Herzens wird hauptsächlich geübt um über die Grösse und die Lage desselben Aufschluss zu erhalten; da uns jedoch die Herzleerheit nur die Lage der vorderen inneren Lungenränder, oder den Umfang der vorderen Fläche des Herzens und des Herzbeutels angiebt, welche von der Lunge nicht bedeckt werden, und uns die Herzdämpfung die Grösse der auf die vordere Brustwand projicirten Fläche des Herzens nur annäherungsweise angiebt, so lässt sich aus ihren Dimensionen kein directer Schluss sofort auf die Grösse des ganzen Herzens machen. *Ergebnisse der Percussion unter pathologischen Verhältnissen.*

Ein vergrössertes Herz bewirkt in der Regel dadurch dass es den Lungen gestattet sich zu retrahiren, eine Vergrösserung der Herzleerheit, und ebenso wird dadurch ein grösserer Umfang der Herzdämpfung entstehen können. *Vergrösserung der Herzleerheit und Herzdämpfung.*

Ist die Vergrösserung des Herzens bedingt durch excentrische Hypertrophie des linken Ventrikels, wobei das Herz vorzugsweise in seinen Längsdimensionen zunimmt, so rückt die linke untere Ecke der Herzleerheit weiter nach links und unten, der rechte Schenkel erfährt eine Verlängerung nach oben, die beträchtlichste Verlängerung betrifft aber die linke Seite, da deren beide Endpuncte weiter von einander gerückt werden; die Herzleerheit nimmt also vorzugsweise in der Längsrichtung des Herzens zu. Befindet sich der rechte Ventrikel im Zustande der Dilatation und Hypertrophie, wobei das Herz stets an Breite zunimmt, so wird dadurch die obere und linke Ecke der Leerheit nur um Weniges nach oben, resp. aussen und links verschoben, wohl aber rückt die rechte untere Ecke weiter nach rechts, so dass rechts unten am Sternum leerer Schall auftreten kann, namentlich dann, wenn der rechte Vorhof zugleich dilatirt ist. Die Herzleerheit nimmt also an Breite zu. *Durch Vergrösserung des Herzens und des Inhalts des Herzbeutels.*

Ebenso gestatten Ansammlungen von Flüssigkeit im Herzbeutel (pericardiales Exsudat, Hydropericardium) eine je nach ihrem Umfange oft sehr beträchtliche Retraction der Lungenränder und bewirken eine Vergrösserung der Herzleerheit nach allen Richtungen, am auffälligsten aber zunächst der Höhendimension.

Auch die Grenzen der Herzdämpfung werden in den eben angeführten Fällen eine der Vergrösserung der Herzleerheit entsprechende

Erweiterung erfahren. Allein sie fallen relativ nicht so bedeutend aus wie jene.

Bei grossen Pericardialexsudaten wird der Dämpfungssaum um die leer schallende Stelle sehr schmal, so dass man alsbald auf den vollen Lungenschall trifft.

Diess rührt daher, dass die Retraction des Lungengewebes sich an den peripherisch gelagerten dünnen, platten Lungenrändern wo sich ihre Wirkung summirt stärker äussern muss, wie an den der Lungenwurzel nahe gelegenen Partien. Schon eine mässige, für die Percussion der Herzdämpfung kaum wahrnehmbare Vergrösserung des Herzens, kann eine deutliche Veränderung in der Grösse der Herzleerheit hervorbringen.

Die Herzleerheit ist daher im Allgemeinen als ein empfindlicheres Reagens für die Herzgrösse zu betrachten, wie die Herzdämpfung. Da die Grösse der Herzleerheit aber in nächster Linie von der Lage der Lungenränder abhängt, so wird sie noch durch andere Umstände bedingt sein können.

Andere Umstände welche auf die Grösse der Herzleerheit Einfluss haben. Sind die Lungenränder durch Verwachsungen mit der Pleura vorher in ihrer Lage fixirt, so bleiben die durch Vergrösserung des Herzens und des Herzbeutels bewirkten Veränderungen aus. (Die bei pericardialen Exsudaten gewöhnlich bestehende Verklebung der Lungenränder mit der Pleura entsteht erst während der Pericarditis und hindert zunächst nicht die Retraction der Lungen.) Hat das Zwerchfell einen abnorm tiefen Stand, wie diess namentlich beim Lungenemphysem der Fall ist, so wird die Stelle der Herzleerheit sehr reducirt, ja manchmal zum völligen Verschwinden gebracht, und in Folge dessen können beträchtliche Vergrösserungen des Herzens und Vermehrung des Herzbeutelinhalts ohne Vergrösserung der Herzleerheit bestehen.

Werth der Bestimmung der Herzdämpfung. In solchen Fällen ist die Bestimmung der Herzdämpfung von Werth in sofern eine Vergrösserung ja selbst schon ein normaler Umfang derselben für eine Volumszunahme des Herzens spricht, welches alsdann weiter nach rückwärts gelegen und von einer mächtigen Schicht von Lungengewebe überlagert bei normalem Umfange eine kleinere Herzdämpfung geben muss. Ist dagegen in Folge von Schrumpfung der Lungen, namentlich der linken, durch Tumoren welche von hinten her das Herz stärker an die Brustwand andrängen oder durch hohen Stand des Diaphragma das Herz in grösserem Umfange entblösst, so wird sich diess durch eine Vergrösserung der Herzleerheit kund geben, ohne dass irgend eine Vergrösserung des Organs dabei zu bestehen braucht. Eine solche lässt sich alsdann ebenfalls aus einem Zunehmen der Herzdämpfung diagnosticiren. Dieselbe muss übrigens für den letztern Fall eine sehr erhebliche sein, wenn sie eine Bedeutung haben soll, da durch die hohe Lage des Herzens an sich schon die Dämpfung zunehmen muss.

Eine scheinbare Vergrösserung der Herzleerheit kann ferner bedingt sein durch pathologische Veränderungen in den dem Herzen benachbarten Theilen welche ebenfalls den Schall an der vordern Brustwand dämpfen. Hierzu geben Infiltration des vordern innern linken Lungenrandes, (tuberculöse und pneumonische) pleuritische Exsudate (linksseitige), Aneurysma der Aorta und Pulmonalarterie, Vergrösserungen der Thymus bei Kindern, Geschwülste im Mediastinum anticum, an den Rippen, dem Brustbeine, Infiltrationen der Weichtheile in der Herzgegend etc., vielfache Veranlassung. *Abnorme Gestalt der Herzleerheit.*

Die Unterscheidung fällt jedoch in solchen Fällen meist nicht schwer, weil die Gestalt der Dämpfung, die unter den früher erwähnten Umständen im Ganzen stets eine der ursprünglichen ähnliche bleibt, in der Regel eine völlig unregelmässige von der Herzform abweichende wird, und sich diese Zustände z. Th. auch durch circumscripte Anschwellungen, pulsatorische Bewegungen u. dergl. kund geben.

Dass abnorme Kleinheit des Herzens sich durch Verkleinerung der Herzleerheit und Herzdämpfung manifestiren kann ist nicht zu bezweifeln, die möglichen Irrthümer sind jedoch in diesem Falle so schwer zu vermeiden, dass eine bestimmte Diagnose dieses Zustandes nicht wohl möglich ist.

Ein völliges oder theilweises Verschwinden der Herzdämpfung und Leerheit, hat man in den seltenen Fällen von Gasansammlung (Pneumatopericardium) im Herzbeutel beobachtet. An deren Stelle tritt alsdann ein voller tympanitischer Schall.

Aus dem Gesagten geht somit hervor, dass, um aus dem Umfang der Herzleerheit und der Herzdämpfung auf die Grösse des Herzens einen Schluss machen zu können, eine gleichzeitige sorgfältige Untersuchung der das Herz umgebenden Theile, Lunge und Pleura sowie des Standes des Zwerchfells unumgänglich nothwendig ist.

In allen Fällen endlich, in welchen in Folge von Lageveränderungen der Mediastina eine seitliche Dislocation des Herzens stattfindet, ohne dass dasselbe von der vordern Brustwand entfernt wird (Pleurit. Exsudate, Pneumothorax etc.) wird auch die Percussion das in den rechten, oder weiter in den linken Brustraum gedrängte Herz erkennen lassen. *Seitliche Lageveränderung der Herzdämpfung.*

III. Die Zeichen aus der Auscultation der Herzgegend.

Die normalen Herztöne. Deutlichkeit, Stärke und Ausbreitung derselben. Die Deutlichkeit, Stärke und Ausbreitung, in welcher man bei verschiedenen Menschen die Herztöne wahrnimmt, ist sehr variabel. Im Allgemeinen gilt der Satz, dass man die Herztöne um so deutlicher und stärker wahrnimmt, je näher man an deren Ursprungsstelle auscultirt, allein es haben hierauf auch noch die Schallleitungsfähigkeit und die Zahl der zwischenliegenden Medien einen sehr wesentlichen Einfluss.

In der Regel hört man fast auf der ganzen vorderen Brustfläche beide Töne, ihre Intensität nimmt jedoch ab, je weiter man sich von der Präcordialgegend entfernt. Unter den Schlüsselbeinen beiderseits findet in Bezug auf die Intensität keine wesentliche Differenz statt, während sie dagegen in der untern vorderen Brustgegend rechts schwächer als links wahrgenommen werden. Häufig hört man sie auch noch in den Seitengegenden; in der linken Axillarlinie ebenfalls deutlicher als rechts. An der Rückfläche des Brustkorbs sind sie in der Regel nicht wahrnehmbar, am ehesten noch in der linken Regio interscapularis, wo man dann gewöhnlich nur den zweiten Ton mit Bestimmtheit hören kann.

Bei magern Individuen mit elastischem Brustkorbe, sowie bei Kindern wegen der kleinern räumlichen Verhältnisse, hört man die Töne in grösserer Ausbreitung, als bei fetten, wohlbeleibten Personen, bei denen sie oft in der Herzgegend nur mit Mühe wahrgenommen werden. Bei tiefer Exspiration, wenn die bedeckende Lunge zurückweicht, werden sie an der vordern Brustwand lauter und deutlicher, bei tiefer Inspiration und stärkerer Ueberlagerung durch die Lungen dagegen schwächer; aus demselben Grunde sind sie es gewöhnlich beim Lungenemphysem. Dieselben Folgen treten ein durch die Zwischenlagerung tropfbarer Flüssigkeit, die sich im Herzbeutel ansammelt, während dagegen Verdichtungen der umgebenden Lungentheile (pneumonische und tuberculöse) wegen besserer Schallleitung die Töne nicht allein an Ort und Stelle deutlicher hörbar machen, sondern auch zu ihrer Wahrnehmung in grösserer Ausbreitung (unter den Claviklen) beitragen.

Ist die Herzaction verstärkt (durch körperliche Anstrengung, Hypertrophie etc.) so hört man wegen der stärkern Spannung der Klappen die Töne überall am Thorax deutlicher, ja selbst noch zuweilen über der Leber und der Milz, während sie bei schwacher Herzthätigkeit (allgem. Schwächezuständen, Ohnmacht, Agonie, im asphyct. Stadium der Cholera, Erkrankungen des Muskelfleisches) sehr schwach nur gehört werden, oder selbst theilweise (der 1ste) verschwinden.

III. Die Zeichen aus der Auscultation der Herzgegend.

Endlich muss noch bemerkt werden, dass die Stellen der Brustwand über welchen man die Töne mit der grössten Deutlichkeit vernimmt, einen wichtigen Fingerzeig abgeben können über die Lage des Herzens bei den schon öfter erwähnten seitlichen Dislocationen desselben. Bei congenitaler Dextrocardie, bei Verdrängung des Herzens in die rechte Brusthöhle durch pleuritisches Exsudat und Pneumothorax auf der linken Seite, sind die Töne deutlicher rechts vom Sternum hörbar, während sie links schwächer oder kaum wahrnehmbar sind u. s. w. Wie wir schon früher erläutert, sind die beiden Töne vom Herzen und den grossen Gefässstämmen das Resultat von 6 an verschiedenen Stellen entstehenden theilweise genau synchronischen Tönen. Die Auscultation, welche am vortheilhaftesten mit dem Stethoskop vorgenommen wird, hat die Aufgabe diese Töne und deren etwaige Veränderungen gesondert zu untersuchen. Es ist daher nothwendig diejenigen Stellen näher zu bezeichnen, wo jeder einzelne derselben prävalirt, d. h. den grössten Antheil an der Entstehung des wahrgenommenen Gesammttones hat. Der Satz, dass die Töne, resp. Geräusche, da am deutlichsten vernommen werden, wo sie entstehen, hat eigentlich nur für das Ostium venosum dextrum eine praktische Geltung, welches vermöge seiner oberflächlichen und isolirten Lage am besten über dem Brustbein an dessen rechtem Rande in der Höhe der fünften Rippe auscultirt wird.

Stärke der Töne bei Lageverschiebungen des Herzens.

Die Auscultation der Töne an den einzelnen Ostien.

Auscultation des Ostium venosum dextrum.

Die beiden arteriellen Ostien sind dagegen so nahe neben einander und z. Th. über einander gelagert, dass die Auscultation an der ihnen entsprechenden Stelle der vorderen Brustwand keine Unterscheidung beider möglich macht. Die Töne der Aorta und ihrer Semilunarklappen vernimmt man gesondert am besten über dem aufsteigenden Theil dieses Gefässes am rechten Brustbeinrande am innern Ende des Knorpels der ersten rechten Rippe, während diejenigen der Pulmonalarterie und ihrer Klappen im zweiten linken Intercostalraum etwas nach links und aussen (1″) vom Brustbeinrande aufgesucht werden müssen. Den am Ostium venosum sinistrum entstehenden ersten Ventrikelton hört man am besten in der Gegend der Herzspitze, und über derselben dem linken Rande des Herzens entsprechend, wo der linke Ventrikel sich am meisten der Brustwand nähert, da die Auscultation über der Stelle des Ostium durch dessen weit nach hinten gerückte Lage und die davor befindlichen arteriellen Mündungen nicht möglich ist.

Auscultation der Ostia arteriosa.

Auscultation des Ostium venosum sinistrum.

Bei Lageveränderungen und Vergrösserungen des Herzens werden sich dessen Ostien ebenfalls mehr oder weniger verschieben; die Feststellung der Lage des Spitzentheils durch die Palpation sowie die Percussion müssen dann bei der Bestimmung der Stellung der Ostien zu Hülfe genommen werden. Bei bedeutendem Tiefstand des Diaphragma (z. B. Lungenemphysem) wobei der ganze linke Ventrikel weiter nach hinten liegt und von einer beträchtlichen Schicht von Lungengewebe überlagert ist, vernimmt man, wie ich in mehreren Fällen beobachtet habe, die Töne und Geräusche des linken Ostium venosum zuweilen am deutlichsten durch den linken Leberlappen fortgeleitet über dem letzteren etwas links unter dem Schwertknorpel in der Herzgrube.

Relative Stärke der Herztöne. Aus diesen für die Auscultation der einzelnen Ostien gegebenen Regeln begreift es sich auch, dass die relative Stärke beider Herztöne zu einander eine verschiedene sein muss, je nachdem man näher an den arteriellen Mündungen oder mehr in der Ventrikelgegend auscultirt. In der Gegend der Herzbasis und weiter nach oben liegt der Accent fast immer auf dem sog. zweiten Ton, wegen der grossen Nähe der Semilunarklappen, und weil er leichter in der Richtung des Blutstroms fortgeleitet wird als umgekehrt; in der Gegend der Herzspitze und über dem untern Theile des Brustbeins prävalirt dagegen gewöhnlich der erste Ton von den venösen Klappen.

Pathologische Verstärkung u. Schwächung einzelner Herztöne. Pathologische Verhältnisse geben nicht selten Veranlassung zu Verstärkung oder Abschwächung einzelner Herztöne. Abgesehen von dem Falle, dass durch Verdichtung des vordern Theils der oberen Lungenlappen vorzugsweise die zweiten Töne in den grossen Gefässstämmen eine erhebliche Verstärkung in Folge besserer Schallleitung erfahren können, kann auch jeder einzelne derselben im Vergleich zum andern verstärkt oder schwächer gehört werden. Der zweite Ton in der Pulmonalarterie ist stets dann accentuirt, wenn durch Erhöhung des Seitendrucks (der Spannung) in diesem Gefässe die Sigmoidealklappen mit ungewöhnlicher Heftigkeit zum Schliessen gebracht werden. Dies ist der Fall bei allen Hindernissen im Gebiete des kleinen Kreislaufs, mögen sie in der Lunge selbst (pneumon. Infiltration, Lungenemphysem) oder am Mitralostium (Insufficienz und Stenose) sich befinden, wenn sich damit eine Hypertrophie des rechten Ventrikels verbindet. Diese Verstärkung tritt um so mehr hervor, als meist mit diesen Zuständen ein niedriger Druck in dem Aortensysteme verbunden ist, wodurch die Töne in der Aorta eine Schwächung erleiden. Dieselbe verstärkende Wirkung für den zweiten Ton in dieser letzteren haben Hindernisse im Gebiete des grossen Kreislaufs, welche die Spannung im Aortensysteme vermehren, und mit Hypertrophie des linken Ventrikels verbunden sind (wie z. B. ausgebreitete Arteriosclerosis, Granularatrophie der Nieren). Eine Abschwächung der Töne in der Lungenarterie findet stets dann statt, wenn in Folge ungenügender Leistung des rechten Ventrikels die Spannung in diesem Gefässe erniedrigt wird (bei Stenose und Insuff. am Ost. venos. dextr.). Wie schon bemerkt findet bei Fehlern am Mitralostium aus demselben Grunde eine Abnahme in der Stärke der Töne in der Aorta statt, die so beträchtlich sein kann, dass der erste Arterienton gänzlich zu fehlen scheint.

Verstärkung und Schwächung des ersten Tons in den Ventrikeln ist abhängig von der Energie der Ventrikelcontraction. Namentlich bei Hypertrophie des linken Ventrikels ist der erste Ton an der Herzspitze häufig ungewöhnlich stark wegen der hohen und plötzlichen Spannung, in welche die Segel der Mitralis versetzt werden. Derselbe ist dann zuweilen von einem klirrenden Schall begleitet (cliquetis metallique), welchen die meisten von dem verstärkten Anprall des Herzens an die Brustwand ableiten, den ich jedoch eher als von dem verstärkten Muskeltone herrührend betrachten möchte. Die Stärke, mit welcher ein Ton gehört wird, muss jedoch auch abhängig sein von der Schwingungsfähigkeit der Klappen. Wird eine Klappe ganz rigid und schwingungsunfähig so giebt sie auch keinen Ton mehr, wie dieses bei Klappenaffectionen häufig beobachtet wird.

Zuweilen vernimmt man statt eines einfachen Tones einen Doppelschlag, in seltenen Fällen sogar einen dreifachen Ton, indem dem Tone entweder ein kurzer Vorschlag vorangeht, oder zwei und mehr durch kurze Pausen geschiedene Töne gehört werden. *Spaltung der Herztöne.*

Die Verdoppelung oder Spaltung eines Tones kommt oft bei ganz gesunden Individuen vor oder solchen Kranken, die wenigstens frei von einem Herzleiden sind, und betrifft häufiger den zweiten Ton als den ersten; sie wird vorzugsweise dort vernommen, wo der zweite Ton mit grösster Intensität gehört wird, während in einiger Entfernung derselbe einfach erscheint; nur selten wird die Spaltung bis in die Gegend der Herzspitze fortgeleitet. In der Regel hört man diesen Doppelton nicht bei jeder Herzcontraction, er fällt besonders häufig auf das Ende der Inspiration und den Anfang der Exspiration. Auch ist das Symptom bei ein und demselben Individuum nicht constant, und verschwindet häufig wieder nach einiger Zeit. Die Erklärung desselben unter den genannten Umständen ist nicht ohne Schwierigkeit; am wahrscheinlichsten beruht dasselbe auf einem nicht vollständigen Synchronismus des Schlusses der beiderseitigen Semilunarklappen, in Folge ungleichmässiger Spannung in beiden Gefässen. Das Verschwinden des Doppelschlags während der Inspiration bin ich geneigt mit *Schäfer* aus der Verdeckung des leisen Doppelschlags durch das in der sich vorschiebenden Lunge erzeugte Inspirationsgeräusch zu erklären. *Spaltung des zweiten Tons.*

Bamberger suchte das Symptom aus einer in mehrfachen Absätzen erfolgenden Contraction, *Friedreich* aus einer ungleichmässigen Retraction der Gefässwandungen wenigstens für eine Anzahl von Fällen zu erklären; beide bleiben aber die Erklärung warum eine solche mehrfache Contraction oder Retraction eintritt schuldig.

Bestehen leichte anatomische Veränderungen an den Semilunarklappen, partielle Verdickungen, ungleiche Höhe einer oder der andern Tasche, wie diess namentlich in etwas vorgerückterem Alter der Fall ist, so hat man in der ungleichzeitigen Aufblähung der einzelnen Taschen, deren jede dann für sich einen Ton geben kann, wohl die plausibelste Erklärung des gespaltenen zweiten Tons an der Aorta. Bei der Anwesenheit von drei Klappen lässt sich auf diese Weise auch die seltene Erscheinung eines dreifachen zweiten Herztones ohne Schwierigkeit begreifen.

Wird, wie zuweilen beobachtet wird der 2. Ton nur über den Ventrikeln doppelt gehört, dagegen einfach an den arteriellen Ostien, so kann derselbe nicht wohl an der Semilunarklappe entstehen, und soll nach *Scoda* und *Drasche* durch eine Verengerung des ostium mitrale bedingt sein, und gewissermassen ein in mehrere Momente zerlegtes Geräusch darstellen, in welches er auch bei vermehrter und beschleunigter Herzthätigkeit übergehen kann.

Endlich muss erwähnt werden, dass wenn bei **Verwachsung des Herzens** mit dem **Herzbeutel** ein diastolisches Zurückspringen der vordern Brustwand stattfindet, dadurch ein Ton erzeugt wird, der eine Verdoppelung des diastolischen Tons bedingen kann (*Friedreich*).

Spaltung des ersten Tones.

Die weit seltnere **Spaltung des ersten Tones über den Ventrikeln** wird in einzelnen Fällen hervorgebracht durch eine in Absätzen erfolgende Systole (mit Verdoppelung des Herzstosses) häufiger wohl durch leichtere Verdickungen an den venösen Klappen, welche ein ungleichzeitiges Gespanntwerden und Schwingen derselben veranlassen können.

Dass durch nicht synchronische Contraction der Ventrikel eine Verdopplung des ersten Tones stattfinden könne (*Williams* und *Scoda*) scheint mir nicht möglich. Die gemeinsam den beiden Ventrikeln angehörenden Muskelfasern können sich nicht wohl in dem einen Theil contrahiren in dem andern aber nicht; auch müsste in solchem Falle stets eine Verdoppelung des diastolischen Tones vorhanden sein. In einem von mir beobachteten Falle bei einem mit Obliteration des Pericards behafteten Knaben fand sich eine so exquisite Verdoppelung des 1. Tones an den Ventrikeln, dass der Rhythmus der Herztöne vollständig dem des Anapästs (⌣⌣–) oder dem Galopp eines Pferdes gleichkam. Bei des Autopsie fand sich im Sulcus transversus eine beinahe das ganze Herz umfassende verkalkte Masse; die beiden Atrioventricularklappen beiderseits schlussfähig, allein in verschiedenem Grade verdickt.

Gerhardt will in manchen Fällen bei gespaltenen Tönen, sowohl über der Basis als über den Ventrikeln, namentlich wenn dieselben nur in kleinem Umfange hörbar waren, fibröse Sehnenflecken bei der Autopsie an diesen Stellen gefunden habe.

Ich kann nicht unterlassen zu bemerken, dass bei **unvollkommnen Herzcontractionen** zuweilen eine scheinbare Verdoppelung eines Tones entstehen kann. Ich habe bei einer Frau mit beträchtlicher Dilatation des rechten Ventrikels 3 Töne auf je einen Radialpuls beobachtet, auf den 1. etwas unreinen Ton folgte ein klappender 2., auf diesen sehr rasch noch ein schwacher 3. Ton, mehr von dem Charakter des 1., worauf eine lange

Pause folgte. Nachdem sich diess 3—4 mal wiederholt hatte hörte man nach dem 3. noch einen 4. Ton, von dem Charakter des 2. und dann fühlte man dem entsprechend einen schwachen Anschlag an der Radialis. Hier handelte es sich offenbar um je zwei in ihrer Stärke sehr ungleiche Ventrikelcontractionen, auf die erste stärkere mit 2 deutlichen Tönen folgte eine zweite sehr schwache, die wohl die Atrioventricularklappen in schwache Schwingung versetzte, allein meist weder einen fühlbaren Puls noch einen diastolischen Schluss der Semilunarklappen zu bewirken im Stande war.

Aus dem Gesagten geht hervor, dass der diagnostische Werth eines gespaltenen Herztons jedenfalls kein erheblicher ist, da die Bedingungen, welche diese Erscheinung hervorrufen sehr veriabel sein können.

Ist das Symptom beständig, so wird man in den meisten Fällen auf einfache Verdickungen der Klappen schliessen dürfen; nur wenn es bei stärkerer Herzaction in ein Geräusch übergeht gewinnt es die Bedeutung eines solchen.

Diese letzteren sind dagegen für die Beurtheilung von Herzkrankheiten von der grössten Wichtigkeit.

Solche Geräusche am Herzen hört man häufig neben den normalen oder modificirten Herztönen; nicht selten sind aber letztere unhörbar und an ihre Stelle treten die Geräusche. Dieselben können entweder im Innern des Herzens und der grossen Gefässstämme ihren Ursprung haben (endocardiale Geräusche) oder sie entstehen an der äussern Oberfläche des Organs (pericardiale Geräusche). *Herzgeräusche.*

Die endocardialen Geräusche haben am häufigsten einen mehr oder minder ausgeprägten blasenden, hauchenden oder rauschenden Charakter (Blasebalggeräusch, bruit de souffle), zuweilen sind sie aber auch von rauherer Beschaffenheit und gleichen einem Säge-, Feilen- oder Raspelgeräusche. Auch hat man solche beobachtet, welche von schwirrender, pfeifender, singender Art sind (musikalische Geräusche). *Endocardiale Geräusche.*

Als die Ursache der endocardialen Geräusche müssen im Allgemeinen Unregelmässigkeiten in der Blutströmung bezeichnet werden, wobei durch Bildung von Stromwirbeln und Reibung der Flüssigkeitstheilchen untereinander, die umliegenden festen Theile (Gefäss-, Herz- und Brustwandungen) in Schwingungen versetzt werden, die wir als Geräusche wahrnehmen. *Ursachen der endocardialen Geräusche.*

Solche Stromwirbel in von Flüssigkeit durchströmten Röhren entstehen, wie diess auch experimentell nachgewiesen werden kann, überall da, wo eine plötzliche Abnahme des Druckes oder der Spannung stattfindet, wodurch der centrale, mit der grössten Geschwindigkeit sich bewegende Flüssigkeitsstrahl genöthigt wird sich radiär zu theilen und eine langsamere Bewegung anzunehmen, wie diess der Fall ist da wo aus einem engeren Theile einer Röhre die Flüssigkeit plötzlich in einen weiteren Abschnitt tritt. Eine weitere Veranlassung zu Stromwirbeln giebt

Fig. 8.

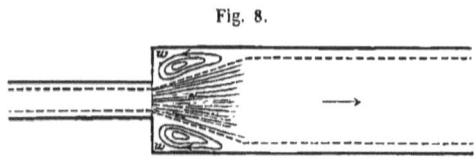

Bewegung der Flüssigkeitstheilchen bei plötzlicher Erweiterung des Strombetts.
w w Wirbel. *a* Auseinanderweichen des Strahls (nach *Ludwig*).

ferner das Zusammentreffen von zwei Strömungen die eine verschiedene Richtung haben, wobei ein jeder in seiner Geschwindigkeit gehemmt wird.

Alle pathologischen Veränderungen am Herzen und den grossen Gefässstämmen, welche entweder durch Verkleinerung der Ostien, durch hinreichend grosse Hervorragungen auf der Innenfläche eine ganz locale Verengerung des Lumens, oder anderntheils eine ganz plötzlich beginnende Erweiterung der normalen Lichtung herbeiführen, können daher Veranlassung zu endocardialen Geräuschen geben. Denselben Effect bringen Veränderungen an den Klappen hervor, welche das Zurückströmen des Bluts in einen Abschnitt des Herzens gestatten zu einer Zeit wo in denselben von der entgegengesetzten Seite ebenfalls Blut einströmt.

Auf die Stärke des Geräusches hat die Schnelligkeit der Blutströmung den wesentlichsten Einfluss, jedenfalls weit mehr als die Beschaffenheit der vorhandenen Verengerung und nachfolgende Erweiterung der Blutbahn; schwächere Geräusche werden daher lauter bei gesteigerter Herzaction. Zahlreiche Beobachtungen während des Lebens und nach dem Tode der betreffenden Individuen lehren ferner, dass man aus der Qualität des Geräusches in der Regel keinen Schluss machen kann auf die Beschaffenheit des Hindernisses. Aber auch die Viscosität des Bluts hat einen Einfluss auf die Intensität dieses Symptoms, insofern als eine grössere Dünnflüssigkeit des Bluts die Entstehung von Stromwirbeln vor den verengten Stellen, und damit die Entstehung der Geräusche zu begünstigen scheint.

Die vielfach vertretene und auf den ersten Anschein plausible Ansicht dass die Geräusche durch vermehrte Reibung der Flüssigkeit an der Wand der Gefässe oder des Herzens entstehen, scheint mir theils aus empirischen, theils aus theoretischen Gründen nicht haltbar. Wie häufig findet sich nicht nach dem Tode ausgebreitete atheromatöse Entartung verbunden mit starken Rauhigkeiten in der Aorta, ohne dass man, bei normalen Semilunarklappen, jemals ein Geräusch in denselben wahrnehmen konnte. Nach der Ansicht der Physiker ist die Bewegung einer in Röhren strömenden Flüssigkeit in der der Wand zunächst gelegnen Schicht so gut wie null, während sich die der Axe näher liegenden Schichten mit zunehmender Geschwindigkeit fortbewegen. (*Heynsius*). Dass Verengerungen mit nachfolgender Erweiterung Geräusche veranlassen, sowie dass diese letzteren um so leichter entstehen je rascher die Strömung und je dünnflüssiger die Flüssigkeit ist, zeigen die Versuche von *Th. Weber;* ebenso diejenigen von *Marey*, dass plötzliche Abnahme der Spannung Geräusche veranlasst. Letzterer ist auch der Ansicht, dass die häufigste Ursache des rauhen und raspelnden Charakters mancher Geräusche in dem Mitschwingen von lippenförmig gestalteten verengten Ostien liege.

Endocardiale Geräusche werden am häufigsten hervorgebracht durch anatomisch nachweisbare, sog. organische Veränderungen an den Klappen des Herzens, gleichgültig welcher Art der pathologische Process ist, welcher dieselben veranlasst, wenn sie nur eine Verengerung eines Ostiums oder eine Schliessungsunfähigkeit einer Klappe zur Folge haben. Seltner werden sie veranlasst durch Auflagerungen und Unebenheiten der innern Fläche des Herzens und der grossen Gefässe, wohl am seltensten durch abnorme Verbindungen zwischen einzelnen Herzabschnitten. Partielle Erweiterungen der Aorta und Pulmonalarterie sind ebenfalls zuweilen die Ursache von Geräuschen am Herzen. Man pflegt solche endocardiale Geräusche, die darum auch gewöhnlich während langer Dauer mit einer gewissen Beständigkeit wahrgenommen werden, als sogenannte organische zu bezeichnen. — Neben diesen giebt es noch eine Reihe von andern offenbar endocardialen Geräuschen, von mehr transitorischem Charakter, als deren Ursache wesentliche anatomische Störungen am Herzen nicht nachgewiesen werden können, welche mehr auf rein functionellen Veränderungen in der Thätigkeit einzelner Herzabschnitte zu beruhen scheinen, und für gewisse Fälle vielleicht in letzter Instanz auf Alterationen der Blutmischung bezogen werden müssen. Man pflegt sie desshalb anorganische, accidentelle oder wohl auch Blutgeräusche zu nennen (adventitious sounds). Wir werden auf diese letzteren später noch zurückkommen. Endocardiale Geräusche ohne nachweisbare anatomische Störung.

Jedes endocardiale Geräusch schliesst sich, da es durch die Blutströmung bedingt ist, genau an den Eintritt der Systole oder der Diastole eines Herzabschnitts an. Diese Eigenschaft, sowie ihr vorwiegend blasender Charakter unterscheidet sie von den später genauer zu erörternden pericardialen Geräuschen. Unterschied von pericardialen Geräuschen.

Was speciell die organischen endocardialen Geräusche betrifft, so bedarf es einer genauen Bestimmung des Zeitmoments (Systole oder Diastole), welchem sie angehören, sowie des Orts an dem sie entstehen, um dieselbe diagnostisch zu verwerthen. Zeit und Ort der endocardialen organischen Geräusche.

Ob ein Geräusch systolisch oder diastolisch ist, wird in der Regel nicht schwer zu entscheiden sein, da man daneben häufig die noch wohl zu erkennenden Herztöne hört; wo diese fehlen oder in ihrem Timbre sehr verändert sind, hilft der wahrnehmbare Herzstoss oder der Carotidenpuls den Zeitpunct der Systole bestimmen (der etwas später kommende Radialpuls ist dazu bei sehr frequenter Herzaction nicht gut zu gebrauchen). Bei sehr unrhythmischen und stürmischen Herzcontractionen ist jedoch auch dieses Mittel nicht immer ganz ausreichend, und man ist alsdann genöthigt, Perioden ruhigerer Herzthätigkeit oder die Wirkung von Mitteln abzuwarten, welche dieselben verlangsamen und rhythmischer machen.

Ein systolisches Geräusch beginnt also genau mit dem systolischen Ton oder schliesst sich diesem an (bei fehlendem Ton genau mit dem Herzstosse) und kann kürzere oder längere Zeit andauern, schliesst aber jedenfalls mit dem diastolischen Ton. Ganz ebenso verhält es sich mit den diastolischen Geräuschen, sie beginnen mit der Diastole und dauern länger oder kürzer, hören aber mit der Systole auf. Zuweilen kann man ein kurzes Geräusche beobachten, welches erst am Ende der Ventrikeldiastole beginnend mit dem Ton der Ventrikelsystole abschliesst, oder unmittelbar in ein systolisches Geräusch sich fortsetzt. Dasselbe gehört der Vorhofssystole an, welche der Ventrikelsystole unmittelbar vorangeht, man pflegt dasselbe präsystolisch zu nennen.

Die Unterscheidungen von systolischen und perisystolischen, sowie von diastolischen und peridiastolischen Geräuschen, welche von manchen (nach *Gendrin*) gemacht werden, je nachdem dieselben nur im Anfange der Systole und Diastole oder während der ganzen Dauer derselben wahrgenommen werden, haben keinen diagnostischen Werth.

In manchen Fällen hört man sowohl bei der Systole als auch bei der Diastole ein Geräusch, und es kann alsdann vorkommen, dass diese beiden Geräusche entweder am Ende der Systole oder der Diastole so ineinander übergehen, dass gleichsam nur ein langgezogenes Geräusch während beiden Abschnitten der Herzaction wahrgenommen wird.

Bedeutung systolischer organischer Geräusche.

Systolische organische Geräusche entstehen am häufigsten dadurch, dass während der Ventrikelsystole ein Theil des Bluts wegen ungenügenden Schliessens (Insufficienz) der venösen Klappe in den Vorhof zurückströmt (regurgitirt). Der Grund liegt darin, dass das Kammerblut einestheils durch einen mehr oder weniger engen Spalt in einen unter einem viel niedrigeren Druck sich befindlichen Herzabschnitt eindringt, anderntheils mit dem in entgegengesetzter Richtung fliessenden Blutstrome aus den Venen zusammentrifft. Solche Geräusche können aber auch daher rühren, dass an einer arteriellen Mündung eine Verengerung (Stenose) besteht, oder sehr erhebliche Rauhigkeiten und Unebenheiten am Conus arteriosus, den Klappen oder dem Anfangs-

III. Die Zeichen aus der Auscultation der Herzgegend. 61

theil der arteriellen Gefässstämme vorhanden sind. Zuweilen sind sie auch durch Erweiterung am Ursprunge dieser letzteren bedingt. Endlich darf man nicht vergessen, dass abnorme Communicationen zwischen der Lungen- und Körperblutbahn, Perforation der Ventrikelscheidewand, ein offener und aneurysmatisch erweiterter Ductus Botalli u. s. w. in seltenen Fällen systolische Geräusche erzeugen können, dadurch dass während der Systole das in der Körperblutbahn unter weit höherem Drucke stehende Blut durch enge Oeffnungen und in mehr oder minder schräger Richtung in den Strom der Lungenblutbahn eindringt.

Diastolische organische Geräusche müssen entweder auf Schliessungsmangel der Semilunarklappen oder auf Verengerungen der venösen Ostien zurückgeführt werden. Im ersten Falle regurgitirt ein Theil des in der Aorta unter höherem Drucke befindlichen Bluts durch einen mehr oder minder engen Spalt zwischen den Klappen in den Ventrikel und trifft dort mit dem aus dem Vorhof einströmenden Blute zusammen, im zweiten dagegen strömt das Vorhofblut durch das verengte Ostium venosum in den sich erweiternden Ventrikel. Allerdings hört man in vielen Fällen von Verengerung der venösen Ostien kein diastolisches Geräusch, weil die Schnelligkeit des Blutstroms eine zu geringe ist, oder man hört es nur am Ende der Diastole, wenn die eintretende Vorhofssystole die Strömung beschleunigt als sogenanntes präsystolisches Geräusch. Ein solches präsystolisches Geräusch ist jedoch oft nicht leicht zu unterscheiden, wenn gleichzeitig ein systolisches Geräusch besteht, in welches es übergeht, da der Zeitunterschied zwischen Vorhofssystole und Kammersystole ein so geringer ist, dass er besonders bei beschleunigter Herzaction nicht wohl mit dem Ohre percipirt werden kann.

Bedeutung diastolischer organischer Geräusche.

Nach der *Marey'schen* Curve geht die Vorhofssystole der Kammersystole um etwa 0,2 Secunden voraus. Doch wird die erstere bei bedeutender Verengerung am venösen Ostium offenbar etwas verlängert, da der Vorhof zu seiner Entleerung in den Ventrikel unter solchen Umständen längerer Zeit bedarf.

Veränderungen an der innern Wand der Ventrikel, welche das Lumen beeinträchtigen, oder partielle Erweiterungen an denselben geben desshalb nur sehr selten Veranlassung zur Entstehung von Geräuschen, weil die Schnelligkeit der Strömung in den weiten Herzhöhlen eine viel kleinere ist, als an den Ostien und die sich contrahirenden Wandungen das Blut zunächst vor sich herschieben, wie der Stempel die Flüssigkeit in einer Spritze.

Wenn *Friedreich* den Grund warum Veränderungen an den übrigen Stellen der innern Herzfläche weit seltner Veranlassung zu Geräuschen geben wie solche an den Ostien, darin sucht, dass das Blut an diesen sich unter einem stärkern Druck befände, wie an jenen, so muss ich dem aus physikalischen Gründen widersprechen. Gerade weil der Druck an den Ostien ein geringerer ist, bewegt sich das Blut aus dem Innern des Herzens gegen dieselben.

Bestimmung des Orts, wo die Geräusche entstehen.

Zur Entscheidung, an welchem Ostium ein Geräusch entsteht, ist die Stelle zu suchen, wo dasselbe mit der grössten Intensität vernommen wird. In Bezug auf die weitere Deutung gelten ganz dieselben Regeln, die schon früher für die gesonderte Auscultation der einzelnen Herztöne angegeben wurden. Es darf jedoch nicht unterlassen werden, darauf aufmerksam zu machen, dass Geräusche, welche in Folge von Affectionen an den Ostien entstehen, bald vor, bald hinter denselben zu Stande kommen, je nachdem Stenose der Mündung oder Insufficienz der Klappen besteht, und sich am leichtesten in der Richtung des sie erzeugenden Blutstroms fortpflanzen.

So wird z. B. nicht selten bei Aortenklappeninsufficienz das dadurch entstehende diastolische Geräusch sehr deutlich an der Herzspitze und am linken Sternalrand vernommen, während das systolische Geräusch bei Aortenstenose sich vorzugsweise in die Aorta und die von ihr zunächst abgehenden Gefässe verbreitet. Wegen der verborgenen nach hinten gerichteten Lage des linken Vorhofs ist aber allerdings das systolische Geräusch bei Mitralinsufficienz am deutlichsten in der Gegend der Herzspitze zu hören, bei tiefem Stande des Diaphragma in der Herzgrube dicht am Rande des linken Rippenbogens.

Gleichzeitig an zwei verschiedenen Ostien entstehende Geräusche lassen sich zuweilen durch ihre verschiedenen Charaktere unterscheiden, oder man findet zwei Stellen, an denen das Geräusch besonders deutlich ist, während es zwischen denselben schwächer oder gar nicht gehört wird.

Verhältniss der Stärke des Geräusches zur Grösse der anatomischen Störung.

So wenig man aus dem Charakter eines Geräusches (ob blasend, singend, raspelnd u. s. w.) einen Schluss auf die Qualität der anatomischen Veränderung machen darf, ebenso wenig ist es erlaubt von der Stärke auf die Quantität der vorhandenen Störung zu schliessen.

Nur in Betreff sehr hoher, musikalisch klingender Geräusche dürfte vielleicht eine Ausnahme stattfinden, da v. Bamberger solche einigemale in Folge von überzähligen quer durch den Conus art. verlaufende Sehnenfäden beobachtet hat.

Die Stärke ist, wie schon bemerkt wurde, zunächst von der Schnelligkeit der Strömung, diese aber in letzter Instanz von der Energie der Herzcontractionen abhängig. Man sieht daher nicht selten, dass trotz einer evidenten Zunahme der anatomischen Veränderungen an den Ostien, die Geräusche später in Folge von allgemeinem Marasmus oder eintretender fettiger Entartung des Herzmuskels schwächer werden

III. Die Zeichen aus der Auscultation der Herzgegend. 63

und sogar ganz verschwinden. Aus demselben Grunde werden manche Geräusche erst hörbar oder vorhandene intensiver, wenn in Folge körperlicher Bewegung oder sonstiger Ursachen die Herzaction gesteigert wird. Sind die Zusammenziehungen des Herzens sehr frequent und unvollständig, so treten die Geräusche nicht selten nach Eintritt ruhigerer aber vollkommnerer Herzcontraction durch den Gebrauch der Digitalis deutlicher hervor. Diess gilt namentlich für Geräusche, die auf bedeutender Stenose eines Ostiums beruhen. In diesem letzten Falle scheint auch dadurch dass der Flüssigkeitsstrahl bei zunehmendem Fehler immer dünner wird, das Geräusch schwächer zu werden. Insofern die Inspiration die Herzaction zu schwächen, die Exspiration dagegen zu verstärken vermag, wechselt mit den Athembewegungen die Intensität der Geräusche. Doch dürfte hier der Lagewechsel des Herzens vorzugsweise in Betracht kommen.

Nach *Walshe, Stockes* und *Sydney Ringer* sollen organische Geräusche, besonders am Mitralostium entstehende, in horizontaler Körperlage eine Verstärkung erfahren, wegen grösserer Kraft der Herzaction und beschleunigter Blutbewegung. Doch kann auch zuweilen das Umgekehrte beobachtet werden.

Sehr starke Geräusche werden auch in grosser Ausbreitung vernommen, man hört sie nicht selten überall am Brustkorb, über der Leber und der Milz, ja zuweilen sind sie sogar in einiger Entfernung vom Kranken schon hörbar. Sie begleiten oder verdecken daher selbst die an andern Ostien entstehenden Töne und Geräusche. Kommen die Geräusche, wie diess in seltenen Fällen sein kann, nicht von Veränderungen an den Klappen, sondern von Auflagerungen an andern Stellen der Herzwand, Gerinnseln, abnormen Communicationen u. s. w. her, so ist es begreiflich, dass daneben die Klappentöne rein sein können.

Auch bei erkrankten Ostien können die neben den Geräuschen noch wahrnehmbaren Töne als fortgeleitete von benachbarten intacten Klappen herrühren und ganz rein sein. Ja es können sogar, wenn nur eine Tasche oder ein Segel erkrankt ist, die übrigen normalen Theile der Klappe noch einen reinen Ton hören lassen. Weit häufiger ist allerdings der Ton an der erkrankten Klappe verändert in seinem Timbre, dumpf, rauh oder nur rudimentär vorhanden, oder er kann auch ganz fehlen, wenn die Klappen vollkommen starr und schwingungsunfähig geworden sind. Geschieht es, dass man in diesem Falle dennoch einen wenn auch veränderten Ton vernimmt, so darf man nicht vergessen, dass, mit der Systole wenigstens, ein Muskelton am Herzen gehört werden kann. Verhalten der Töne neben den Geräuschen.

Häufig findet man, ohne Anwesenheit eines Geräusches die Töne rauh, in ihrem Timbre verändert, dumpf, nicht scharf begrenzt. Man nennt solche Töne un rein. Solche Veränderungen derselben können hervorgebracht sein durch Verdickung und dadurch bedingtes ungleichmässiges oder schwieriges Schwingen der membranösen Klappen und Unreine Töne.

Sehnenfäden. In andern Fällen ist die gleichzeitige Anwesenheit eines kurzen Geräusches, welches den Ton der Klappen nicht überdauert und gleichsam mit demselben verschmolzen ist, die Ursache der mangelnden Reinheit desselben. Bei stärkerer Herzaction hört man dann meist ein deutliches Geräusch neben dem Tone, und es hat daher in diesem Falle ein unreiner Ton dieselbe Bedeutung wie ein Geräusch. Die **Wahrnehmung der endocardialen Geräusche** erlangt jedoch erst ihren **vollen diagnostischen Werth**, indem man sie als **organische** erkennt, wenn sich die **Folgen der anatomischen Läsionen an den Klappen und Ostien** durch sonstige Veränderungen am Herzen (**Dilatation, Hypertrophie**) und Störungen in der Circulation kundgeben, da auch unter andern Umständen, oft ohne alle nachweisbaren anatomischen Störungen, Geräusche am Herzen auftreten.

Anorganische oder accidentelle Geräusche. Es sind diess die bereits erwähnten sogenannten **anorganischen oder accidentellen Geräusche** als deren wesentlichstes Criterium eben der Umstand angeführt werden muss, dass bei ihnen die **consecutiven Veränderungen**, welche bei Klappenfehlern eintreten, **fehlen**. Sie lassen sich an und für sich nicht von den organischen Geräuschen durch irgend eine positive Eigenschaft unterscheiden. Sie sind immer **hauchend, blasend** oder **schwirrend** (niemals dagegen rauh, feilenähnlich) und **stets systolisch**; man hört sie am häufigsten in der Gegend der Herzspitze oder in der Arteria pulmonalis, aber auch über der Aorta und dem rechten Ventrikel; nicht selten an mehreren oder selbst an allen Ostien zugleich. Die Töne werden stets neben denselben wahrgenommen.

Bei der grossen Seltenheit der Affectionen des Ostium arterios. dextrum sind die meisten daselbst hörbaren Geräusche als unorganische zu betrachten.

Nur *Friedreich* giebt an in einem Fall, bei dem die Autopsie keinerlei Veränderungen am Herzen erwies, neben einem lauten schwirrenden Geräusche in der Arteria pulmonalis ein **diastolisches** Geräusch längere Zeit hindurch über dem linken Ventrikel vernommen zu haben.

Offenbar sind diese Geräusche häufig **bedingt von anderweitigen krankhaften Zuständen**, nach deren Heilung oder Beseitigung sie ebenfalls verschwinden und dadurch ihren transitorischen Charakter gegenüber den organischen Geräuschen documentiren. Man beobachtet sie nicht selten in der **ersten Periode fieberhafter Erkrankungen**, bei Pneumonie, bei acutem Gelenkrheumatismus (ohne Herzaffection, die gewöhnlich erst später auftritt), beim Ausbruche acuter Exantheme, in der ersten Woche des Typhus, aber auch in einer Reihe von **fieberlosen Zuständen** die mit einer **Alteration des Bluts** verbunden sind, bei Anämie, Hydrämie, Chlorose, Marasmus in Folge von Tuberculose, Carcinom u. s. w. Man hat ihre Erklärung in solchen Fällen zu suchen in **Veränderungen der Innervation und der Nutrition** des

Ursache der anorganischen Geräusche.

Herzens und der Gefässe, welche entweder eine mangelhafte Function (Parese oder Krampf) einzelner Herzabschnitte, namentlich der Papillarmuskeln und dadurch ungenügenden Schluss der venösen Klappen zur Folge haben, oder den Tonus der Gefässe vermindern und dadurch den mittleren Druck in den Arteriensystemen sehr erniedrigen. Unter diesen Umständen geräth das unter hohem Druck aus den Ventrikeln austretende Blut in unregelmässige wirbelnde Strömung, welche sich weit in die erschlafften Arterien fortsetzen kann, deren Wandungen in Schwingungen versetzt, und so die blasenden Geräusche an den arteriellen Ostien und den grossen Arterienstämmen des Halses erzeugt, oder es regurgitirt durch die vorübergehende Insufficienz an den venösen Klappen ein Theil des Bluts in die Vorhöfe, und bewirkt das systolische Geräusch in der Gegend der Spitze des Herzens. Dabei ist es denkbar, dass die in manchen der erwähnten Fälle vorhandene grössere Dünnflüssigkeit des Bluts die leichtere Entstehung der Geräusche begünstigt.

Die bei fieberhaften Affectionen vorhandenen Störungen in dem vasomotorischen Nervensystem und die unter solchen Umständen bei hohen Temperaturen beobachteten molecularen Veränderungen am Herzmuskel, sowie die in fieberlosen Zuständen bei Veränderung der Blutmischung auftretenden Nutritions- und Innervationsstörungen der Muskeln überhaupt bieten meines Erachtens eine hinreichende Grundlage um die sog. unorganischen Geräusche in der obigen Weise zu erklären. Der Grund für das Ausbleiben der consecutiven Veränderungen am Herzen, muss einestheils aus der meist kurzen Dauer dieser Zustände, anderntheils aber aus der durch die Erschlaffung der Gefässe im Vergleich zum Rauminhalt des Gefässsystems bedingten Verminderung der Blutmenge gesucht werden.

Dass übrigens auch unter diesen Verhältnissen die consecutiven Veränderungen am Herzen sich ausbilden können, beweisen die Fälle von Chlorose (*Stark, Gerhardt*) und Ileotyphus (*Scoda, London*) in denen sich alle Erscheinungen einer Mitralinsufficienz entwickeln und nach der Heilung genannter Krankheiten aber wieder verschwinden können. Auch bei chronischer Fettentartung ohne Veränderung an den Klappen entstehen wegen ungenügender Function der Papillarmuskeln und Insuff. der Klappen systolische Geräusche.

Nach *Gerhardt* hat das systolische Blasen an der Herzspitze, welches man bei Schwangern nicht selten vernimmt, in der Compression des Ventrikeltheils des Herzens in Folge des Hochstandes des Diaphragma seinen Grund, wie man denn auch bei allen stärkeren Auftreibungen des Unterleibs, ja selbst bei Gesunden während starken Pressens ein solches Geräusch hören soll. *Traube* führt die anorganischen Geräusche auf eine verminderte Spannung der Klappen und Arterienhäute zurück, welche bei Veränderung der Papillarmuskeln und anämischen Zuständen nicht hinreichend gespannt werden um reine Töne zu erzeugen. Desshalb soll nach ihm das Geräusch meist in der Arteria pulmonalis hörbar sein, weil in dieser die geringste Spannung bestehe. Aus ähnlichen Gründen höre man bei mit Digitalin vergifteten Hunden, wenn der Herzmuskel direct durch das Gift gelähmt werde, ante mortem ein systolisches Geräusch. Mir scheint, dass, wenn die anorgan. Geräusche auf diese Weise entständen, man bei allen Schwächezuständen des Herzens diese Erscheinung wahrnehmen müsste.

Pericardiale Geräusche.

Die an der äussern Fläche des Herzens in dem Herzbeutel entstehenden pericardialen Geräusche sind stets Reibungsgeräusche, sie entstehen bei den Bewegungen des Herzens durch die Verschiebung des visceralen Blattes gegenüber dem parietalen, wenn diese Flächen ihre normalglatte Beschaffenheit eingebüsst haben, und rauh geworden sind. Faserstoffige Ausschwitzungen im Herzbeutel sind weitaus die häufigste Ursache solcher Geräusche, zuweilen sind es auch Producte einer abgelaufenen Pericarditis, käsige, verkalkte Massen, oder Neubildungen, Krebse u. s. w. die sie erzeugen. Vielleicht können sie auch durch grosse Trockenheit, Verminderung des normalen Liquor pericardii entstehen (*Collin*, *Walshe*), wie diess z. B. bei der Cholera der Fall ist (*Pleischl*). Auch ist neuerdings (von *Mettenheimer*) lautes pericardiales Reiben in einem Falle von incompleter Herzruptur und Ecchymosenbildung unter dem visceralen Blatte des Pericards bei grosser Trockenheit desselben beobachtet worden.

Da sowohl bei der Systole als bei der Diastole eine gegenseitige Verschiebung der Pericardialblätter eintritt, so kann man in Bezug auf das Zeitmoment, in dem man die Geräusche wahrnimmt, dieselben als systolische und diastolische unterscheiden. Wie *Traube* hervorgehoben hat (und ich selbst wiederholt beobachtet habe), kann jeder Herzabschnitt (Vorhof und Ventrikel) ein Geräusch für sich bei der Systole und Diastole hervorbringen, und man vernimmt daher nicht selten drei Geräusche, ein mit der Vorhofssystole (präsystolisches) synchronisches, und zwei auf Systole und Diastole der Ventrikel fallende Geräusche von etwas längerer Dauer. Das diastolische Geräusch erscheint dadurch gleichsam zweitheilig.

Unterscheidung der pericardialen Geräusche von den endocardialen.

Im Allgemeinen ist es nicht schwer die Reibungsgeräusche von den endocardialen zu unterscheiden, da sie dem Ohre sofort die Empfindung des Reibens machen. Sind sie schwach und zart, so erhält man mehr den Eindruck eines leisen Anstreifens, stärkere kann man als schabend oder kratzend bezeichnen, zuweilen sind sie knarrend (Neuledergeräusch). Nichts destoweniger giebt es eine Anzahl von Fällen, in denen sie sich durch ihre Qualität nur schwer oder gar nicht von den endocardialen unterscheiden, und es ist daher nothwendig weitere Merkmale derselben hervorzuheben. Zunächst ist zu bemerken das die pericardialen Geräusche sich nicht ganz genau an die wahrnehmbaren

III. Die Zeichen aus der Auscultation der Herzgegend.

Herztöne anschliessen, sondern durch ein kurzes Zeitintervall von denselben getrennt sind, so dass sie sich denselben gleichsam nachschleppen. Diess erklärt sich daraus, dass die bedeutendste Verschiebung der Pericardialblätter nicht auf den Anfang der Systole und Diastole fällt, sondern mit der Zeit der systolischen Verkleinerung, resp. diastolischer Vergrösserung, d. h. der Locomotion der Basis des Herzens zusammentrifft.

Reibungsgeräusche werden ferner nicht weit fortgeleitet von ihrer Ursprungsstelle, und sind daher oft nur an ganz umschriebenen Stellen wahrnehmbar, machen aber dabei oft den Eindruck als ob sie unmittelbar unter dem Ohre entständen; nur wenn sie sehr laut sind hört man sie in grösserer Ausbreitung, jedoch niemals in solchem Umfange wie die endocordialen. Ihre Intensität wechselt je nach der Körperlage indem das Herz vermöge seines Gewichts bald schwächer bald stärker auf einzelne Puncte seiner Umgebung drückt, und etwa vorhandene Flüssigkeit im Herzbeutel verdrängt. Reibungsgeräusche die an der vordern Fläche des Herzens entstehen werden daher stärker bei aufrechter oder vorgebeugter Stellung, während sie in der Rückenlage oft gänzlich verschwinden, und ähnlich verhält es sich bei der rechten und linken Seitenlage. Reibungsgeräusche sind auch in sofern oft einem raschen Wechsel unterworfen, als sie innerhalb kurzer Zeit, wenigen Stunden, ihren Charakter ändern können, sehr viel stärker und rauher, oder schwächer und sanfter werden, ja selbst ganz verschwinden, wenn reichlicherer flüssiger Erguss stattfindet, der die Reibung beider Flächen verhindert.

Endlich verdient noch hervorgehoben zu werden, dass Reibungsgeräusche am Herzen bei der Inspiration an Intensität zunehmen (endocardiale werden dadurch geschwächt), worauf *Traube* zuerst aufmerksam gemacht hat, indem die Bewegung zweier gegenüberliegender Puncte des visceralen und parietalen Blattes verstärkt wird unter dem doppelten Einflusse der Contraction des Zwerchfells und des Herzmuskels.

Die Verstärkung pericardialer Geräusche durch vermehrtes Andrücken der vordern Brustwand (*Stockes, Latham,*) sowie die dadurch hervorgebrachte Abschwächung endocardialer Geräusche (*Friedreich*) ist kein mit Sicherheit diagnostisch verwerthbares Zeichen, da es häufig vermisst wird (*Scoda*). Es kann selbst ein entgegengesetztes Resultat eintreten (*Bamberger, Biermer*), was auch mit meiner eigenen Erfahrung übereinstimmt. Durch starkes Andrücken des Stethoskops lässt sich bei dünnen, nachgiebigen Brustwandungen in der Gegend des Ursprungs der Art. pulmonalis zuweilen ein Geräusch hervorbringen (*Latham*).

Am häufigsten vernimmt man pericardiales Reiben in der Gegend der Ventrikelbasis, über der vordern Fläche des rechten Ventrikels längs dem linken Sternalrande, weil die an der hintern Fläche des Herzens und an den von Lungentheilen überlagerten Stellen entstehenden Geräusche nur schwer vernommen werden, hauptsächlich aber desshalb weil an jener Stelle die stärkste Locomotion des Herzens stattfindet.

Ich kann der Meinung *Friedreich's* nicht beistimmen, wonach sich diese Thatsache daraus erklären soll, dass an jener Stelle als an dem wenigst bewegten (?) Theile des Herzens, sich erst bei reichlicherem Ergusse Flüssigkeit ansammeln soll. Im Gegentheile sammelt sich bei der gewöhnlichen Rückenlage der Kranken das flüssige Exsudat gerade an den höchst gelegnen Stellen, dem Ursprunge der grossen Gefässe und der Herzbasis an, indem das Herz als der specifisch schwerere Theil nach unten und hinten sinkt.

Extrapericardiales Reibungsgeräusch. Ein mit den Herzbewegungen synchronisches Reibungsgeräusch soll auch zuweilen zwischen der äussern Fläche des Herzbeutels, oder besser gesagt zwischen dem mit dem Herzbeutel innig verbundenen Mediastinalblatte und der Pleura pulmonalis oder der Pleura costalis entstehen können, in Folge einer in der Nähe des Herzens vorhandenen, besonders linksseitigen Pleuritis. Ein solches muss nothwendigerweise auch zugleich mit einem respiratorischen Frottement verbunden sein, welches jedoch beim Anhalten des Athems verschwindet, während das pericardiale persistirt.

Die Häufigkeit einer Combination von Pleuritis mit Pericarditis, wobei man pericardiales und pleuritisches Reiben in der Herzgegend wahrnimmt, kann nicht bezweifelt werden. Dass aber blos durch Pleuritis bei völlig glatter Fläche des Herzbeutels ein mit der Herzaction synchronisches Geräusch an der Pleura entstehen könne, scheint mir im hohem Grade zweifelhaft.

Nach *Wintrich* sollen in Folge der Aspiration von Luft in die das Herz umgebende Lunge bei der systolischen Verkleinerung des Herzens ein schlürfendes Geräusch und selbst pfeifende Ronchi, welche mit der Herzaction synchronisch sind, entstehen können; in tuberculösen Cavernen und bronchiectatischen Höhlen will *Röser* aus demselben Grunde zuweilen blasende Geräusche wahrgenommen haben. *Scoda* ist der Ansicht dass auf diese Weise manche von den accidentellen Geräuschen erklärt werden dürften.

Metallisch klingende, plätschernde und gurgelnde Geräusche bei der Herzaction. In den seltenen Fällen, in welchen bei Lebzeiten von Kranken **Gas mit Flüssigkeit im Herzbeutel** vorhanden war, hat man meist schon in einer gewissen Entfernung vom Kranken ein lautes, plätscherndes, dem Schlagen eines Mühlenrades ähnliches Geräusch mit dem Rhythmus der Herzaction vernommen, welches bei der Auscultation mit einem die Herztöne begleitenden metallischen Klingen verbunden war.

Hellen metallischen Klang der Herztöne und systolische, knackende Geräusch hat man auch bei **Pneumothorax** und **grössern lufthaltigen Excavationen der Lungen** in der Nähe des Herzens wahrgenommen (*Wintrich, Biermer*), Letzterer, bei Pneumothorax sogar dieselben gurgelnden und plätschernden Geräusche wie bei Pneumopericardium.

IV. Die Zeichen an den Arterien und Venen.

1. Arterien.

Inspection und Palpation. Mehr oder minder heftiges Pulsi-*Lebhaftes Pulsiren.*
ren an grössern oberflächlich gelagerten Arterien, namentlich an den Carotiden und den Schlüsselbeinpulsadern sieht man häufig bei jeder lebhaften selbst nur vorübergehenden Steigerung der Herzthätigkeit, z. B. in Folge heftiger Körperanstrengungen, psychischer Aufregung, sogen. nervösen Herzpalpitationen. In andauernder Weise und in ihrer ausgeprägtesten Form beobachtet man jedoch diese Erscheinung bei excentrischen Hypertrophien des linken Ventrikels, wobei nicht selten alle benachbarten Organe am Halse und selbst der Kopf der Kranken sichtbar erschüttert werden. Auch kleinere oder tiefer liegende Arterien, die man bei Gesunden nur ausnahmsweise pulsiren sieht, die Artt. radialis, metatarsea, temporalis, cruralis haben dann oft eine fühl- und sichtbare Diastole und Systole.

Das heftige und sichtbare Pulsiren der Arterien nach grossen Blutverlusten hat seinen Grund in der bedeutenden Relaxation der Arterienwandungen.

Wichtigere Zeichen liefert jedoch die Betastung, die Palpation *Puls bei Herzkrankheiten.*
der Arterien bei Krankheiten des Herzens, wenngleich bei sehr vielen Erkrankungen des Herzens der Puls von der Norm kaum abweicht und für dieselben nichts gerade Charakteristisches darbietet.

Abgesehen von der in acuten fieberhaften Erkrankungen des Her- *Pulsfrequenz.*
zens vorhandenen Vermehrung der Pulsfrequenz (die indess namentlich bei Endocarditis, Myocarditis und Pericarditis zuweilen eine enorme sein kann) beobachtet man bei manchen fieberlosen Affectionen, und zwar besonders bei Insufficienz der Mitralklappe eine gewisse Pulsbeschleunigung, wie denn überhaupt bei den meisten Klappenfehlern schon geringe körperliche Anstrengungen eine weit grössere Steigerung der Frequenz bewirken als im gesunden Zustande. Einen auffallend raren Puls findet man nicht selten bei Stenosen der Ostien, namentlich der Mitralis und Aorta, aber auch zuweilen bei Erkrankungen des Muskelfleisches z. B. bei der fettigen Degeneration desselben.

> Dass acute Veränderungen am Herzen noch ausser der febrilen Störung eine besondere Reizung des im Herzen selbst befindlichen motorischen Centrums bewirken können, hat nichts auffallendes. Ich habe bei einem an rheumatischer Endocarditis leidenden kräftigen Manne (er erlag schliesslich einer Embolie in die Arter. foss. Sylvii) an manchen Tagen bis zu 180 Pulse und Herzcontractionen zählen können, die indess zeitweilig wieder bis auf 90

heruntergingen. Anderntheils sieht man aber auch bei drohender Lähmung des Herzmuskels wie sie gerade bei Erkrankungen des Muskelfleisches vorkommt, die Pulsfrequenz steigen und man kann im Allgemeinen das Gesetz aufstellen, dass was das Herz an Energie der einzelnen Contractionen einbüsst, durch die Zahl derselben ersetzt zu werden pflegt. Die Verlangsamung bei Stenosen beruht offenbar darauf, dass die betreffende Herzabtheilung längere Zeit bedarf um ihren Inhalt auszutreiben; warum in einzelnen Fällen von Fettdegeneration des Muskels so abnorme Verminderung der Pulsfrequenz beobachtet wird, während in andern dieselbe sehr vermehrt ist, scheint mir zur Zeit nicht erklärbar. *Marey* glaubt sich auf Grund verschiedener Versuche und der Thatsache, dass in aufrechter Körperstellung der Puls frequenter ist als im Liegen und Sitzen, berechtigt den Satz auszusprechen, dass das Herz um so häufiger sich contrahirt, je weniger Hindernisse seiner Entleerung entgegenstehen. Hieraus würde sich allerdings die Verlangsamung der Contraction bei Stenosen der Ostien leicht erklären.

Veränderungen im Rhythmus des Pulses. Wenn auch bei den meisten Affectionen des Herzens der Puls einen regelmässigen Rhythmus zeigen kann, und anderntheils bei Erkrankungen in der Schädelhöhle, im höheren Alter, ja zuweilen bei Gesunden ein unrhythmischer Puls beobachtet wird, so muss doch ein solcher, namentlich bei nichtfiebernden Kranken sofort den Verdacht einer Herzaffection erwecken. Man beobachtet ihn namentlich bei dilatativen Zuständen der Herzhöhlen in Folge von uncompensirten Klappenleiden, wobei er nicht selten zugleich sehr frequent und ungleich in Bezug auf seine Grösse (Höhe) ist, so dass an der Radialarterie einzelne Schläge deutlicher, andre weniger deutlich oder selbst gar nicht wahrgenommen werden, und mehr Herzcontractionen als Pulse gezählt werden können. Er beruht auf unrhythmischen Herzcontractionen von ungleicher Energie und ist auf eine Ueberfüllung des rechten Herzens und der Lungenblutbahn mit ungenügender Füllung des linken Ventrikels und des Arteriensystems verbunden mit mangelhafter Leistung der Herzmusculatur zurückzuführen. Bei Mitralfehlern im spätern Verlaufe ist ein solcher Puls nicht selten. Auch andre krankhafte Zustände des Herzens stören den Rhythmus der Herzcontraction, wie Entzündungen, Entartung der Muskelsubstanz, Pericarditis.

Aussetzen der Puls. Auch ein Aussetzen des im übrigen rhythmischen Pulses wird nicht selten beobachtet, namentlich bei ältern Leuten mit senilen Veränderungen der Klappen und Arterien, indem gleichsam ein Pulsschlag ausfällt und dafür eine entsprechende Pause (lange Diastole) eintritt. Diese Pausen treten bald in regelmässigen Intervallen, bald aber auch ganz unregelmässig ein. Zuweilen gehen auch dem Aussetzen zwei rasch hinter einander folgende Herzcontractionen voraus, wovon die letzte sehr kurz und unvollkommen ist, wie man bei der Auscultation wahrnehmen kann. Manche Personen haben dabei die subjective, mit einem bangen Gefühl verbundene Empfindung, als ob das Herz stille stehe. Es kann dieser geschilderte Zustand auch bei völligem Mangel nachweisbar anatomischer

Veränderungen vorkommen, und muss als reine Innervationsstörung betrachtet werden, wie man denn einen aussetzenden oder auch einen ganz unrhythmischen Puls nach übermässigem Gebrauche von Digitalis und andern Herzgiften eintreten sieht.

Marey will den Puls bei Insufficienz der Valv. mitralis stets unrhythmisch gefunden haben, während derselbe bei Stenose des Ostium venos. sinistrum stets regelmässig sein soll. Ich kann diess aus meiner Erfahrung nicht bestätigen.

Nur die beiden erwähnten Qualitäten des Pulses, Frequenz und Rhythmus werden ausschliesslich von der Herzaction bestimmt, alle übrigen werden ausser von dieser letztern noch von andern Umständen, der Blutmenge, der Elasticität, der Weite des Aortensystems, dem Zustande der Musculatur der Arterien und von den in ihnen sich geltend machenden Widerständen influirt.

Die Völle und Leerheit des Pulses, oder besser gesagt der Umfang der Arterie ist zunächst abhängig von der Contraction ihrer musculösen Elemente, sowie dieselbe auch in erster Linie maassgebend ist für die Celerität (Schnelligkeit der Expansion und Retraction der Arterien). Die Grösse des Pulses (Höhe der Expansion) so wie dessen Härte (mittlere Spannung der Arterien), welche man nach der Kraft bemisst, welche nöthig ist um den Puls durch Druck zum Verschwinden zu bringen, stehen in besonderer Beziehung zu den Wiederständen, welche sich in dem peripherischen Theile des arteriellen Stromgebiets geltend machen. Allerdings kommt bei allen diesen Qualitäten des Pulses und der Arterien noch in Betracht die Grösse des mit jeder Ventrikelsystole eingetriebenen Blutquantums und die Energie dieses letzteren.

Völle, Celerität Grösse und Härte.

Da bei den meisten Erkrankungen des Herzens schliesslich dessen Leistung vermindert wird, so findet man alsdann auch gewöhnlich einen leeren, kleinen radialen Puls von geringer Spannung. Compensirte Herzfehler bieten dagegen häufig gar keine bemerkenswerthe Abweichungen in den genannten Eigenschaften des Pulses. Nur da wo die Wirkungen der Herzaction und des Zustandes der Arterien sich gleichsam summiren, treten einzelne Qualitäten in charakteristischer Weise hervor.

Entwickelt sich in Folge der Vergrösserung der Widerstände an der Peripherie des Gefässsystems eine excentrische Hypertrophie des linken Ventrikels, so beobachtet man eine ungewöhnlich hohe Spannung der Arterien und Härte des Pulses. Die Grösse des Pulses ist dabei nicht vermehrt, ja selbst vermindert, sie tritt aber in auffälliger Weise hervor, wenn die Spannung der Arterien nicht erhöht, oder gar erniedrigt ist. Daher findet man bei excentrischen Hypertrophien des linken Ventrikels, bei denen die Widerstände an der Peripherie nicht vermehrt sind, und welche nicht auf einer Stenose des Ostium arter. sinistr. beruhen, einen auffallend grossen Puls bei umfangreichen Arterien. Charakteristisch wird derselbe bei Insufficienz der Aortenklappen mit excentrischer Hypertrophie des linken Ventrikels. Mit jeder Systole der letztern empfängt das Aortensystem eine bedeutende Menge von Blut, welches mit verhältnissmässig grosser Kraft in dasselbe getrieben wird, die Expansion der Arterien ist in Folge dessen eine sehr beträchtliche; mit der Diastole des Herzens wird dagegen das Arteriensystem in sehr ausgiebiger Weise entleert, die Arterie collabirt nahezu vollständig, indem ein Theil des Bluts durch die Capillaren abfliesst, einanderer in den Ventrikel regurgitirt. Die Druckschwankungen oder Veränderungen in der Spannung in dem Aortensystem sind nicht blos sehr gross, sondern sie gehen auch sehr plötzlich vor sich, und in Folge dessen wird der Puls ein sehr grosser oder hoher, zugleich aber besitzt er auch eine grosse Celerität, Schnelligkeit. Dieser ausserordentlich grosse und schnelle Puls findet sich nicht wohl unter andern Umständen.

Dieses sind auch die Fälle, in denen sich die schon erwähnte starke und weitverbreitete Pulsation an den Arterien kundgiebt. In Folge der Elasticität der Wandungen wird der arterielle Blutstrom im normalen Zustande gegen die Peripherie hin nahezu continuirlich, die Spannung wechselt nur wenig bei Systole und Diastole des Herzens; hier aber machen sich die grossen Druckschwankungen in den erweiterten und in ihrer Elasticität verminderten Arterien in viel weiterem Umfange geltend.

Marey hat eine Anzahl von Curven mit dem von ihm angegebenen Sphygmographen bei verschiedenen Klappenaffectionen des Herzens dargestellt. Sie geben ein anschauliches Bild von der Form der Expansion und Retraction der Arterie, doch scheint mir auch hier eigentlich nur die Curve bei der Aorteninsufficienz etwas Charakteristisches zu haben. Ein genaues Studium des Instruments und seiner Fehlerquellen scheint jedoch nothwendig, bevor man die gewonnenen Resultate richtig verwerthen kann. Dass übrigens der normale Puls dicrot sei, wie es die *Marey*'schen Curven, sowie die mit andern ähnlichen Instrumenten gewonnenen (*Naumann*) zeigen, kann in keinem Falle bezweifelt werden. Bei etwas prominirenden Arterien (Radialis, Temporalis), deren Pulsation auch bei Gesunden zuweilen sichtbar ist, lässt sich der Dicrotismus am Schatten den sie bei sehr schräg auffallendem Lichte werfen, so wie durch den Lichtreflex sehr kleiner und leichter auf denselben aufgeklebter Spiegelchen (*Czermak*) wahrnehmen. Derselbe

Fig. 9.

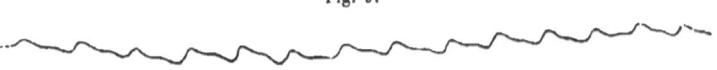

Dicrote Pulscurve der Art. radialis eines Gesunden, mit *Marey*'s Sphygmograph dargestellt.

ist ohne Zweifel die Folge einer von der Peripherie reflectirten Welle; von dem Schlusse der Aortaklappen kann dieselbe nicht wohl herstammen, da der Dicrotismus bei völliger Insufficienz dieser Klappe keineswegs fehlt. Sehr verstärkt wird derselbe, und alsdann auch für den Finger tastbar, wenn der mittlere Seitendruck durch Erschlaffung der Arterienwandungen eine bedeutende Abnahme erleidet, während er umgekehrt mit steigender mittlerer Spannung stets unmerklicher wird.

Auscultation. Ausser in der Aorta und Art. pulmonalis vernimmt man, wie bereits früher erwähnt wurde, in den dem Herzen nahe gelegenen und für die Auscultation zugänglichen grossen Arterien (Carotiden, Schlüsselbeinpulsadern) zwei Töne, deren erster als die Folge der plötzlichen Spannung der Wandung bei der Arteriendiastole, deren zweiter als der fortgeleitete zweite Herzton von dem Schlusse der Semilunarklappen der Aorta hergeleitet werden muss. Jenen ersten Ton hört man auch in der Abdominalaorta, zuweilen auch noch schwach in der Art. brachialis und cruralis, den zweiten dagegen nicht. <small>Normale Erscheinungen bei der Auscultation.</small>

Je grösser der Spannungsunterschied zwischen der Arteriensystole und Diastole ausfällt, um so eher wird solch ein erster Ton auch in den vom Herzen weit entfernten Arterien hörbar sein, also vorzugsweise bei einem grossen (hohen) Pulse, wie er bei vermindertem mittleren Seitendrucke in Folge von Erschlaffung der Arterie eintritt. Alsdann hört man den ersten Ton in den genannten Arterien (namentlich in der Cruralis, in welcher der mittlere Seitendruck wegen der grösseren Widerstände in ihrer Bahn verhältnissmässig am grössten ist) deutlicher und stärker. Besonders auffallend wird diese Erscheinung aber bei dem schon oben erwähnten Verhältnisse der Aortenklappen-Insufficienz, mit excentrischer Hypertrophie des linken Ventrikels, bei erweiterten Arterien und grossen Druckschwankungen, wo der erste Arterienton nicht nur in den genannten Arterien sehr verstärkt, sondern auch noch in weit kleinern peripherisch gelegenen Arterien, der Poplitea, Metatarsea, Dorsalis pedis, Radialis, Temporalis u. s. w. deutlich wahrgenommen werden kann. <small>Weite Verbreitung des Arterientons.</small>

Schwache und ungenügende Herzcontractionen vermindern die Intensität des Arterientons.

Unter verschiedenen Umständen werden blasende oder schwirrende Geräusche in den Halsarterien (Carotis und Subclavia) gehört. <small>Geräusche in den Arterien.</small>

Dieselben können fortgeleitete, am Aortenorificium entstehende Geräusche sein. Diess ist stets der Fall bei den diastolischen (der Diastole des Herzens entsprechenden), welche man bei Insufficienz der Aortenklappen vernimmt. Es ist meist leicht zu constatiren, dass die Erscheinungen an den Carotiden vollständig denen über der Aorta analog sind; fehlt der zweite Ton hier gänzlich, oder ist er schwach, so ist er auch an jenem Orte nicht zu hören. Auch Spaltungen des zweiten Tons der Aorta hört man oft an den Carotiden.

Systolische (mit der Herzsystole synchronische) Geräusche in den

Halsarterien sind ebenfalls in den meisten Fällen vom Aortenostium fortgeleitete, sie treten an die Stelle des ersten Arterientons oder hängen sich demselben an.

Bei Stenose der Aorta hört man das gedehnte systolische Geräusch sehr laut und deutlich in den Carotiden, es kann keinem Zweifel unterliegen, dass es in solchem Falle ein fortgeleitetes ist, aber auch das häufig bei Insufficienz der Aortenklappen hörbare systolische Blasen in den Halsarterien hat denselben Ursprung, in sofern man theils wegen gleichzeitig bestehender Stenose oder wegen der bedeutenden Erweiterung der Aorta ascendens und des Aortenbogens meist auch ein systolisches Geräusch in der Aorta vernimmt. Es ist jedoch sicher, dass Erweiterungen der Carotiden- und der Schilddrüsenarterien, mögen dieselben von Erkrankung der Wandungen oder von Erschlaffung und Lähmung der Gefässmusculatur herrühren, ebenfalls Geräusche in den Halsarterien veranlassen können. Auf diese letztere Weise müssen die Geräusche erklärt werden, welche zuweilen bei Chlorotischen und bei hohen Graden von Anämie, sowie bei dem sogen. Morbus Basedowi in den Halsarterien vernommen werden. Rauhigkeiten in diesen Gefässen in Folge von atheromatösem Process geben dagegen nur sehr selten Veranlassung zu Geräuschen, und es dürften solche wohl am leichtesten dann zu Stande kommen, wenn es dadurch zu einer Verengerung an der Ursprungsstelle dieser Gefässe kommt.

Diese an den Carotiden hörbaren Geräusche dürfen nicht mit den in den benachbarten Halsvenen entstehenden verwechselt werden. Diese letztern sind meist continuirlich und zeigen eine Verstärkung bei der Inspiration, erstere folgen dem Rhythmus der Herzaction und erleiden wenn sie continuirlich auftreten eine systolische Verstärkung. Man auscultirt die Carotis am hintern Rande des M. sternocleidomastoideus, die Vena jugularis dicht über dem Sternoclaviculargelenke. Es muss hier auch erwähnt werden, um Irrthümer zu vermeiden, dass durch einen leichten Druck mit dem Stethoskope auf eine grössere, oberflächlich gelegene Arterie (Cruralis, Brachialis) aus begreiflichen Gründen ein systolisches blasendes Geräusch entstehen kann, welches bei stärkeren Drucke, der die Arterie vollständig comprimirt, verschwindet.

Durosiez giebt an, dass man auf diese Weise bei Insufficienz der Aortenklappen in der Cruralis ein doppeltes Geräusch erzeugen könne, wovon das 2. bei der Systole der Arterie durch das Zurückfliessen des Bluts in der Richtung nach dem Herzen entstehen soll (?).

Blasende Geräusche in der Arteria pulmon. und subclavia. — Es darf endlich nicht unerwähnt bleiben, dass man zuweilen, ohne jegliche Alteration des Herzens, in der Arteria subclavia und auch wie es scheint in der Arteria pulmonalis blasende oder rauschende systolische Geräusche wahrnimmt. Man hört dieselben vorzugsweise in der Regio subclavicularis dicht unter dem Schlüsselbeine gegen dessen Acromialende zu auf beiden Seiten, jedoch mit vorwiegender Häufigkeit links. Diese Geräusche können bei demselben Individuum innerhalb kurzer Zeit an Intensität sehr wechseln, doch steht es fest, dass dieselben am lautesten hervortreten gegen das Ende der Inspiration oder beim Anhalten des Athems, ja manchmal nur in diesem Augenblicke hörbar werden. Am häufigsten beobachtet man sie bei tuberculösen Individuen mit Infiltration der obern Lungenlappen, doch kommen sie auch bei anscheinend ganz gesunden Individuen vor. Es ist nothwendig, von denselben Kenntniss zu haben, um Verwechslungen mit Geräuschen, die am Herzen entstehen, zu vermeiden.

Die Ursache dieser Geräusche, auf welche schon *Ogier*, *Ward* und *Latham*, neuerdings *Da Costa*, *Thornburn*, *Richardson*, *Sieveking*, *Kirkes*, *Palmer* und A. aufmerksam gemacht haben, ist noch nicht genau ermittelt. Es ist sehr wahrscheinlich, dass bei tuberculösen Verdichtungen der Lungenspitzen dieselben durch Druck auf die Art. subclavia entstehen, da sie jedoch auch bei Gesunden vorkommen (*Palmer* fand sie unter 129 Arbeitern 37 mal bei Abwesenheit jeglicher Erkrankung), so müssen sie noch auf andere Weise zu Stande kommen können, vielleicht durch Compression von Seiten umgebender Muskeln (Musc. subclavius, *Palmer*) oder durch Hebung der ersten Rippe bei der Inspiration. Vielleicht sind auch Anschwellungen der umgebenden Lymphdrüsen dabei betheiligt.

2. Venen.

Inspection, Palpation und Auscultation. Bei allen Erkrankungen des Herzens, welche eine verminderte Leistung desselben zur Folge haben, tritt eine Steigerung des Seitendrucks im Gebiete des Körpervenensystems ein, welche sich durch eine stärkere Füllung und Anschwellung der oberflächlich gelegenen Venen kund giebt. (Die Ursache dieser Thatsache soll im nächsten Abschnitte dargelegt werden). Eine ganz besondere Beachtung verdient jedoch der Zustand der **Venen am Halse**. Von allen oberflächlich gelegenen grösseren Gefässen dieser Art sind bei gesunden erwachsenen Menschen gerade die genannten am wenigsten sichtbar, während sie bei Kindern nur als bläuliche, wenig oder gar nicht prominirende Stränge durch die zarte und durchsichtige Haut hindurchschimmern. Der **Grund** dieser **geringern Füllung** liegt in der **nahen Verbindung** dieser Venen mit den **grossen in der Brusthöhle eingeschlossenen Venenstämmen** (Vv. anonymae und V. cava superior), in welchen, wegen des Retractionsbestrebens der umgebenden Lungen, der **Seitendruck** ein sehr niedriger, ja offenbar geringer als der atmosphärische Druck, d. h. ein **negativer** ist. In Folge dessen findet eine permanente **Ansaugung** des Bluts aus den Halsvenen statt, welches dieselben mit grosser Schnelligkeit durch-

Zustand der Halsvenen bei Gesunden.

strömt, und es erscheinen dieselben darum stets mehr oder weniger collabirt. Erst wenn Umstände eintreten, wodurch der Druck in der obern Hohlvene dem der äussern Atmosphäre gleich wird oder denselben überschreitet, kömmt es zu einer deutlichen Anschwellung und sichtbaren Füllung der Halsvenen. (Ausgenommen hiervon ist nur der Fall, wenn Geschwülste im Mediastinum und am Halse, z. B. Kröpfe, durch mechanischen Druck die Entleerung dieser Gefässe in die Vv. anonymae verhindern).

Anschwellung der Halsvenen bei forcirter Exspiration. Bei Gesunden tritt dieser Fall ein, wenn durch forcirte Exspiration (Husten, Schreien, Niesen, Drängen) der Druck in der Brusthöhle und damit auch in der Hohlvene sich so steigert, dass er positiv wird.

Verhalten der Halsvenen bei Herzaffectionen. Man begreift aus dem Gesagten, warum bei Herzaffectionen mit verminderter Leistung Anschwellungen der Halsvenen selbst dann noch fehlen können, wenn die Erscheinungen erhöhten Druckes in den Venen sich bereits an andern vom Herzen entferntern Theilen geltend machen. Doch tritt bald früher bald später mit fortschreitendem Uebel auch an den genannten Venen (Jugularis interna und externa, Subcutanea colli, Thyrioidea media, Facialis communis) eine sichtbare Anschwellung ein, welche zuweilen einen so hohen Grad erreichen kann, dass dieselben als bläuliche gänsekiel- bis fingerdicke Wülste erscheinen.

Anschwellen d. Halsvenen bei Krankheiten der Brustorgane. Allerdings giebt es noch eine namhafte Anzahl von krankhaften Veränderungen der Brustorgane, welche schon für sich allein zur Anschwellung der Halsvenen führen, oder durch Combination mit Erkrankungen des Herzens eine solche schon früher und in sehr hohem Grade bewirken können. Als solche pathologische Vorgänge sind zunächst diejenigen zu erwähnen, welche das Retractionsbestreben der Lungen vermindern, entweder dadurch, dass sie denselben gestatten, ein kleineres Volum anzunehmen (grosse pleuritische und pericardiale Exsudate, von denen namentlich letztere auch eine directe Compression der obern Hohlvene bewirken können, Pneumothorax, Scoliose der Wirbelsäule), oder dadurch, dass sie die Elasticität des Lungengewebes verringern (pneumonische Infiltration und namentlich chronisches Lungenemphysem), womit in der Regel als weitere begünstigende Momente Hindernisse in der Lungenblutbahn verbunden sind, welche die Entleerung des rechten Herzens hemmen.

Respiratorische Bewegungen an den Halsvenen. Bei der In- und Exspiration bemerkt man in Folge der wechselnden Druckverhältnisse in der Brusthöhle, ein Ab- und Anschwellen der sichtbar gefüllten Halsvenen, und beim Husten tritt letzteres manchmal in so ausserordentlich hohem Maasse hervor, dass man den Bulbus der Jugularvenen sich als eine grosse bläuliche Geschwulst in der Oberschlüsselbeingrube emporheben sieht, indem ein Theil des in der obern Hohlvene und den Vv. anonymae enthaltenen Bluts nach oben ausweicht, und das in den Halsvenen heranströmende noch stärker anstaut. Schliessen die am Bulbus befindlichen K l a p p e n, so wird dadurch dem Ausweichen des Bluts nach oben eine Grenze gesetzt; ist diess jedoch nicht der Fall, weil dieselben in Folge allzugrosser Ausdehnung des Bulbus, mangelhafter Entwicklung oder pathologischer Verkürzung i n s u f f i c i e n t geworden sind, so kann ein Zurückfliessen bis in die Jugularis interna stattfinden, welches man bei der Betastung als ein deutliches S c h w i r r e n, bei der Auscultation als ein r a u h e s, g e d e h n t e s G e r ä u s c h wahrnimmt. Exspiratorisches Halsvenengeräusch.

Neben den respiratorischen Bewegungen bemerkt man aber auch nicht selten solche an den angeschwollenen Halsvenen, welche ihrem R h y t h m u s nach offenbar m i t d e r H e r z a c t i o n i n B e z i e h u n g stehen. Oft sind dieselben nichts weiter als U n d u l a t i o n e n, welche den Venen von den benachbarten stark pulsirenden Arterien, der Carotis und Subclavia mitgetheilt werden. Man erkennt sie als solche leicht, dadurch, dass, wenn man die Venen mit dem Finger comprimirt, das dem Herzen zugekehrte Stück derselben collabirt, während der peripherische Theil stärker anschwillt, und dabei manchmal fortpulsirt. Ebenso verschwindet die Bewegung, wenn sich die Vene durch seitliche Verschiebung hinreichend von der pulsirenden Arterie entfernen lässt. Eine d i r e c t e V e r b i n d u n g d e r P u l s a t i o n m i t d e n H e r z b e w e g u n g e n findet somit nicht statt. Mit der Herzaction in Verbindung stehende Bewegungen an den Halsvenen. Von den Arterien mitgetheilte Bewegungen.

Es können aber auch Umstände eintreten, unter denen sich von den Herzcontractionen in der obern Hohlvene erregte Wellen bis in die Halsvenen fortpflanzen und diese bezeichnet man als V e n e n p u l s, zum Unterschiede von den erwähnten Undulationen. Die im normalen Zustande bei der Contraction des Vorhofs und des Ventrikels durch die Unterbrechung des Blutstroms entstehenden rückläufigen Wellen (Stauungswellen) kommen niemals an den Halsvenen zur Wahrnehmung, da erstere in den Hohlvenen, letztere bereits in dem bei der Ventrikelsystole diastolisch sich erweiternden Vorhofe vernichtet werden. Der in diesen beiden Abschnitten des Gefässsystems (im Vorhofe während der Diastole) bestehende negative Druck verhindert das Weiterschreiten dieser Wellen. Selbst wenn der Druck in den Hohlvenen aus einer der obengenannten Ursachen ein positiver geworden ist und die Halsvenen angeschwollen sind, kann sehr wohl noch jede vom Herzen direct ausgehende Pulsation in diesem letzten fehlen, so lange der Vorhof, wenn auch dilatirt und stark mit Blut gefüllt noch hinreichend energisch sich contrahirt und einen grossen Theil seines Inhalts in den Ventrikel treibt. Erst wenn in Folge übermässiger Ausdehnung und Erschlaffung seiner Wandungen seine Zusammenziehung ganz ungenügend wird, ein halbparalytischer Zustand desselben eintritt, gelangen rückläufige Wellen durch die obere Hohlvene bis in den Bulbus der Venenpuls. Rückläufige Wellen in den Hohlvenen. Bedingungen ihrer Fortpflanzung in die Vena jugularis interna.

Vena jugularis interna, und können zu pulsirenden Bewegungen desselben Veranlassung geben. Dieselben rühren zum Theil von den allerdings geschwächten **Vorhofscontractionen** her, weil die an den Einmündungsstellen der Venen in den Vorhof angebrachten Muskelfasern keinen gehörigen Abschluss mehr hervorbringen und also Blut aus dem Vorhof in die Hohlvene regurgitirt, diese Bewegungen sind demnach **präsystolisch, bei völliger Paralyse des Vorhofs verschwinden sie.** Ein anderer Theil, welcher der Zeit nach **systolisch** ist, wird aber von den beim **Schluss** der **Atrioventricularklappe** entstehenden Stauungswellen herrühren, welche sich nun, da auch während der schwachen Diastole des Vorhofs der Druck in diesem ein positiver bleibt, weiter fortpflanzen können. Es begreift sich, dass diese von der Ventrikelsystole herrührenden Wellen um so energischer sein werden, wenn die Tricuspidalis insufficient ist, und jedesmal Blut aus dem Ventrikel in den Vorhof regurgitirt. Es **hängt also die Verbreitung rückläufiger Wellen zunächst bis an den Bulbus der Vena jugularis**, und wie wir sogleich sehen werden, meist auch bis in weiter rückwärts gelegene Venen, **von dem Zustande des rechten Vorhofs ab.** So lange auf eine **kräftigere Systole des Vorhofs auch eine dieser entsprechende Diastole erfolgt, kann selbst bei insufficienter Tricuspidalklappe jede Pulsation in den Hohlvenen und dem Bulbus der Vena jugularis fehlen, während bei Erlahmung desselben ohne Insufficienz der genannten Klappe, so lange der Vorhof sich noch einigermassen contrahirt präsystolische und systolische, und wenn derselbe vollständig paralytisch ist einfache blos systolische Wellen in der genannten Vene entstehen.**

Verbreitung rückläufiger Wellen über den Bulbus der Vena jugularis hinaus. Für die Verbreitung solcher von Herzen direct erregten pulsirenden Bewegungen von dem Bulbus in die sichtbaren Halsvenen, ist z. Th. der **Zustand der daselbst befindlichen Klappen** maassgebend. Sind dieselben schlussfähig, so erreichen allerdings die kräftigern Pulsationen am Bulbus ihr Ende, allein durch ihr Schliessen entstehen weitere, schwächere rückläufige Wellen in der **Vena jugularis interna** auch wohl über die Klappe der **Vena subclavia** hinaus in der **Vena jugularis externa** u. s. w., die man häufig als **schwache zweitheilige oder einfache Pulsationen** in den genannten Gefässen wahrnimmt. — Auch hier wird, wie bei den mitgetheilten Undulationen, bei Compression im Verlaufe der Venen der untere Theil des Gefässes collabiren, während der obere anschwillt, jedoch aufhört Bewegungserscheinungen zu zeigen. Doch ist mitunter die Unterscheidung von den oben genannten Undulationen deshalb schwierig, weil beide Bewegungen sich mit einander combiniren können.

Liegen die **Klappen des Bulbus v. jugularis** aussergewöhnlich *Sichtbarer Bulbuspuls.*
hoch, oder wird derselbe sehr ausgedehnt und nach oben hervorgedrängt,
wie diess namentlich bei der Insufficienz der Valv. tricuspidalis oft der
Fall ist, so werden auch die stärkern **Pulsationen am Bulbus sichtbar** und meist auch **fühlbar**, der Finger empfindet einen mehr oder minder deutlichen **Stoss** (Bulbuspuls) der sphygmographisch darstellbar ist,
und bei der Auscultation vernimmt man einen **dumpfen** oder **klap-
penden Ton**, der in der Gegend der Bulbusklappen die grösste Intensität zeigt (*Bamberger*).

Sind die letzteren **insufficient**, entweder durch abnorme Klein- *Insufficienz der Bulbusklappen.*
heit, oder was häufiger der Fall ist in Folge allzustarker Ausdehnung des
Bulbus, so breiten sich diese stärkeren, fühlbaren, oft mit einem **Geräusch** und **sichtbarem Schwirren** verbundenen Pulsationen über
die ganze **Vena jugularis interna** bis zum Kieferrande aus, wobei
diese Vene eine ausserordentliche Ausdehnung erfährt, ja man sieht die
Erscheinung zuweilen sich noch weiter in die Verzweigungen der Jugularis
interna, die Thyrioidea media, die Venen des Gesichts und der Schläfe
fortpflanzen, wobei allerdings eine mit der steigenden Ausdehnung sich
entwickelnde relative Insufficienz der Klappen dieser Venen vorausgesetzt
werden muss. Aus derselben Ursache können auch zuweilen die Venen
aus dem Gebiete der V. **subclavia** in ähnlicher Weise pulsiren, wie die
V. jugularis externa, V. subcutanea colli, Zweige der V. mammaria interna,
die an der vordern Brustfläche hervortreten, ja selbst in seltenen Fällen
die Venen am Vorderarme. Comprimirt man in diesem Falle eine pulsirende Halsvene im Verlaufe, so sieht man in dem dem Herzen zugekehrten
Theile die pulsirende Bewegung fortdauern, während sie in dem peripherischen verschwindet.

In so ausgeprägter, auffälliger und ausgedehnter Weise sind diese Pulsationen allerdings nur bei Insufficienz der Valv. tricuspidalis vorhanden,
doch können auch einfache Stauungswellen vom Herzen aus bei Insufficienz der Bulbusklappen zu fühlbaren, oder schwirrenden, mit einem Geräusche verbundenen und sphygmographisch darstellbaren Pulsationen an
den Halsvenen Veranlassung geben (*Friedreich*). Auf die **Stärke**, mit
welcher sich die Erscheinungen kund geben, hat aber auch sowohl die
Energie der Herzcontraction, als auch die **Lage des Körpers**
und die **respiratorische Bewegung** einen Einfluss. Mit der Paralyse des Vorhofs hören, wie bereits erwähnt wurde, die praesystoli-
schen Pulsationen auf, der vorher vorhandene Dicrotismus verschwindet,
die Pulsationen werden einfach; lässt schliesslich gegen das Lebensende
die Energie der Ventrikelcontraction nach, so werden auch diese systolischen Pulsationen schwächer oder verschwinden selbst gänzlich. Umgekehrt können aber auch, wenn in Folge von Regulation der Herzbewegung

und Circulation durch therapeutische Eingriffe (Digitalis, Punction des Ascites) die Contractionen des Vorhofs wieder energischer werden, vorher einfache Pulsation wieder dicrot werden, oder aber alle pulsatorischen Bewegungen gänzlich verschwinden. Bei Aufregung und verstärkter Herzaction so wie bei horizontaler oder gar mit dem Kopfe nach abwärts gerichteter Körperlage treten die Pulsationen mehr hervor, ja sie werden zuweilen erst dadurch wahrnehmbar. Schwächere verschwinden oft völlig bei tiefer Inspiration, stärkere werden dadurch weniger intensiv.

In der Regel zeigt sich die Erscheinung der venösen Pulsation am Halse, wegen des geraden Verlaufs der Vena anonyma dextra, früher und stärker an der rechten Seite. Es kann jedoch auch das umgekehrte Verhältniss eintreten, wobei die Beschaffenheit der Klappen am Bulbus in Betracht kommt. Aus der vorstehenden Erörterung geht hervor, dass **pulsirende Bewegungen an den Halsvenen unter allen Umständen eintreten können**, welche eine **stärkere Anfüllung der obern Hohlvene und des Bulbus zur Folge** haben, sobald dabei **die Contractionen des dilatirten rechten Vorhofs ungenügend werden. Schwacher Venenpuls am Halse kann sowohl bei sufficienten als insufficienten Klappen des Bulbus** beobachtet werden; **starker Venenpuls entweder auf den ausgedehnten Bulbus beschränkt, oder über denselben hinaus** mehr oder minder weit verbreitet, wird dagegen wohl **immer auf Insufficienz der Valvula tricuspidalis und der Bulbusklappen bezogen** werden müssen.

Die sphygmographisch zuerst von *Bamberger*, *Geigel* und *Marey*, später von *Friedreich* dargestellten Curven des Venenpulses am Halse zeichnen sich von arteriellen Pulscurven durch ihre beträchtliche Höhe und Steilheit und in vielen Fällen durch den auf die Diastole des Gefässes fallenden Dicrotismus aus, der sich somit an dem aufsteigenden Theil der Curve kund giebt (Anadicrotismus). Steilheit und Höhe sind die Folge der niedrigen mittlern Spannung, die selbst in der gefüllten Vene doch noch ausserordentlich viel kleiner ist, wie in jeder Arterie. Sie muss auch ebenfalls als die Ursache der an dem Curvengipfel oft bemerklichen steilen Spitze betrachtet werden, welche wie bei der Aorteninsufficienz ein auf dem Trägheitsmoment beruhendes Artefact des Instrumentes ist. Die erste Erhebung gehört der Contraction des Vorhofs, die 2. derjenigen des Ventrikels an. Tritt Paralyse des Vorhofs ein, so verschwindet die erste (anacrote) Erhebung und die Curve wird eine einfache. *Geigel* hat auch noch eine kleine der Vorhofscontraction vorhergehende Erhebung beobachtet, die er dem sich vor der Systole anstauenden Blute zuschreibt. (?) *Friedreich's* Curven zeigen ferner neben dem Dicrotismus am aufsteigenden Schenkel, auch zuweilen einen solchen am absteigenden (Katadicrotismus) selbst ohne jene ersten. Worauf diese Variationen der Curve beruhn scheint mir bis jetzt nicht recht klar, und es bedarf der Gegenstand wohl überhaupt noch einer weitern Untersuchung. Endlich verdient hier noch bemerkt zu werden, dass nach einer Beobachtung von *Reisch* auch durch eine Insufficienz der Mitralklappe Venenpuls am Halse direct hervorgerufen werden kann, wenn nämlich das Foramen ovale nur unvollständig durch seine Klappe geschlossen wird und so das Blut aus dem linken Ventrikel regurgitirend durch das Foramen ovale in den rechten Vorhof und die Hohlvene gelangt.

In den äusserst seltnen Fällen von Communication der Vena cava mit der Aorta hat man ebenfalls exquisiten Venenpuls beobachtet.

Uebrigens werden die Symptome der venösen Pulsation auch im Gebiete der untern Hohlvene wahrgenommen. Zunächst wird hiervon der Stamm der Vena cava inferior und die Vena hepatica mit ihren Verzweigungen betroffen. Man fühlt alsdann wie die **Leber** mehr oder minder lebhaft in toto, vorzugsweise aber an ihrer vorderen Fläche bei jeder Systole des Herzens gehoben wird und **pulsirt** (Leberpuls), dabei kann man zuweilen rechts vom Nabel am Rande der vergrösserten Leber in der Tiefe die Vena cava pulsiren fühlen, als einen weichen runden Körper; es muss angenommen werden, dass die Pulsation der Leber sowohl eine von der untern Hohlvene dem ganzen Organ mitgetheilte, als auch eine von pulsirender Blutbewegung in den erweiterten Lebervenen herrührende sein kann. Zum Unterschiede von den der Leber direct vom Herzen mitgetheilten, vorzugsweise auf den linken Leberlappen beschränkten systolischen Pulsationen, muss man darauf achten, dass der venöse Leberpuls gleich dem Halsvenenpuls erst etwas später fühlbar ist als der Herzstoss.

Der Leberpuls ist ebenfalls entweder ein dicroter, zweitheiliger, oder ein einfacher; die mit dem Sphygmographen gewonnenen Curven zeigen grosse Analogie mit denen der Halsvenen. Grössere Mengen von freier Flüssigkeit in der Bauchhöhle bringen den Leberpuls oft zum Verschwinden; nach der Punction des Ascites sieht man ihn dagegen wieder lebhaft hervortreten. In manchen Fällen erscheint derselbe früher als derjenige an den Halsvenen, oder er tritt deutlicher hervor als dieser; der Grund liegt darin, dass, weil nur ein kleiner Abschnitt der untern Hohlvene in dem Brustraume dem negativen Drucke desselben unterliegt und sie nebst den Lebervenen klappenlos ist, sich die Wellen aus dem rechten Vorhofe leichter in dieselben fortpflanzen. Da jedoch nur energische Wellen ein so gewichtiges Organ wie die Leber zur Hebung bringen, so muss man aus dem Vorkommen des Leberpulses wohl stets auf eine Insufficienz der Tricuspidalklappe schliessen.

Dass übrigens Venenpuls auch in entfernteren Ausbreitungen der V. cava inferior an den untern Extremitäten vorkommen kann beweist eine Beobachtung von *Marey* (an der V. saphena). Natürlich muss hier Insufficienz der zwischenliegenden Venenklappen vorhanden gewesen sein.

Die Pulsation der Leber war schon *Senac*, *Burns* und *Kreysig* bekannt, und wurde auch in neuerer Zeit von *Clarus*, *Knabe* und *Traube* erwähnt, namentlich hat aber *Seidel* die Aufmerksamkeit in neuester Zeit wieder auf dieses Symptom gelenkt, und nach ihm *Geigel* und *Friedreich*.

Venenpulscurven nach Friedreich.

Fig. 10.

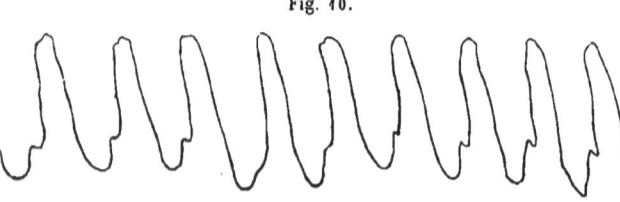

Anadicroter Venenpuls an der Vena jugularis interna.

Fig. 11.

Anadicroter Leberpuls von demselben Kranken wie Fig. 10.

Fig. 12.

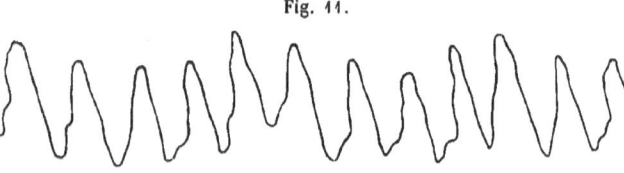

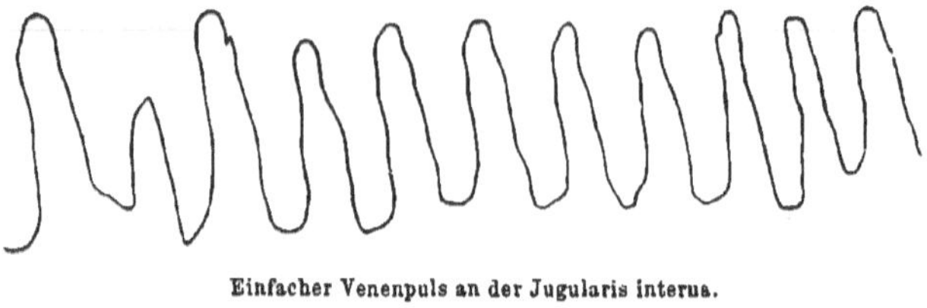

Einfacher Venenpuls an der Jugularis interna.

Fig. 13.

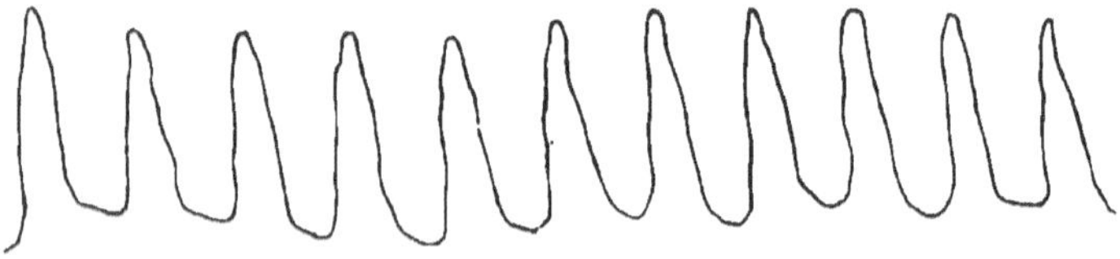

Einfacher Leberpuls von demselben Kranken wie Fig. 12.

Diastolisches Abschwellen der Halsvenen. Eine dem Venenpulse sehr ähnliche Erscheinung ist das plötzliche, mit der Diastole des Herzens synchronische Abschwellen der angeschwollenen Halsvenen, die sich während der Systole allmählich wieder anfüllen: sie unterscheidet sich dadurch aber gerade von jener wo die

Expansion der Venen bei der Systole plötzlich hervortritt. Es beruht dieselbe auf dem diastolischen Zurückspringen der vordern Brustwand in ihre ursprüngliche Lage, wenn bei Verwachsung des Herzens mit dem Herzbeutel eine systolische Einziehung vorangegangen ist. Die Diastole des Herzens, welches dem elastischen Zuge der Brustwand folgen muss, tritt mit einem plötzlichen Rucke ein, wodurch das Blut aus den Halsvenen mit grosser Energie nach dem Herzen angesogen wird.

Dieses Symptom, von *Scoda* bereits beobachtet und von Paralyse des rechten Vorhofs hergeleitet, wurde von *Friedreich* zuerst genauer beschrieben und in der obigen Weise richtig gedeutet. Ich selbst habe dasselbe in 2 Fällen in exquisiter Weise zu beobachten Gelegenheit gehabt.

V. Die Veränderungen im Kreislaufe bei Erkrankungen des Herzens.

1. Allgemeine Ergebnisse.

Alle Herzkrankheiten verändern die Function des Herzens. In der Mehrzahl der Fälle handelt es sich um eine Verminderung der Gesammtleistung, wobei jedoch nicht ausgeschlossen ist, dass nicht einzelne Herzabschnitte vorübergehend oder dauernd eine gesteigerte Thätigkeit entwickeln. Da die Contractionen dieses Organs die einzige Ursache des Kreislaufs sind (die accessorischen Hülfsmomente für denselben, wie der niedrige Druck in der Brusthöhle, die Athembewegungen und die durch die Muskelbewegungen begünstigte Fortbewegung des Bluts in den Venen kommen hierbei nicht in Betracht), so wird jede Veränderung der Thätigkeit des Herzens auch von Störungen in den normalen Verhältnissen der Blutcirculation begleitet sein müssen, und diese letztern sind es, welche vorzüglich die gefahrdrohenden Erscheinungen herbeiführen, welche man so häufig bei Herzkrankheiten beobachten kann.

Durch Veränderungen in der Leistung des Herzens werden vor Allem die Verhältnisse des mittleren Blutdrucks in den verschiedenen Abschnitten des Gefässsystems, sowie die Intensität des Kreislaufs (d. h. die Menge des Bluts, welche innerhalb einer bestimmten Zeit einen Querschnitt des Gefässsystems durchströmt) alterirt. Das Blut fliesst aber bei seinem Kreislaufe durch ein System von elastischen Röhren, die an verschiedenen Stellen von verschiedener Weite und Dehnbarkeit sind, und welche der Bewegung der Flüssigkeit eine Summe von Widerständen entgegensetzen, die sich namentlich in dem engsten Theile des Systems der Capillaren geltend machen. Weite, Dehnbarkeit und Widerstand wozu noch die Gesammtmenge des Bluts kommt, üben aber neben der Leistung des Herzens einen sehr wichtigen Einfluss auf die Blutvertheilung, resp. die Druckverhältnisse in den Gefässen und die Intensität des Kreislaufs und können durchaus nicht ausser Acht gelassen werden.

Um in den Zusammenhang dieser Dinge Einsicht zu erlangen, studirt man am besten den Vorgang zunächst an einem einfachen Kreislaufe, mit einer Herzkammer, einem Arterien-, Capillar- und Venensystem, wie diess in dem Schema von *Weber* (Berichte der Gesellschaft der Wissenschaften zu Leipzig, math.–physik. Classe. III. 186) dargelegt ist.

Verhältnisse des Kreislaufs in einem einfachen Gefässsystem.
Denkt man sich vorerst dieses einfache Gefässsystem mit einer bestimmten Menge von Flüssigkeit angefüllt, während das Pumpenwerk, welches das Herz vorstellt, in Ruhe ist, so ist der Seitendruck in demselben allenthalben gleich, und nirgends findet eine Bewegung der Flüssigkeit statt. Contrahirt sich das Herz ein einziges Mal und treibt es seinen Inhalt in die Arterien, so wird die Menge der in denselben befindlichen Flüssigkeit vermehrt und der Seitendruck in denselben erhöht: mit dem Nachlass der Contraction schliessen sich die arteriellen Klappen während sich die venösen öffnen, weil nun der Druck im entleerten Herzen niedriger geworden ist als in den Venen, und diese letztern ergiessen darum einen Theil ihres Inhalts in den Ventrikel, wodurch der Seitendruck in ihnen vermindert wird. Das Resultat dieser einen Contraction mit nachfolgender Erschlaffung ist also Steigerung des Seitendrucks in den Arterien, Verminderung desselben in den Venen. Die Folge davon ist ein Strömen der Flüssigkeit in der Richtung des verminderten Drucks, d. h. von den Arterien durch die Capillaren zu den Venen, welches so lange andauert bis der Druck sich in allen Abschnitten des Systems wieder ausgeglichen hat, worauf vollkommene Ruhe eintritt. Die Zeit, welche zu dieser Ausgleichung nöthig ist, wird wie man leicht begreift bedingt sein von der vorhandenen Druckdifferenz und der Grösse des in den Capillaren zu überwindenden Widerstandes. Erfolgt vor Ablauf dieser Zeit eine zweite Contraction und sofort eine dritte u. s. w. in regelmässigen Zwischenräumen, so wird mit jeder weiteren Zusammenziehung der Druck in den Arterien höher steigen, da noch nicht alles in die Arterien getriebene Blut abgeflossen ist, in den Venen aber sinken, somit die Druckdifferenz zwischen Arterien und Venen wachsen. Dadurch wird aber die Flüssigkeit die Widerstände in dem Capillarsystem um so leichter überwinden, und sie strömt innerhalb einer bestimmten Zeit in immer grösserer Menge durch die Capillaren bis schliesslich ein Punct erreicht wird, bei dem in derselben Zeit ebensoviel aus den Arterien in die Venen, und aus diesen in das Herz abfliesst, als aus letzterem in die Arterien getrieben wird, d. h. durch jeden Quer-

V. Die Veränderungen im Kreislaufe bei Erkrankungen des Herzens. 85

schnitt des Systems innerhalb derselben Zeit gleichviel Flüssigkeit strömt. Damit ist dann ein beharrlicher Zustand hergestellt, wie er für einen dauernden Kreislauf nothwendig ist. Das Resultat der Herzthätigkeit ist also, wie wir sehen, die Herstellung einer constanten Druckdifferenz zwischen den Arterien und Venen; diese Differenz muss uns als Maass der Arbeitsleistung des Herzens für den Kreislauf dienen, und kann schlechthin als die Kraft des Herzens bezeichnet werden. Die absolute Grösse der Kraft, welche ein Ventrikel bei seiner Contraction entwickelt, entzieht sich der Berechnung, da wir die Widerstände die am Herzen selbst überwunden werden müssen nicht kennen.

Die Intensität des Kreislaufs ist wie man leicht einsieht einestheils abhängig von dieser Druckdifferenz, anderntheils von der Grösse der zu überwindenden Widerstände auf dem Wege von den Arterien zu den Venen, sie steht zu jener in einem directen, zu dieser in einem indirecten Verhältnisse. Die Art und Weise, wie sich jene Druckdifferenz auf die Arterien und Venen vertheilt, wird sich richten nach der Weite (dem Rauminhalt) und Dehnbarkeit dieser Gefässe. Da das Herz das Blut aus den Venen in die Arterien pumpt, so wird zwar der Inhalt in diesen um ebenso viel zunehmen als er in jenen abnimmt, aber nur wenn die Arterien und Venen gleich weit und dehnbar wären, würde dadurch der Druck in den Arterien um ebensoviel steigen als er in den Venen sinkt. Ist aber der eine Abschnitt des Gefässsystems weiter und dehnbarer als der andere, so werden Veränderungen in der Menge seines Inhalts weit geringere Schwankungen des Drucks zur Folge haben, als in dem engern und weniger dehnbaren Theile. Diesen letzteren stellen die Arterien dar, und es muss daher in ihnen die Druckerhöhung sehr viel bedeutender ausfallen, als die Druckerniedrigung in den Venen.

Treten Veränderungen in der Herzthätigkeit ein, so werden sich die Folgen in weit erheblicherem Maasse in den Arterien als in den Venen geltend machen.

Bei einer Steigerung der Herzthätigkeit wird also der Druck in den Arterien um mehr zunehmen als er in den Venen sinkt, bei verminderter Leistung des Herzens nimmt er in den Arterien um mehr ab als er in den Venen zunimmt. Die Intensität des Kreislaufs wird im ersten Falle, vorausgesetzt, dass die Widerstände gleichbleiben, im Verhältniss zur Druckdifferenz wachsen, aber im letzteren sich verringern.

Auf folgende Weise gelangt man zum mathematischen Ausdruck der vorstehenden Betrachtungen:

Bezeichnet man den mittleren Druck in den Arterien mit P, den in den Venen mit p, so ist das was oben als Kraft des Herzens bezeichnet wurde $K = P - p$.

86 Semiotik und Diagnostik der Herzkrankheiten.

Will man die Veränderungen untersuchen welche P und p erleiden, wenn K sich verändert, und bezeichnet man die Veränderungen dieser Grössen mit dem Zeichen $\triangle$, so ist $\triangle K = \triangle P - \triangle p$. Nennt man die Veränderung des Flüssigkeitsvolums in den Arterien, welche von der Weite und Dehnbarkeit bedingt ist, wenn der Druck in denselben um eine Einheit wächst A, und bedeutet a dasselbe für die Venen, so ist $A \triangle P$ die Volumsveränderung der Arterien bei der Druckveränderung $\triangle P$, und $a \triangle p$ dasselbe für die Venen bei der Druckveränderung $\triangle p$. Unter der Voraussetzung, dass die Blutmenge dieselbe bleibt, ist daher
$$A \triangle P + a \triangle p = 0.$$
Aus den beiden letzten Gleichungen erhält man
$$\triangle P = \frac{a \triangle K}{A + a} \text{ und}$$
$$\triangle p = -\frac{A \triangle K}{A + a}$$
d. h. den allgemeinen Ausdruck für die Veränderungen des Druckes in den Arterien und Venen, wenn die Kraft des Herzens sich verändert. Da die Intensität des Stromes i proportional mit der Druckdifferenz wächst, dagegen umgekehrt abnimmt mit steigenden Widerständen w, so kann man dieselbe ausdrücken durch die Gleichung
$$i = \frac{P - p}{w} = \frac{K}{w}$$
Die oben angeführten Ergebnisse sind Folgerungen aus diesen allgemeinen Gleichungen für den speciellen Fall.

<small>Verhältnisse des Kreislaufs bei einem doppelten Gefässsystem.</small>

So leicht sich die Verhältnisse bei einem einfachen Gefässsystem übersehen lassen, so schwierig und complicirt gestalten sich dieselben bei einem Circulationsapparate, wie er dem Menschen zukömmt, an welchem nicht nur an zwei Stellen Herzen von verschiedener Leistungsfähigkeit eingeschaltet, und zweierlei Widerstände von verschiedener Grösse zu überwinden sind, sondern in welchem auch noch vier Gefässabschnitte sich befinden von sehr verschiedener Weite und Dehnbarkeit. Hierzu kommt noch, dass die meisten dieser Grössen uns nur sehr wenig genau bekannt sind, ja dass wir selbst über die relativen Verhältnisse des normalen Blutdrucks, in den verschiedenen Abtheilungen des Gefässsystems, welche den Ausgangspunct einer solchen Betrachtung bilden müssen, nur ungenügende Kenntnisse besitzen. — Wenn es erlaubt ist von Versuchen an Säugethieren auf menschliche Verhältnisse zu schliessen, so würde der Druck in der Aorta etwa 3—4 Mal grösser sein wie derjenige in den Lungenarterien; der Druck in den Hohlvenen ist dagegen jedenfalls ein sehr niedriger, bei geschlossenem Brustraume ein geringerer als der einer Athmosphäre, während derselbe in den Lungenvenen und dem linken Vorhofe etwas grösser zu sein scheint, aber immerhin fast verschwindend klein im Verhältnisse zum Drucke in den arteriellen Systemen.

<small>Druckverhältnisse in den Gefässen.</small>

Nach einem Versuche von *Beutner* war der Druck in den Lungenvenen einer Katze = 10 Millim. Hg.

Man wird hieraus entnehmen dürfen, dass sich die Leistungen des linken Herzens zu denen des rechten verhalten wie 3 oder 4 : 1 ; dasselbe gilt von den Widerständen im Körper- und Lungenkreislaufe. Weit ungenügender noch sind unsere Kenntnisse von der Weite und Dehnbarkeit der verschiedenen Gefässabschnitte. Wir wissen zwar bestimmt, dass die Körpervenen sehr viel mehr Blut zu fassen vermögen, wie die Arterien des grossen Kreislaufs, ebenso auch dass ihre Dehnbarkeit ausserordentlich viel grösser ist als diejenige dieser letzteren, und wir können daraus den bestimmten Schluss ziehen, dass in den Körpervenen schon verhältnissmässig geringe Schwankungen des Druckes eine sehr bedeutende Veränderung in der Masse des Inhalts hervorrufen werden, so dass bei völligem Stillstand der Herzbewegung nach dem Tode sich fast die ganze Blutmenge in dem Körpervenensysteme angehäuft findet.

Weite u. Dehnbarkeit der Gefässe.

Nach *Haller* soll das Volum der Körpervenen sich zu demjenigen der Körperarterien verhalten wie 9 : 4 ; *Borelli* statuirt sogar ein Verhältniss von 4 : 1. Nach den von *Donders* und *Gunning* an der Carotis und Vena jugularis einer Kuh angestellten Versuche verhielt sich die Dehnbarkeit der Vene zu derjenigen der Arterie wie 0,7416 : 0,0604 oder etwa 12 : 1.

Der gesammte Rauminhalt der Gefässe des Lungenkreislaufs ist jedenfalls sehr viel kleiner als derjenige der Körpergefässe, ja selbst als der jedes einzelnen Abschnitts dieser letztern. Die Frage, wie sich in dieser Beziehung die Lungenarterien zu den Lungenvenen verhalten, lässt sich etwa dahin beantworten, dass wahrscheinlich hier das umgekehrte Verhältniss wie bei den Körpergefässen stattfindet, indem die Lungenvenen enger zu sein scheinen als die Lungenarterien.

Nach *Abeggs* Versuchen soll bei Kaninchen die Menge des in den Lungen enthaltnen Bluts den 300. Theil des Körpergewichts betragen (nach *Bischoff* beträgt die Gesammtblutmenge des Menschen 7 % des Körpergewichts); die Lungenarterien würden nach demselben Autor etwa die doppelte Capacität der Lungenvenen haben.

Aus den mitgetheilten Angaben lassen sich jedoch ohne Weiteres nur wenige sofort anschauliche Folgerungen ziehen. Da die Körpervenen an Weite und Dehnbarkeit alle andern Abschnitte des Gefässsystems um sehr vieles übertreffen, so kann man wohl einsehen, dass wenn in Folge von Veränderungen der Leistungen des Herzens die Blutvertheilung eine andere wird, die Druckschwankungen in den Körpervenen am kleinsten ausfallen müssen, während dieselben in den Körperarterien besonders aber in den Gefässen des kleinen Kreislaufs ungleich beträchtlicher sind. Will man eine teleologische Betrachtung gelten lassen, so scheint diese Einrichtung vorzugsweise darum von Vortheil für den Organismus, weil Veränderungen des Seitendrucks in den Körpervenen namentlich Steigerungen durch die Leichtigkeit, womit dadurch seröse Ergüsse entstehn, weit gefahrvoller sind, als solche z. B. in den Lungenvenen, durch welche bei einem viel höhern Druck, wie es scheint Transsudate weniger leicht entstehen (wegen grösserer Dicke der Wandungen) oder wenn sie zu Stande kommen durch Verdunstung in den Lungen rasch wieder entfernt werden. Ebenso lässt sich auch sofort einsehen, dass bei **Verminderung der Leistung** eines **Ventrikels**, wodurch die Druckdifferenz zwischen dem vor ihm liegenden Arterien- und dem hinter ihm liegenden Venensystem eine geringere wird, der **Druck in dem ersteren sinken** muss, während er in **letzterem** steigt.

Man pflegt diese Drucksteigerung in den Venen als Stauung des Bluts zu bezeichnen, und spricht von einer weiter nach rückwärts auf die Lungenarterien und die Körpervenen sich ausbreitenden Stauung wenn in Folge von Klappenfehlern am Mitralostium das Blut ein Hinterniss beim Eintreten in den linken Ventrikel erfährt. Diese Anschauung ist nicht ganz correct. Eine Stauung findet dann statt, wenn mehr Flüssigkeit herbeifliesst, als abfliessen kann, allein von dem Augenblicke an wo z. B. der linke Ventrikel weniger Blut durch das Mitralostium erhält, treibt er auch weniger zum Aortenostium hinaus, es fliesst also auch weniger durch die Venen ins rechte Herz und von da durch die Lungen nach dem linken. Richtig scheint mir nur die Anschauung zu sein, dass in einem solchen Falle der linke **Ventrikel weniger leistet**, dass dadurch die Intensität des Kreislaufs abnimmt, und eine andere Blutvertheilung eintritt. Es steigt allerdings der Druck in den hinter dem linken Ventrikel gelegenen Lungenvenen, allein er würde noch höher steigen wenn der Kreislauf ganz aufhörte, wo dann doch gewiss von einer Stauung nicht mehr die Rede sein kann. Wie gross der Einfluss der Weite und Dehnbarkeit der einzelnen Abschnitte des Gefässsystems auf die Druckverhältnisse ist, geht daraus hervor, dass z. B. bei dem analogen Falle am rechten Ostium venosum nur der Druck in den unmittelbar dahinter gelegenen Körpervenen zunimmt, während er in dem Aortensystem und den Lungenvenen sinkt, also die sogenannte rückwärts sich verbreitende Stauung ausbleibt und sich in das Gegentheil umwandelt.

In die sonstigen Veränderungen der Druckverhältnisse lässt sich jedoch nur **auf mathematischem Wege** eine nähere Einsicht gewinnen. Würde man die Weite und Dehnbarkeit der verschiedenen Gefässabschnitte und die normalen Druckverhältnisse genau kennen, so liessen sich damit, unter der Voraussetzung, dass die Blutmenge und die Widerstände keine erhebliche Veränderung erfahren, die Folgen einer jeden Alteration der Herzthätigkeit für den Blutdruck mit grosser Schärfe demonstriren. Aber selbst bei unserer mangelhaften Kenntniss der früher hervorgehobenen Verhältnisse des Gefässsystems und des Kreislaufs, die uns nichts weiter gestattet als auszusagen, dass das Körpervenensystem weiter und dehnbarer ist, als die übrigen drei Gefässabschnitte, dass das Aortensystem allein eine grössere Blutmenge fasst als Lungenarterien und Lungenvenen zusammen, dass die Kraft des linken Ventrikels diejenige des rechten um so mehr als das Doppelte übertrifft, und dass dem gemäss die Widerstände im grossen Kreislauf erheblich grösser sind als diejenigen

V. Die Veränderungen im Kreislaufe bei Erkrankungen des Herzens.

des kleinen, lassen sich die Druckveränderungen in den Gefässen auf mathematischem Wege in einer für die Beurtheilung von Herzkrankheiten vollkommen genügenden Weise übersehen.

Die zur Bestimmung der Druckveränderungen erforderlichen Gleichungen habe ich ausführlicher in einem Aufsatze ,,Ueber die Veränderungen des Seitendrucks im Gefässsystem in Folge von Störungen der Herzthätigkeit'' (Archiv des Vereins für wissenschaftliche Heilkunde Bd. I. pag. 318) entwickelt. Hier nur kurz folgendes: $P=$ Druck in der Aorta, $p=$ Druck in der Lungenvene, $P^1=$ Druck in der Lungenarterie $p^1=$ Druck in den Körpervenen, $w_1=$ Widerstand im Körperkreislauf, $w_2=$ Widerstand im Lungenkreislauf; $K=P-p=$ Kraft des linken Ventrikels; $K^1=P^1-p^1=$ Kraft des rechten Ventrikels; i (Intensität) $=\frac{P-p^1}{w^1}=\frac{P^1-p}{w_2}=\frac{K+K^1}{w_1+w_2}$.

$A=$ Zunahme des Volums der Körperarterien bei Steigerung des Druckes um eine Einheit, a der Lungenvene, A^1 der Lungenarterie, a^1 der Körpervene. Aus den hieraus sich ergebenden 5 Gleichungen:

1) $\triangle K = \triangle P - \triangle p.$
2) $\triangle K^1 = \triangle P^1 - \triangle p^1.$
3) $\triangle P - \triangle p^1 = \frac{w^1}{w_1+w_2} (\triangle K + \triangle K^1)$
4) $\triangle P^1 - \triangle p = \frac{w_2}{w_1+w_2} (\triangle K + \triangle K^1)$
5) $A\triangle P + A^1\triangle P^1 + a\triangle p + a^1\triangle p^1 = 0$

erhält man für die Veränderungen des Seitendrucks $\triangle P$ der Körperarterien, $\triangle P^1$ der Lungenarterien, $\triangle p$ der Lungenvenen und $\triangle p^1$ der Körpervenen folgende Ausdrücke:

I) $(w_1+w_2)(A+A^1+a+a^1)\triangle P = [(A^1+a+a^1)w_1+aw_2]\triangle K + (a^1w_1-A^1w_2)\triangle K^1.$

II) $(\ldots\ldots)(\ldots\ldots\ldots)\triangle P^1 = (aw_2-Aw_1)\triangle K + [a^1w_1+(A+a+a^1)w_2]\triangle K^1.$

III) $(\ldots\ldots)(\ldots\ldots\ldots)\triangle p = -[Aw_1+(A+A_1+a^1)w_2]\triangle K + (a^1w_1-A^1w_2)\triangle K^1.$

IV) $(\ldots\ldots)(\ldots\ldots\ldots)\triangle p^1 = (aw_2-Aw_1)\triangle K - [(A+A^1+a)w_1+A^1w_2]\triangle K^1.$

Trotz der Allgemeinheit dieser Formeln, welche für jeden denkbaren Fall gelten, und wie man sieht sehr mannichfache Ergebnisse liefern können, genügt es jedoch zu wissen, dass a^1 grösser, ja sehr viel grösser ist, als $(A+A^1+a)$, dass A jedenfalls (A^1+a) um vieles übertrifft, dass a nur wenig grösser ist, oder selbst vielleicht nahezu gleich A^1 ist, während w^1 2 bis 3 mal grösser ist als w_2, um den relativen Werth der einzelnen Ausdrücke bemessen zu können, und Aufschluss zu erhalten über das erhebliche Fallen oder Steigen des Druckes in einem der 4 Abschnitte des Gefässsystems bei Veränderungen der Herzkraft.

Die bei Erkrankungen des Herzens möglicherweise eintretenden Veränderungen in der Leistung der beiden Ventrikel sind folgende:

Verschiedene Möglichkeiten der Veränderungen d. Herzkraft bei Krankheiten.

1) Beide Ventrikel zeigen eine gleichmässige Steigerung oder Verminderung ihrer Leistung;
2) Ein einzelner Ventrikel zeigt eine Steigerung oder Verminderung seiner Leistung;
3) die verminderte Leistung eines Ventrikels wird durch die gesteigerte des andern ausgeglichen.

Anwendung obiger Formeln auf diese Fälle. Wendet man auf diese Fälle die Ergebnisse obiger mathematischer Betrachtung an, so lässt sich folgendes übersehen:

Im **Aortensysteme** erfolgt die höchste Steigerung des Drucks bei gleichmässiger Zunahme der Leistung beider Ventrikel, eine sehr erhebliche bei alleiniger Steigerung der Arbeit des linken Ventrikels, mässig gross ist sie bei demselben Zustande des rechten Herzens, und am unbedeutendsten würde sie sein im Falle einer Ausgleichung der verminderten Leistung des rechten Ventrikels durch gesteigerte Arbeit des linken.

Im **Hohlvenensysteme** steigt der Druck am höchsten bei gleichmässig verminderter Leistung beider Ventrikel, sehr erheblich bei Abnahme der Arbeit des rechten Ventrikels allein, mässig bei demselben Zustande des linken Ventrikels, am wenigsten im Falle einer Ausgleichung der verminderten Leistung des rechten Ventrikels durch vermehrte Arbeit des linken.

In den **Lungenarterien** findet die höchste Steigerung des Drucks bei Ausgleichung der verminderten Arbeit des linken Ventrikels durch den rechten, eine sehr erhebliche bei Steigerung der Leistung des rechten Ventrikels allein, eine mässige bei gleichmässiger Zunahme der Action beider Ventrikel und die geringste bei verminderter Leistung des linken Ventrikels allein statt.

In den **Lungenvenen** finden im Ganzen analoge Verhältnisse, wie in den Lungenarterien statt, höchste Steigerung bei Compensation des linken Ventrikels durch den rechten, erhebliche bei vermehrter Leistung des rechten allein, mässige bei verminderter Leistung des linken, und die geringste bei gleichmässiger Zunahme in der Leistung beider Herzhälften. Bei der Umkehrung aller der angeführten Verhältnisse tritt das diametrale Gegentheil, d. h. eine genau der Drucksteigerung entsprechende Abnahme des Seitendrucks ein.

Relative u. absolute Grösse der Druckveränderungen. Dabei darf nicht unterlassen werden zu bemerken, dass die relative Grösse der angegebenen Druckveränderungen nur stets auf denselben Abschnitt des Gefässsystems bezogen werden darf, und keinen directen Vergleich mit den andern Abschnitten abgiebt.

Die absolute Grösse der Druckveränderungen ist am erheblichsten in dem Aortensystem, dann zunächst in den Lungenarterien und den Lungenvenen, am geringsten in den Körpervenen. Es begreift sich dieses aus der grossen Weite und Dehnbarkeit der letztern, wobei es schon sehr grosser Differenzen des Inhalts bedarf um erhebliche Druckveränderungen herbeizuführen: die geringe Dehnbarkeit der Körperarterien in Verbindung mit den der grossen Leistung des linken Herzens entsprechenden bedeutenden Veränderungen in der Kraft desselben, sowie die grosse Enge der Lungenarterien und Lungenvenen erklären das Verhalten in diesen Gefässabschnitten.

Zur besseren Uebersicht sind in folgendem diese Veränderungen des Seitendrucks tabellarisch zusammengestellt, in der Weise, dass die verticalen Colonnen die relativen Druckveränderungen in ein und demselben Gefässabschnitte, die horizontalen dagegen die Druckveränderungen bei den verschiedenen Fällen veränderter Leistungen des Herzens angegeben.

	Aorta	Hohlvenen	Lungen-, arterie	Lungenvenen
Gleichmässig gesteigerte Leistung beider Ventrikel	+ + + +	– – – –	+ +	+
Gleichmässig verminderte Leistung beider Ventrikel	– – – –	+ + + +	– –	–
Vermehrte Leistung des linken Ventrikels allein . .	+ + +	– –	–	– –
Verminderte Leistung des linken Ventrikels allein	– – –	+ +	+	+ +
Vermehrte Leistung des rechten Ventrikels allein . .	+ +	– – – –	+ + +	+ + +
Verminderte Leistung des rechten Ventrikels allein . .	– –	+ + +	– – –	– – –
Verminderte Leistung des linken Ventrikels ausgeglichen durch vermehrte des rechten	–	–	+ + + +	+ + + +
Verminderte Leistung des rechten Ventrikels ausgeglichen durch vermehrte des linken	+	+	– – – –	– – – –

In der vorstehenden Uebersicht sind die bei Krankheiten des Herzens vorwiegend in Betracht kommenden Fälle durch fettere Schrift bezeichnet, und unter diesen sind es wiederum diejenigen, welche mit einer verminderten Leistung beider oder eines Ventrikels verbunden sind, welche in der überwiegenden Mehrzahl das schliessliche Resultat aller Herzaffectionen bilden.

Allgemeine Folgen fast jeder Herzaffection.

Als übereinstimmende Wirkung sehen wir bei diesen letzten eine Steigerung des Seitendrucks im Körpervenensystem auftreten, mit welcher eine Verminderung der Spannung im Aortensystem verbunden ist. Die höchsten Grade dieser Druckveränderungen treten bei gleichzeitig verminderter Leistung beider Ventrikel auf.

Zugleich findet immer eine Abnahme in der Intensität der Blutströmung statt, welche der verminderten Gesammtleistung des Herzens proportional ist.

Die Verhältnisse der Intensität des Kreislaufs bleiben stets sehr einfache, da sie proportional der Summe der Leistungen beider Ventrikel ist, unter der Voraussetzung, dass die Summe der Widerstände dieselbe bleibt. Nimmt die Kraft des einen oder andern Ventrikels ab, oder erleiden gar beide eine Schwächung, so nimmt die Intensität in entsprechendem Maasse ab; ersetzt der eine Ventrikel dasjenige durch gesteigerte Leistung was der andere an Kraft verliert, so bleibt die Summe der Kräfte und damit auch die Intensität unverändert.

Möglichkeiten der Ausgleichung.

Die Veränderungen in dem mittleren Seitendrucke und der Intensität des Blutstromes, welche in Folge von Krankheiten des Herzens entstehen, sind jedoch in manchen Fällen einer mehr oder minder vollkommenen Ausgleichung (Compensation) fähig.

Diese kann auf verschiedene Weise zu Stande kommen.

Durch Hypertrophie und Dilatation.

Gewinnt ein an seinen Klappen oder sonstwie geschädigter Herzabschnitt durch Ausdehnung seiner Wandungen und Zunahme seiner Muskelmasse wieder an Leistungsfähigkeit, indem er dadurch in den Stand gesetzt wird eine grössere Menge von Blut innerhalb einer bestimmten Frist auszutreiben, so können nahezu die normalen Verhältnisse des Drucks und der Intensität wieder hergestellt, und damit die secundären Folgen für den Kreislauf wieder rückgängig werden.

Wird dagegen die verminderte Leistung eines Ventrikels durch gesteigerte des andern ersetzt, so kann nur die normale Intensität des Kreislaufs wieder erlangt werden. Die Verhältnisse des Seitendrucks gestalten sich aber (s. die Tab.) dabei wesentlich anders; in welcher Weise diess geschehen wird, richtet sich nach der Weite, Dehnbarkeit und den Widerständen der verschiedenen Abschnitte des Gefässsystems. Wird die Arbeit des linken Ventrikels zum Theil durch den rechten geleistet, so erreicht der Druck in der Lungenarterie und den Lungenvenen eine ausserordentliche Höhe, während er in den Körpergefässen abnimmt; umgekehrt müsste bei einer etwa vorkommenden Compensation des geschwächten rechten Ventrikels durch vermehrte Arbeit des linken eine ausserordentliche Abnahme des Drucks in den Lungengefässen und eine Zunahme desselben in den Körpergefässen erfolgen.

Die Ursache, auf welche die Entwicklung solcher Compensationen zurückzuführen ist, wird bei der Erörterung der Hypertrophie und Dilatation des Herzens näher besprochen werden, und es wird sich dabei auch der Grund herausstellen, warum bei mangelhafter Leistung des rechten Herzens eine Compensation durch das linke nicht wohl zu Stande kommen kann.

Da jedoch die obigen Folgerungen für die Veränderungen des Seitendrucks von der Voraussetzung ausgehen, dass sowohl die Gesammtmenge des Bluts als auch die Grösse der Widerstände keine dauernden Veränderungen erleiden, so sieht man leicht ein, dass es auch noch andere Wege geben kann, auf welchen es bis zu einem gewissem Grade zur Ausgleichung der vorhandenen Störungen in der Circulation kommen kann.

Erleidet die ganze Masse des im Körper circulirenden Bluts eine Verminderung, so müssen begreiflicherweise auch die Druckunterschiede kleiner ausfallen, und ihre Folgen weniger hervortreten, und so kann es kommen, dass der Druck wenigstens in einem oder dem andern Gefässabschnitte, z. B. gerade in den Körpervenen den normalen nur wenig oder gar nicht übersteigt, und so die üblen Folgen wenigstens eine Zeit lang hintangehalten werden, welche erst bei fortschreitendem Uebel deutlicher hervortreten. *Durch Verminderung der Gesammtmenge des Bluts.*

Auch durch Verminderung der Widerstände kann die abnorme Vertheilung des Bluts in den Gefässen zum Theil eine weniger ungünstige werden, indem dadurch die Ansprüche an die für den normalen Kreislauf erforderliche Kraft des Herzens herabgesetzt werden. *Durch Abnahme der Widerstände.*

So wird bei den angeborenen Fehlern des Herzens nicht selten durch das Fortbestehen fötaler Wege eine directe das Capillarsystem umgehende Verbindung zwischen Körper- und Lungenblutbahn erhalten und dadurch eine theilweise Compensation erzielt. Aber auch bei erworbenen Fehlern am Herzen ist durch Erweiterung normaler Verbindungswege zwischen Arterien und Venen, namentlich aber zwischen der Körper- und Lungenblutbahn (Verbindungen der Lungenvenen und Bronchialvenen) bis zu einem gewissen Grade eine Ausgleichung der gestörten Druckverhältnisse möglich.

Es kann natürlich keinem Zweifel unterliegen, dass auch im gesunden Zustande unter verschiedenen Umständen die Widerstände in den kleinen Arterien und dem Capillarsystem sich verändern, allein diese Veränderungen sind stets nur vorübergehende, so dass im Mittel die Widerstände dieselben bleiben. Dauernde Abweichungen derselben können nicht ohne wichtige Folgen bleiben, da auf der Enge oder Weite dieser Gefässe sowohl die Ernährung als auch die Wärmeregulation des Körpers zum grossen Theile beruht.

2. Specielle Folgen der Kreislaufstörungen in einzelnen Organen.

Folgen d. Drucksteigerung in d. Körpervenen.
Auf der Zunahme des Seitendrucks in den Körpervenen in Verbindung mit einer verlangsamten Blutcirculation beruht die allgemeine Cya-

Cyanose. nose, welche sich in dem Verlaufe der meisten Herzkrankheiten entwickelt, und sich zunächst als venöse Hyperämie in allen Theilen kundgiebt.

Haut. Sie verursacht die mehr oder minder stark ausgesprochene bläuliche oder bläulich-rothe Färbung der Hautdecke, welche namentlich im Gesichte und in den Extremitäten stärker hervortritt, und sich auch an den sichtbaren Schleimhäuten deutlich ausprägt. Von denselben mögen auch die mit Beängstigung verbundenen, nicht selten plötzlich auftretenden reichlichen Schweisse herrühren, die man bei Herzkranken namentlich an Kopf und Brust beobachtet.

Schleimhäute. Die Neigung zur Entstehung chronischer Katarrhe der Schleimhäute muss ebenfalls in dem oben genannten Umstande gesucht werden. Namentlich sind denselben diejenigen des Respirations- und Digestionsapparats unterworfen, und es tragen diese Katarrhe nicht wenig dazu bei den Zustand der Kranken zu verschlimmern, indem sie einestheils neue Hindernisse für die Circulation des Bluts und die Aufnahme von Sauerstoff in den Lungen schaffen, anderntheils aber eine mangelhafte und ungenügende Ernährung des Körpers bedingen und den schliesslich sich entwickelnden allgemeinen Marasmus wesentlich befördern. Die bei Frauen mit Herzaffectionen häufig vorkommenden profusen menstrualen Blutungen der Uterusschleimhaut müssen ebenfalls auf die venöse Hyperämie der letztern zurückgeführt werden.

Leber, Milz. Die Steigerung des venösen Drucks erzeugt in den grossen drüsigen Organen des Unterleibs, der Leber und auch der Milz Anschwellung und Vergrösserung, die bei längerer Dauer in ersterer allmählichen Schwund des Gewebes herbeiführen kann, und damit eine Störung der Function, in letzterer aber zur Bildung eines mehr oder minder derben sogen. chronischen Milztumors Veranlassung giebt. Ganz ähnliche Veränderungen finden auch

Nieren. in Folge dessen in den Nieren statt, deren Secretion, wie wir sogleich erörtern werden, erhebliche Störungen erleidet. Bei den höhern Graden vermehrten Seitendrucks im Hohlvenensysteme kommt es auch zum Durchtreten von einer so erheblichen Menge seröser Flüssigkeit aus dem Blute durch die Gefässwandungen, dass selbst die gesteigerte Leistung der Lymphgefässe deren Ansammlung in den Geweben nicht mehr hintanhalten kann, d. h.

Hydrops. es entsteht Hydrops, welcher gewöhnlich an den untern Extremitäten beginnend allmählich ein allgemeiner wird, indem er sich nicht nur über das ganze Unterhautzellgewebe und das Bindegewebe in den Lücken zwischen den einzelnen Organen, sondern auch auf die verschiedenen serösen

Höhlen und auf das Gewebe der Eingeweide verbreitet. Indem sich das austretende Blutserum auch den Secreten der Schleimhäute beimengt, entstehen profuse Absonderungen derselben (Profluvien), welche, wenn sie auf der Schleimhaut der Respirationswege in reichlichem Maasse sich ergiessen in Gestalt des sogen. Lungenödems auftreten, und die bedrohlich- Lungenödem. sten Zufälle herbeiführen.

Durch Beimengung seröser Transsudate zu den Absonderungen drüsiger Organe der Leber und namentlich der Nieren, werden diese Secrete eiweisshaltig, und man sieht daher in den vorgerückten Stadien der Herzkrankheiten nicht selten Albuminurie sich entwickeln. Albuminurie.

Nach der andern Seite hin wird die Resorption beschränkt, der schon durch den chronischen Katarrh mangelhaft functionirende Darmcanal bringt auch weniger zur Ernährung des Körpers nothwendige Stoffe zur Aufsaugung, die gesammte Ernährung leidet, der Marasmus tritt immer deutlicher Marasmus. hervor und durch die auf diesem Wege entstehende hydrämische Blutmischung werden die Bedingungen zur Entstehung des Hydrops noch günstiger.

Die **Verminderung der Spannung im Aortensystem** trägt Folgen der verminderten Spannung im Aortensystem. ihrerseits ebenfalls zur Entwickelung schlimmer Folgen bei. Auch sie kann nicht ohne Einfluss bleiben auf die schlechtere Ernährung des Organismus, und sie macht sich namentlich zuweilen in den stets einer reichlichen Zufuhr an arteriellem Blute bedürftigen Centralorganen des Nerven- Centralorgane des Nervensystems. systems durch Eintreten ohnmachtähnlicher oder pseudapoplectischer Anfälle bemerkbar. Am auffallendsten tritt der verminderte arterielle Druck in dem Secrete der Nieren hervor, welches in Folge dessen in seiner Menge Nieren. vermindert d. h. ärmer an Wasser wird und eine relative Vermehrung seiner festen Bestandtheile erleidet. Hohes specifisches Gewicht, dunkle, saturirte Farbe des Harns mit Neigung zur Bildung von Sedimenten ohne vorhandene febrile Störungen, geben zuverlässige Anhaltspuncte um eine Verminderung des arteriellen Drucks zu constatiren.

Die **Abnahme der Intensität des Blutstroms** bewirkt so- Verminderte Intensität des Blutstroms. wohl im Allgemeinen als auch speciell in den dilatirten Venen und dem rechten Vorhofe ein langsames Fliessen des Bluts, welches die Entstehung von spontanen Gerinnungen (marontische und Dilatations-Trombosen) mit Gerinnselbildung. den davon abhängigen secundären Vorgängen (Lungenembolie, haemorrhag. Infarcte, sog. spontane Plebitis) begünstigt. Ebenso muss das langsamere Fliessen des Bluts in den Gefässen der Haut als die Ursache der bei fieberlosen Herzkrankheiten so häufig beobachteten niedrigen Temperatur der Temperaturerniedrigung. äusseren Theile betrachtet werden, indem das längere Verweilen des Bluts an der Peripherie Gelegenheit zu einem grösseren Wärmeverlust giebt.

Ein ganz anderes Verhältniss zeigen jedoch die bei Herzkrankheiten Veränd. Druckverhältnisse im Lungenkreislaufe. eintretenden Druckveränderungen im kleinen Kreislauf.

Während es sich in den Körpergefässen stets um einen Gegensatz zwischen Arterien und Venen handelt, erfolgen die Druckveränderungen in den beiden Abschnitten der Lungengefässe immer in gleichem Sinne, indem in beiden zugleich der Druck entweder steigt oder fällt. Eine Zunahme des Seitendrucks ist auch hier der häufiger vorkommende Fall, und es erreicht derselbe namentlich dann, wenn die verminderte Leistung des linken Ventrikels durch eine gesteigerte des rechten ausgeglichen werden soll sowohl in den Lungenvenen als auch in den Lungenarterien einen verhältnissmässig hohen Grad.

Auf die Art und Weise wie solche Ausgleichungen entstehen und über ihre speciellen Folgen, werden wir später einzugehen haben, wesshalb in dieser Beziehung auf den speciellen Theil verwiesen wird. Doch sei hier nur soviel bemerkt: dass das Lungenödem nicht, oder doch nicht vorzugsweise durch die Drucksteigerung in den Lungenvenen hervorgebracht wird geht daraus hervor, dass in den Fällen höchster Drucksteigerung bei genügender Compensation ein relativ günstiger Zustand für den Kranken hergestellt wird.

Dilatation der Lungengefässe. Diese Drucksteigerung in den Lungengefässen kann nicht verfehlen neben einer mehr oder minder beträchtlichen Blutfülle der Lungen bei vielen Herzkrankheiten eine Erweiterung der Lungengefässe herbeizuführen. So lange dabei in Folge der Compensation eine normale oder wenigstens normale Intensität des Kreislaufs besteht, werden auch die Kranken wenigstens bei mässiger körperlicher Bewegung nicht an Dyspnoe leiden; erst wenn der Blutlauf durch die Lungen ein langsamer wird, wenn innerhalb einer bestimmten Zeit weniger Blut das Capillarsystem der Lungen passirt, wird auch die Sauerstoffaufnahme und die Kohlensäureausscheidung vermindert, und tritt für die Kranken das Gefühl des Luftmangels ein, obwohl dieselben willkürlich vollständig tief inspiriren können. Allerdings bestehen in vielen Fällen noch andere Umstände, welche indem sie die Respirationsfläche der Lungen verkleinern zur Dyspnoe Veranlassung geben können; solche Umstände sind der oft bestehende Bronchialkatarrh, ein grosser Umfang des Herzens, eine bedeutende Ausdehnung des Herzbeutels durch Flüssigkeit, bedeutende Ergüsse in die Pleurahöhle welche als Folge von Herzaffection auftreten.

Dyspnoe.

SPECIELLER THEIL

DER

HERZKRANKHEITEN.

I. Die Krankheiten des Herzmuskels.

1. Herzhypertrophie.

Unter Hypertrophie des Herzens versteht man die **Vermehrung** der Masse des Herzmuskels. Dieselbe beruht entweder auf einer einfachen **Dickenzunahme** der Muskelprimitivbündel (wahre Hypertrophie) oder auf einer **numerischen Zunahme** derselben (Hyperplasie). In manchen Fällen scheint die Dickenzunahme, in andern die Neubildung der Muskelelemente vorzuherrschen. In der Regel erleiden auch die fibrösen, bindegewebigen Theile eine Vermehrung. *Anatomisches.*

Hepp fand die Muskelfasern eines hypertrophischen Herzens viermal so dick als die eines normalen, auch andere Beobachter bestätigen diese Thatsache, wenn auch häufig die Massenzunahme nicht so bedeutend, und daneben noch Fasern von normaler Breite vorhanden waren.

Dass übrigens auch eine numerische Vermehrung der Muskelelemente stattfindet, selbst wenn für einzelne Fälle die Dickenzunahme der Muskelbündel genügt, um die Massenzunahme zu erklären, kann nach den Beobachtungen, in denen bei Hypertrophie eben eine Dickenzunahme der einzelnen Bündel vermisst wurde nicht wohl bezweifelt werden (*Zenker, Rindfleisch*). Neubildung von quergestreiften Muskelfasern in Gestalt abgegrenzter Geschwülste hat *v. Recklinghausen* im Herzen eines neugebornen Kindes beobachtet.

Das Muskelfleisch hypertrophischer Herzen ist, wenn nicht anderweitige Veränderungen sich nachträglich hinzugesellen, in der Regel dunkler gefärbt, brauner als gewöhnlich in Folge von Pigmenteinlagerung und von derberer Beschaffenheit. *Farbe und Consistenz des Herzmuskels.*

Die Hypertrophie kann jede Abtheilung des Herzens einzeln, oder mehrere derselben zugleich betreffen; ja manchmal ist das gesammte Herz hypertrophisch, wobei jedoch gewöhnlich in einem Abschnitte die Hypertrophie besonders entwickelt ist. Oft betrifft auch die Hypertrophie *Allgemeine und partielle Hypertrophie.*

nur gewisse Theile eines Herzabschnitts, z. B. die Wandung, oder die Trabekeln, die MM. papillares, den Conus arteriosus u. s. w.

Beurtheilung der Hypertrophie an der Leiche. Bei einigermassen bedeutender Hypertrophie ist die Beurtheilung, ob eine solche vorhanden sei, an der Leiche ohne Schwierigkeit, wobei man sich an den von *Laennec* ausgesprochenen Satz, dass das Herz der Grösse der Faust desselben Individuums gleichkommen soll, halten mag. In zwei-

Normale Dicke der Wandungen. felhaften Fällen kann nur eine genaue Messung der Dicke der Wandungen entscheiden. Von den fast überall citirten Normalmaassen nach *Bizot* seien nur folgende für Erwachsene geltende (auf Centimeter reducirt) hier angeführt.

	Linker Ventrikel.		Rechter Ventrikel.	
	Männer.	Weiber.	Männer.	Weiber.
Basis	1,01	0,98	0,45	0,37
Mitte	1,16	1,08	0,31	0,28
Spitze	0,84	0,79	0,25	0,21

Nach demselben Autor ist beim Manne ein linker Ventrikel von 1,35 Ctm. (ohne Trabekeln), ein rechter von 0,68 Ctm., beim Weibe ein linker von 1,13 Ctm., und ein rechter von 0,56 Ctm. Dicke als hypertrophisch zu betrachten. Bei der Beurtheilung der Maasse hat man jedoch noch auf andere Umstände Rücksicht zu nehmen. So zeigt ein fest contrahirtes Herz dickere Wandungen als ein erschlafftes. Es können begreiflicher Weise die angeführten Maasse auch nicht für jede Körpergrösse und jedes Alter gelten. Kleine und breitschulterige Individuen (unter 5′) haben nach *Bizot* ein verhältnissmässig grösseres Herz, als langgewachsene mit schmalem Thorax. Bei Kindern bis zum 8. Lebensjahre ist das Herz relativ grösser und seine Wandungen dicker als bei Erwachsenen. Nach *Gerhardt* betrifft diese Dickenzunahme allein den linken Ventrikel, und beruht auf einer noch fortbestehenden mässigen Verengerung der Aorta an der Einmündungsstelle des Ductus Botalli. Auch das Verhältniss der Dicke der Wandungen beider Ventrikel zu einander ist namentlich im frühesten Kindesalter ein abweichendes, indem der rechte Ventrikel bei Neugeborenen eben so starke Wandungen hat, wie der linke, und sich erst innerhalb einer gewissen Zeit, mit der Veränderung der Arbeitsleistung das normale Verhältniss zwischen linkem und rechtem Ventrikel herstellt. Nach den Angaben von *Bizot* sollen ferner alle Dimensionen (Länge und Breite, Dicke der Wandungen und Weite der Ostien) des Herzens bis ins Greisenalter stets zunehmen.

Gewicht des Herzens. Auch das Gewicht des Herzens hat man zur Beurtheilung der Hypertrophie zu Hülfe genommen, jedoch ist dasselbe in zweifelhaften Fällen nur schwer verwendbar. Nach *Clendinning* nimmt es gleichfalls mit dem Alter stetig zu und kann im Mittel zu 300 Gramme bei Männern und 240 Gramme bei Weibern angeschlagen werden. Nach den genauen Untersuchungen von *Engel*, der zu dem Resultate kam, dass die Wage in zweifelhaften Fällen nicht besser entscheide als die empirische Schätzung, beträgt bei Männern zwischen 20 und 40 Jahren das mittlere Gewicht beider Kammern ohne die Vorhöfe 220,6 Grm., wovon 159,7 auf die linke, 60,9 auf die rechte kommen (2,62:1), doch schwankte dies Verhältniss zwischen linker und rechter Kammer bei anscheinend normalen Herzen zwischen 3,5:1 und 1,84:1. Der Angabe von *Clendinning*, dass das Herz an Gewicht mit dem Alter stetig zunehme widerspricht *Engel*, er fand eine Abnahme im höhern Alter, wobei allerdings die Masse des linken Ventrikels im Verhältniss zum rechten zuzunehmen scheint, da er zwischen 40 und 60 Jahren dasselbe wie 2,82:1 fand. Bei Neugebornen war es 1,3:1.

Die grösste bis jetzt beobachtete Dicke der Wand beträgt am linken Ventrikel 1, am rechten Ventrikel 2, am linken Vorhofe 0,67 und am rechten Vorhofe 0,45 Ctm. (*Rokitansky*). Das höchste Gewicht hypertrophischer Herzen giebt *van der Byl* zu 1080, *Hope* sogar zu 1250 Grm. an.

Fast immer ist die Hypertrophie der Wand eines Herzabschnitts zugleich mit Er.weiterung seiner Höhle verbunden (excentrische Hypertrophie, active Erweiterung), wobei jedoch bemerkt werden muss, dass die Erweiterung und die Hypertrophie nicht immer in geradem Verhältnisse zu einander stehn, indem bald die Dilatation bald die Hypertrophie vorwiegt. *(Verbindung der Hypertrophie mit Dilatation.)*

Manche unterscheiden daher in diesem Sinne zwischen excentrischer Hypertrophie und activer Dilatation. An der Leiche kann man noch eine einfache Hypertrophie, Verdickung der Wand ohne Erweiterung der Höhle, und eine concentrische Hypertrophie, Verdickung der Wand mit Verkleinerung der Höhle constatiren. Doch ist es zweifelhaft ob dergleichen wirklich während des Lebens stattfindet und ist ein solcher Befund daher klinisch von keiner besondern Bedeutung. Die Beurtheilung der Weite eines Herzabschnitts an der Leiche ist unter Umständen noch weit schwieriger wie diejenige der Dicke der Wand, da die Weite während des Lebens bei Systole und Diastole einer starken Veränderung unterliegt, und es ganz darauf ankömmt, welcher Zustand beim Eintritte des Todes stattfand. Bei Verbluteten, Hingerichteten, solchen die eines plötzlichen Todes sterben findet man oft ein stark contrahirtes Herz, welches bei enger Höhle dicke Wandungen hat; und ebenso kann ein stark contrahirtes excentrisch hypertrophisches Herz in der Leiche den Eindruck einer sogen. einfachen Hypertrophie machen. Umgekehrt kann, wenn in Folge von einer acuten Krankheit der Druck in den Lungenvenen oder Körpervenen im Augenblicke des Todes oder einige Zeit vorher vorübergehend erhöht ist (z. B. bei Pneumonie) der betreffende Ventrikel stark ausgedehnt sein, stärker als er dies während des Lebens war.

Verbindet sich, was nicht ungewöhnlich ist, ein hoher Grad von Dilatation mit bedeutender Hypertrophie der Ventrikel, so erreicht das Herz einen colossalen Umfang (Enormitas cordis, Cor bovinum, taurinum) dasselbe erscheint dann nach allen Dimensionen bedeutend vergrössert, es nimmt dabei eine mehr dreieckige oder rundliche Gestalt an, seine Flächen wölben sich stärker, seine Ränder und Spitze werden stumpf.

Specieller Theil der Herzkrankheiten.

Mechanische Wirkung der Hypertrophie. Bei der bedeutenden Gewichtszunahme des Organs müssen die grossen Gefässe, an denen es gleichsam suspendirt ist, gedehnt werden, es sinkt im Ganzen, vorzugsweise aber mit seiner Basis herab, während die Spitze sich längs dem Ansatze des Zwerchfells an die Brustwand weiter nach links und aussen schiebt. Dadurch nimmt das Herz eine mehr oder minder bedeutende Querlage an. Durch den Druck welchen es auf das Diaphragma ausübt wird dieses an der betreffenden Stelle nach unten vorgewölbt, und mittelbar der linke Leberlappen nach unten verschoben. Der Brustraum erfährt durch die Massenzunahme des Herzens eine Verkleinerung, welche den Lungen (vorzugsweise der linken) gestattet sich auf einen kleineren Umfang zu retrahiren, und bei hohen Graden kann es dadurch sogar bis zu einem vollkommenen Collapsus

Nachträgliche Fettmetamorphose des Herzmuskels. (Atelectase) einzelner Lungentheile kommen. Im späteren Verlaufe der Hypertrophie erleiden die Muskelbündel des Herzens sehr häufig eine fettige Degeneration, wodurch das Herzfleisch an einzelnen Stellen in Gestalt von Flecken oder auch ganz allgemein eine hellere, gelbröthliche oder gelbliche Farbe annimmt, und mürbe und brüchig wird.

Ursachen der Hypertrophie. Jede andauernde gesteigerte Leistung, zu welcher der Herzmuskel angeregt wird, kann die Veranlassung zur Hypertrophie desselben geben, und er verhält sich hierin gerade wie jedes andere musculöse Gebilde des Körpers, indem bei vermehrter Arbeit die Blutzufuhr, der Stoffwechsel und damit auch die Ernährung des Muskels eine Zunahme erfährt. Diese Anregung kann, wie es scheint, in manchen Fällen direct vom Nervensysteme ausgehen, wie dieses zuweilen in Folge andauernder sogen. nervöser oder hysterischer Palpitationen, fortgesetzter geistiger Aufregungen und *Idiopathische Hypertrophien.* des Abusus spirituosorum geschehen soll. Doch sei man vorsichtig in der Annahme solcher idiopathischer Herzhypertrophien, die jedenfalls den kleinsten Theil der zur Beobachtung kommenden Fälle bilden. Man will ferner in Folge fortgesetzter starker Muskelanstrengungen, bei Gebirgsvölkern durch Bergsteigen (Bewohnern der Diamantina), Grubenarbeitern, die Hypertrophien des Herzens häufiger beobachtet haben. Zur Beurtheilung des Werthes solcher Angaben müssten jedenfalls andere Ursachen (Lungenaffectionen etc.) ausgeschlossen werden können.

Mechanische Hypertrophien. Weitaus der grösste Theil der Herzhypertrophien muss als die Folge mechanischer Hindernisse im Gefässapparat, sowohl im centralen als im peripheren, betrachtet werden. Solche Hindernisse sind am Herzen Stenosen der Ostien, Insufficienzen der Klappen, abnorme Communicationen zwischen einzelnen Herzabschnitten, in der peripheren Blutbahn Verödungen, Obstructionen grösserer Capillargebiete, Verengerungen und Aneurysmen grosser Gefässstämme, und die Abnahme der Elasticität der Arterienhäute. Sie haben alle den Effect die Widerstände zu vermehren und dadurch die Leistung des Herzens relativ zu verringern, womit stets eine Verminderung der Intensität des Kreislaufs verbunden ist.

Je nach der betroffenen Herzhälfte, oder dem veränderten Abschnitte des Gefässsystems steigt der Seitendruck in dem einen oder andern Venensysteme oder in beiden zugleich, der entsprechende Vorhof und Ventrikel werden bei jeder Diastole unter einem stärkeren Drucke gefüllt, und müssen daher eine bedeutendere Ausdehnung und Anfüllung erfahren. Diese grössere Dehnung der Muskelsubstanz und die grössere Blutmenge welche sich in der erweiterten Höhle befindet ist es welche die Veranlassung zu energischeren Contractionen giebt, und wofern die Ernährungsverhältnisse im Allgemeinen und speciell am Herzen günstig sind, eine hypertrophische Entwickelung der Musculatur zur Folge hat. Auf diese Weise werden die Circulationsverhältnisse wieder gebessert, indem die normale Intensität und unter Umständen auch die Druckverhältnisse nahezu wieder hergestellt werden. *Vorgang bei der Entwickelung mechanischer Hypertrophie.*

Die excentrische Hypertrophie ist daher fast stets compensatorischer Art, und entwickelt sich immer aus einer vorhergegangenen Dilatation.

Einen ganz ähnlichen Effect für den Kreislauf wie die oben erwähnten Hindernisse, welche die Widerstände vermehren, haben auch Erkrankungen des Herzmuskels selbst, welche seine Leistungsfähigkeit direct herabsetzen. Da unter solchen Umständen die Ernährung des Muskels eine gestörte ist, so kann begreiflicher Weise eine Hypertrophie nicht wohl an dem erkrankten Muskel sich entwickeln. Ist jedoch die Erkrankung eine partielle, nur auf einen Herzabschnitt oder gar einen Theil eines solchen beschränkt, so sieht man selbst hier nicht selten in dem normal gebliebenen Theile eine Vermehrung der Muskelelemente eintreten. Beweise hierfür findet man bei partieller, nur auf einen Ventrikel beschränkter chronischer Myocarditis, circumscripten chronischen Aneurysmen des Herzens, wo man nicht nur den gesunden Ventrikel, sondern selbst den noch intacten Rest der Musculatur auf der erkrankten Seite hypertrophisch finden kann.

Die auf den ersten Anschein plausible Vorstellung, als ob ein vorhandenes Hinderniss für die Fortbewegung des Bluts den vor demselben befindlichen Ventrikel gleichsam instinctiv zu einer energischen Action anrege oder reize, ist naturwissenschaftlich nicht haltbar. Alle regulatorischen Einrichtungen im Organismus dürfen nicht als automatische, gleichsam durch einen immanenten Trieb wirkende betrachtet werden, sondern müssen durch einen bestimmten Reiz in Thätigkeit gesetzt werden. *Donders* weist mit vollem Rechte darauf hin, dass es einen Regulator geben müsse für die

Herzkraft, da der Kreislauf auch vor sich gehen könne, allerdings mit geringerer Intensität und kleinerem Blutdrucke (in den Arterien), wenn das Herz eine viel kleinere Leistungsfähigkeit besässe. Ebenso müsse dieser Regulator in genauerer Beziehung zur Geschwindigkeit des Blutstroms, als zum Blutdrucke stehen, wofür er als Beispiel die Steigerung der Herzthätigkeit in Folge von Vermehrung der Widerstände in den Blutgefässen anführt. Diesen unbekannten Regulator glaube ich in dem wechselnden Drucke gefunden zu haben unter dem bei verschiedener Leistung des Herzens dessen Höhlen gefüllt werden.

Wie sich die Druckverhältnisse in den Venen gestalten bei veränderter Leistung der Ventrikel ist früher (S. 89) näher ausgeführt worden. Eine mathematische Betrachtung über die eintretenden Druckveränderungen in den verschiedenen Abschnitten des Gefässsystems bei Veränderung der Widerstände und gleichbleibender Leistung der Ventrikel führt zu folgenden Ergebnissen: da K und K^1 sich nicht verändern, so muss auch $\triangle P = \triangle p$, und $\triangle P^1 = \triangle p^1$ werden, da $K = P - p$, $K^1 = P^1 - p^1$. Von früher wissen wir dass

$$P - p^1 = \frac{w_1}{w_1 + w_2}(K + K^1) \text{ und}$$

$$P^1 - p = \frac{w_2}{w_1 + w_2}(K + K^1).$$

Erleiden w_1 und w_2 Veränderungen so erhält man unter obigen Voraussetzungen

$$\triangle P - \triangle p^1 = \triangle p - \triangle p^1 = (K + K^1) \triangle \left(\frac{w_1}{w_1 + w_2}\right) \text{ und}$$

$$\triangle P^1 - \triangle p = \triangle p^1 - \triangle p = (K + K^1) \triangle \left(\frac{w_2}{w_1 + w_2}\right)$$

und aus der frühern Gleichung (s. o.)

$$A \triangle P + a \triangle p + A^1 \triangle P^1 + a^1 \triangle p^1 = 0$$

$$(A + a) \triangle p + (A^1 + a^1) \triangle p^1 = 0$$

woraus folgt:

$$\triangle P = \triangle p = \frac{A^1 + a^1}{A + a + A^1 + a^1} \cdot (K + K^1) \frac{w_2 \triangle w_1 - w_1 \triangle w_2}{(w_1 + w_2)^2} \text{ und}$$

$$\triangle P^1 = \triangle p^1 = \frac{A + a}{A + a + A^1 + a^1} \cdot (K + K^1) \frac{w_1 \triangle w_2 - w_2 \triangle w_1}{(w_1 + w_2)^2}.$$

Diese Formeln sind ganz allgemein; man sieht aber daraus, dass wenn $\triangle w_1$ positiv und $\triangle w_2 = 0$ ist, die Werthe für $\triangle P$ und $\triangle p$ in der ersten Gleichung positiv, in der zweiten für $\triangle P^1$ und $\triangle p^1$ negativ ausfallen, d. h. dass bei Vermehrung der Widerstände in den Körperarterien und Körpercapillaren, der Druck in dem Aortensysteme und Lungenvenensysteme steigt, in den Körpervenen und Lungenarterien sinkt. Das Umgekehrte findet statt wenn die Widerstände im kleinen Kreislaufe allein wachsen, alsdann steigt der Druck in den Körpervenen und der Lungenarterie, er nimmt ab in den Lungenvenen und dem Aortensysteme.

Wenn auch die *Haller*'sche Ansicht, dass das Blut innerhalb der Herzhöhlen den Reiz zu deren Zusammenziehung abgiebt, nicht mehr in vollem Umfange festgehalten werden kann, (die Contractionen dauern bekanntlich ohne Blut noch längere oder kürzere Zeit am ausgeschnittenen Herzen fort), so muss doch angenommen werden, dass dasselbe in den Herzhöhlen als Reiz auf die Empfindungsnerven wirkt und reflectorisch die Thätigkeit der Herznerven steigert, und so kräftigere und raschere Contractionen veranlasst (*Donders*). Auch beweisen Versuche von *Landois*, dass die innere Herzfläche weit reizbarer ist als die äussere. Derselbe nimmt daher an, dass die Herzbewegungen durch die Reizung des Endocardium's durch das Blut hervorgerufen werden, somit Reizbewegungen sind.

Bei den mannichfachen Veranlassungen der Herzhypertrophie ist es begreiflich, dass dieselbe keine seltene Erscheinung ist; ihre Häufigkeit beim Leichenbefunde schwankt nach verschiedenen Beobachtern (*van der Byl, Förster, Arthur Willigk*) zwischen 12—18 %. In Bezug auf ihr Vorkommen bei beiden Geschlechtern scheint keine erhebliche Differenz zu bestehen. Wenn man von der erwähnten relativ bedeutendern Grösse des Herzens im kindlichen Alter absieht, so ist sie in diesem selten, und dann meist die Folge angeborener Herzfehler; im kräftigen Alter und im Greisenalter ist sie häufiger, im letztern wohl hauptsächlich bedingt durch die Häufigkeit der atheromatösen Erkrankung der Arterien.

Da, wie bereits erwähnt wurde, die Hypertrophie sowohl einzelne als auch mehrere und selbst alle Abtheilungen des Herzens betreffen kann, so unterscheidet man eine **partielle** und **totale Hypertrophie** des Herzens. Unter den partiellen Hypertrophien ist diejenige des linken Ventrikels die häufigste, der rechte Ventrikel neigt mehr zur Dilatation, was bei den Vorhöfen in noch höherem Grade der Fall ist, die nur selten für sich allein, häufiger dagegen in Verbindung mit ihrem Ventrikel hypertrophisch sind.

Die excentrische Hypertrophie des linken Ventrikels.

In keinem Abschnitte des Herzens erreicht die excentrische Hypertrophie einen so hohen Grad wie im linken Ventrikel. Sie betrifft gewöhnlich die compacte Muskelmasse des Ventrikels gleichmässig, sowie den dem linken Ventrikel angehörenden Theil des Septum, welches dadurch noch mehr als gewöhnlich bauchig in die Höhle des rechten Ventrikels vorgewölbt wird, und dessen Lumen nicht unerheblich verkleinern kann. In der Regel sind auch die Trabekeln und Papillarmuskeln dabei betheiligt, und letztere nehmen dadurch eine dicke, plumpe, kolbige Gestalt an, zuweilen aber auch sind sie schlank, verlängert und gleichsam abgeplattet. Durch die gleichzeitige oft sehr bedeutende Erweiterung der Höhle erscheint der Ventrikel nach allen Dimensionen vergrössert. Nur ausnahmsweise findet man ihn vorzugsweise in der Richtung des queren Durchmessers vergrössert (*Engel*), fast immer überwiegt die Zunahme des Längsdurchmessers, wodurch er eine cylindrische Gestalt erhält. Die Herzspitze wird ausschliesslich durch ihn gebildet, der rechte

Anatomisches.

Ventrikel erscheint dabei oft nur als ein Anhängsel des linken, so sehr überwiegt dessen Masse; indem der Sulcus longitudinalis anterior, die äusere Grenze der Ventrikel, mehr nach rechts rückt, wird ein grösserer Theil der vorderen Fläche des Herzens vom linken Ventrikel gebildet, und es tritt derselbe in grösserem Umfange mit der vorderen Brustwand in Beziehung; das verlängerte Herz nimmt nothwendig eine bedeutendere Querlage an, und es tritt durch die Vermehrung des Gewichts und des Volums die geschilderte Verdrängung des Diaphragma und eine Retraction der vordern Lungenränder ein, wodurch das Herz in grösserm Maasse unbedeckt bleibt.

Fig. 14.

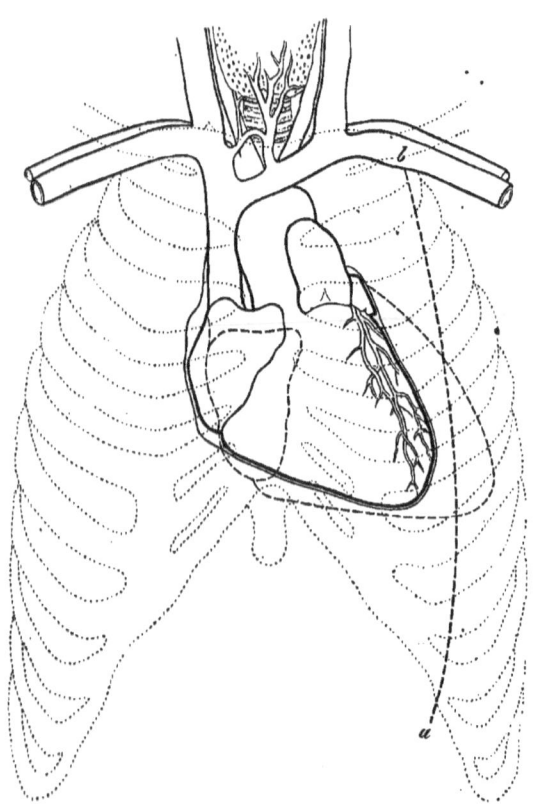

a b Linea mammillaris sinistra.
Lage und Gestalt des Herzens bei excentrischer Hypertrophie des linken Ventrikels bezeichnet die von der Norm abweichende Gestalt und Lage.

Die excentrische Hypertrophie des linken Ventrikels ist fast *Aetiologie.* immer eine secundäre, und beruht auf Hindernissen, welche durch Vermehrung der Widerstände die Fortbewegung des arteriellen Blutstromes hemmen. Solche Hindernisse am Herzen selbst sind Stenose der Aortamündung und Insufficienz ihrer Klappen; in sehr vielen Fällen findet man Hypertrophie des linken Ventrikels auch bei Insufficienz der Valvula mitralis, wobei sie jedoch nicht den hohen Grad zu erreichen pflegt wie bei den Aortenfehlern. Auch anomale Communication der Ventrikel, Verwachsungen des Herzens mit dem Herzbeutel können eine Hypertrophie des linken Ventrikels zur Folge haben. In dem arteriellen Gebiete ist es am häufigsten eine ausgebreitete atheromatöse Erkrankung der Wandungen, welche zu derselben führt, wie denn schon die beinahe physiologisch im höheren Alter eintretende Verminderung der Elasticität der Arterien als die Ursache der mit den Jahren zunehmenden Dicke der Ventrikelwandungen zu betrachten ist. Man findet sie sowohl bei Aneurysmen der grossen arteriellen Gefässe namentlich der Aorta, als auch bei Verengerungen dieses Gefässes, welche an irgend einer Stelle durch comprimirende Geschwülste oder durch congenitale Missbildung an der Einmündungsstelle des Ductus Botalli erzeugt wird. Unter den Hindernissen im Capillargebiete nimmt die Verödung der Gefässbahn in den Nieren (durch Granularatrophie oder Hydronephrose) die hervorragendste Stelle ein. Die excentrische Hypertrophie kann dabei enorme Grade erreichen, ohne jeglichen Klappenfehler. Wie wir bereits erörtert, bringt jede Vermehrung der Widerstände im Arterien- und Capillarsystem des Körpers eine Steigerung des Seitendrucks in den Lungenvenen hervor, in Folge deren der linke Ventrikel unter höherem Drucke gefüllt und zunächst dilatirt, in der Folge aber hypertrophisch wird.

Die schon von *Bright* hervorgehobene Thatsache, dass Granularatrophie der Niere häufig mit excentrischer Hypertrophie des linken Ventrikels zugleich vorkömmt, hat zuerst *Traube* wissenschaftlich begründet, und findet ihre Bestätigung theils in experimentelle Untersuchungen (*Beckmann*) theils in den zahlreichen Beobachtungen anderer Aerzte (*van der Byl, Duchek, Friedreich, Geigel, Tüngel, Bergson, Roth* und meinen eigenen Erfahrungen). *Engel* fand bei Morbus Brighti das colossalste Missverhältniss zwischen linkem und rechtem Ventrikel, deren Gewichte sich verhielten wie 7,9 : 1. Auch *Rosenstein* der sich früher gegen diese Ansicht von *Traube* ausgesprochen hat, ist zum Theil zu ihr bekehrt worden.

Allerdings zeigen nicht alle Fälle von klinischem Morbus Brighti Symptome der Hypertrophie des linken Ventrikels, einestheils weil sie sich nicht immer schon im Stadium der Nierenschrumpfung befinden, anderntheils aber weil eine häufige Form desselben auf amyloider Degeneration beruht, bei welcher die Hypertrophie gar nicht oder doch nur selten eintritt. In solchen Fällen mag auch die schon weit gediehene Cachexie und die schlechte Ernährung im Allgemeinen die Entwicklung der Hypertrophie verhindern.

Gegen die rein mechanische Theorie der Hypertrophie hat sich vorzugsweise *Bamberger* und *Rosenstein* ausgesprochen, ebenso *Lebert, Campana* und *Erichson*.

Larcher, *Ducrest* und *Blot* wollen bei Schwangern eine physiologische Hypertrophie des linken Ventrikels beobachtet haben. Doch liegen die von *Larcher* angeführten Maasse noch innerhalb der normalen Grenzen; die Vergrösserung der Herzleerheit bei Schwangern erklärt sich aus der stärkern Adpression des Herzens gegen die Brustwand in Folge der höher stehenden Kuppel des Diaphragma (*Gerhardt*).

Idiopathische Hypertrophie des linken Ventrikels.

Da mechanische Hindernisse namentlich im Capillargebiete unter Umständen leicht übersehen werden können, so sind die Angaben über idiopathische Hypertrophien des linken Ventrikels, deren *Baur* und *Peacock* erwähnen, nur mit Vorsicht aufzunehmen. Letzterer giebt an gerade in solchen Fällen die höchsten Grade der Hypertrophie beobachtet zu haben.

Symptome der Hypertrophie des linken Ventrikels.

Unter den Symptomen der excentrischen Hypertrophie des linken Ventrikels sind die objectiven allein maassgebend. In Folge der veränderten Lage und Grösse des Herzens findet man den Herzstoss weiter nach links und aussen als gewöhnlich, und wenn man Lageveränderungen des Herzens aus andern Ursachen ausschliessen kann, so ist das Vorhandensein des Stosses jenseits der linken Mammallinie als ein sicheres Zeichen von Hypertrophie des linken Ventrikels zu betrachten. Bei hohem Grade von excentrischer Hypertrophie kann derselbe sogar bis in die Axillarlinie verschoben sein, wobei er dann auch in einem entsprechend tiefern Intercostalraum (6. — 7. — 8.) am stärksten gefühlt wird; meist ist er dann auch über mehrere Intercostalräume verbreitet; er ist ferner verstärkt, oft bis zu dem höchsten Grade, so dass er den Kopf des Auscultirenden hebt, die Brust in grossem Umfange erschüttert und sich selbst durch die bedeckenden Kleidungsstücke bemerkbar macht. Die Herzgegend ist häufig, besonders bei jüngeren Individuen mehr oder minder stark vorgewölbt. In Folge der energischen Locomotion der Herzbasis nach links sieht man zuweilen im Epigastrium, bei Herabdrängung des Diaphragma, und in den Intercostalräumen am linken Sternalrande ein systolisches Einsinken. Diese letztere Erscheinung wird vorzüglich durch die geringere Bedeckung des Herzens durch die linke Lunge begünstigt, in Folge deren die Percussion sowohl eine Vergrösserung der Herzdämpfung als auch der Herzleerheit wahrnehmen lässt. Der leere Schall beginnt nicht selten schon an der dritten Rippe und erstreckt sich nach links und unten über die Mammallinie hinaus bis in die Gegend des Herzstosses, während er nach rechts hin die normalen Grenzen nur wenig oder gar nicht überschreitet. Es erfährt also hauptsächlich der linke Schenkel der Herzleerheit eine beträchtliche Verlängerung.

Wenn keine Klappenfehler vorhanden sind so hört man bei der

Auscultation die Herztöne rein, und meist sehr laut und klappend. Der erste Ton an der Herzspitze ist zuweilen von einem klirrenden Schalle (cliquetis metallique) begleitet, der zweite Aortenton erscheint in allen Fällen, in denen die Hypertrophie als Folge von vermehrtem Widerstande im Aortensysteme auftritt, accentuirt und es muss dies als ein sicheres Zeichen der erhöhten Spannung in diesem letztern betrachtet werden. Aus demselben Grunde ist alsdann der Arterienpuls hart, schwer unterdrückbar, nicht sehr gross und der Dicrotismus (in den Curven) wenig ausgesprochen. Ein lebhaftes Pulsiren der Halsarterien mit Erschütterung des ganzen Kopfes deutet stets auf excentrische Hypertrophie des linken Ventrikels. Da die Beschaffenheit des Pulses ausser von der Energie der Herzcontraction noch von verschiedenen andern Umständen (Klappenfehlern, Zuständen der Arterien u. s. w.) abhängt, so hat seine Qualität zuweilen auch nichts Charakteristisches für die Hypertrophie des linken Ventrikels. Atelectase der Lungen (namentlich der linken) bei hohem Grade der excentrischen Hypertrophie kann an der Basis derselben am Rücken zu Dämpfung des Schalls und zu Veränderung der auscultatorischen Erscheinungen daselbst Veranlassung geben. — Auf dieser Verminderung des Brustraums beruht wenigstens zum Theil das subjective Gefühl der Dyspnoe, der Beklemmung und des Drucks in der Herzgegend, über welches die Kranken klagen, Symptome die namentlich bei stärkerer Körperbewegung hervortreten, obwohl in den meisten Fällen der grössere Theil dieser Beschwerden nicht direct von der Hypertrophie sondern von deren Ursache, den Klappenfehlern und Hindernissen in der Blutbewegung herrühren. — Was insbesondere das von den Kranken selbst wahrgenommene Gefühl von Herzklopfen anbetrifft, so ist dasselbe auffallender Weise nicht immer im Einklange mit dem Maasse der Hypertrophie und der Stärke des objectiv wahrnehmbaren Herzstosses. Die meist allmähliche Entwickelung verbunden mit der Gewöhnung bei längerem Bestehen des Uebels dürfte wohl zur Erklärung dieser Thatsache dienen. Kranke mit Hypertrophie des linken Ventrikels sind zuweilen zu activen Wallungen disponirt, welche sich besonders in der Richtung des Kopfes äussern und zu Klagen über fliegende Hitze, Schwindel, Kopfschmerz, Flimmern vor den Augen, Ohrensausen u. s. w. Veranlassung geben. Dieselben sind jedoch in den meisten Fällen nicht von der Hypertrophie direct herzuleiten, da dieselbe bei Klappenfehlern zu keiner Steigerung des mittleren Drucks in den Arterien führt, sondern als die Folge der gleichzeitig bestehenden Erkrankungen der Gefässe und der Störungen der Innervation derselben zu betrachten, und können daher diese Erscheinungen auch in einer grossen Anzahl von Fällen vollkommen fehlen. In ähnlicher Weise ist das Verhältniss zu den mit Hypertrophie des linken Ventrikels verbundenen Blutungen (Epistaxis, Encephalorrhagie,

Menstruatio nimia) aufzufassen, die überdiess weit weniger häufig sind als man allgemein anzunehmen gewohnt war.

Verhältniss der Hypertrophie des linken Ventrikels zu Gehirnblutungen. Bei der **Gehirnblutung** (Apoplexia sanguinea) muss hervorgehoben werden, dass bei ihr fast immer Erkrankungen der Gehirngefässe (Fettmetamorphose, chronische Endarteritis, Atrophie, Aneurysmen) das prädisponirende Moment abgeben, und dass sie auch ohne alle Hypertrophie des linken Ventrikels häufig genug vorkömmt. Der etwaige Zusammenhang zwischen beiden Affectionen muss vielmehr in einer gemeinschaftlichen Ursache, der Gefässerkrankung, der chronischen Endarteritis gesucht werden, welche einestheils die Brüchigkeit der Gefässwandungen anderntheils durch Vermehrung der Widerstände eine Erhöhung des mittleren Blutdrucks in den Arterien und damit die Hypertrophie zur Folge hat. Wie bedeutend aber gerade die Erhöhung des mittleren Drucks im Aortensystem hierbei in die Waage fällt, geht aus der häufigen Combination von Nierenschrumpfung, Herzhypertrophie und Gehirnblutung (Epistaxis und Retinalblutungen) hervor, von der ich selbst aus eigener Erfahrung eine Reihe von Beispielen anführen könnte.

Eulenburg fand unter 42 Fällen von Gehirnblutung nur in 9 Fällen (21,4 pCt.) Hypertrophie der linken Ventrikels, welche 5 Mal mit Nierenschrumpfung, 7 Mal mit diffuser Arteriosklerose verbunden war. In denselben 42 Fällen waren die grössern Gehirnarterien nur 13 Mal (30,5 pCt.) ohne Veränderungen (4 Mal bei Kindern) und unter diesen war 3 Mal Nierenschrumpfung mit Hypertrophie des linken Ventrikels vorhanden. *Kirkes* hat bei 22 Apoplectikern 14 Mal chronische Nierendegeneration gefunden die 13 Mal durch Hypertrophie des linken Ventrikels compensirt, und nur 4 Mal mit erheblichen Klappenfehlern verbunden war. Da sich jedoch auch 12 Mal Veränderungen an den Gehirngefässen vorfanden, so ist er geneigt, dieselben ebenfalls als die Folge der Hypertrophie zu betrachten. Dass anhaltende Steigerungen des Seitendrucks über die Norm, zu Erkrankungen der Gefässwandungen führen, kann nicht bezweifelt werden und dürfte wohl die bei Aortenklappeninsufficienz während der Systole vorkommende ganz enorme Drucksteigerung dazu beitragen die vorhandene Gefässerkrankung zu steigern, und so zu Gehirnblutung die Disposition in doppelter Weise zu vermehren.

Störungen der venösen Circulation. Was die bei Hypertrophie des linken Ventrikels auftretenden Störungen in der venösen Circulation betrifft, so sind dieselben niemals als die Folge der Hypertrophie, sondern vielmehr als die Folge der Ursachen der Hypertrophie (Klappenfehler, Circulationshindernisse in dem Arteriensysteme) zu betrachten, oder sie müssen als Zeichen einer ungenügenden Compensation, d. h. eines Rückgängigwerdens der Hypertrophie durch Veränderungen am Herzmuskel, namentlich durch Fettmetamorphose aufgefasst werden.

Prognose. Von einem **Verlaufe** und einer **Prognose** der Hypertrophie des linken Ventrikels im Allgemeinen kann nicht wohl gesprochen werden, da sich beide im concreten Falle stets nach dem vorhandenen ursächlichen

1. Die Krankheiten des Herzmuskels. 111

Leiden richten; in sofern aber die Hypertrophie fast stets compensatorischer Natur ist, muss dieselbe als ein erwünschter, günstiger Zustand betrachtet werden, mit dessen Abnahme gewöhnlich erst die bedrohlichen Erscheinungen für die Kranken eintreten. Diess gilt nicht blos für die bei Klappenaffectionen vorhandene Hypertrophie sondern auch ganz besonders für die Fälle mit Nierenatrophie, bei welchen oft Jahre hindurch nicht nur das tödtliche Ende hintangehalten, sondern selbst ein ganz erträglicher Zustand durch die Hypertrophie bedingt wird.

Die excentrische Hypertrophie des rechten Ventrikels.

Fast niemals beobachtet man am rechten Ventrikel eine so bedeutende Zunahme der Muskelmasse wie beim linken. Sie betrifft nur selten alle Theile des Ventrikels, sondern vorzugsweise den Conus arteriosus dexter, die Trabeculae carneae und die Papillarmuskeln, seltner die Wand der sogen. Pars venosa. Die gewöhnlich collabirenden Wandungen klaffen beim Eröffnen, sind starrer und manchmal von kautschukähnlicher Consistenz. Diese letztere ist meist die Folge einer reichlichen Neubildung von Bindegewebselementen (*Wagner*). Die Dilatation ist fast immer bedeutender im Verhältniss zur Hypertrophie als diess im linken Ventrikel der Fall ist. *Anatomisches.*

Ist der rechte Ventrikel allein oder doch vorzugsweise hypertrophisch, so nimmt das Herz eine mehr rundliche, abgestumpfte Gestalt an, die Spitze wird bei den höheren Graden der Hypertrophie ausschliesslich vom rechten Ventrikel gebildet und es erscheint vorzugsweise in der Dimension der Breite vergrössert, zuweilen auch in seinem Durchmesser von vorn nach hinten (*Engel*). Der rechte Ventrikel liegt in grösserem Umfange als sonst an der vorderen Fläche der Brustwand an, der rechte Rand des Herzens wird weiter nach rechts verschoben, der rechte vordere Lungenrand weicht mehr zurück, während der Sulcus longitudinalis anterior mehr nach links rückt und der linke Ventrikel sich nach hinten weiter von der vorderen Brustwand entfernt, wobei jedoch die breitere und stumpfere Spitze des Organs nicht wesentlich von ihrer normalen Lage abweicht.

Wir haben oben schon erwähnt, dass während der Zeit des **fötalen Lebens**, in welcher der rechte und linke Ventrikel sich gemeinschaftlich in die Arbeit des grossen Kreislaufs theilen und der kleine erst angedeutet ist, gleichsam eine physiologische Hypertrophie des rechten Ventrikels besteht, indem die Musculatur beider Ventrikel nahezu von gleicher Mächtigkeit ist. In dieser Zeit füllen sich beide Vorhöfe und Ventrikel (bei offenem Foramen ovale) von den Hohlvenen aus, unter gleichem Drucke; sogleich nach dem Eintritte der Respiration post partum wird ein Theil des *Ursachen. Fötale Hypertrophie des rechten Ventrikels.*

Bluts in die Lungenbahn abgelenkt, der vorher vorzugsweise vom rechten Vorhofe sich füllende linke erhält einen grossen Theil des Bluts aus den Lungenvenen, der Druck in ihm übersteigt denjenigen im rechten Vorhofe,

Fig. 15.

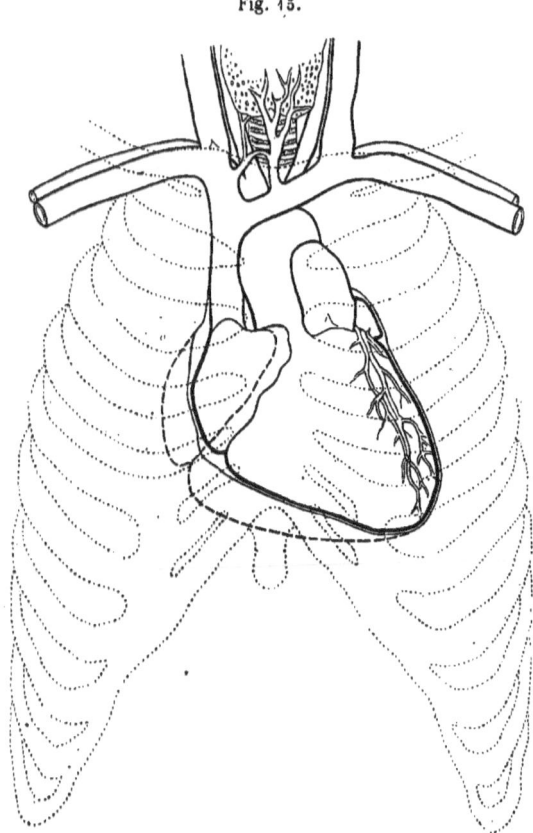

Lage und Gestalt des Herzens bei excentrischer Hypertrophie des rechten Ventrikels. --------- bezeichnet die von der Norm abweichende Gestalt und Lage.

die Klappe des eirunden Loches schliesst sich und mit der schwächern Füllung des rechten Vorhofs und Ventrikels beginnt des letzteren Musculatur rasch an Masse abzunehmen bis das normale physiologische Verhältniss nach der Geburt hergestellt ist. Bleiben dagegen fötale Verhältnisse in Folge frühzeitiger Erkrankungen oder Bildungshemmungen am Herzen zurück, wie diess namentlich bei der angebornen Enge oder dem Verschluss der Lungenarterienbahn der Fall ist, so erhalten sich Verbindungen zwischen den beiden Herzhälften durch Lücken im Septum oder dem offenbleibenden Foramen ovale, unter deren Vermittlung beide Ventrikel unter gleichem Drucke gefüllt werden; die fötale Hypertrophie des rechten Ventrikels persistirt dann auch während des extrauterinen Lebens, und stellt so in manchen Fällen vielleicht die höchsten Grade der Hypertrophie dar, wovon der rechte Ventrikel betroffen wird. Es ist leicht einzusehen, dass auch in diesen Fällen der Charakter der Hypertrophie ein wesentlich compensatorischer, secundärer ist.

Es scheint mir keinem Zweifel unterworfen zu sein, dass der Druck in dem linken Vorhofe während des extrauterinen Lebens ein höherer sein muss als der in dem rechten Vorhofe, weil dem die Anordnung der Valvul. foram. oval. sowie das allmähliche Schliessen dieser Oeffnung entspricht. Damit stimmen auch die schon erwähnten Versuche von *Beutner* und die Ergebnisse *Abegg*'s über die relative Weite der Lungenvenen zu den Lungenarterien überein.

Alle Ursachen, welche im **späteren Leben** zur Dilatation und Hypertrophie des rechten Ventrikels führen, haben gleichfalls zunächst die Wirkung den Druck im Hohlvenensysteme und rechten Vorhofe und damit die Füllung des rechten Ventrikels zu steigern. Als solche sind zunächst sämmtliche **erworbene Klappenfehler** am arteriellen Ostium sowie die Insufficienz der Tricuspidalklappe zu erwähnen. Bei der Seltenheit dieser Affectionen am rechten Herzen bilden sie jedoch nebst den erwähnten angebornen Bildungsfehlern nur einen sehr kleinen Theil der Ursachen der Hypertrophie des rechten Ventrikels.

Erworbene Hypertrophie des rechten Ventrikels.

Klappenfehler am rechten Herzen.

Weitaus der grösste Theil rührt von **Kreislaufhindernissen in der Lungenarterienbahn**, oder von **Fehlern am linken Ventrikel** her. Die ersteren beruhen, ausser den seltenen Aneurysmen der Lungenarterie, den erworbenen Communicationen zwischen Lungenarterie und Aorta (Varix aneurysmaticus) und den Geschwülsten, welche die Lungenarterie comprimiren, fast ausschliesslich auf ausgebreiteter Obliteration und Verödung der Lungencapillaren, wie solche aus chronischem Lungenemphysem, chronischer interstitieller Pneumonie und Bronchiectasien hervorgehen, oder durch den Druck grosser pleuritischer Exsudate auf die Lungen und durch mangelhafte Entwickelung der letztern in Folge von Verengerung des Brustraums durch starke scoliotische Verkrümmungen der Wirbelsäule herbeigeführt werden.

Hindernisse in der Lungenarterienbahn und Klappenfehler am linken Herzen.

Bei **Lungenphthisis** (käsiger Pneumonie) kommt es wegen des allgemeinen Marasmus und der Verminderung der Gesammtblutmenge, vielleicht auch in Folge der zahlreichen Verbindungen, welche sich bei ausgebreiteter Verwachsung der Lungen- und Costalpleura zwischen dem grossen und kleinen Kreislaufe entwickeln, nur ausnahmsweise zur Hypertrophie des rechten Ventrikels. *Engel* fand bei Tuberculösen das Verhältniss des

Gewichtes des rechten Ventrikels zum linken wie 1:2,51, statt 1:2,62 (normales Mittel). Dagegen war es bei chronischem Lungenemphysem = 1:1,90 oder 1:1,50, bei pleuritischem Exsudate 1:2,48 und 1:1,90.

Die Fehler des linken Ventrikels, welche seine Leistung vermindern bringen alle neben der beträchtlicheren Steigerung des Drucks in den Lungenvenen auch eine solche in den Körpervenen hervor. Sind sie derart, dass eine Compensation durch den linken Ventrikel selbst gar nicht, wie bei der Stenose des Ostium venosum sinistrum, oder doch nur unvollkommen zu Stande kommen kann, wie bei der Insufficienz der Mitralklappe, so tritt eine Dilatation und Hypertrophie des rechten Ventrikels ein, während eine solche in der Regel ausbleibt, wenn der Fehler am Ostium aorticum seinen Sitz hat, wo er durch die eintretende Hypertrophie des linken Ventrikels allein ausgeglichen werden kann und der Druck in den Körpervenen auf den normalen Zustand herabsinkt. Aus dem Angegebenen ersieht man, dass die Stenose des Ostium venosum sinistrum zu den bedeutendsten Graden der Dilatation und Hypertrophie des rechten Ventrikels führen muss. Die aus den beiden letzten Kategorien hervorgehenden Hypertrophien sind es auch, welche vorzugsweise den Conus arteriosus dexter betreffen.

Symptome. Auch bei der Hypertrophie und Dilatation des rechten Ventrikels sind ausschliesslich die **objectiven Erscheinungen** am Herzen von Bedeutung. Doch muss sogleich bemerkt werden, dass dieselben gar nicht selten durch andere Erkrankungen, welche zur Hypertrophie in einem causalen Verhältnisse stehen verwischt und unkenntlich gemacht werden, wie diess namentlich beim chronischen Lungenemphysem der Fall ist, bei dem die starke Ausdehnung der Lungenränder einer genauen Untersuchung des Herzens hindernd entgegentritt.

Der **Herzstoss** erscheint ebenfalls verstärkt, doch nicht in dem Maasse wie diess bei excentrischer Hypertrophie des linken Ventrikels der Fall ist, er wird in grösserer Ausdehnung und Breite, namentlich gegen das Brustbein zu gefühlt, oder man sieht bei tiefem Stande des Diaphragma eine systolische Pulsation im Epigastrium und über dem Schwertfortsatze, ja es wird zuweilen sogar das untere Ende des Brustbeins mit jeder Contraction des Herzens emporgehoben. Bei der **Percussion** findet man die Herzleerheit (wenn nicht Emphysem im Spiele ist) grösser, doch mehr in der Richtung nach rechts hin ausgebreitet, so dass nicht selten der untere Theil des Brustbeins einen auffallend gedämpften Schall giebt, und selbst über den rechten Sternalrand hinaus in der Höhe des fünften Rippenknorpels eine leer schallende Stelle erscheint. Es ist vorzugsweise die Basis der Leerheit (die Breite) welche an Länge zunimmt und zugleich der rechte Schenkel, so dass sich hierin die grössere Breite des Organs deutlich abspiegelt. Auch die Dämpfung erscheint in ähnlicher Weise vergrössert und erstreckt sich nach rechts zuweilen bis in die rechte Mammallinie, wobei übrigens bemerkt werden muss, dass hierzu in vielen Fällen die gleichzeitige Dilatation des rechten Vorhofs das Ihrige beiträgt. Wenn keine Klappenfehler vorhanden sind, so sind die Töne rein zu hören, wobei jedoch hervorgehoben werden muss, dass der zweite Ton in der Art. pulmonalis wegen der erhöhten Spannung in diesem Gefässe meist besonders stark accentuirt erscheint. Wenn gleichzeitig chronisches Lungenemphysem besteht, können all die angegebenen Zeichen fehlen, der Stoss, die verbreiterte Leerheit, selbst der Accent auf dem zweiten Pulmonalton, wegen der Ueberlagerung des Herzens durch Lungengewebe; doch hat dieses um so weniger zu bedeuten, als uns die physikalischen Zeichen des Lungenemphysems (grössere Ausdehnung der Lungengrenzen) mit Sicherheit den Schluss auf Dilatation und Hypertrophie des rechten Ventrikels gestatten. Eine bedeutendere oder selbst nur normale Grösse der Herzdämpfung bei Verkleinerung der leer schallenden Stelle ist alsdann oft das einzige directe Zeichen einer Vergrösserung des Herzens.

Die subjectiven Empfindungen der Beengung und Dyspnoe und damit auch des Herzklopfens treten bei der Hypertrophie und Dilatation des rechten Ventrikels oft mehr hervor als bei dem gleichen Zustande des linken. Es hat diess zum Theil seinen Grund in den ursächlichen Momenten, z. Th. aber auch darin dass bei dem Ueberwiegen der Dilatation die Ausgleichung durch den rechten Ventrikel oft nicht so vollkommen zu Stande gebracht wird wie durch den an sich stärkern linken, endlich aber auch in den häufigen katarrhalischen Affectionen der Bronchialschleimhaut, zu welchen solche Kranke neigen in Folge des hohen Drucks in den Lungengefässen, der sich auch nicht selten durch **Blutungen aus den Lungen** kundgiebt. Die Erscheinungen einer **gestörten Circulation** des Bluts in den **Körpervenen** haben keinen Bezug auf die excentrische Hypertrophie des rechten Ventrikels, um so mehr als sie eben ein Zeichen sind, dass diese letztere ungenügend ist, oder in späterem Verlaufe zur fettigen Metamorphose des Herzfleisches und einer überwiegenden Erweiterung des rechten Ventrikels geführt hat.

In Betreff der **Prognose** kann nur das im Allgemeinen schon bei der Hypertrophie des linken Ventrikels Gesagte wiederholt werden, sie richtet sich nach den Ursachen, und wird um so ungünstiger sich gestalten, je mehr an die Stelle der Hypertrophie eine zunehmende Dilatation des rechten Ventrikels tritt.

Die excentrische Hypertrophie der Vorhöfe.

Anatomisches. Vermöge der Dünnheit der musculösen Wandungen werden die Vorhöfe bei gesteigertem Seitendrucke stets mehr der Dilatation als der Hypertrophie anheimfallen, und immer überwiegt die erstere in bedeutendem Maasse. In der Regel sind die Vorhöfe gleichzeitig mit den zu ihnen gehörenden Ventrikeln hypertrophisch; eine isolirte Hypertrophie des einen oder andern ist selten, und fällt dann stets mit der Verengerung des entsprechenden Ostium venosum zusammen.

Klinisch wahrnehmbare Erscheinungen entstehen nicht durch die Hypertrophie der Vorhöfe, dieselben gehören nur der Dilatation derselben an. (s. u.)

Die Behandlung der Hypertrophie.

Von einem direct gegen die Hypertrophie gerichteten Heilverfahren kann nicht wohl die Rede sein. Bei der fast immer secundären und compensatorischen Natur der Hypertrophie wird man sich hüten gegen dieselbe einzuschreiten um so mehr als die Mehrzahl der während ihres Bestehens eintretenden bedrohlichen Erscheinungen gerade auf eine ungenügende Beschaffenheit oder einen Nachlass der Hypertrophie bezogen werden müssen. Es wird daher keinem vernünftigen Arzte mehr einfallen, den Versuch zu machen eine Herzhypertrophie durch methodisch fortgesetztes Blutlassen, Nahrungsentziehung und Säfteentleerung wie diess früher von *Valsalva* und *Albertini* und in modificirter Weise von *Laennec* und *Bouillard* empfohlen ward, heilen zu wollen. Ebendahin sind auch die äusserlich anzubringenden Ableitungen, Haarseile, Moxen, Fontanelle in der Herzgegend zu rechnen. Es wird übrigens dieses Resultat auf dem gesagten Wege eben so wenig erreicht werden wie durch den Gebrauch von alterirenden Mitteln wie Iod und Quecksilber, oder den schon von *Peter Frank* und neuerdings wieder von *Valentin* empfohlenen Bleizucker.

Indicationen. Die hauptsächlichsten Indicationen bei der Behandlung der Herzhypertrophie bestehen darin die Kraft des Herzmuskels zu schonen, und dieselbe womöglich auf dem für die Erhaltung des Organismus nothwendigen Maasse zu erhalten; diess geschieht vorzugsweise durch Anordnung rein diätetischer Massregeln. —

Den ersten Theil der Aufgabe erfüllt man zunächst dadurch, dass man dem hypertrophischen Herzmuskel keine grössere Arbeit zumuthet als er sie ohnehin schon zur Herstellung der Compensation leisten muss, und dass man seine Leistungsfähigkeit durch unnöthige Reizmittel nicht erschöpft.

Die Kranken müssen daher jede 'heftigere Körperbewegung und Muskelanstrengung wie Laufen, Springen, Tanzen, Bergsteigen u. s. w. ebenso wie starke psychische Aufregungen vermeiden. Der Genuss excitirender Nahrungsmittel und Getränke (Kaffee, Thee, Spirituosa, starke Gewürze) ist daher zu verbieten, oder doch wenigstens sehr zu beschränken. Dem zweiten Theile genügt man durch Anordnung einer leicht verdaulichen aber nahrhaften Diät, welche mehr auf eine gute Ernährung der Muskeln als auf excessive Fettbildung gerichtet ist (gebratenes Fleisch, Eier, Gemüse, Obst), während dagegen der allzu reichliche Genuss von Amylaceen, Fett und Zucker zu vermeiden ist. Dabei sorge man für tägliche, regelmässige, nicht zu lange fortgesetzte Körperbewegung, welche in Verbindung mit der Regulirung der Leibesöffnung am wesentlichsten zu einer guten Verdauung beiträgt. Unter Umständen können daher auch leichtere eröffnende Mineralwässer, Molkenkuren, Aufenthalt in einem nicht allzuhochgelegenen Bergklima nützlich sein. Auf diese Weise wird man im Stande sein oft lange Zeit hindurch dem Kranken ein leidliches Dasein zu bereiten, und die übeln Folgen, welche durch Ueberanstrengung des Herzmuskels und die drohende fettige Entartung desselben entstehen, hintanzuhalten.

Treten nichts destoweniger Symptome übermässig gesteigerter und dabei doch oft ungenügender Herzthätigkeit ein, so hat man vorübergehend die Aufgabe dieselben durch beruhigende Mittel, Digitalis in mässiger Dosis (gr. x—xv auf 5 Unzen Colatur), Blausäurepräparate, die Anwendung der Kälte auf die Herzgegend bei strengster körperlicher Ruhe zu reguliren. Treten die Symptome von Fluxionen nach dem Gehirn ein, so suche man dieselbe ausser mit den eben angeführten Mitteln, durch Auflegen einer Eisblase auf den Kopf, Ableitungen auf den Darmcanal, Senfteige auf die Waden, reizende Fussbäder zu bekämpfen. In diesem Falle können begreiflicher Weise auch locale Blutentziehungen am Kopfe platzgreifen, wie denn auch das Eintreten von Lungenhämorrhagien unter Umständen selbst zur Anwendung einer allgemeinen derivatorischen Blutentziehung in dringenden Fällen Veranlassung geben kann. Die vorkommenden Katarrhe der Respirationsorgane behandle man nach den hierfür allgemein gültigen Regeln. Natürlich muss bei der ganzen Behandlung auch dem bestehenden Grundleiden (Nierenschrumpfung, Lungenemphysem u. s. w.) gebührend Rechnung getragen werden.

Palliative Behandlung.

In den seltenen Fällen sogenannter idiopathischer Herzhypertrophien sind, neben der Beseitigung oder Verhütung vorhandener äusserer Ursachen, die schon erwähnten die Herzthätigkeit beruhigenden und regulirenden Mittel in Anwendung zu ziehen, und muss man eine vorhandene gesteigerte nervöse Reizbarkeit, Hysterie u. s. w. theils durch sogen. Nervina, theils durch Verbesserung der Blutmischung vermittelst der Tonica und des Eisens, kühler Waschungen und geeigneter Lebensweise zu heben suchen. Die Möglichkeit einer Heilung in solchen Fällen lässt sich a priori nicht läugnen.

2. Dilatation des Herzens, Herzerweiterung.

Anatomisches. Aneurysma cordis passivum (*Corvisart*). Man versteht unter Dilatation des Herzens die Vergrösserung der von den musculösen Wandungen umgebenen Höhlenräume des Organs. Sie kann eine oder mehrere Abtheilungen des Herzens betreffen; partielle Erweiterungen an einzelnen Herzabschnitten, welche in Folge von localen Texturveränderungen der Muskelsubstanz vorkommen, das sogen. Aneurysma cordis partiale gehört nicht hierher. Das Verhältniss der Dicke der Wandungen zu der Weite der Höhlen kann ein sehr verschiedenes sein; für die klinische Betrachtung im vorliegenden Falle ist jedoch vorzugsweise derjenige Zustand ins Auge zu fassen, bei dem die Wandungen entweder absolut verdünnt, oder doch im Verhältnisse zur Weite der Höhle erheblich dünner erscheinen.

Anatomisch lassen sich 3 oder eigentlich 4 verschiedene Formen der Herzerweiterung unterscheiden je nach dem Verhältniss der Dicke der Wandung zur Weite der Höhle.

1) Erweiterung der Höhle mit Verdickung der Wand, active Erweiterung (Aneurysma cordis activum).

2) Erweiterung mit normaler Dicke der Wandung, einfache Erweiterung (Aneurysma c. simpl.). Eine solche kann nicht bestehen ohne Zunehmen der Muskelmasse des Organs.

3) Erweiterung mit Verdünnung der Wandung, passive Erweiterung (Aneurysma cordis passivum) bei welcher entweder

a) die Wand zwar verdünnt ist, jedoch nur in dem Maasse als es die nothwendige Folge der Ausdehnung der Höhle ist, wobei somit die Gesammtmasse der Musculatur keine Abnahme erlitten hat, Dilatation schlechthin, oder b) die Wand an Masse und Gewicht abgenommen hat, excentrische Dilatation, atrophische Erweiterung. Die erste Form gehört ausschliesslich der bereits erörterten excentrischen Hypertrophie an, die dritte ausschliesslich der Dilatation, während die zweite gewissermassen den Uebergang zwischen den beiden erstgenannten bildet und sich in ihren klinischen Erscheinungen bald der einen bald der andern anschliesst. Wie bereits oben erörtert, entwickelt sich jede excentrische Hypertrophie aus einer vorhergehenden Dilatation, sie wird also bis zu ihrer völligen Ausbildung auch das Stadium der einfachen Dilatation durchmachen, umgekehrt kann es vorkommen dass bei einer excentrischen Hypertrophie die Ernährungsbedingungen für den Herzmuskel mit den wachsenden Ursachen der Dilatation nicht in gleichem Maasse zunehmen und damit jene in den Zustand der einfachen Dilatation zurückkehrt. Allerdings ist in solchen Fällen der Vorgang meist nicht so einfach, indem es zu Veränderungen der Textur des Muskels auf dem Wege degenerativer Atrophie (Fettentartung, Bindegewebsumwandlung) kömmt.

I. Die Krankheiten des Herzmuskels. 119

Die Beurtheilung ob eine in der Leiche erweiterte Herzhöhle auch während des Lebens sich in diesem Zustande befand, unterliegt ähnlichen Schwierigkeiten wie die Bestimmung der Dicke der Wandungen. Die dem Tode unmittelbar vorangehende Krankheit, die Todesart, der Zeitpunct zu welchem man nach dem Tode die Leichenöffnung vornimmt haben einen entschiedenen Einfluss auf die Weite der Herzhöhlen im Cadaver. War kurz vor dem Tode der Druck in den Venen ein sehr hoher, wie diess bei suffocativem Tode (bei Pneumonie z. B.) der Fall ist, so findet man das rechte Herz mit Blut überfüllt und ausgedehnt, besonders wenn der vitale Tonus desselben während einer längeren Agonie abgenommen hatte. Bei Menschen die durch acute Blutzersetzung, durch Einwirkung irrespirabler Gasarten oder durch sog. Insolation sterben findet man das Herz dilatirt (*Rokitansky*, *Duchek*), und letzterer beobachtete dasselbe an Thieren welche in der Aether- und Chloroformnarkose zu Grunde gegangen waren. Ist die Fäulniss schon eingetreten, so findet man die Wandungen schlaff, dünn, blutig imbibirt, die Höhle durch die im Blute entwickelten Fäulnissgase erweitert (cadaveröse Herzerweiterung). Man wird also nicht jedes schlaffe und weite Herz in der Leiche unbedingt für ein während des Lebens dilatirtes betrachten dürfen. *Engel* hält daher die Diagnose einer krankhaften Erweiterung an der Leiche für kaum möglich, was indessen zu weit gegangen ist.

Die Dilatation erreicht zuweilen einen sehr hohen Grad, so dass die Capacität der Höhlen um das 3—4fache zunimmt, während die Wandungen in exquisiten Fällen eine ausserordentliche Verdünnung erleiden; so hat man die Wand des linken Ventrikels bis auf 5 Millimeter verdünnt angetroffen; doch ist der rechte Ventrikel weit häufiger der Sitz von passiver Erweiterung, und wohl noch öfter die beiden Vorhöfe, unter denen namentlich der rechte nicht selten eine ganz colossale Weite erlangt; ja es können an den Vorhöfen die Fleischbündel in dem Maasse auseinander weichen, dass ihre Wandungen stellenweise membranös, d. h. nur vom Endocardium und Pericardium gebildet scheinen; im rechten Ventrikel findet man zuweilen auch einzelne Trabekeln zu dünnen den Sehnenfäden analogen Bindegewebssträngen umgewandelt. Die verdünnten Wandungen eines dilatirten Herzabschnitts sind schlaff, und collabiren leicht nach Entfernung ihres Inhalts, das Muskelfleisch erscheint bald normal bald verändert; es ist dann gelblich, blass und missfarbig oder dunkler in Folge von Durchtränkung mit Blutfarbstoff, und hat in der Regel auch einen ziemlich hohen Grad von Mürbheit und Zerreisslichkeit, je nachdem eine cadaveröse Erweichung, Fettmetamorphose oder parenchymatöse Degeneration desselben besteht. *Grad der Dilatation.*

Die Ostien werden stets mit in den Bereich der Dilatation gezogen (wenn nicht gerade Erkrankungen derselben [Stenose] als Ursache zur Erweiterung der Höhle bestehen), besonders ist diess bei den venösen der Fall. Die Klappen verdünnen und vergrössern sich dabei bis zu einem gewissen Grade, ebenso verlängern und dehnen sich auch die Papillarsehnen und *Beschaffenheit der Ostien und Klappen.*

Muskeln; allein in sehr exquisiten Fällen, wenn ihre Vergrösserung nicht gleichen Schritt hält mit derjenigen der Ostien, werden die Klappen doch unfähig die enorm erweiterten Ostien zu schliessen (relative Insufficienz).

Die Erweiterung der Höhlen führt natürlich zu einer bedeutenden Vergrösserung des gesammten Volums des Herzens, und trägt in höherem Grade dazu bei als die Verdickung der Wandungen (bei der excentrischen Hypertrophie).

Nach *Bizot* sind die mittleren Maasse für die verschiedenen Dimensionen des Herzens im Alter von 30—49 Jahren in Centimetern:

	Länge	Breite	Dicke
Mann	9,7	10,8	3,9
Weib	9,2	9,9	3,3.

Für desselbe Alter beträgt der mittlere Umfang der Ostien in Centimetern:

	Mann	Weib
Ostium venosum sinistrum	10,9	9,2
» » dextrum	12,2	10,6
» aorticum	7,0	6,3
» pulmonale	7,1	6,6.

Nach *Bouilland* beträgt der normale Umfang des Herzens an der Basis der Ventrikel 18 Centimeter.

Die Dimensionen des Herzens wachsen stetig mit zunehmendem Alter, und ebenso die Weite der Ostien, die wie man sieht am rechten Herzen beträchtlicher ist wie am linken.

Folgen der Dilatation. Bei dem Missverhältnisse zwischen der Masse des auszutreibenden Bluts und der Masse des Herzmuskels ist begreiflicher Weise ein dilatirter Herzabschnitt häufig nicht im Stande sich vollkommen zu entleeren, was um so mehr der Fall sein muss, wenn mit der Dilatation Veränderungen in der Textur des Muskels verbunden sind. Ein dilatirter Ventrikel ist daher fast nie vollkommen leistungsfähig und die entsprechenden Störungen in der Circulation können nicht ausbleiben. Diese Unfähigkeit sich vollkommen zu contrahiren und zu entleeren hat man mit dem Ausdrucke Asystolie bezeichnet, der übrigens eigentlich nur für die Vorhöfe passend ist, insofern nur bei diesen, namentlich dem rechten, vollkommne Lähmung und Mangel jeder Contraction während des Lebens vorkommen dürfte.

Ursachen der Dilatation. Die Dilatation hat ihre Ursache vorzüglich in zwei Umständen, nämlich 1) einer Steigerung des Seitendrucks innerhalb der Höhle während ihrer Diastole, 2) in Erschlaffung und verminderter Elasticität der Wandung. Die Ursachen, welche eine Füllung der Herzhöhlen unter höherem Drucke als gewöhnlich veranlassen, haben wir bereits bei den Ursachen der Hypertrophie besprochen, welche sich in secundärer Weise bei günstigen Ernährungsbedingungen für den Muskel entwickelt, und kann desshalb hier übergangen werden. Sind dagegen die Verhältnisse für die Ernährung des Herzmuskels aus allgemeinen oder localen

Ursachen ungünstig, so bleibt es zunächst bei der Dilatation, welche jedoch in manchen Fällen bei lange fortgesetztem und stets zunehmendem Drucke eine Atrophie der Muskelsubstanz zur Folge haben kann (excentrische Dilatation), wie man diess namentlich an den Vorhöfen beobachten kann.

Die Erschlaffung der Herzmusculatur wird begreiflicher Weise schon bei normalem Drucke zu einer Erweiterung Veranlassung geben, um so mehr aber, wenn noch ausserdem eine Drucksteigerung stattfindet, welche wohl kaum je ausbleiben wird, da ein aus irgend einem Grunde erschlaffter Muskel auch functionsunfähiger und damit die Leistung des betroffenen Herzabschnitts herabgesetzt wird. Die Erschlaffung selbst hat stets ihren Grund in Texturveränderungen des Herzmuskels, wie sie in gröberer Weise eintreten als die Folge von bedeutender subpericardialer Fettwucherung, von fettiger Degeneration der Muskelfasern, von diffuser Entzündung des Herzfleisches (bei Pericarditis) oder als moleculare feinkörnige Trübungen bei acuten febrilen Infectionskrankheiten (Typhus, Pyämie, Puerperalfieber, Scharlach, perniciösem Icterus u. s. w.), Vergiftungen (Phosphorvergiftung, Vergiftung mit Mineralien, Pflanzensäuren), oder endlich in noch unmerklicherer, bis jetzt nicht nachweisbarer Gestalt bei Mischungsänderungen des Bluts, namentlich der Chlorose.

Veränderungen der Herzmusculatur im Verlaufe verschiedener Krankheiten.

Schon *Laennec*, später *Louis* und *Stokes* und neuerdings auch *Friedreich* haben auf die Erweichung und Erschlaffung des Herzfleisches bei typhösen Fiebern aufmerksam gemacht, wobei das ganze Herz, besonders aber der linke Ventrikel am auffälligsten betroffen wird. Dieser Zustand kann einen solchen Grad erreichen, dass das herausgenommene Herz wie ein feuchtes Tuch jede beliebige Gestalt, die man ihm giebt, annimmt, und dass es, wenn man es an den grossen Gefässen emporhebt, gleich einer Mütze über die Hand fällt. Dabei ist das Fleisch zuweilen so weich und mürbe, dass es durch Druck zu einem Brei zerfliesst, in andern Fällen ist es dagegen trocken und rauh. Das Muskelgewebe erscheint von einer eigenthümlichen klebrigen Substanz infiltrirt und in ein homogenes Gewebe verwandelt, jede Spur von Faserung ist verwischt. *Zenker* hat die von ihm näher beschriebenen Veränderungen der quergestreiften Muskelfasern (körnige, fettige und wachsartige Degeneration) bei Typhus auch am Herzen beobachtet (unter 21 Fällen 10 Mal), und *Wagner* fand 9 Mal ausgebreitete Fettmetamorphose des Herzfleisches in 59 Fällen von Abdominaltyphus; *Buhl* und *Stein* fanden dass im Typhus der Herzmuskel aufquelle, brüchiger und mit feinen Körnchen durchsetzt werde, und eine acute parenchymatöse Entzündung erleide, aus der sich nachträglich Fettdegeneration entwickle. *Liebermeister* hat es wahrscheinlich zu machen gesucht, dass die von ihm sogenannte parenchymatöse Degeneration, welche nicht blos den Herzmuskel, sondern auch noch vorzugsweise die Nieren, die Leber und die Epithelien der Schleimhäute treffen kann, bei den acuten febrilen Krankheiten von der bedeutenden Steigerung der Körpertemperatur herrühre. In den zahlreichen Beobachtungen und experimentellen Untersuchungen über Phosphorvergiftung werden analoge Veränderungen des Herzmuskels kaum je vermisst (*Leyden* und *Munck*). Die bei sehr vielen Chlorotischen unzweifelhaft bestehende Dilatation des Herzens muss wohl auf einen der übrigen quergestreiften Musculatur analogen Zustand des Herzmuskels bezogen werden. *Traube* glaubt auch, dass zuweilen im Nervensysteme die Ursachen zur Dilatation liegen können, und führt zu Gunsten dieser Ansicht das Anschwellen des Herzens beim Ersticken, und bei der directen Anwendung des Inductionsstroms auf das Herz an; auch soll der Stoss bei Digitalisanwendung mehr nach unten und links verschoben werden was auf Dilatation des linken Ventrikels deutet.

Symptome der Dilatation.
Objective Erscheinungen.

Die Erscheinungen der Dilatation des Herzens geben sich zunächst, wenn anders der Zustand der Lunge und der Pleura es gestattet, durch eine Vergrösserung der Herzdämpfung und Herzleerheit bei der Percussion kund. Bei allgemeiner Dilatation wird diese Vergrösserung nach allen Richtungen sich nachweisen lassen. Die weitaus häufigere partielle Erweiterung des rechten Ventrikels giebt sich durch Verbreitung der Herzleerheit über den rechten Sternalrand kund, wobei eine besonders weit nach rechts bis gegen die Papilla mammalis reichende Dämpfung auf eine Dilatation des rechten Vorhofs bezogen werden muss, deren successive Entstehung sich namentlich bei Fehlern am Mitralostium nicht selten sehr gut nachweisen lässt. Die Symptome des gesteigerten Drucks in den Hohlvenen können dabei nicht fehlen, Schwellung der Halsvenen, Undulationen, selbst Venenpuls an denselben werden nicht selten beobachtet. Die Dilatation des linken Vorhofs dagegen bringt wegen der weit nach hinten gerichteten von der Brustwand entfernten Lage dieses Herzabschnitts in der Regel keine Veränderungen im Percussionsschall hervor. Die Dilatation des linken Ventrikels, welche indess nie so bedeutend wird wie die des rechten, wird den Percussionsschall links vom Sternum in etwas grösserem Umfange dumpfer und leer machen, deutlicher tritt diess jedoch an der Verschiebung der Stelle des Herzstosses hervor, der weiter nach links bis in die Mammallinie verschoben werden kann, wie man diess namentlich im Beginne fieberhafter Krankheiten beobachten kann (*Scoda, Hammernjk*); er wird dabei in grösserem Umfange wahrgenommen, bald von normaler Stärke, bald selbst etwas verstärkt, weil die Veränderungen des Querschnitts beträchtlicher ausfallen. Diess beobachtet man nicht selten bei Chlorotischen. Da Dilatationen des rechten Ventrikels häufig mit Hypertrophie des linken verbunden sind, so kann auch bei dieser der Stoss verstärkt erscheinen. Erreicht aber die Erschlaffung oder die Atrophie und Degeneration des Herzmuskels höhere Grade (im spätern Verlaufe fieberhafter Krankheiten, bei Fettdegeneration u. s. w.) so erscheint der Stoss schwach, obwohl manchmal noch verbreitert, oder er fehlt ganz.

Bei der Auscultation werden die Herztöne, wenn nicht wegen

anderer Veränderungen Geräusche damit verbunden sind, normal, bei zunehmender Erschlaffung aber schwächer und dumpfer, oder selbst gar nicht gehört. So fehlt namentlich zuweilen beim exanthematischen Typhus der erste Ton über den Ventrikeln, seltner auch der zweite, manchmal hört man auch hier ein systolisches Geräusch anstatt des ersten Tons. Die höheren Grade der Dilatation sind wegen der Asystolie in der Regel mit sehr frequenten unregelmässigen und ungleich starken Herzcontractionen verbunden, so dass einzelne Töne oft nicht mehr genau unterschieden werden können oder auszufallen scheinen; dem entsprechend ist der Puls sehr klein, von geringer Spannung, höchst frequent, unregelmässig, ungleich, einzelne Pulse sind unfühlbar, so dass die Zahl derselben mit den Herzcontractionen nicht übereinstimmt. Bei Chlorotischen dagegen, bei denen die Dilatation ohne erhebliche Muskelveränderung besteht, ist der Puls nicht selten normal, ja selbst gross und voll.

Die subjectiven Erscheinungen der Oppression und Dyspnoe, sowie das Gefühl von Palpitation tritt bei der Dilatation (wenn das Sensorium frei ist) weit stärker hervor als bei der Hypertrophie. *Subjective Erscheinungen.*

Die Erscheinungen der Dilatation zeigen nicht selten einen Wechsel, indem sie bald deutlicher hervortreten, zunehmen, bald abnehmen oder wieder verschwinden. Besonders kann diess der Fall sein bei der während acuter febriler Krankheiten eintretenden Dilatation bei welcher die Texturveränderungen am Herzmuskel einer Rückbildung fähig sind, allein auch bei Erweiterungen des rechten Herzens in Folge von Klappenfehlern kann man zuweilen unter Anwendung einer passenden Medication mit dem Eintreten von seltneren und ausgiebigeren Contractionen die Dämpfung auf der rechten Seite des Brustbeins abnehmen und die Erscheinungen bedeutender venöser Drucksteigerung sich zurückbilden sehen.

Die Diagnose einer Dilatation des Herzens kann erschwert werden durch Veränderungen an der Lunge (Emphysem) und der Pleura (Adhäsionen), welche den Nachweis einer Vergrösserung durch die Percussion erschweren; eine Dilatation des rechten Ventrikels und Vorhofs wird man aber gerade in solchen Fällen mit Bestimmtheit annehmen dürfen, wenn die Erscheinungen gesteigerten Drucks in den Körpervenen vorhanden sind. Eine Verwechslung könnte stattfinden zwischen beträchtlicher Dilatation des Herzens und Erguss ins Pericardium, weil auch bei diesem die Herzleerheit und Dämpfung vergrössert und der Stoss schwach oder unfühlbar ist. Die besondere Form der Leerheit bei Pericarditis, die vorangegangenen Erscheinungen, etwa noch hörbare Reibungsgeräusche können zur Feststellung des Unterschiedes dienen. *Diagnose.* *Differentielle Diagnose.*

Die Prognose der Dilatation richtet sich zunächst nach den Ursachen derselben. Im Allgemeinen ist sie jedoch eine bedenkliche Erscheinung; eine stets deutlicher hervortretende Dilatation des rechten *Prognose.*

Ventrikels bei Klappenleiden deutet auf eine immer ungenügender werdende Compensation und ist ein Vorbote des schliesslichen lethalen Ausgangs; ebenso ist diess der Fall wenn sie sich mit fettiger Degeneration des Herzmuskels verbindet. Acute Dilatation während febriler Krankheiten, z. B. im Typhus, mit Zeichen einer schwachen ungenügenden Herzaction ist immer als eine schwere Complication zu betrachten, doch ist hier eine völlige Heilung möglich, indem mit Ablauf der ursächlichen Krankheit auch das Herz wieder zur Norm zurückkehrt. Am günstigsten ist die Vorhersage bei Dilatationen in Folge von Chlorose; mit ihrer Heilung verschwindet auch erstere.

Behandlung. Die Behandlung der Dilatation des Herzens und einzelner seiner Abschnitte muss sich nach den zu Grunde liegenden Ursachen richten, wesshalb hier auf die Behandlung dieser Zustände bei Klappenkrankheiten, Fettdegeneration u. s. w. verwiesen werden muss.

In Beziehung auf die Anwendung der Digitalis in Fällen mit sehr frequentem unrhythmischen Herzschlage ist zu bemerken, dass dieses Mittel nur mit grosser Vorsicht gegeben werden darf, in kleinen Dosen und nicht zu lange fortgesetzt; die Anwendung einer permanenten Eisblase auf das Herz kann, wegen der beruhigenden und die Herzcontractionen verlangsamenden Wirkung der Kälte, mit Vortheil gebraucht werden. Die Dilatation in Folge von acuten fieberhaften Krankheiten, bei Typhus, Pyämie u. s. w. erfordert ein stimulirendes Verfahren, denn hier gilt es die Energie der Circulation über ein gewisses Stadium der Krankheit hinaus zu erhalten, und führt *Stockes* eine Reihe von Beispielen an in denen die Anwendung von Wein, Campher und Moschus in solchen Fällen von entschiedenem Erfolge begleitet war. Die Dilatation im Gefolge der Chlorose weicht einer gegen die Grundkrankheit gerichteten Behandlung.

3. Atrophie des Herzens.

Anatomisches. Unter Atrophie des Herzens versteht man vorzugsweise die Abnahme der Muskelmasse des Organes, doch können die atrophischen Vorgänge auch die bindegewebigen und fibrösen Theile betreffen.

Die Atrophie des Herzmuskels ist bald eine einfache bald eine degenerative; die erstere ist stets mit einer Gewichtsabnahme der betroffenen Theile verbunden und beruht auf einer Abmagerung der einzelnen Muskelbündel, die letztere kann sogar bei normalem, selbst erhöhtem Gewichte vorkommen, in sofern bei einem normalen oder vorher hypertrophischen Herzen eine grössere Anzahl von Muskelbündeln degeneriren kann (Fettumwandlung ,u. s. w.) so dass nur ein kleiner Theil normaler Muskelbündel übrig bleibt, oder indem an die Stelle des zu Grunde gegangenen Muskelgewebes ein neues Gewebe, Bindegewebe, tritt,

(z. B. bei chronischer Myocarditis). Diese letzteren Formen der degenerativen Atrophie werden bei anderer Gelegenheit ihre Besprechung finden, während wir hier nur diejenigen einer nähern Betrachtung unterwerfen, welche mit einer Verminderung der Masse des Organs ohne gleichzeitige Erweiterung oder mit Verkleinerung der Höhlenräume verbunden sind.

Man hat auch hier wie bei der Hypertrophie je nach der Weite der Höhlen 1) eine einfache Atrophie mit normaler Weite der Höhlen und Ostien, und geringer Verminderung des gesammten Umfangs des Herzens, 2) eine concentrische Atrophie mit Verkleinerung der Höhlen und Ostien, und bedeutender Verkleinerung des Herzens, und 3) eine excentrische Hypertrophie mit Erweiterung der Höhlen und Vermehrung des Umfangs unterschieden. Diese letztere ist schon im vorigen Abschnitte als atrophische Dilatation erörtert worden.

Die Atrophie des Herzmuskels ist bald eine totale, bald eine partielle auf einzelne Abtheilungen des Herzens beschränkte, ja sie kann selbst vorzugsweise einzelne Theile, die Muskelwand, die Papillarmuskeln, die Trabekeln betreffen, und führt in ihrem höchsten Grade zum völligen Schwund der Muskelsubstanz. Sie ist im Ganzen selten und findet sich häufiger am rechten wie am linken Herzen.

Die Beschaffenheit des Muskels ist verschieden bei der Atrophie, sie kann völlig normal sein (bei der congenitalen Form), häufig ist das Fleisch dunkler, bräunlich gefärbt (braune Atrophie) in Folge von Pigmenteinlagerung (bei der Atrophie alternder Individuen) die stets eine allgemeine ist, oder es ist von grauröthlicher Farbe und wachsartigem Glanze, wobei die Querstreifung der Primitivbündel verschwunden ist, so dass sie homogene farblose Cylinder darstellen, zugleich ist dasselbe auffallend derb, fest und lederartig (sclerosirende Atrophie, *Friedreich*) und findet sich mit Pigmentenlartung verbunden namentlich bei chronischen Cachexien, Tuberculose und Krebs. Auch amyloide Degeneration ist von *Virchow* beobachtet worden. In noch anderen Fällen ist das Fleisch gelblich fahl, von welker Beschaffenheit und verminderter Consistenz bei fettiger Degeneration. Das Fett unter dem pericardialen Ueberzuge ist geschwunden, das Pericardium und etwa vorhandene Sehnenflecken erscheinen gerunzelt, getrübt und die Kranzgefässe zeigen einen auffallend geschlängelten Verlauf.

Beschaffenheit des Herzmuskels.

Die Atrophie des Endocards findet man namentlich an den Vorhöfen bei enormer Erweiterung derselben, ausserdem aber nur an den Klappen, als selbstständige Atrophie mit Verkleinerung der ganzen Klappe, welche in ihrem höheren Grade zur Insufficienz führen kann, am häufigsten aber als sogenannte Fensterung der Klappen (der Semilunarklappen) nahe am freien Rande ausserhalb der Schliessungslinie, die Fensterung ist ohne alle pathologische Bedeutung. Von der secundären Atrophie der Klappen in Folge von Dilatation der Ostien war schon oben die Rede.

126 Specieller Theil der Herzkrankheiten.

Ursachen der Atrophie.

Angeborene Atrophie. Allgemeine Atrophie des Herzens mit normaler Beschaffenheit der Musculatur findet sich zuweilen angeboren, besonders beim weiblichen Geschlechte, wobei das Herz manchmal nur demjenigen eines 5—6jährigen Kindes an Grösse gleichkommt. Damit ist oft ein Zurückbleiben der ganzen körperlichen Entwickelung, namentlich der Sexualorgane verbunden. Nicht selten zeigt auch das Herz alternder, ma-

Senile Atrophie. rastischer Individuen eine allgemeine Abmagerung, und nach den Wägungen von *Engel* scheint sogar, im Widerspruche mit *Bizot*'s Messungen, constant im Alter eine Abnahme des Gewichts der Ventrikel stattzufinden, wobei der rechte Ventrikel jedoch stärker abnehmen soll als der linke.

Nach *Engel* beträgt das mittlere Gewicht der beiden Ventrikel bei Männern zwischen
20 und 40 Jahren 220,6 Gramme,
40 » 60 » 202,0 »
60 » 80 » 153,9 »

Das Verhältniss des Gewichtes des rechten Ventrikels zu dem des linken ist
für die erste Gruppe 1 : 2,62
» » zweite » 1 : 2,82
» » dritte » 1 : 2,72

Atrophie in Folge consumirender Krankheiten. Ebenso findet man, und diess ist wohl der häufigste Fall bei den meisten chronischen Krankheiten die zu Marasmus führen, neben der allgemeinen Abmagerung und Verminderung der Blutmasse eine Atrophie des Herzens, so z. B. bei chronischer Tuberculose, Krebs, Diabetes, langwierigen Eiterungen und sonstigen Säfteverlusten, bei Marasmus nach Typhus u. s. w.

Nach den Angaben von *Engel* verliert bei Männern zwischen 20 und 30 Jahren das Herz in Folge chronischer Lungentuberculose mehr als ein Viertheil seines Gewichts, der Verlust betrifft etwas mehr den linken Ventrikel, da das Verhältniss vom rechten zum linken Ventrikel sich wie 1 : 2,51 herausstellt.

In all den genannten Fällen muss die stattfindende Verminderung der gesammten Blutmasse als der hauptsächlichste Umstand betrachtet werden, welcher die Entstehung einer Atrophie mit Verengerung der Höhlen begünstigt.

Partielle concentrische Atrophie. Dem gesonderten Einströmen des Bluts in einzelne Abtheilungen des Herzens verdanken auch die partiellen concentrischen Atrophien ihren Ursprung. Auch diese können angeborene und erworbene

Congenitale. sein. Bei congenitalen Herzfehlern findet sich neben mangelhafter Entwickelung der venösen Ostien oder völligem Verschlusse derselben stets eine sehr exquisite Verkümmerung des dazu gehörigen Ventrikels, und ebenso

Acquirirte. trifft man meist bei bedeutender acquirirter Stenose des linken Ostium venosum den linken Ventrikel im Zustande der concentrischen Atrophie.

1. Die Krankheiten des Herzmuskels.

Die Symptome der Atrophie des Herzens sind derart, dass sie *Symptome der* klinisch mit Sicherheit nicht erkannt, höchstens vermuthet werden kann. *Atrophie.*
Verkleinerungen der Herzdämpfung und Herzleerheit, Schwäche des Herzstosses werden viel häufiger durch andere Ursachen, als durch Atrophie hervorgebracht. Die von *Laennec* aufgestellte Meinung, dass Ohnmachten zu welchen manche Menschen eine besondere Neigung haben, die Folge eines relativ zu kleinen Herzens seien findet in der Erfahrung keine Bestätigung. Bestehen die Symptome einer sehr ausgesprochenen Stenose des Ostium venosum sinistrum, so lässt sich mit Wahrscheinlichkeit auf eine concentrische Atrophie des linken Ventrikels schliessen, ebenso kann man bei lange dauernden marastischen Krankheitszuständen eine Verkleinerung des Herzens vermuthen.

Von einer besondern Therapie der Atrophie kann jedoch in all diesen Fällen nicht wohl die Rede sein.

4. Herzmuskelentzündung, Myocarditis.

Die Entzündung des Herzmuskels (Carditis musculosa) kömmt meist als ein umschriebener, seltner als ein über grössere Abschnitte des Herzens verbreiteter Process vor (partielle und diffuse Myocarditis), und verläuft bald acut, bald chronisch. Die anatomischen Veränderungen, welche der Herzmuskel bei der Entzündung erleidet, sind nicht von denjenigen anderer quergestreifter Muskeln verschieden, und man kann in Bezug auf die anatomische Form unterscheiden eine parenchy- *Anatomische* matöse, eine eitrige, eine interstitielle und eine gummöse Myocarditis. *und*

Klinisch lässt sich jedoch nur eine acute und chronische *klinische For-* Form feststellen. *men der Myo- carditis.*

Die acute Myocarditis.

Die acute Myocarditis ist theils eine parenchymatöse, theils eine *Anatomisches.* eitrige. Bei der parenchymatösen Myocarditis erscheint der Herzmuskel *Parenchymatöse* anfangs intensiver geröthet, seltner ist er nur wenig in seiner Farbe ver- *Myocarditis.* ändert; auf dem Durchschnitte zeigt er ein mattglänzendes, speckiges Ansehen in Folge der Durchtränkung des Gewebes mit einer albuminösen Flüssigkeit; dabei nimmt er an Volum zu, ist starrer, weniger collabirend, zugleich aber doch brüchiger und in seiner Cohärenz vermindert, so dass auf stärkeren Druck selbst Zerreissung eintreten kann. Im weiteren Verlaufe nimmt die erkrankte Stelle eine graugelbe oder grünlichrothe Färbung an und erweicht schliesslich zu einem bräunlichen oft mit etwas Blut vermengten Brei.

128 Specieller Theil der Herzkrankheiten.

Mikroskopische Veränderungen.

Mikroskopisch erscheinen die Primitivfasern anfangs verdickt und gequollen, sie bekommen ein mehr homogenes Aussehen und eine blassere Farbe indem die Querstreifung verschwindet. Allmählich trübt sich ihr Inhalt durch Bildung grauer, feiner moleculärer Körnchen, welche sich in Essigsäure auflösen und nur wenig Fettmolecule enthalten. Dabei werden die Primitivfasern brüchig, sie zerbrechen leicht auf Druck zu unregelmässigen Fragmenten oder die Fibrillen zerfallen wie bei der Maceration in sogen. Sarcous elements (*Fromman*). Ausser den Trümmern von Muskelfasern und Fibrillen, die an ihrem Ende theils aufgefasert theils gabelig gespalten und geknickt erscheinen, enthält ein solch myocarditischer Heerd neben freien molecularen Körnchen Blutkörperchen und Pigmentkörnchen, welche theils aus dem Farbstoffe der zu Grunde gegangenen Muskelfasern, theils aus dem Hämatin des ergossenen Blutes hervorgegangen sind.

Entzündliche Fettmetamorphose des Herzmuskels.

In weniger rapid verlaufenden Fällen tritt keine völlige Erweichung ein, der Muskel wird nur viel mürber und zerreisslicher und nimmt ein blasses oder gelblich graues Ansehen an.

Diess ist der Fall, wenn als das Resultat der parenchymatösen Myocarditis eine Fettmetamorphose der Primitivbündel eintritt indem entweder der zu moleculärer Proteinsubstanz umgewandelte Inhalt derselben sich in feinkörniges Fett umwandelt, oder wenn eine acute Fettmetamorphose direct ohne vorherigen körnigen Zerfall sich in den erkrankten Bündeln entwickelt, wobei sich die Fetttröpfchen in feinen zierlichen perlschnurartigen Reihen der Längsaxe der Primitivbündel der Fibrillen entsprechend gelagert zeigen, und die Querstreifung allmählich völlig verschwindet. Bei noch geringeren Graden der Veränderung erscheinen die Primitivbündel unter dem Mikroskope farblos, mit undeutlicher Querstreifung, sie sind dabei brüchiger und man bemerkt an ihnen Häufchen von gelblich gefärbten glänzenden Molecülen (Muskelfarbstoff). Alle diese beschriebenen Veränderungen der Primitivbündel kommen häufig gleichzeitig neben einander an verschiedenen Stellen des Herzens vor.

Eitrige Myocarditis.

Betheiligen sich die bindegewebigen Elemente des Muskels, des im Herzen allerdings spärlicher wie in andern Muskeln vertretenen Perimysium, an der Entzündung, so findet in sehr acut verlaufenden Fällen eine Neubildung von jungen Zellen, von Eiterkörperchen, statt, welche sich in mehr oder minder reichlichem Maasse den zerfallenden Muskelelementen beimengen und, nach deren Zerstörung, zur Bildung von hirse- bis bohnengrossen Abscessen im Herzfleische führen, die man neben oft sehr ausgebreiteten parenchymatösen Veränderungen an verschiedenen Stellen vorfindet, und als solche die eitrige Form der Myocarditis darstellen.

Nach einigen (*Förster*) geht die Eiterbildung auch von den Kernen des Sarcolemma oder den Muskelkernen aus (*O. Weber*). Nach *R. Demme* von den Kernen der Gefässwandungen.

Metastatische Myocarditis.

Bei der metastatischen Myocarditis, welche in Folge von Embolie sich entwickelt, beginnt die Entzündung mit der Bildung hämorrhagischer Heerde in deren Mittelpunct die Eiterbildung vor sich geht.

I. Die Krankheiten des Herzmuskels.

Nach den Angaben von *Rindfleisch* sind die bei rasch tödtlich verlaufenden Fällen von Pyämie, Puerperalfieber, Rotz u. s. w. im Herzen befindlichen kleinen stecknadelkopfgrossen grauweissen Heerde keine eigentlichen Abscesse, enthalten keinen Eiter, sondern bestehen nur aus Vibrionen.

Die Myocarditis hat ihren **Sitz** in sehr vorwiegender Weise im **linken Ventrikel**; ist der **rechte Ventrikel** ebenfalls betroffen, so findet man fast stets die Erkrankung im linken Ventrikel in viel ausgedehnterem Maasse und in einem weiter vorgerückten Stadium. Diess gilt jedoch nur für die Zeit nach der Geburt: während des **Fötallebens** besteht ein umgekehrtes Verhältniss, und eine grosse Anzahl angeborener Herzfehler und Missbildungen beruht auf während des intrauterinen Lebens abgelaufener **Myocarditis des rechten Herzens**. Am seltensten sind die **Vorhöfe** Sitz der Myocarditis, und unter diesen ist wiederum der linke häufiger ergriffen. *Sitz.*

Ein Beispiel isolirter acuter Entzündung des linken Vorhofs referiren *Wunderlich* und *E. Wagner*.

Die Myocarditis tritt am häufigsten **circumscript** in Gestalt von einzelnen oder mehreren Heerden auf und namentlich sind es gewisse Stellen der Wandungen des linken Ventrikels, für welche sie eine besondere Vorliebe zeigt; das **Septum** in seinem oberen Theile, der **Spitzentheil** des Ventrikels und seine **hintere Wand**. Auch die **Papillarmuskeln** und **Fleischbalken** werden nicht selten von Myocarditis befallen. Nach neueren Beobachtungen tritt die Myocarditis öfter in **ausgebreiteter** Weise auf, indem sie den ganzen linken Ventrikel und einen Theil des rechten ergreift, oder indem sie sich in der Dicke der Wand wenigstens über grössere Strecken verbreitet, so dass nur die innersten und äusseren Lagen frei bleiben. Aber auch bei der diffusen Form findet sich die Entzündung an den oben erwähnten Prädilectionsstellen oft stärker entwickelt und weiter vorgeschritten. *Heerdweises Auftreten der Myocarditis. Prädilectionsstellen. Diffuse Myocarditis.*

Ist die Myocarditis ein vom **Endocardium** oder **Pericardium** fortgeleiteter Process, so betrifft sie vorzugsweise die innern oder äussern Schichten des Herzmuskels. Namentlich bei hämorrhagischer und eitriger Pericarditis werden zuweilen die äussern Lagen des letzteren in weitem Umfange und bis zu einer gewissen Tiefe im Zustande parenchymatöser Entzündung und acuter fettiger Entartung angetroffen (*Virchow*).

Das Vorkommen einer diffusen Myocarditis ist namentlich von *Buhl*, *Stein* und *R. Demme* hervorgehoben worden, und es sollen dabei meist beide Ventrikel, der linke allerdings stärker und früher befallen werden.

Die nächste Folge der Veränderungen in der Consistenz und Leistungsfähigkeit des Herzmuskels, wenn die Myocarditis eine **bedeutendere** Ausdehnung hat, also mehr diffuser Art ist, ist eine beträchtliche *Physikalische Folgen.*

Dilatation des betroffenen Herzabschnitts, somit namentlich des linken und theilweise des rechten Ventrikels, wodurch das Organ stumpfer erscheint und eine mehr kugelige Gestalt annimmt; die Wandungen sind im Anfange in Folge der Schwellung etwas verdickt und starrer ohne jedoch wirklich hypertrophisch zu sein, in späterer Zeit dagegen weich und leichter collabirend. In vielen Fällen hat man eine auffallende Abnahme, ja selbst ein völliges **Verschwinden der subpericardialen Fettschichte** über dem Herzen wahrgenommen (*Buhl*, *Stein*, *Demme*). Ebenso finden sich constant **Ecchymosen** von verschiedener Grösse in der Umgebung der myocarditischen Heerde oder auch längs der Sulci unter dem visceralen Blatte des Pericardium. Dieses letztere erscheint stellenweise oder auch in grossem Umfange getrübt und gequollen, oft auch mit einer dünnen zottigen Faserstoffschicht überzogen. Wenn auch die Myocarditis für sich allein auftreten kann, ohne Betheiligung des Endo- und Pericardium, so ist diess jedenfalls nur selten der Fall.

Complication mit Endo- und Pericarditis.

Das Verhältniss der Myocarditis zur Endo- und Pericarditis ist ein dreifaches; entweder entsteht Myocarditis mit der Entzündung des inneren und äusseren Herzüberzugs gleichzeitig aus ein und derselben Ursache (eigentliche Carditis), oder die Myocarditis ist das Primäre und greift secundär auf das Endo- oder Pericardium über (Myopericarditis — Myoendocarditis), oder endlich ist die Myocarditis secundär, als Folge des Uebergreifens der Entzündung des Endo- und Pericards auf die Muskelsubstanz (Endomyocarditis — Perimyocarditis).

Bricht eine erweichte Stelle des Herzmuskels nach aussen durch, so gelangt sein Inhalt in die Pericardialhülle und erregt eine Pericarditis; befindet sich der myocarditische Heerd nahe an der Innenfläche des Herzens, so findet man das Endocardium daselbst getrübt, seines Epithels beraubt und blutig imbibirt. Wird das Endocardium vollständig in den Process mit hereingezogen, so wird es schliesslich zerstört, es reisst über der entzündeten Stelle ein, das Blut dringt in den Erweichungsheerd, durchwühlt denselben, und es bildet sich eine mit Blut gefüllte von fetzigen Wandungen umgebene Höhle im Herzfleische. Wird die musculöse Schichte in ihrer ganzen Dicke zerstört, so entstehen auf solche Weise **Rupturen des Herzens**, welche, wenn sie in den Wandungen der Ventrikel ihren Sitz haben zum Ergusse von Blut in die Höhle des Herzbeutels führen, oder am Septum ventriculorum abnorme Verbindungen zwischen beiden Ventrikeln zur Folge haben; am obern Theile des Septum ventriculorum kann auf diesem Wege eine Verbindung des linken Ventrikels mit dem rechten Vorhofe entstehen, wovon *Buhl* ein sehr exquisites Beispiel beschrieben hat. Myocarditis der Fleischbalken und der Papillarmuskeln kann auf diese Art zu deren Zerreissung führen, die halbmondförmigen Klappen können auf diese Weise an ihrer Basis losgelöst werden, und bei

Herzrupturen.

Zerreissung von Papillarmuskeln, Ablösung von Semilunarklappen.

den Rupturen am oberen Theile des Septum entsteht zuweilen eine gleichzeitige Ablösung der Aortaklappen und der Klappen der Pulmonalarterie oder der Valvula tricuspidalis.

Nicht selten geht dem Durchbruche eine umschriebene Erweiterung der noch erhaltenen Muskelschichten an der erkrankten Stelle voran, indem sich ein sogenanntes partielles acutes Aneurysma des Herzens ausbildet. Solche Aneurysmen erlangen indess keinen grossen Umfang, bersten in der Regel bald, und kommen nach *Rokitansky's* Erfahrungen niemals zur Vernarbung durch Bildung von fibrösem Gewebe. *Acutes partielles Aneurysma.*

Abnorme Communicationen zwischen einzelnen Herzhöhlen, welche aus Rupturen entstanden sind, können jedoch, wie die Beobachtungen von *Dittrich, Buhl* u. A. lehren, schliesslich zu schwieligen mit callösen Wandungen versehenen mehr oder minder weiten Canälen sich umwandeln.

Nicht immer aber findet nothwendig ein Durchbruch des myocarditischen Heerdes statt, sondern es verschmilzt, indem der vorhandene Detritus resorbirt wird, vermittelst des interstitiellen Bindegewebes der innere und äussere Ueberzug des Herzmuskels zu einer dünnen oft ihrer musculösen Elemente völlig beraubten Stelle der Herzwand, oder es bildet sich unter stärkerer Wucherung des Bindegewebes eine derbere, schwielige Narbe im Herzfleische. Papillarmuskeln und Fleischbalken werden auf diesem Wege zu dünnen sehnichten Fäden umgewandelt. In sehr seltenen Fällen scheint es auch vorzukommen, dass ein myocarditischer Heerd sich abkapselt, indem sein Inhalt zu einer käsigen theilweise verkreideten Masse einschrumpft. *Vernarbung myocarditischer Heerde.*

Abkapselung myocarditischer Heerde.

Aus den angegebenen Vorgängen ergiebt sich, dass unter günstigen Umständen zuweilen eine unvollkommene Heilung der Myocarditis zu Stande kommen kann. Dass übrigens, wenigstens in den frühern Stadien, selbst noch eine vollkommene Heilung möglich ist, kann man daraus schliessen, dass in vielen Fällen von Pericarditis, in welchen ohne allen Zweifel die oberflächlichen Schichten des Herzmuskels mit ergriffen sind, eine vollständige Wiederherstellung stattfindet. *Heilung der Myocarditis.*

Nach dem Vorhergehenden ist es leicht einzusehen, dass sich die Folgen der Myocarditis für den übrigen Organismus in sehr mannichfacher Weise gestalten können. Die Veränderungen am Herzmuskel müssen nothwendig die Leistungsfähigkeit des Herzens, besonders des linken Ventrikels für den Kreislauf beeinträchtigen, und die schon früher erwähnten Consequenzen, Verlangsamung der Circulation, Drucksteigerung in den Lungen und Körpervenen, verminderte Spannung im Aortensysteme herbeiführen. Im Herzen selbst sind durch die verlangsamte Blutbewegung, vorzüglich aber durch die Veränderungen, welche am Endocardium auftreten, und durch Aneurysmenbildung die Bedingungen zur Entstehung von *Folgen für die Circulation.*

Gerinnseln (derben Pfröpfen — oder solchen mit erweichtem puriformem Inhalte) besonders günstig, welche durch Ablösung kleinerer und grösserer Partikeln eine Quelle von Embolien namentlich im Gebiete des grossen Kreislaufs werden. Rupturen myocarditischer Heerde nach innen bedingen nothwendig die Aufnahme der Gewebstrümmer oder des Eiters in das Blut, und bringen die mannichfachsten, oft bis in die Capillaren dringenden Gefässverstopfungen hervor. Perforationen nach aussen führen zu ausgebreiteter Pericarditis, und erfolgt der Durchbruch nach beiden Seiten, so entsteht Erguss von grossen Mengen von Blut in die Höhle des Herzbeutels, ja selbst in die Pleurahöhle bei vorheriger Verwachsung des Pericardium mit dem Brustfelle. Einfache Communicationen zwischen den Ventrikeln können, wenn nicht schon bei ihrer Entstehung Veranlassung zu tödtlichen Processen gegeben wird, wie es scheint zuweilen länger ohne sehr erhebliche Folgen ertragen werden; Durchbrüche von den Ventrikeln in die Vorhöfe erzeugen aber nothwendig eine colossale Dilatation dieser letzteren und beeinträchtigen in namhafter Weise die Circulation. Abgesehen davon, dass die Myocarditis, wenn sie einen Papillarmuskel betrifft, dessen Function behindert und das regelmässige Spiel der Klappen unterbricht, wird durch Zerreissung solcher Muskeln, Ablösung der Klappen von ihrer Basis, Durchbrüchen von Aneurysmen aus den Ventrikeln (namentlich dem Septum) nach den grossen Gefässen, Hereinragen solcher Tumoren in das Lumen des Herzens und der Gefässmündungen in vielfältiger Weise Insufficienz der Klappen und Verengerung der Ostien herbeigeführt werden können.

Veränderungen in den übrigen Organen. Die Veränderungen in den übrigen Organen des Körpers bei Myocarditis stehen fast alle in einem innigen Zusammenhange mit dieser. Starke venöse Hyperämie mit ihren Folgen wird allenthalben angetroffen, die Meningen und das Gehirn fand *Demme* in allen Fällen ödematös, die Lungen sind mit Blut überfüllt, enthalten nicht selten diffuse oder scharf umschriebene keilförmige hämorrhagische Infarcte, Bronchitis und Lungenödem fehlen selten. Die Vena portarum ist strotzend gefüllt, die Leber, in hohem Grade hyperämisch, zeigt in manchen Fällen ebenfalls die der parenchymatösen Entzündung und acuten fettigen Degeneration der Leberzellen zugehörigen Veränderungen; die Milz ist namentlich im Anfange vergrössert, weich, von dunkelrother Farbe und enthält öfters hämorrhagische keilförmige Entzündungsheerde. In der neuesten Zeit hat man auch (*Buhl, Stein, Demme*) sehr häufig ein gleichzeitiges Erkranken der Nieren beobachtet, in welchen bei der parenchymatösen Myocarditis nach *Stein* stets eine ganz analoge parenchymatöse Entzündung (Morbus Brighti acutus) und fettige Degeneration auf derselben Stufe der Veränderung wie am Herzen vorkommen soll.

Ich kann an dieser Stelle die Bemerkung nicht unterdrücken, dass in der sonst sehr verdienstvollen Arbeit von *Stein* über Myocarditis, wohl auch solche Fälle beigezogen worden sein müssen, die in das Gebiet der sogen. acuten gelben Leberatrophie und der Phosphorvergiftung gehören. Acute parenchymatöse und fettige Degeneration des Herzens, der Leber, und der Nieren mit Ecchymosen im Zellgewebe, Icterus u. s. w. bilden einen Complex von Erscheinungen, welche bei den letztgenannten Erkrankungen fast constant zusammen vorkommen; will man die Veränderungen des Herzmuskels als entzündliche in diesen Fällen beanspruchen (*Liebermeister* nennt sie vorsichtiger Weise primäre parenchymatöse Degeneration) so darf man sie nicht wohl unter die gewöhnliche Form der Myocarditis rechnen, welche hier entschieden nur als Theilerscheinung einer allgemeinen Erkrankung auftritt; in dasselbe Gebiet gehören auch die Veränderungen der Muskeln und namentlich des Herzens, welche *Zenker* als körnige und wachsartige Degeneration, *Liebermeister* als secundäre perenchymatöse Degeneration an der Leber, dem Herzen, den Nieren beschrieben hat, und als die Folge der bedeutenden febrilen Temperaturerhöhung zu betrachten geneigt ist, welche sich bei einer Reihe acuter, namentlich aber gewisser Infectionskrankheiten (Typhus, Erysipelas, Scharlach, Puerperalfieber, Pyämie u. s. w.) zu entwickeln pflegt.

Hydropische Ergüsse ins Unterhautzellgewebe und die Höhlen des Körpers sind ebenfalls ein fast constanter Befund bei Myocarditis.

Nach *Stein* soll der Hydrops mit hochgradiger livider Färbung des Gesichts und der Extremitäten besonders an der obern Körperhälfte seinen Sitz haben, so dass zuweilen an der Art des Hydrops die Myocarditis an der Leiche erkannt werden könne (?). In drei Fällen von *Demme* war der Hydrops an der oberen Körperhälfte nicht stärker als an der unteren, in einem Falle an dieser sogar weit mehr entwickelt als oben.

Das Blut in den Leichen zeigt meist eine flüssige Beschaffenheit oder doch nur lockere Gerinnsel, es ist von dunkler, violettschwarzer oder kirschrother Farbe, manchmal auch theerartig eingedickt. Auf einer solchen Alteration der Blutmischung mögen zum Theil die zahlreichen Ecchymosen beruhen, welche ausser am Herzen und Herzbeutel vielfach im Bindegewebe, unter den serösen Häuten, sowie in den Schleimhäuten des Magens, Dünndarms, Uterus u. s. w. beobachtet werden, wenn man dieselben nicht als das Resultat capillärer Embolien betrachten will. *Blutbeschaffenheit.*

Die acute Myocarditis ist im Ganzen eine seltene Krankheit, und vorzugsweise ist diess der Fall für die allein auf die Muskelsubstanz des Herzens beschränkten Fälle. Weit öfter findet man sie mit Peri- oder Endocarditis combinirt, als deren Folge oder als deren Ursache, oder endlich aus einer gemeinsamen Quelle mit diesen entstanden. Sie kann jedes Alter betreffen; man hat sie beim Fötus, beim Neugebornen und beim Greise beobachtet, doch scheint das jugendliche Alter zu prävaliren (unter 30 Jahren). Auch ist ihr das männliche Geschlecht viel häufiger unterworfen. In manchen Fällen ist ihre Ursache völlig unbekannt, am häufigsten steht sie in Verbindung mit Erkältungen, indem sie als rheu- *Aetiologie der acuten Myocarditis.*

matische Myocarditis im Verlaufe des acuten Gelenkrheumatismus auftritt; man hat sie auch nach heftigen Muskelanstrengungen z. B. dem Heben schwerer Lasten entstehen sehen, ebenso nach traumatischen Einwirkungen, Stoss, Schlag u. s. w. auf die Herzgegend (directe Verletzungen des Herzens führen meist früher zum Tode); in secundärer Weise entsteht sie wie es scheint bei manchen chronischen und acuten Blutveränderungen, bei Typhus, acuten Exanthemen, Influenza in der parenchymatösen, bei Pyämie, Puerperalfieber, Septicämie vorzugsweise in der eiterigen Form. Auch ist es sehr wahrscheinlich, dass acute Myocarditis in Folge von Rotz und Syphilis entstehen kann.

Unter den von *R. Demme* referirten Fällen von acuter Myocarditis befindet sich einer, bei dem diese Erkrankung verbunden war mit unzweifelhaft syphilitischer Erkrankung der Leber und der Milz. Es bestanden zahlreiche derbe in die Muskelmasse des linken Ventrikels eingesprengte Heerde; die zwischen die entzündeten Fibrillen ergossene albuminöse Flüssigkeit enthielt eine grosse Menge von jungen Bindegewebselementen, Zellen und Kerne. Die Muskelwände zeigten ein eigenthümliches geschichtetes marmorirtes Ansehen theilweise durch ungleiche Anhäufung der interstitiellen Pigmenteinlagerung bedingt, theilweise aber auch dadurch hervorgerufen, dass die Entzündung sich nicht wie gewöhnlich nach dem Querdurchmesser verbreitete, sondern mehr nach dem anatomischen Faserverlaufe der Fibrillen.

Symptome der acuten Myocarditis. Die klinischen Erscheinungen der parenchymatösen und eitrigen Myocarditis lassen sich nicht trennen, wie denn ja auch beide Formen anatomisch neben einander vorkommen.

Die Symptome der acuten Myocarditis bieten an sich wenig Charakteristisches, da die Krankheit meist im Verlaufe anderer acuter Erkrankungen auftritt oder mit anderen Affectionen des Herzens, Peri- und Endocarditis, Klappenfehlern u. s. w. combinirt vorkommt. Aber auch in reinen ganz uncomplicirten Fällen fehlt es an einem prägnanten Krankheitsbilde. Manchmal verläuft die Krankheit ganz latent, und wird erst nach dem plötzlich in Folge von Herzruptur eingetretenen Tode in der Leiche erkannt, oder die während des Lebens beobachteten Symptome lassen eher die Erkrankung eines andern Organs vermuthen; so hat man namentlich bei Kindern Myocarditis mit Erbrechen, heftigen neuralgischen Schmerzen, Delirien, Ecclampsie, Papillarerweiterung und Sopor zum Tode verlaufen sehen, Erscheinungen welche eher auf ein acutes Gehirnleiden zu deuten schienen. Dieselben lassen sich allerdings aus der ungenügenden Blutzufuhr zum Gehirne und serösen Ergüssen in dasselbe, welche die Folge der rasch eintretenden Insufficienz des Herzmuskels sind, erklären. In andern Fällen beginnt jedoch die acute Myocarditis mit Erscheinungen, welche sofort auf eine Erkrankung der Circulationsorgane schliessen lassen. Die Kranken klagen über ein Gefühl von Oede und Mattigkeit, Abgeschlagenheit und vagen

Schmerzen in den Gliedern, wozu sich bald ein dumpfer, drückender, oder reissender auf die Herzgegend beschränkter oder über die linke Brusthälfte ausstrahlender Schmerz gesellt, der, da er ohne alle Betheiligung des Herzbeutels vorkommt, als ein Muskelschmerz gedeutet werden muss. Anfängliche grosse Gemüthsverstimmung und Niedergeschlagenheit steigert sich zu verzweiflungsvoller unnennbarer Angst, welche theils in der subjectiven Wahrnehmung der unzureichenden Leistung des Herzens, vorzugsweise aber in der sich einstellenden Dyspnoe begründet ist, welche die höchsten Grade erreichen kann, und bald andauernd bald anfallsweise auftritt. Das Sensorium kann während des ganzen Verlaufs frei und ungetrübt bleiben, in andern Fällen dagegen ist schon gleich von Anfang an Schwindel und Kopfschmerz vorhanden, Ohnmachten stellen sich ein, und nach vorangehendem Delirium, zuweilen auch nach heftigen dyspnoischen Anfällen verfallen die Kranken in Sopor mit Erweiterung der Pupillen oder in Convulsionen die dem Tode vorangehen.

Am Herzen und den Arterien geben sich meist früh schon Zeichen einer stetigen und rapiden Abnahme der Energie der Contractionen kund. Der Herzstoss, nur ausnahmsweise verstärkt, oder wegen der Dilatation in grösserem Umfange fühlbar, ist fast immer von Anfang an schwächer, oder er fehlt ganz; demselben entspricht ein kleiner, leicht comprimirbarer, gegen Ende nur noch undulirender Radialpuls. Die Frequenz desselben ist in der Regel sehr bedeutend und nimmt während des Verlaufs stetig zu; oft sind die Herzcontractionen und mit ihnen der Puls in der Stärke wechselnd, unrhythmisch und aussetzend; mit herannahendem Tode bei flatterndem unzählbaren Herzschlage zählt man eine weit geringere Zahl von Pulsen (*Demme*). Die Percussion lässt namentlich im späteren Verlaufe eine der zunehmenden Dilatation entsprechende verbreiterte Herzleerheit und Dämpfung erkennen. Die Herztöne werden bei der Auscultation, entsprechend der Abnahme der Leistungsfähigkeit, schwächer wahrgenommen, und namentlich betrifft dieses den ersten Ton, welcher nicht selten ganz verschwindet, während dagegen der zweite Ton wenigstens anfangs deutlich markirt ist, und besonders in der Pulmonalarterie accentuirt sein kann. Die Töne können rein sein, doch hört man auch häufig endocardiale Geräusche, namentlich blasende systolische, wenn in Folge ungenügender Function von Papillarmuskeln Insufficienz der Klappen eintritt, wohl auch in Folge gleichzeitiger Endocarditis, faserstoffiger Gerinnungen und Auflagerungen auf dem Endocardium; bei Ablösungen von Klappen, Durchbrechung des Septum ventriculorum können sogar sehr laute Geräusche entstehen, welche indess mit abnehmender Energie der Contractionen schwächer werden und verschwinden. Letzteres hat man auch bei

Geräuschen beobachtet, welche in Folge präexistirender Klappenfehler bestanden. In der rasch eintretenden Abnahme der Herzenergie ist auch der frühzeitig sich kundgebende Livor, die Cyanose und Kühle der Haut begründet; hydropische Ergüsse in verschiedenen serösen Höhlen, namentlich in der Pleurahöhle, Anasarca, treten schon frühzeitig ein, und fehlen selten gänzlich. . *R. Demme* sah in einem Falle Pulsation der strotzend gefüllten Jugularvene schon im Anfange der Erkrankung eintreten. Die geringe Intensität des Kreislaufs in den Lungen veranlasst die Dyspnoe, welche durch Bronchitis, seröse Ergiessungen (Lungenödem), hämorrhagische Infarcte noch gesteigert wird, wobei Husten, mit mehr oder minder reichlichem schaumigen oder stark blutig gefärbtem Auswurfe und die entsprechenden auscultatorischen Erscheinungen von Seiten der Lungen bestehen. Die Nierensecretion zeigt sich stets alterirt; die Menge des Urins ist immer verringert in Folge des niedrigen Drucks im Aortensystem, das specifische Gewicht ist dabei meist nicht vermehrt, wegen gleichzeitiger Erkrankung des Nierenparenchyms, sondern vermindert. Beides, Menge und specifisches Gewicht nehmen mit herannahendem Tode noch mehr ab, und dem entsprechend fand *R. Demme* eine steigende Verminderung der 24stündigen Harnstoff- und Harnsäuremenge; Chloride und Phosphate zeigten dasselbe Verhalten. Albuminurie ward von *Demme* und *Stein* in allen Fällen beobachtet, Exsudatcylinder, Epithelien, Blutkörperchen etc. im Sedimente; blutigen Harn sah *Fromman*. Auch fand *Demme* mehrmals eine mässige Oxalurie, und in einem Falle waren kleine Mengen von Zucker im Harn vorhanden.

Von Seiten der Digestionsorgane können zuweilen alle erheblichen Störungen fehlen, jedenfalls treten solche in der Regel nicht besonders hervor. Ausser Erbrechen im Anfange oder gegen Ende der Erkrankung ist mangelnder Appetit, Störung in den Darmausleerungen (Obstipation und flüssiger Stuhlgang) beobachtet worden. *Stein* und *Fromman* erwähnen icterische Erscheinungen, deren Natur jedoch nicht klar ist. Eine durch die Percussion nachweisbare Vergrösserung der Milz' ward mehrfach constatirt.

Ein ganz besonderes Interesse gewährt die Beobachtung der Körpertemperatur. Der verminderten Energie der Circulation entsprechend wurde eine mehr oder minder bedeutende Abnahme derselben wahrgenommen, welche sich selbst, als die Myocarditis sich im Verlaufe eines heftigen Ileotyphus entwickelte, mit dem herannahenden Tode geltend machte.

Nach den genauen Aufzeichnungen von *R. Demme* war die Temperatur im Verlaufe der typhösen Erkrankung eine entsprechend hohe (bis 40,2), sank aber am Tage des lethalen Ausgangs bis auf 38,1. Auch machte derselbe Autor die Bemerkung, dass nach wiederholten Anfällen von Dyspnoe und Orthopnoe die Temperatur um $0,5 - 1,0°$ C. fiel, um nachher wieder etwas anzusteigen. Zuweilen waren die Temperaturabfälle von Frostempfindung eingeleitet. Der niedrigste der von ihm beobachteten Temperaturwerthe war $35,9°$ C. kurz vor dem Tode; in einem Falle überstieg die Temperatur nur vorübergehend $37°$ C., und schwankte meist zwischen $36,5°$ und $36,9°$ C. Die Unterschiede zwischen Morgen- und Abendtemperatur waren im Mittel nur $0,1° - 0,4°$ C. *E. Wagner* und *Wunderlich* haben dagegen in einem mit Schüttelfrost eingeleiteten Falle von acuter Myocarditis sehr hohe Temperaturen bis zu $= 41,25°$ C. während des Verlaufs, eine Steigerung derselben beim Tode bis zu $41,6°$ C., und eine postmortale bis zu $41,9°$ C. beobachtet. Die Myocarditis betraf nur den linken Vorhof.

Bei den nicht mit andern fieberhaften Affectionen verbundenen Fällen von Myocarditis acuta überschreitet die Temperatur oft selbst Anfangs kaum die normale, und sinkt gegen Ende weit unter diese herab, eigentliche Fiebererscheinungen fehlen somit sehr häufig. Treten im Verlaufe durch Ruptur eines myocarditischen Heerds **metastatische Entzündungen** in andern Organen auf, so geschieht diess unter Eintreten von Schüttelfrost und febriler Temperaturerhöhung, wie bei den sogenannten pyämischen Erscheinungen. Embolien in einzelnen Organen geben sich durch plötzliche Störungen der Function, oder Schmerzhaftigkeit (Milz) kund, oder bleiben auch latent. Pustulöse und papulöse Hauteruptionen (*Burrows* und *Chance*), Purpura-Flecken mit nachträglicher Verschorfung der darüberliegenden Hautstelle, welche zuweilen im Verlaufe der Myocarditis beobachtet wurden, müssen wohl auf capilläre Embolien bezogen werden.

Der **Verlauf** der acuten Myocarditis ist in der Regel ein sehr rapider; zwischen dem Auftreten der ersten Symptome bis zum Tode liegen zuweilen nur wenige Stunden, meist nur Tage (3—8 Tage), selten ein längerer Zeitraum; in dem einen von *Demme* beobachteten Falle erfolgte der Tod jedoch erst am 43. Tage. Der lethale Ausgang ist entweder die Folge der Lähmung des Herzmuskels oder von Embolien in wichtige Organe (Gehirn), oder er tritt ein in Folge von Rupturen und Bluterguss ins Pericardium. Dass es jedoch unzweifelhaft unter gewissen Umständen zu partieller und auch totaler Heilung kommen kann, ist schon früher erwähnt worden; dennoch ist die **Prognose** als eine äusserst ungünstige zu betrachten, namentlich dann wenn überhaupt von einer **Diagnose** der Krankheit die Rede sein kann. Diese letztere ist wohl kaum je mit voller Gewissheit, höchstens mit einiger Wahrscheinlichkeit während des Lebens zu machen. Bestehen gleichzeitig Pericarditis oder Endocarditis so ist die Diagnose geradezu unmöglich, und ebenso ist diess der Fall wenn Myocarditis sich zu einer acuten febrilen Krankheit hinzugesellt.

Verlauf und Ausgänge der acuten Myocarditis.

Prognose und Diagnose.

Kann man andere Affectionen des Herzens ausschliessen, so können heftige Schmerzen in der Herzgegend, verbunden mit grosser Angst, Oppression und Dyspnoe, rasches Sinken der Körpertemperatur und der Herzenergie mit stets frequenter werdendem kleinem, unrhythmischem Pulse, gleichzeitig sich entwickelndem Hydrops und Albuminurie einen Fingerzeig bei der Diagnose abgeben. *Bamberger* glaubt, dass wenn bei plötzlich eintretender Insufficienz einer Klappe zugleich metastatische und pyämische Erscheinungen auftreten, man mit einiger Wahrscheinlichkeit auf eine acute Myocarditis schliessen dürfe (ulceröse Endocarditis kann einen ganz ähnlichen Symptomencomplex hervorbringen), ebenso könne man, wenn mit Umgehung der Mitralklappe schnell hintereinander Insufficienz der Aorta- und Pulmonalklappen und der Valvula tricuspidalis eintrete, eine myocarditische Perforation des obern Theils des Septum ventriculorum vermuthen.

Therapie. Von der Therapie lässt sich bei der acuten Myocarditis nur wenig erwarten; in keinem Falle darf dieselbe eine antiphlogistische und schwächende sein, da die Gefahr in der drohenden Lähmung des Herzmuskels liegt. Oertliche Application von Eis auf die Herzgegend in den seltenen Fällen, wo Myocarditis mit stürmischer Herzaction verbunden ist, dürfte wohl das Einzige sein was in der genannten Richtung geschehen kann; von dem Gebrauche der Digitalis wird man ganz abschen müssen, während dagegen stimulirende Mittel, Ammoniumpräparate, Wein, Campher, Moschus, Naphthen am Platze sind. Starke Ableitungen auf die Haut, Sinapismen, trockne Schröpfköpfe auf die Herzgegend, heisse Hand- und Fussbäder können bei der heftigen Dyspnoe Linderung bringen.

Die chronische Myocarditis, chronische Herzmuskelentzündung.

Anatomisches. Die chronische Myocarditis geht immer von dem intermusculären Bindegewebe aus, und stellt anfänglich eine weiche, gefässreiche, röthlichweisse Wucherung desselben dar, welche im späteren Verlaufe zur Bildung einer mehr oder minder derben Schwiele im Herzfleische führt. Innerhalb derselben finden sich oft noch atrophische oder fettig entartete Reste früherer Muskelelemente von bräunlicher oder gelblicher Farbe, von körnigem Pigment herrührend, zuweilen trifft man auch im Innern umfangreicher Schwielen mörtelartige, verkreidete Massen.

Die chronische Myocarditis ist also wesentlich eine interstitielle, und findet ihr Analogon in den chronischen interstitiellen Entzündungen anderer Organe (Leber, Lungen, Nieren), bei welchen in Folge der Wucherung des bindegewebigen Stroma mit nachfolgender Retraction und Verhärtung des neugebildeten Bindegewebes die eigentliche functionirende Substanz des Organs atrophisch zu Grunde geht.

Es kann nicht wohl bezweifelt werden, dass solche Schwielen in einzelnen Fällen das Ergebniss einer acuten Myocarditis sind, oder, dass wie man zu sagen pflegt, die chronische Myocarditis den Ausgang einer acuten bildet; das zeigen uns namentlich die oft sehr umfangreichen Schwielen im Septum in der Umgebung von Perforationsstellen. Die myocarditische Schwiele betrifft in der Regel nur einzelne, umschriebene Stellen der Herzwand, und bildet bald Streifen, bald rundliche Knoten oder verästelte Massen, welche sowohl nach innen wie nach aussen protuberiren können (Fibroma diffusum cordis *Klob*). Nicht selten findet man kleinere Schwielen in vielfacher Zahl vor; wenn aber die Entzündung eine ausgebreitetere war, so kann das Herzfleisch in seiner ganzen Dicke durch Bindegewebe ersetzt sein, welches mit dem Endocardium, das oft noch weit über die erkrankte Stelle hinaus getrübt und verdickt ist, verschmilzt. Ueberhaupt findet man in der Regel auch an den Klappen die Ergebnisse chronischer Endocarditis. Nach aussen hin ist in den meisten Fällen das Pericardium in Mitleidenschaft gezogen, was aus dessen sehniger Verdickung und aus der Bildung von Adhäsionen mit dem parietalen Blatte erhellt.

<small>Sitz und Ausbreitung.</small>

Das Verhältniss der chronischen Myocarditis zur Endocarditis und Pericarditis ist dasselbe wie bei der acuten Form. Die Myocarditis kann entweder das primäre sein und nach beiden Seiten übergreifen, oder es geht dieselbe von einer Pericarditis und Endocarditis aus.

Sehr oft sind die Papillarmuskeln an ihren Uebergängen zu den Sehnenfäden, sowie die Trabeculae carneae der Sitz chronischer Myocarditis. Erstere werden dadurch in ihrer Gestalt verändert und namentlich verkürzt, letztere in sehnigte Stränge umgewandelt, welche schliesslich zu dünnen Fäden atrophiren können.

Wie die acute so findet man auch die chronische Myocarditis vorzugsweise am linken Ventrikel, seltener am rechten (wenn nicht die Affection aus dem Fötalleben stammt, wo sie meistens am Conus arteriosus dexter angetroffen wird), am seltensten in den Vorhöfen.

Vereinzelte, wenig umfangreiche Schwielen in der Wandung führen keine wesentlichen Störungen in der Function des betroffenen Herzabschnitts mit sich. Zahlreiche und umfangreiche dagegen setzen die Arbeitsleistung des erkrankten Ventrikels herab. Eine Compensation kann in der Art vorkommen, dass die noch übrige gesunde Muskelsubstanz hypertrophirt, oder der andere Ventrikel den Ersatz leistet durch Dilatation seiner Höhle und Verdickung seiner Muskelmasse. Zuweilen werden durch myocarditische Schwielen ringförmige Stricturen, partielle Verengerungen (wahre Herzstenose) hervorgebracht, welche am häufigsten am Conus arteriosus dexter als angeborene Fehler beobachtet werden. *Dittrich* hat jedoch ein sehr exquisites Beispiel einer solchen Stenose

<small>Folgen für die Function des Herzens.</small>

Fig. 16.

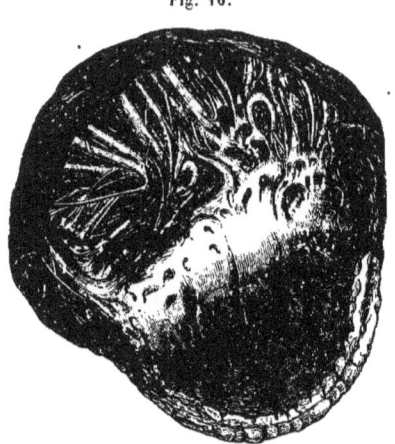

Chronische partielle Aneurysmen. Durchschnitt eines chronischen partiellen Aneurysma's der Spitze des linken Ventrikels mit weiter Communicationsöffnung in der letzteren. Nach *Canton* (Transactions of the patholog. Society of London 1861). Endocardium und Pericardium sind nur durch fibröses Gewebe mit einander verbunden.

Fig. 17.

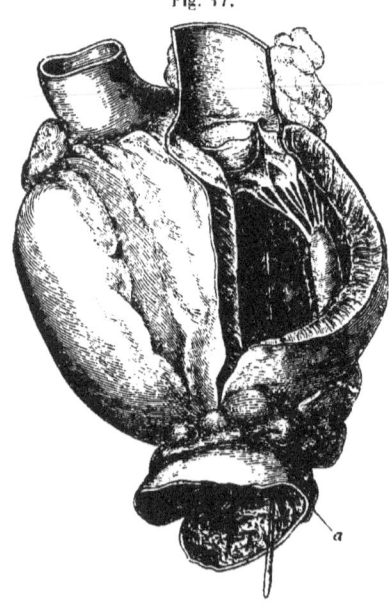

Taubeneigrosses chronisches partielles Herzaneurysma mit verkalkten Wandungen, und enger Communicationsöffnung nach dem linken Ventrikel (nach *Wilks*).

beschrieben, welche bei einem Erwachsenen durch ein Trauma entstanden war. Auch am linken Conus arteriosus kommen solche Verengerungen, allerdings viel seltener, vor (*Dittrich*, *Scoda* und *Klob*). Sind Papillarmuskeln Sitz chronischer Myocarditis, so hindert diess schon an sich die völlige Schliessung der zugehörigen Klappe, meist sind aber auch die Sehnenfäden verkürzt und selbst die Klappensegel verändert.

Indem das neugebildete Bindegewebe, namentlich wenn die Muskelsubstanz an einer Stelle der Herzwand in grösserem Umfange gänzlich geschwunden ist, dem Drucke des Bluts nachgiebt, wird die erkrankte Stelle allmählich ausgebuchtet, und es bilden sich auf diese Weise particille Erweiterungen am Herzen, welche das sogenannte **Aneurysma partiale cordis chronicum** darstellen. Ein solches Aneurysma bildet bald mehr eine seichte Ausbuchtung der Herzwand, bald einen mehr oder minder scharf abgeschnürten Sack mit enger Communicationsöffnung. Im ersten Falle sind es meist grössere Aneurysmen, welche aus einer ausgebreiteten Entartung des Herzmuskels hervorgehen und vorzugsweise an der Spitze des linken Ventrikels und am untern Theile des Septum ventriculorum vorkommen, während dagegen der letztere Fall gewöhnlich dann eintritt, wenn die Veränderung eine umschriebene ist. Doch findet nicht immer nothwendig eine Ausbuchtung statt; es kommt auch vor, dass die sehnig entartete Stelle von aussen neben dem übrigen, hypertrophischen Theil des Ventrikels eingesunken aussieht, und die Vergrösserung der Herzhöhle nur auf der Verdünnung der Wand an dieser Stelle beruht. Der Umfang der Aneurysmen ist sehr verschieden, man beobachtet sie von der Grösse einer Bohne bis zu der einer Faust, ja dasselbe kann selbst grösser sein, als das Herz selbst. Oft ist das Pericardium an der Aussenfläche des Sacks obliterirt und dessen Wandungen können so verdünnt sein, dass sie nur aus dem mit dem Pericardium verschmolzenen Endocardium zu bestehen scheinen. In andern Fällen findet man Verkalkungen in der Wand, oder die Innenfläche ist der Sitz atheromatöser Erkrankungen und zottiger Vegetationen. Das Innere der Höhle ist mit flüssigem Blute, häufiger mit geschichteten Thromben ausgefüllt, die manchmal schon Anfänge der Organisation zeigen oder in puriformem Zerfall begriffen sind.

Der Sitz dieser chronischen Aneurysmen ist, gleich der chronischen Myocarditis überhaupt, vorzugsweise der linke Ventrikel, und hier besonders an der Spitze und dem untern Theile des Septum, doch finden sie sich an den verschiedensten Stellen, und auch nicht selten am obern Theile an der Pars membranacea septi. Viel weniger häufig trifft man sie am rechten Ventrikel, am seltensten an den Vorhöfen, an denen sie jedoch gerade den bedeutendsten Umfang zu erreichen scheinen. In der Regel ist nur ein solches Aneurysma vorhanden, doch hat man auch schon mehrere zugleich (bis zu 4, *Thurnam*) vorgefunden.

Chronische partielle Herzaneurysmen haben auf die Circulationsverhältnisse natürlicherweise denselben Effect, wie die ausgebreiteten Schwielen des Herzmuskels, sie können aber auch am Septum durch Hineinragen in den andern Ventrikel directe mechanische Hindernisse für das Spiel der Klappen und die Fortbewegung des Blutes bilden. Kleinere Aneurysmen werden, wie es scheint, oft lange ohne schädliche Folgen zu bringen ertragen; grössere können dagegen bei bedeutender Ausdehnung und Verdünnung ihrer Wand bersten, und zu rasch tödtlichen Blutergiessungen in den Herzbeutel und die Pleurahöhlen führen, ja man hat sie sogar schon nach aussen durchbrechen sehen ganz in der Art der grossen Aortenaneurysmen (*Berthold*); Durchbrüche am Septum ventriculorum oder in die grossen Gefässe haben dagegen nicht immer sofort tödtliche Folgen. Die in den Aneurysmen sich bildenden Thromben können begreiflicherweise das Material zu Embolien abgeben.

Folgen der Aneurysmen für die Circulation.

Nach *Thurnam* war der Sitz von partiellen Aneurysmen des Herzens 58 Mal der linke, 11 Mal der rechte Ventrikel, und 3 Mal der rechte Vorhof

Engel sucht den Grund warum die Aneurysmen sich vorzugsweise an der linken Seite des Septum ventr. und der Herzspitze entwickeln in der besonders hierfür günstigen Beschaffenheit der Musculatur an jenen Stellen. Ausser den schon erwähnten Stellen sind nach demselben Autor noch das Septum membranaceum, die hintere Wand des linken Ventrikels unter dem Ansatze des hintern Zipfels der Mitralklappe, die hintere Wand des rechten Vorhofs und die Fossa ovalis besonders zur aneurysmatischen Erweiterung disponirt. *Mühlig* sah am rechten Ventrikel ein chronisches Herzaneurysma, welches in Folge eines Dolchstichs entstanden war. — Ein Beispiel eines colossalen Aneurysma chronic. welches vom rechten Vorhofe ausging beschreibt *Berthold*. Dasselbe hatte allmählich die Grösse eines Mannskopfes erlangt, reichte vom linken Schlüsselbein herab bis auf die letzte wahre Rippe, und das Blut sickerte tropfenweise durch die verdünnte livide Haut. Es hatte den linken Rand des Brustbeins von der 2—4. Rippe, sowie die 2. und 3. Rippe selbst blosgelegt und die letztere sogar von ihrer Verbindung mit dem Brustbeine abgebrochen. *Petrus Dionis* beschreibt einen ganz analogen Fall von Aneurysma des linken Verhofs.

Griesinger hat einen höchst lehrreichen Fall von Aneurysma am obern Theile des Septum ventric. beschrieben, welches zwischen der rechten und der hinteren linken Semilunarklappe der Art. pulmonalis nach dem Sinus Valsalvae der vordern rechten Aortaklappe führte. Es bildete einen häutigen Sack von der Grösse zweier aneinanderliegender Haselnüsse, der sich sowohl nach dem Sinus Valsalvae als auch in den rechten Ventrikel ausstülpen liess. Er hatte sowohl nahe an seinem Scheitel, als auch gegen seine Basis hin mehrere kleine Oeffnungen; links von seiner Basis, dicht unter der Insertion der hinteren linken Pulmonalklappe war noch ausserdem eine Oeffnung, welche durch einen kurzen Fistelcanal an der Basis der rechten vordern Aortaklappe sich öffnete. Bei der Systole musste der Sack durch den Druck des rechten Ventrikels nach dem Sinus Valsalvae der Aortaklappe hinausgedrängt und dadurch das Aortenostium verengt worden; bei der Diastole dagegen musste durch den Einriss des Sacks nothwendigerweise Blut aus der Aorta in den rechten Ventrikel dringen, was dann auch eine excentrische Hypertrophie des rechten Ventrikels zur Folge hatte. Diesem Falle analoge hat *Dittrich* ebenfalls beschrieben. — Dass ein sogen. acutes Herzaneurysma sich schliesslich in ein chronisches umwandeln kann, wie manche angenommen haben, ist höchst unwahrscheinlich, da wohl stets früher eine Ruptur eintritt; wohl aber kann nicht geleugnet werden, dass acute Myocarditis, welche zur Schwielenbildung führt, auch die Veranlassung zu einem sogen. chronischen Aneurysma werden kann.

Aetiologie. Die Myocarditis chronica ist im Ganzen nicht selten, nahezu so häufig wie die chronische Endocarditis, da man bei dieser letztern fast immer auch Residuen von Myocarditis findet, und sie ist wohl dann stets eine secundäre durch Uebergreifen der Entzündung vom Endocardium auf den Herzmuskel. Umfangreiche Schwielen und chronische Herzaneurysmen sind dagegen seltene Vorkommnisse. Die Myocarditis im Fötusleben (am Conus arter. dexter) ist relativ häufig, im extrauterinen Leben dagegen ist sie mehr dem höheren Alter eigen und wird selten vor dem 30. Jahre beobachtet. Auch scheint sie öfter bei dem männlichen Geschlechte vorzukommen (*Thurnam, Dittrich, Löbl*). Manche (*Willigk, Lebert*) fanden sie allerdings häufiger bei Weibern. Die nächste Veranlassung ist in manchen Fällen ganz dunkel, oft liegen ihr, wie der gleichzeitigen Endo- und Pericarditis, sogen. rheumatische Veranlassungen zu Grunde. Ausser allem Zweifel ist es, dass Traumen der Herzgegend, Stoss oder Schlag in manchen Fällen (*Dittrich, Dionis*) Myocarditis verursacht haben. Zu erwähnen ist auch die Ansicht von *William Jenner*, wonach eine langandauernde Cyanose des Herzmuskels, wie sie bei chronischen Klappenleiden vorkömmt, ebenso gut wie in der Leber und den Nieren auch zur chronischen Bindegewebswucherung und Induration des Herzfleisches führen könne.

Wie schon oben bemerkt wurde, beeinträchtigen kleinere Schwielen in der Wand die Function des Herzmuskels durchaus nicht in erheblicher Weise, sie verursachen daher auch keine während des Lebens bemerkbaren Symptome. Grössere ausgebreitete Schwielen, Herzaneurysmen von grösserem Umfange an der Spitze des linken Ventrikels, welche die Leistungsfähigkeit des Herzens vermindern bringen die Erscheinungen gestörter Circulation, Drucksteigerung im Lungenkreislauf und den Körpervenen, Verlangsamung des Blutstroms, und Druckverminderung im Arteriensysteme hervor. Man findet daher unter den Symptomen, welche die chronische Myocarditis hervorbringt, den bereits öfter erwähnten Complex von Dyspnoe, Bronchitis, Lungenödem, Cyanose und Hydrops, Neigung zu Ohnmachten u. s. w. Symptome wie sie als terminale den meisten chronischen Klappenleiden zukommen. Da jedoch nicht selten theils in den noch gesunden Theilen der Wand des erkrankten linken Ventrikels, oder am rechten eine compensatorische Hypertrophie sich ausbildet, so können diese Erscheinungen längere Zeit hintangehalten werden, so dass während des Lebens nur die schon beschriebenen Zeichen der excentrischen Hypertrophie des rechten Ventrikels beobachtet werden. Führt die chronische Myocarditis in Folge ihres besonderen Sitzes (Papillarmuskeln, Conus arteriosus) zur Beeinträchtigung der Klappenfunctionen oder des Lumens der Herzhöhle, so treten die Erscheinungen der Insufficienz oder Stenose an dem betreffenden Ostium auf. Irgend etwas für die chronische Myocarditis Charakteristisches bieten diese Symptome jedoch nicht, ebensowenig wie in den meisten Fällen für die chronischen Aneurysmen des Herzens, welche durch physikalische Untersuchung nicht nachweisbar sind, und dieselben mechanischen Folgen wie die einfachen Schwielen haben.

Der Herzstoss ist bei chronischer Myocarditis bald schwach, bald (bei compensatorischer Hypertrophie) verstärkt und nach *Scoda* soll man bei ausgebreiteter Schwiele an der vordern Herzwand und der Herzspitze bei jeder Systole eine intensive Vortreibung der entsprechenden Intercostalräume wahrnehmen, während dagegen *Breschet* und *Prus* als charakteristisch für Aneurysmen des Spitzentheils am linken Ventrikel, Mangel des Stosses an der normalen Stelle, dagegen das Vorhandensein eines solchen höher oben an der Herzbasis bezeichnen. Dabei ist der Puls in der Regel klein, leicht unterdrückbar, oft unrhythmisch wie bei Fehlern am linken Ostium venosum, bald auffallend rar (30 Schläge).

Aus dem Angeführten ersieht man, dass die D i a g n o s e der chronischen Myocarditis und des chronischen Herzaneurysma während des Lebens niemals mit Bestimmtheit gestellt werden kann, und dass man nur unter besonders günstigen Umständen, wenn man alle andern Ursachen der Insufficienz des linken Ventrikels, namentlich Fettentartung auszuschliessen vermag, solche Veränderungen vermuthen kann. Ebenso könnte man mit einiger Wahrscheinlichkeit eine myocarditische Schwiele im Conus arteriosus dexter vermuthen, wenn nach einem heftigen Stosse in der Herzgegend die Erscheinungen einer Stenose des Ostium pulmonale sich entwickeln, (der Conus art. dexter ist der am meisten exponirte Theil des Herzens) während dagegen pulsirende grössere Geschwülste welche am linken Rande des Sternums in der Höhe des 3. und 4. Rippenknorpels sich vorwölben sicher nicht leicht als Aneurysmen der Vorhöfe von den weit häufigeren Aneurysmen der aufsteigenden Aorta unterschieden werden können.

Verlauf und Ausgänge. Der V e r l a u f chronischer Myocarditis ist nicht von dem chronischer Klappenaffectionen verschieden; nach mehr oder minder langem Bestehen, oft erst nach Jahren erfolgt der lethale Ausgang durch Hydrops und Marasmus, oder durch consecutive Erkrankungen der Lunge, zuweilen auch plötzlich durch Ruptur eines Aneurysma oder durch Embolie.

Prognose. Die P r o g n o s e muss, sobald chronische Myocarditis Symptome hervorbringt, welche auf eine Störung der Circulationsverhältnisse deuten, in allen Fällen als eine ungünstige betrachtet werden, da nie Heilung,

Behandlung. höchstens Stillstand in dem Verlaufe eintreten kann. Die B e h a n d l u n g kann demgemäss auch nur eine diätetische und symptomatische sein und schliesst sich in jeder Beziehung derjenigen an, welche für die chronischen Klappenleiden indicirt ist. (s. d.)

Anhang.

Die syphilitische Myocarditis.

Als eine sowohl wegen ihrer Aetiologie wie in Betreff ihrer anatomischen Form besonders zu unterscheidende Art der chronischen Herzmuskelentzündung ist die s y p h i l i t i s c h e M y o c a r d i t i s zu erwähnen. Allerdings ist die auf allgemeiner Lues beruhende Myocarditis häufig eine einfache f i b r ö s e, von der oben beschriebenen nicht verschiedene, allein es findet sich noch ausserdem in der Literatur eine Anzahl von Fällen verzeichnet, bei denen die anatomische Form sofort den syphilitischen Ursprung verräth.

Man hat nämlich wiederholt, meist mit ähnlichen Veränderungen in andern Organen, Gummiknoten im Herzfleische Syphilitischer gefunden, die man als das Ergebniss einer chronischen syphilitischen oder gummösen Myocarditis betrachten muss. *Anatomisches.*

Die erste Beobachtung dieser Art stammt von *Ricord*, welcher sich dann weitere von *Lebert, L'honneur, Virchow, Wilks, Oppolzer, Rutherford Haldane, v. Rosen, Lancereaux* und *E. Wagner* anschlossen. Die Heidelberger patholog. anatomische Sammlung besitzt 4 Präparate von Herzen mit Gummiknoten. Ohne Zweifel gehören hierher, wie *Virchow* bemerkt, noch manche ältere Fälle, die als tuberculöse Geschwülste im Herzfleische beschrieben worden sind. Ebenso macht derselbe Autor auf die relative Häufigkeit der einfachen fibrösen Myocarditis in den Leichen constitutionell Syphilitischer aufmerksam, wovon *E. Wagner* neuerdings bei einem von einer secundär syphilitischen Mutter todtgeborenen Kinde ein Beispiel beigebracht hat. In dem einen von *Virchow* beschriebenen Falle bestand neben einer gummösen Myocarditis im rechten Herzen eine einfache fibröse im linken Ventrikel. Die schon früher von manchen Aerzten (*Corvisart, Julia*) behauptete Herzsyphilis (die sich allerdings mehr auf die Aehnlichkeit der warzigen Excrescenzen der Klappen mit Condylomen gründete) gewinnt durch diese Beobachtungen einen festen Boden.

Die Gummiknoten im Herzfleische können fast an allen Stellen desselben vorkommen, man hat sie in beiden Ventrikeln zugleich und einzeln, im Septum, den Vorhöfen und den Papillarmuskeln gesehen. Im Septum ventriculorum scheinen sie den grössten Umfang zu erreichen (*Virchow* sah daselbst einen von der Grösse eines Taubeneies, *Wilks* von dem Umfange einer Billardkugel), und sie protuberiren alsdann in die Höhlen beider Herzkammern. Sie haben ihren Sitz bald in der Tiefe des Muskelfleisches, bald an der Oberfläche, in welchem Falle sie mit einer starken sclerosirenden Endo- oder Pericarditis verbunden sind. In der Regel sind mehrere Gummata vorhanden, und man findet bald einzelne kleinere, bald Haufen dicht aneinanderliegender, scheinbar einen einzigen höckerigen oder lappigen Knoten bildender Heerde. Zuweilen erhält die Innenfläche des Herzens durch zahlreiche kleinere unter dem verdickten gelblichen Endocardium prominirende Knoten das Ansehn einer an Sclerose der Innenhaut erkrankten Aorta. Auf dem Durchschnitte erscheinen sie als aus einer dichten homogenen, bald mehr trocknen, bald mehr feuchten und beweglichen gelbweissen oder bräunlichgelben Masse bestehend, welche von weissem, schwieligem, zuweilen auch röthlichem, gefässreichem und weicherem Bindegewebe eingekapselt ist (*Virchow*). *Sitz der Gummiknoten.*

Beschaffenheit derselben.

Die gummöse Myocarditis, welche zur Bildung solcher Knoten führt, ist, wie die einfache fibröse, eine **interstitielle** und beruht auf einer anfangs gefässreichen, manchmal selbst mit Hämorrhagie (*Ricord*) verbundenen Wucherung des intermusculären Bindegewebes zu einem sehr feinzelligen Granulationsgewebe, welches sich im weiteren Verlaufe theils zu fibrösem. Gewebe umwandelt, theils aber durch fettige Metamorphose der neugebildeten Zellen und Bindegewebskörperchen gelbliche, käsige Knoten bildet. Die grössern enthalten in der Regel in ihrem Innern noch Reste der atrophirten Muskelfasern.

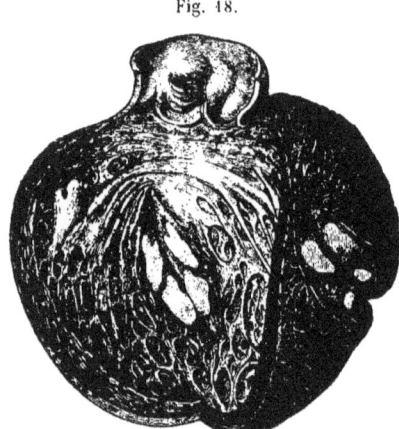

Fig. 18.

Gummiknoten (gummöse Myocarditis) in dem Muskelfleische des rechten Ventrikels (nach *Ricord*).

Verwechselung der Gummiknoten mit Tuberkelmassen.

Ihre Unterscheidung von grössern käsigen Tuberkelknoten im Herzfleische ist unter Umständen schwierig, und es muss alsdann das Vorkommen anderweitiger syphilitischer oder tuberculöser Veränderungen zur Entscheidung benutzt werden.

Aneurysmen und Thrombenbildung.

Die gummöse Myocarditis kann gleich wie die einfache fibröse zur Bildung chronischer partieller Herzaneurysmen und damit zur Entstehung mehr oder minder ausgedehnter Thrombose im Herzen führen. Es scheint auch dass solche Knoten erweichen können, wenigstens lehrt diess der von *Oppolzer* mitgetheilte Fall, in welchem durch Erweichung und Durchbruch einer Gummigeschwulst, welche unter dem Sinus Valsalvae einer Aortenklappe ihren Sitz hatte, eine Embolie in die Art. fossae Sylvii dextr., die Art. lienalis und hepatica stattfand. Die fast immer derbe und feste Beschaffenheit des Endocardiums dürfte übrigens der Entstehung solcher Durchbrüche im Allgemeinen nicht günstig sein.

Sonstige Veränderungen am Herzen.

Zuweilen zeigt das übrige Herz keine weiteren Veränderungen, meist aber findet sich der eine oder der andere Ventrikel hypertrophisch, und dilatirt. *Lancereaux* erwähnt in den zwei von ihm beobachteten Fällen, dass das Muskelfleisch des hypertrophischen und dilatirten linken Ventrikels ein eigenthümlich glattes, glänzendes, speckähnliches Ansehen, eine graugelbliche Färbung und eine etwas talgartige Consistenz gehabt habe. Die Muskelfasern zeigten sich bei mikroskopischer Untersuchung in eine homogene, glänzende, vielleicht amyloide Masse umgewandelt.

Alter der mit Gummiknoten behafteten Individuen.

Man hat Gummiknoten im Herzmuskel in den verschiedensten Lebensaltern angetroffen, sogar schon bei Neugebornen (*v. Rosen*); die meisten Fälle kommen jedoch auf das mittlere Lebensalter (23—47. Jahr).

1. Die Krankheiten des Herzmuskels.

Es ist begreiflich, dass so bedeutende Veränderungen im Herzmuskel meist nicht ohne Störungen der Function des Organs bestehen. Doch unterscheiden sich die Symptome während des Lebens in Nichts von den bei der einfachen fibrösen Myocarditis angegebenen. Herzklopfen, unregelmässige Herzaction, kleiner irregulärer Puls, vermehrte Herzdämpfung, blasende systolische Geräusche, Cyanose, Schwellung der Halsvenen, Oedem, Dyspnoe, Oppression und Präcordialschmerz werden erwähnt. Zuweilen bleibt die Myocarditis latent und wird gelegentlich neben andern syphilitischen Affectionen in der Leiche gefunden. Der Verlauf ist meist ein langsamer, schleichender, doch erfolgte der Tod in einer relativ grossen Zahl der Fälle plötzlich durch Herzlähmung (unter 8 Fällen 3 Mal) zuweilen bei anscheinend guter Gesundheit. *(Folgen und Symptome.)*

Die **Diagnose** einer syphilitischen Myocarditis während des Lebens scheint nicht absolut unmöglich. Entwickeln sich bei einem mit constitutioneller Lues behafteten Kranken allmählich die Symptome eines chronischen Herzleidens, oder findet sich ein solches bei einem Syphilitischen, ohne dass z. B. acuter Gelenkrheumatismus vorangegangen wäre, so ist die Annahme einer syphilitischen Myocarditis nicht unwahrscheinlich. Ob jedoch in solchem Falle von einer antisyphilitischen **Behandlung** sich ein Erfolg erwarten lässt, scheint sehr fraglich. An der Möglichkeit der Rückbildung von Gummiknoten im Herzfleische ist zwar nicht zu zweifeln, allein die an dessen Stelle tretende Bindegewebsschwiele wird nicht im Stande sein die einmal verloren gegangene Muskelsubstanz zu ersetzen.

Lancereaux, der die Diagnose der syphilitischen Myocarditis bei bestehender Lues vorzüglich aus dem Mangel oder der Schwäche der endocardialen Geräusche bei Anwesenheit sonstiger auf ein Herzleiden deutender Symptome (Oppression, Unregelmässigkeit des Pulses und der Herzaction) begründen will, giebt an in zwei Fällen durch den Gebrauch von Jodkali Heilung erzielt zu haben.

5. Fettentartung des Herzmuskels, Fettherz.

Man versteht unter dieser Bezeichnung zwei ihrem Wesen nach verschiedene Zustände, nämlich 1) eine **übermässige Fettwucherung in dem subserösen Bindegewebe des Epicardium und dem intermusculären des Herzfleisches** (Obesitas cordis, Fettneubildung, fatty growth) und 2) eine **fettige Entartung der Muskelsubstanz des Herzens** (Degeneratio cordis adiposa, parenchymatöse Fettentartung, fatty degeneration). Eine klinische Unterscheidung derselben ist jedoch in sofern nicht möglich, als sie in Bezug auf ihre Wirkungen auf das Herz und auf die Folgen für den Kreislauf voll- *(Begriff.)*

10*

ständig übereinstimmen und ausserdem nicht selten mit einander combinirt vorkommen.

Fettneubildung. Anatomisches. Bei der **Fettneubildung** erleidet das in der Quer- und Längsfurche sowie am scharfen untern Rande des Herzens im normalen Zustande befindliche Fett eine erhebliche Vermehrung, und es kann sich dasselbe zu einer solchen Mächtigkeit entwickeln, dass die Basis der Ventrikel, die ganze vordere Fläche des Herzens, die Herzspitze, ein grosser Theil ja selbst der ganze linke Ventrikel vollständig davon eingehüllt ist.

Vorkommen bei allgemeiner Hyperplasie des Fettgewebes. Es kann diese Veränderung oft nur eine Theilerscheinung einer im allgemeinen vermehrten Fettbildung sonst gesunder Individuen sein, und ist alsdann, wenn die eigentliche Muskelschichte dabei von normaler Dicke und Textur ist, nicht als pathologisch zu betrachten. Nicht selten wird

Verdrängung der Muskelsubstanz durch das Fett. aber die Muskelsubstanz vom Fette mehr oder weniger verdrängt, und bildet besonders am rechten Ventrikel, bisweilen auch am linken, nur noch eine dünne Lage, welche eine blasse, schlaffe Beschaffenheit hat, oder es

Interstitielle Fettwucherung. erstreckt sich die Fettneubildung zwischen die einzelnen Muskelbündel hinein, so dass man die ganze Dicke der Herzwand in Fett umgewandelt findet, innerhalb welchem noch einzelne Muskelbündel als röthliche Streifen verlaufen (interstitielle Fettwucherung).

Fettdegeneration des Muskels. Bei der **Fettentartung des Herzmuskels** erleiden die Primitivbündel eine Fettmetamorphose, indem unter Verschwinden der Querstreifung an die Stelle des contractilen Inhalts des Sarcolemmaschlauchs, den Fibrillen entsprechend, reihenweise gelagerte Fetttröpfchen treten. Später bei zunehmender Erweichung der Primitivbündel verlieren die Fettkügelchen ihre reihenweise Lagerung und fliessen oft zu grössern Fetttropfen zusammen. Das Herzfleisch bekommt dadurch ein blassgelbes oder graugelbes oft der Farbe des dürren Laubes ähnliches Ansehen und es wird dabei schlaff, mürbe und brüchig. Diese Veränderung findet sich

Diffuse und partielle Fettdegeneration. bald diffus über grössere Strecken verbreitet oder in Form einzelner grösserer Heerde innerhalb der normalen Muskelsubstanz, oder in Gestalt sehr zahlreicher kaum nadelkopfgrosser Flecke, welche, wenn sie durch das überziehende Endocardium hindurchschimmern, der Innenfläche des Herzens ein gelb gesprenkeltes Aussehen verleihen. Sehr schön sieht man dieses nicht selten an den Trabekeln und Papillarmuskeln. Die parenchymatöse Fettentartung ist in der Regel ein **chronischer Process**, und findet sich alsdann vorwiegend im linken Ventrikel und am Septum, auch in den Papillarmuskeln und Trabekeln, wird jedoch auch nicht selten bei höhern Graden der Dilatation im rechten Ventrikel, seltner in den Vorhöfen angetroffen. In **acuten Fällen** ist sie dagegen stets mehr eine diffuse über beide Ventrikel verbreitete.

Geringere Grade der Fettdegeneration werden nur bei der mikroskopischen Untersuchung erkannt, und es ist die Verfettung einzelner Muskelfasern ohne irgend eine erhebliche pathologische Bedeutung. Nach *E. Wagner* findet man in ausgeprägten Fällen $1/4$, die Hälfte, ja zuweilen fast alle Muskelfasern im Zustande der Verfettung.

Es ist leicht ersichtlich, dass in beiden Arten des Fettherzens die Leistungsfähigkeit des Herzens durch den Verlust an contractiler Substanz geschwächt wird, und damit alle schon früher erörterten Folgen für den Kreislauf eintreten werden. Nach welcher Seite dieselben vorzugsweise hervortreten, das muss sich im speciellen Falle darnach richten, welcher Ventrikel vorzugsweise insufficient geworden ist. Die Kreislaufsstörung wird um so auffallender hervortreten, wenn in Folge fettiger Degeneration der Papillarmuskeln, wie nicht bezweifelt werden kann, Insufficienz der venösen Klappen entsteht, oder wenn sich die Erkrankung der Muskelsubstanz zu einem schon bestehenden Klappenleiden hinzugesellt. Die Erschlaffung und Verdünnung der musculösen Herzwand verbunden mit dem höhern Drucke in den Venen bewirkt in der Regel eine Dilatation der Höhlen, ja es scheint dass sich in seltenen Fällen bei umschriebener Degeneration selbst eine partielle Erweiterung, ein Aneurysma cordis partiale ausbilden kann (*Cruveilhier*, *Quain*). Doch findet man auch gar nicht selten im höheren Alter, wenn etwas Hypertrophie besteht, namentlich aber bei gleichzeitig bestehenden Klappenfehlern die Wandungen mehr oder weniger verdickt. Die grössere Brüchigkeit der Muskelsubstanz kann ferner zur partiellen oder totalen Zerreissung des Herzens führen, und ohne Zweifel ist die Fettentartung weitaus die häufigste Veranlassung der sogen. spontanen Herzrupturen.

Die Neubildung von Fettgewebe am Herzen findet sich häufiger beim weiblichen Geschlechte und im höheren Alter; in den jüngeren Jahren ist sie meist eine Theilerscheinung allgemeiner Fettsucht. Bei Säufern beobachtet man diesen Zustand nicht selten in Verbindung mit Fettleber und Fettniere, wobei man auch in einzelnen Fällen einen auffallenden Gehalt an freiem ölartigen Fette im Blute gefunden hat (*R. W. Smith*, *Hasse*). Aber auch bei marastischen Individuen, bei denen fast allenthalben das Fettgewebe geschwunden ist (bei Krebs, Tuberculose u. s. w.) ist nicht selten neben einer sehr atrophischen Musculatur die Fettmenge am Herzen erheblich vermehrt, und es beruht diess in solchen Fällen wohl auf einem nutritiven Antagonismus, bei welchem das Fett gewissermassen die Rolle einer Ausfüllungsmasse spielt, wie man es bei atrophischen Zuständen der Niere gleichfalls beobachtet.

Die parenchymatöse Fettentartung ist stets die Folge allgemeiner oder localer Störungen in der Ernährung des Muskelfleisches.

Die allgemeinen Störungen der Ernährung führen in der Regel eine mehr auf beide Herzhälften gleichmässig verbreitete Fettdegeneration herbei, und beruhen theils auf **chronischen Cachexien**, wie sie durch Lungenphthisis, chronische Eiterungen, chron. pleuritische Exsudate, ulcerirende Carcinome, Lebercirrhose, chronischen Alkoholismus, häufig sich wiederholende Blutungen (Metrorrhagie, Scorbut, Morbus maculosus Werlh.), Noma, Leukämie, Syphilis, Morbus Addisonii Broncefärbung der Haut mit oder ohne Veränderung der Nebennieren) bedingt sind, theils aber auf **acuten Veränderungen der Blutmasse**, wie sie bei Ileotyphus, Puerperalfieber, Pyämie, ausgedehnten Verbrennungen der Haut u. s. w. beobachtet werden. Auch die sogen. acute gelbe Leberatrophie (Icterus gravis), die Vergiftungen mit Phosphor, mit concentrirten Mineral- und Pflanzensäuren sind fast stets von einer acuten Fettdegeneration des Herzmuskels begleitet.

E. *Wagner* fand die Fettdegeneration des Herzmuskels im Abdominaltyphus erst von der 3. Woche an. *Buhl* hat die Fettdegeneration des Herzmuskels bei sogen. acuter Leberatrophie und Icterus gravis zuerst nachgewiesen. Es ist nicht zweifelhaft, dass viele dieser Fälle (vielleicht alle) toxischen Ursprungs sind und auf Phosphorvergiftung beruhen, wie schon *E. Wagner* vermuthet hat. Dass letztere zur Verfettung des Herzmuskels, der Leber, der Nieren, der willkürlichen Muskeln und der Magenschleimhaut (Labzellen) führt ist durch zahlreiche Autopsien von Vergifteten und experimentelle Untersuchungen erwiesen. Aehnliche Folgen haben auch die Vergiftungen mit Schwefelsäure, Salpetersäure, Phosphorsäure, Oxalsäure und Weinsteinsäure (*Koch, Rokitansky, Lewin, Tüngel, E. Wagner, Löwe, Mannkopf, Munk* und *Leyden*). Nach den letztern Autoren soll es namentlich die Eigenschaft der Säuren sein die rothen Blutkörperchen aufzulösen (welche auch die gallensauren Salze in hohem Grade besitzen), wodurch die Störung in der Ernährung des Herzmuskels und die Fettentartung desselben bewirkt wird. Höchst wahrscheinlich sind es jedoch mehr dem entzündlichen Processe analoge Vorgänge, welche die Fettmetamorphose herbeiführen, wie diess für die Leber, die Nieren und die Magenschleimhaut (*Virchow*) nicht zweifelhaft sein kann.

Unter den **localen Störungen der Ernährung des Herzmuskels**, welche vorzugsweise zu **partieller Fettdegeneration** desselben Veranlassung geben, ist hauptsächlich die verminderte Zufuhr arteriellen Bluts zu den einzelnen Abschnitten des Organs hervorzuheben. Dieselbe ist meistens bedingt durch atheromatöse Erkrankung, Verkalkung, Verengung und Verschliessung der Kranzarterien, welche Processe gewöhnlich in der linken Arter. coronaria stärker entwickelt sind, und woraus sich das häufigere Vorkommen der Fettentartung am linken Ventrikel und in dem höhern Alter erklärt. In selteneren Fällen sind Verstopfungen der Arterien durch Gerinnsel, Emboli als die Ursache acuter fettiger Entartung und Erweichung am Herzen gefunden worden. Dass übrigens in Folge von Entzündung fettige Degeneration entstehen kann wurde schon oben bei der Myocarditis erwähnt.

I. Die Krankheiten des Herzmuskels.

Eine weitere Ursache localer Art muss in übermässigen Anstrengungen des Herzmuskels gesucht werden, wie denn bei vielen Hypertrophien einzelner Herzabschnitte, mögen dieselben in Folge von Krankheiten der Klappen oder Ostien oder von Hindernissen im grossen oder kleinen Kreislaufe herrühren, sich schliesslich fettige Degeneration in dem verdickten Herzmuskel entwickelt. Eine Analogie hierzu findet sich bei der sogen. progressiven Muskelatrophie, als deren erste Veranlassung nicht selten übermässige Muskelanstrengungen angeführt werden. Von dieser Form des Fettherzens wird das männliche Geschlecht häufiger betroffen als das weibliche.

Uebermässige Anstrengung des Herzmuskels.

E. Wagner fand Fettentartung bei Hypertrophie und Dilatation in Folge von Klappenfehlern unter 37,3 pCt. der Fälle; der rechte Ventrikel war bei Hindernissen im kleinen Kreislaufe in einem Sechstheil der Fälle degenerirt, der linke bei Schrumpfung der Nieren in mehr als einem Drittheil.

Die a c u t e, auf allgemeinen Störungen beruhende F e t t d e g e n e r a t i o n d e s H e r z e n s giebt zu keinen besondern Erscheinungen Veranlassung; die von ihr herrührenden Symptome fallen zu sehr mit der bei den meisten schweren acuten Krankheiten gegen das Lebensende eintretenden Abnahme der Herzkraft zusammen, zu deren Entstehen gerade die Fettdegeneration sicher sehr wesentlich beiträgt und den lethalen Ausgang beschleunigen hilft. Bei der P h o s p h o r v e r g i f t u n g erfolgt der Tod häufig unter Erscheinungen des allgemeinen Collapsus und Herzlähmung; die anfangs meist nur mässig erhöhte Temperatur sinkt selbst in nicht tödtlichen Fällen oft unter die Norm (35 ⁰ C. *Tüngel*), der Puls ist sehr klein, leicht zusammendrückbar, gegen Ende fast unfühlbar und sehr frequent (140 und mehr) nachdem er zuvor oft normal oder unter die normale Frequenz gesunken war.

Symptome.

Die Erscheinungen, wie sie bei weitgediehener c h r o n i s c h e r F e t t e n t a r t u n g des Herzens beobachtet werden, sind ebenfalls meist solche, die sich auf eine verminderte Leistungsfähigkeit des Herzens beziehen. Der S t o s s ist schwach oder unfühlbar, ihm entspricht ein kleiner, weicher, leicht unterdrückbarer, ungleicher, oft unrhythmischer oder intermittirender P u l s, der zuweilen auffallend rar ist (bis zu 20 und weniger Schlägen in der Minute), in andern Fällen jedoch von normaler Frequenz, ja selbst beschleunigt sein kann.

Die Verminderung der Pulsfrequenz macht sich selbst bei fieberhaften Zuständen geltend. Bei einem an tuberculöser Lungenphthise leidenden Manne stieg die Pulsfrequenz, den ich beobachtete, trotz entschieden erhöhter Körperwärme und den übrigen Symptomen hectischen Fiebers, selten über 60 Schläge; bei der Autopsie fand ich neben völliger Obliteration des Herzbeutels eine sehr ausgebreitete fettige Degeneration der Herzmusculatur. Einen ähnlichen, noch exquisiteren Fall findet man bei *Stokes*, nach Dr. *Bigger* erwähnt, in welchem bei einem an tuberculöser Lungenschwindsucht leidenden Manne, der an Herzruptur durch Fettentartung starb, der Puls häufig von 50 auf 15 Schläge in der Minute herabsank, und so 8 oder 10 Stunden lang blieb.

Die Herztöne sind schwach, namentlich der erste Ton an der Spitze, zuweilen ist er von einem leichten systolischen Blasen begleitet (Insufficienz der Mitralis durch Fettdegeneration der Papillarmuskeln). Wegen der mehr oder minder bedeutenden Dilatation des Herzens findet man, wenn nicht andere Umstände störend einwirken, den Percussionsschall in grösserem Umfange leer und gedämpft. Die angeführten Symptome von Seiten des Herzens erleiden jedoch entsprechende Modificationen, wenn die Fettdegeneration ein zuvor hypertrophisches, durch Klappenaffectionen verändertes Herz ergreift. Kranke mit Fettentartung des Herzens haben zuweilen ein eigenthümliches gelbliches Colorit, besonders in der Umgebung der Augen, an den Wangen und der Nase und bei älteren Individuen wird nicht selten ein sehr ausgebildeter Arcus senilis an der Hornhaut beobachtet; doch ist letzterer durchaus nicht, wie manche angenommen haben, ein charakteristisches Symptom des Fettherzens. Wegen der Störungen im kleinen Kreislaufe leiden die Kranken oft an Dyspnoe, mit Gefühl von Angst, Druck und Schmerz in der Herzgegend, und bei stärkerer Körperanstrengung kann sich die Athemnoth bis zu heftigen beklemmenden Paroxismen mit Ausbruch von reichlichen Schweissen und Verminderung der Körpertemperatur (ungenügende arterielle Blutzufuhr nach der Peripherie) steigern, ja man beobachtet sogar förmliche Anfälle von sogenannter Angina pectoris.

Apoplectiforme Anfälle. Als besonders charakteristisch für die Fettentartung des Herzens sind ohnmachtähnliche apoplectiforme Anfälle mit mehr oder minder vollständigem Verlust des Bewusstseins, verlangsamtem, kleinem unfühlbarem Pulse, Kälte und Blässe der Haut, denen Schwindel und Brechneigung vorangehen. Dieselben treten in kürzern oder längern Zwischenräumen ein, entweder ohne Veranlassung oder nach heftigen Körperanstrengungen, bei Ueberfüllung des Magens nach der Mahlzeit, in Folge lange angehaltenen Stuhls, dauern jedoch nur kurze Zeit und verschwinden ohne Lähmungserscheinungen zu hinterlassen. Zuweilen aber tritt auch der Tod in einem solchen Anfalle ein, oder es folgt auf denselben ein comatöser Zustand, in welchem ebenfalls der lethale Ausgang erfolgen kann. Diese Anfälle müssen einer plötzlich auftretenden arteriellen Anämie des Gehirns zugeschrieben werden, wofür ein sehr charakteristischer von *Stokes* erzählter Fall spricht, in welchem der Kranke dadurch, dass er dem Kopfe eine tiefe, vorgebückte Lage gab, den Anfall abzuschneiden vermochte.

Phanomen von Stokes. Stokes erwähnt auch noch eines eigenthümlichen Rhythmus der Athembewegungen, welcher bei diesem Leiden charakteristisch sein soll. Die

Kranken athmen nämlich, besonders während des Schlafes, in der Weise, dass die Athemzüge allmählich stets kürzer und oberflächlicher werden bis die Respiration für eine Weile vollständig still steht und der Kranke gleichsam das Athemholen zu vergessen scheint, so dass man ihn für todt halten könnte. Hierauf beginnt die Athmung leise wieder in allmählich immer stärkeren und tieferen Zügen zur normalen Energie und über diese hinaus ansteigend, um alsdann wieder abnehmend das frühere Spiel zu wiederholen. Ein ganz ähnlicher Rhythmus im Athmen kommt übrigens auch bei andern Krankheiten, besonders bei Gehirnaffectionen, welche mit Sopor und Coma verbunden sind vor; so habe ich es bei Hirntumoren und Basilarmeningitis, bei urämischem Coma, einmal auch in einem schweren Falle von Pericarditis beobachtet. *Schweig* hat diese Erscheinung auf einseitige Stenose des Foramen lacerum und dadurch bewirkten Druck auf den einen Stamm des N. vagus bezogen. Seine Kranken hatten alle Erscheinungen von Gehirnaffection, alle, mit Ausnahme eines einzigen, zeigten auch Veränderungen am Herzen, und bei einigen ist fettige Degeneration desselben ausdrücklich angeführt. Das Symptom kann jedoch nach dem Gesagten nicht als charakteristisch für die Fettdegeneration betrachtet werden.

Die niederen Grade der chronischen Fettentartung des Herzmuskels, sowie der Fettneubildung am Herzen geben während des Lebens meist zu keinen Symptomen Veranlassung. Die Erscheinungen der Fettdegeneration bei marastischen Individuen fallen gewöhnlich mit denen der allgemeinen Schwäche und Cachexie zusammen, doch verdient es hervorgehoben zu werden, dass diesem Zustande des Herzens ein wesentlicher Antheil zukömmt an den passiven Hyperämien, venösen Stockungen und Thrombosen der Venen, welchen solche Kranke unterworfen sind. Das Hinzutreten von Fettentartung zu den Klappenfehlern des Herzens giebt sich durch die Zeichen der stets ungenügender werdenden Compensation kund.

Uebrigens verläuft auch eine Anzahl von Fällen weitgediehener Fett- *Verlauf.* entartung völlig latent, und wird dieselbe oft erst in der Leiche neben andern Ursachen des Todes gefunden; zuweilen ist sie auch die Ursache eines inmitten scheinbarer Gesundheit plötzlich eintretenden Todes. In der Regel geht jedoch ihre Entwicklung sehr allmählich vor sich, und ihre *Allmähliche Entwickelung.* Symptome treten erst bei weiter gediehener Entartung hervor. Unter stetiger Zunahme des dyspnoischen Zustandes, Wiederholung der ohnmachtähnlichen Zufälle, Entwickelung eines cachectischen Habitus, steigender Mattigkeit und Erschöpfung tritt der Tod wie bei andern organischen Herzleiden in Folge ungenügender Circulation, unter hydropischen Erscheinungen, Lungenödem, Thrombose und hämorrhagischen Lungeninfarcten u. s. w. ein. Manchmal erfolgt auch der Tod unerwartet wäh- *Plötzlicher Tod.* rend eines pseudoapoplectischen Anfalls ohne Veränderungen im Gehirne, wenngleich bei gleichzeitiger Fettdegeneration der Gehirngefässe auch Encephalorrhagie beobachtet wurde.

Gar nicht selten tritt der lethale Ausgang plötzlich in Folge von Ruptur des Herzens ein (s. d.).

Quain giebt an dass unter 15 Fällen von **Fettneubildung** der Tod 14 mal plötzlich eintrat, 10 mal durch Syncope, 3 mal durch Ruptur, 1 mal im Coma, und 1 mal durch Erkrankung anderer Organe. Unter 68 Fällen von **Fettentartung** starben 54 plötzlich, darunter 25 an Ruptur.

Diagnose. Die **Diagnose** des chronischen Fettherzens ist nur in einzelnen charakteristischen Fällen mit einiger Sicherheit möglich. Lassen sich andere Erkrankungen des Herzens, welche ähnliche physikalische Erscheinungen (Schwäche des Stosses, Dilatation der Höhlen, ungenügende Circulation) hervorbringen, ausschliessen, treten die oben erwähnten pseudoapoplectischen Zufälle auf, namentlich bei sehr fettleibigen Individuen, so ist die Annahme eines Fettherzens gerechtfertigt. Ebenso ist, wenn bei compensirten Klappenaffectionen die Ausgleichung im Laufe der Zeit ungenügend zu werden beginnt, ohne dass man als Ursache neue Erkrankungen der Klappen oder des Pericardiums auffinden kann, die Entwickelung fettiger Degeneration des Muskelfleisches sehr wahrscheinlich. Doch muss hier bemerkt werden, dass in solchen Fällen die Erscheinungen der excentrischen Hypertrophie, welche aus der Klappenaffection hervorgegangen waren u. s. w. oft nur eine Abnahme erfahren, dass also z. B. der Stoss dabei noch immer stärker sein kann als im normalen Zustande. Insufficienz einer venösen Klappe durch Fettentartung der Papillarmuskeln lässt sich jedoch nicht von einer aus einer andern Ursache herrührenden mangelhaften Schliessung der Klappe unterscheiden. Das Vor-

Bedeutung des Arcus senilis. handensein von Arcus senilis verdient nur dann Beachtung bei der Diagnose, wenn damit andere auf Fettentartung bezügliche Symptome verbunden sind.

Prognose der chronischen Die **chronische Fettentartung** des Herzens ist wegen der Unmöglichkeit ihre Ursachen zu heben, wohl kaum einer Heilung fähig; ist sie so weit gediehen, dass ihre Symptome deutlich hervortreten, so muss die Prognose als entschieden ungünstig betrachtet werden. Kaum viel *und der acuten Form.* günstiger dürfte sich dieselbe bei der **acuten** Form gestalten, obwohl hier wenigstens die Möglichkeit einer Restitution nicht geläugnet werden kann.

Besondere Gefährdung fettleibiger Individuen durch acute Krankheiten. Ich will nicht unterlassen an dieser Stelle zu bemerken, dass fettleibige Individuen von schweren acuten Krankheiten mit hohem Fieber, wie Typhus, Pneumonie u. s. w. stärker gefährdet sind, und dass hierbei ohne Zweifel die starke Fettwucherung am Herzen solcher Personen ins Gewicht fällt. Der Arzt hat daher die Aufgabe in solchen Fällen, auch wenn *Behandlung der Fettneubildung.* noch keine Symptome von **Fettherz** sich manifestiren, prophylactisch gegen *Prophylaxis.* die excessive Fettbildung zu verfahren, da diejenigen Mittel, welche dieser letzteren Einhalt thun, voraussichtlich auch die übermässige Fettwucherung am Herzen beschränken werden. Am wirksamsten ist hier offenbar die Durchführung einer passenden Diät (*Banting*'s System), nämlich Herabsetzung der Aufnahme von Kohlenhydraten auf ein Minimum (keine Amylaceen, kein Fett, kein Zucker) neben vorwiegender Fleischnahrung, womit noch unter Umständen der Gebrauch kohlensaurer Alkalien und auflösender Mineralwässer (Tarasp, Homburg, Kissingen, Marienbad, Carlsbad, verbunden werden kann. Ja selbst wo bereits Symptome von Seiten des Herzens aufgetreten sind scheint es mir vollkommen gerechtfertigt mit der nöthigen Vorsicht einen Versuch in dieser Richtung anzustellen, der vielleicht noch Heilung bringen, oder doch wenigstens einen Stillstand des Uebels bewirken kann. *Diät.*

Bei der **chronischen** Fettdegeneration, bei welcher eine Wiederherstellung überhaupt nicht erwartet werden kann, hat die Behandlung vorzugsweise die **weitere Ausbreitung** des Uebels zu **verhindern**, die **Energie** der **Herzaction** möglichst zu **erhalten**, und unter Umständen zu **steigern**. *Behandlung der chronischen Fettdegeneration.*

Die erste Indication wird am besten erfüllt durch eine möglichst gute Ernährung des gesammten Organismus. Diess geschieht durch eine roborirende Diät, leicht verdauliche vorzugsweise stickstoffhaltige Nahrung in regelmässigen, etwas knappen Mahlzeiten, mässigen Genuss von Wein, Anwendung von bittern Mitteln, Chinapräparaten, Regulation der Darmfunction, Molkenkuren, Aufenthalt in freier Luft in mässig hoch gelegenen Gebirgsorten, körperliche Bewegung bei Vermeidung grösserer Anstrengungen und psychischer Aufregungen und durch kühle Waschungen. Auch der Gebrauch milder Eisenpräparate und leichter Stahlwässer dürfte in Anwendung gezogen werden. *Diät.*

Die zweite Indication hat man zu berücksichtigen, sobald Zeichen grösserer Herzinsufficienz auftreten, bei rarem, aussetzendem Pulse, ohnmachtähnlichen Zufällen, Zunahme der dyspnoischen Symptome. Hier ist die Anwendung excitirender, die Herzthätigkeit steigernder Mittel (Wein in grösserer Dosis, selbst Branntwein, Aether, Naphthen, Ammoniumpräparate, Moschus u. dergl.) geboten, wodurch wenigstens vorübergehend das Leben erhalten werden kann. Es versteht sich, dass man beim Auftreten ohnmachtähnlicher Zufälle sofort eine horizontale Lage des Körpers oder selbst eine solche mit abwärts geneigtem Kopfe herbeiführen muss, während man zugleich durch Anwendung peripherer Hautreize, allgemeiner Frictionen den Widerstand in den Capillaren vermindert und dadurch der arteriellen Circulation zu Hülfe zu kommen sucht. Blutentziehungen sind durchaus zu vermeiden. Ob die von Manchen bei Fettdegeneration empfohlenen Strychninpräparate, Nux vomica, Arnica und dergleichen etwas zu leisten vermögen scheint mir zum Mindesten zweifelhaft. *Symptomatisches Verfahren.*

Behandlung der acuten Fettentartung. Die Behandlung der acuten Fettentartung fällt mit derjenigen des allgemeinen Schwächezustandes zusammen, welcher die Folge der primären Krankheit ist.

6. Trennung des Zusammenhangs.

Spontane Zerreissung oder Berstung des Herzmuskels.

Die spontane Ruptur des Herzens ist im Ganzen ein seltenes Ereigniss (auf 12953 Kranke von *Tüngel* kam 1 Fall), doch wird durch sie ein nicht unerheblicher Bruchtheil der plötzlichen Todesfälle veranlasst.

Die Casuistik der spontanen Herzruptur findet eine beträchtliche Bereicherung in der neueren Literatur, wie die Referate und Arbeiten von *Orsolato, Malmsten, Rud. Maier, Arlidge, Soulier, Hamilton, Neuffer, Edgar Lowe, Böttcher, Müller, Cocheteaux* und *Larcher* zeigen.

Ein gesunder Herzmuskel wird ohne eine äussere Veranlassung nicht wohl in Folge des inneren Blutdrucks zerreissen, und man darf annehmen, dass in den wenigen von einigen Autoren angeführten Fällen dieser Art keine hinreichend genaue Untersuchung stattgefunden hat.

Ursachen. Immer gehen der Zerreissung pathologische Zustände voraus, die eine Verminderung der Cohäsion des Herzmuskels oder eine beträchtliche Verdünnung desselben an einzelnen Stellen verursachen. **Prädisponirende Ursachen.** Die hervorragendste Stelle unter diesen prädisponirenden Ursachen nimmt unstreitig die partielle Fettdegeneration und die interstitielle Fettwucherung des Herzens ein; unter 62 von *Böttcher* gesammelten Fällen fanden sich 32 mal die genannten Zustände. So hat man auch Fälle beobachtet, in denen durch embolische Verstopfung der Kranzarterien entstandene Erweichungsheerde im Herzfleische die Ruptur herbeiführten (*Soulier, Malmsten*). Ferner wird Herzruptur nicht selten veranlasst durch Myocarditis mit oder ohne vorangehende Bildung partieller Aneurysmen des Herzens; auch erweichte Gummiknoten (*Oppolzer*), Echinococcen und sonstige Geschwülste am Herzen können in seltenen Fällen Veranlassung spontaner Zerreissungen sein. Manchmal erscheint das Herz im Uebrigen gesund, zuweilen aber sind seine Wandungen verdickt, oder die Klappen und Ostien verändert, namentlich muss der Stenose der Aortenmündung und der angeborenen Verengerung oder Verschliessung dieses Gefässes an der Einmündungsstelle des Ductus Botalli Erwähnung geschehen. Atheromatöse Erkrankung der Aorta und ihrer Semilunarklappen, welche relativ häufig bei Herzruptur angetroffen werden, haben wohl keine directe Beziehung zur Ruptur, kommen aber häufig mit ähnlichen Vorgängen in den Kranzarterien vor, welche die Fettentartung bewirken.

Duchek fand unter 40 Fällen von angeborner Verschliessung der Aorta an der Einmündungsstelle des D. Botalli je 1 mal Ruptur des rechten Ventrikels erwähnt. Der Zusammenhang erscheint jedoch durchaus nicht klar, und es muss wohl auch hier eine nicht näher angegebene Erkrankung des Muskelfleisches supponirt werden.

Schon aus diesen Angaben ist es ersichtlich, dass die spontanen Rupturen weit häufiger im höheren Alter vorkommen; auch wird das männliche Geschlecht vorzugsweise davon betroffen.

Nach *Böttcher* kam unter 50 Fällen, in denen das Alter angegeben war, die Zerreissung 1 mal zwischen dem 20. und 30. Jahre, 16 mal zwischen dem 30. und 60., und 34 mal zwischen dem 60. und 100. Jahre vor. Unter 12 von mir gesammelten Fällen neuerer Beobachtung befindet sich nur 1 Mann von 30 Jahren, während 9 Individuen über 60 alt waren.

Oft fehlt jede Gelegenheitsursache, indem die Ruptur plötzlich ohne äussere Veranlassung bei völliger Ruhe, selbst im Schlafe eintritt; manchmal aber sind es augenblickliche Steigerungen der Herzaction, durch welche sie eingeleitet wird, wie gemüthliche Aufregung, Schreck, mehr oder minder grosse körperliche Anstrengung, Tanzen, Springen, andauernde Märsche, Coitus, Pressen beim Stuhlgang, epileptische Anfälle, oder sie entsteht durch eine plötzliche Steigerung der peripheren Widerstände, wie z. B. beim Eintreten in ein kaltes Bad. Am häufigsten ist der linke Ventrikel der Sitz der Zerreissung, und zwar dessen vordere Wand in der Gegend der Herzspitze nahe am Septum, nur ausnahmsweise die hintere; weit seltner der rechte Ventrikel und der rechte Vorhof, am seltensten der linke Vorhof und das Septum ventriculorum. Der Riss kann auch Papillarmuskeln und Fleischbalken oder Sehnenfäden und Klappensegel betreffen; in den zuletzt angeführten Fällen ist stets Endocarditis die Ursache. Zuweilen sind mehrere Rupturstellen vorhanden (man hat deren bis zu 5 beobachtet), und man hat schon beide Ventrikel, oder den rechten Ventrikel nebst dem rechten Vorhofe gleichzeitig geborsten angetroffen.

Gelegenheitsursachen.

Unter 62 von *Böttcher* gesammelten Fällen betrafen 47 (75,8 pCt.) den linken Ventrikel, 5 (8,2 pCt.) den rechten Ventrikel, 5 (8,2 pCt.) den rechten Vorhof, je einer (1,6 pCt.) den linken Vorhof, das Septum ventriculorum, die beiden Ventrikel zugleich und den rechten Ventrikel sammt dem rechten Vorhofe.

In der Regel folgt die Richtung des Risses auf der äussern Fläche des Herzens dem Laufe der Muskelbündel, weit seltner geht er quer durch dieselben oder hat er eine winklige Gestalt; seine Ränder sind manchmal glatt, meistens aber zackig oder zottig und haben ein zerfetztes Ansehen. Auf dem Durchschnitte betrachtet weicht der Riss meist von der perpendiculären Richtung ab, indem er schief oder im Zickzack, zuweilen auch gabelförmig getheilt, die Wand durchsetzt. Die innere Oeffnung

Gestalt und Richtung des Risses.

entspricht daher meist der äussern in Bezug auf ihre Lage nicht. Diese Abweichung vom geraden Verlaufe scheint daher zu rühren, dass die Rupturen in der Regel nicht auf einmal entstehen, sondern successiv in den verschiedenen Muskelschichten an denjenigen Stellen, wo am wenigsten Widerstand stattfindet. Diess beweisen die incompleten Rupturen, die man zuweilen neben vollständig ausgebildeten vorfindet. Oft ist der Canal an seinem innern oder äussern Ende mit Coagulum verstopft. Das Herzfleisch in der Umgebung der Rissstelle zeigt die Spuren des causalen Vorgangs, es ist erweicht, missfarbig, ecchymosirt, an der innern Fläche oft in mehr oder minder grossem Umfange zerwühlt und zerfetzt. Bei bedeutender Atrophie der Muskelsubstanz an den Vorhöfen scheint der Riss zuweilen nur aus einem einfachen Auseinanderweichen der Muskelfasern hervorgegangen zu sein. Die Grösse des Risses ist sehr verschieden, und schwankt von der Länge einiger Linien bis zu der von Zollen, ja man hat selbst einen Ventrikel in seiner ganzen Länge geborsten angetroffen; in der Regel beträgt sie $1/4 - 1/2$ Zoll. Da der Riss wohl stets von innen nach aussen erfolgt, so ist die innere Oeffnung desselben gewöhnlich bedeutend grösser wie seine äussere.

Zeitpunct in welchem der Riss erfolgt.

Es muss als in hohem Grade wahrscheinlich betrachtet werden dass der Riss während der Systole, und zwar im Anfange derselben erfolgt, da zu dieser Zeit der Blutdruck im Herzen am höchsten steigt; wie Versuche lehren ist auch die Cohäsion der Muskeln während der Contraction durchaus nicht grösser als im Zustande der Erschlaffung.

Bluterguss in das Pericardium.

Complete Rupturen der äussern Herzwand haben stets einen Erguss von Blut in die Höhle des Herzbeutels zur Folge, wenn nicht eine Verwachsung der Blätter des Pericardium besteht.

In einem von *Willigk* berichteten Falle, in welchem das Pericardium in der Umgebung der Rissstelle vollkommen verwachsen und verdickt war, erfolgte der Bluterguss nachträglich in die linke Pleurahöhle, welche durch einen etwa faustgrossen aus verdicktem Pericardium bestehenden Sack mit dem linken Ventrikel in Verbindung stand. Die Oeffnung zeigte, als Beweis eines längeren Bestehens, callöse abgerundete Ränder und führte in ein vom linken Ventrikel ausgehendes chronisches Herzaneurysma.

Die Menge des ergossenen theils coagulirten theils flüssigen Blutes kann bis zu 400 Gramme betragen, und dilatirt in erheblicher Weise den Herzbeutel. Zerreissungen im Septum ventriculorum haben eine Communication beider Ventrikel untereinander zur Folge; Rupturen von Papillarmuskeln und Sehnenfäden bewirken sofort einen hohen Grad von Insufficienz der betroffenen Klappe.

Symptome.

Erfolgt die Ruptur der Herzwandungen mit einem Male, ist sie complet und die Rissöffnung hinreichend gross, so tritt der Tod des Individuums fast augenblicklich ein, so dass kaum von eigentlichen Symptomen der Ruptur die Rede sein kann (62 pCt. der Fälle). Der Kranke erblasst, das Bewusstsein schwindet, er stürzt lautlos oder mit einem kurzen Angst- lichen Schrei zur Erde, und nach wenigen unvollkommenen Athemzügen erlischt das Leben, nachdem zuweilen leichte Zuckungen eingetreten waren. Manchmal erfolgt auch der Tod Nachts im Schlafe; Einzelne der Verstorbenen befanden sich kurz vorher im Zustande vollkommensten Wohlbefindens, so dass Nichts die nahe Katastrophe ahnen liess, bei andern dagegen gehen Symptome eines chronischen Herzleidens oder solcher Affectionen voraus, welche die Ruptur vorbereiten (Myocarditis, Endocarditis, Fettmetamorphose). <small>Plötzlicher Tod.</small>

Nur wenn die Zerreissung successiv sich ausbildet, indem sie erst allmählich aus einer unvollständigen zu einer vollständigen wird, oder wenn die Oeffnung sehr klein ist, so dass das Blut nur langsam hindurch sickern und sie sich zeitweise durch Coagula verstopfen kann, treten Erscheinungen ein, welche auf den Vorgang der Zerreissung bezogen werden können. Solche Kranke empfinden oft mehr oder minder heftige Schmerzen in der Präcordialgegend, die nach der linken Schulter, dem linken Arme, wohl auch nach dem Epigastrium und der rechten Seite ausstrahlen, ähnlich wie bei der Angina pectoris; oder sie haben ein Gefühl von dumpfem Druck und Oppression auf der Brust. Hiermit ist eine bedeutende Dyspnoe und Erstickungsangst verbunden, manchmal auch Uebelkeit und Erbrechen, Schwindel und schliesslich Ohnmacht bis zum Verlust des Bewusstseins. Das Gesicht erscheint blass oder leicht cyanotisch, die Haut ist kühl, die untern Extremitäten sind kalt und der ganze Körper ist mit kaltem Schweisse bedeckt. Damit ist gewöhnlich ein unfühlbarer oder äusserst kleiner, frequenter ungleicher Radialpuls verbunden, seltner ist die Herzaction stürmisch und unregelmässig, der Stoss verstärkt und dem entsprechend der Puls voll. <small>Allmähliche Ruptur.</small>

Der Tod erfolgt entweder in einem solchen Anfalle, oder der Paroxysmus lässt allmählich nach, die Kranken erholen sich wieder etwas, bis in einem späteren die tödtliche Katastrophe in der Ohnmacht oder in tiefem Coma mit oder ohne Convulsionen, zuweilen auch bei klarem Bewusstsein erfolgt. In den meisten Fällen schwankte der Zeitraum, innerhalb welchem das Leben noch erhalten blieb zwischen 1—18 Stunden, nur ausnahmsweise wird eine längere Dauer (4 Tage) bis zum Eintritt des Todes beobachtet.

Als die Ursache des eintretenden Todes muss vorzugsweise die durch die Ansammlung von Blut in dem Herzbeutel erfolgende Compression des Herzens, wodurch die Diastole unmöglich wird, angesehen werden, erst in zweiter Linie kommt die eintretende Anämie des Gehirns in Betracht. <small>Ursache des Todes.</small>

Diese letztere allein als die Todesursache zu beschuldigen, ist nicht statthaft, da Blutverluste von 200—400 Gramme den plötzlichen Tod in der Regel nicht herbeiführen. Will man dagegen einwenden, dass weit grössere Mengen von Flüssigkeit bei Pericarditis und Hydropericardium gefunden werden, welche längere Zeit ertragen wurden, ohne dem Leben ein Ende zu machen, so ist dabei sowohl die allmähliche Ansammlung des Ergusses als auch die geringere Viscosität der Flüssigkeit zu bedenken.

Diagnose. Die mit plötzlichem Tode verbundenen Fälle von Herzruptur lassen sich in keiner Weise von plötzlichen Todesfällen aus andern Ursachen unterscheiden; und auch die mehr allmählich eintretenden Rupturen kann man nur mit einiger Wahrscheinlichkeit diagnosticiren, wenn unter den schon erwähnten Erscheinungen mit dem Schwinden des Herzstosses und dem Schwächerwerden der Herztöne sich zugleich eine durch die Ansammlung von Blut bedingte Zunahme der Herzdämpfung und Leerheit nachweisen lässt (wurde in einem Falle beobachtet). Zerreissungen von Papillarmuskeln und Klappen bringen, wenn sie nicht ebenfalls rasch von lethalem Ausgange gefolgt sind, Insufficienz der betroffenen Klappe hervor; sie sind aber als solche ebensowenig zu diagnosticiren, wie Rupturen des Septum ventriculorum.

Prognose. Die Vorhersage ist fast immer absolut lethal; Heilungen von Rupturen, selbst incompleten, sind nicht constatirt.

Therapie. Die Behandlung hat die Aufgabe bei Individuen, die als zur Ruptur disponirt betrachtet werden können (Myocarditis, Fettherz) prophylactisch diese Eventualität durch geeignete Mittel zu verhüten. Die Symptome beginnender Zerreissung suche man durch örtliche Anwendung der Kälte auf die Herzgegend, horizontale Körperlage, künstliche Erwärmung der Extremitäten, äussere Hautreize, reizende Clysmata, Riechmittel und durch innerliche Darreichung von Excitantien, Wein, Campher und Moschus zu bekämpfen, um das Leben möglichst lange zu erhalten. In den seltnern Fällen mit stürmischer, unregelmässiger Herzaction kann man die Digitalis in Anwendung ziehen. Allgemeine Blutentziehungen, wie sie von Manchen empfohlen werden, sind zu verwerfen, ebenso wie die Anwendung der Hämospasie (Junod'scher Stiefel); durch die Verminderung der im Kreislaufe befindlichen Blutmenge müssen diese Mittel nothwendig den Druck in den Venen herabsetzen und damit den Eintritt der Diastole des Herzens noch mehr erschweren.

Traumatische Zerreissung des Herzens.

Ursachen. Auch ein gesundes Herz kann bersten in Folge der Einwirkung grosser äusserer Gewalt, wie Druck, Stoss und dergl., selbst ohne dass dabei nothwendigerweise eine beträchtliche Verletzung der äussern Körpertheile in der Herzgegend stattfindet. Es darf jedoch nicht unbeachtet bleiben, dass im einzelnen Falle durch bereits bestehende Erkrankungen des Herzfleisches das Eintreten einer traumatischen Ruptur begünstigt werden kann, was z. B. in gerichtlichen Fällen für die Beurtheilung von Belang sein kann. Es ist in der Literatur eine Anzahl von Fällen bekannt, in welchen durch Projectile, Hufschlag, Ueberfahrenwerden, Druck von Maschinenrädern u. s. w. Zerreissungen des Herzens eingetreten sind; in manchen derselben wirkte die Gewalt nicht einmal direct auf die Herzgegend, sondern es genügte eine heftige Erschütterung des ganzen Körpers, wie z. B. ein Fall aus beträchtlicher Höhe oder aus einem in Bewegung begriffenen Fuhrwerke. Es ist selbstverständlich, dass man in solchen traumatischen Fällen auch noch vielfache Verletzungen und Zerreissungen anderer Organe (Leber, Milz, Diaphragma, Magen) vorfinden kann. Im Gegensatze zu den spontanen Berstungen trifft man die **traumatischen Rupturen häufiger am rechten Ventrikel** und **den Vorhöfen**, als am linken Ventrikel; diess erklärt sich einestheils aus der mehr exponirten Lage der rechten Herzkammer, anderntheils aus der grössern Dünnheit der genannten Herzabschnitte. Manchmal erstreckt sich die Ruptur über Vorhof und Ventrikel zugleich, in einem Falle (*Flügel*) war sogar das ganze Herz abgerissen.

Sitz.

Männer sind wegen der gefährlicheren Berufsweisen der traumatischen Ruptur mehr exponirt, auch wurde dieselbe häufig bei Kindern beobachtet, was wohl in der grossen Unerfahrenheit und Unachtsamkeit derselben seinen Grund haben mag.

Der Tod erfolgt gewöhnlich auf der Stelle, doch richtet sich diess auch hier nach der Grösse des Risses; in einzelnen Fällen trat er erst später (nach 14 Stunden) ein. Die Möglichkeit der Heilung einer traumatischen Ruptur ist sehr zweifelhaft.

Tödtlicher Ausgang.

Wunden des Herzens.

Sie entstehen am häufigsten von aussen her, durch das Eindringen spitzer oder scharfer Gegenstände (Messer, Degen, Säbel, Bajonett u. dgl.), auch zuweilen durch stumpfe Körper, welche mit grosser Gewalt auftreffen und die äussern Weichtheile durchbohren; oder es werden scharfe, spitze Fragmente der umgebenden Knochen (Brustbein, Rippen) in den Herzmuskel eingetrieben. Aber auch von innen her können verschluckte scharfe oder spitze Körper (Nadeln, Nägel, Dornen) vom Oesophagus aus in die hintere Wand des Herzens eindringen. Das Pericardium wird natürlich stets mit verletzt, und je nachdem diese Gegenstände nur in den Muskel oder durch denselben bis in die Herzhöhlen hinein dringen kann man diese Verletzungen in **penetrirende** und **nicht penetrirende** Wunden eintheilen.

Ursachen.

Heydenreich referirt, dass bei einem Selbstmörder ein Projectil aussen auf dem **unverletzten** Herzbeutel liegen blieb, dabei aber dennoch eine penetrirende Wunde sich an der Spitze des rechten Ventrikels vorfand mit Bluterguss im Pericardium. Hier musste der nachgiebige Herzbeutel mit in die Herzwunde eingedrungen sein ohne zu zerreissen, ähnlich wie man auch bei Schussverletzungen ohne Zerreissung der äussern Decken und selbst der Kleidungsstücke in der Tiefe Knochenfracturen und Zermalmung der Weichtheile vorfindet.

Sitz.   Seiner exponirten Lage wegen ist auch hier der **rechte Ventrikel** am häufigsten der Sitz der Verletzung, doch kann die Verwundung begreiflicher Weise alle Herzabschnitte und auch die grossen Gefässstämme betreffen (am seltensten den linken Vorhof) und nicht selten mehrere zugleich; zuweilen fand man nur das Septum ventriculorum verletzt.

Folgen.   Grosse **penetrirende** Wunden bringen begreiflicher Weise ge-
Plötzlicher Tod wöhnlich raschen Tod, besonders sind die Verletzungen der grossen Gefässstämme gefährlich, deren dünne Wandungen das Austreten des Bluts sehr erleichtern; aus demselben Grunde sind auch die Verwundungen der Vorhöfe bedenklicher. Nach *Ollivier* sollen die Verletzungen des linken Herzens rascher den Tod bringen als diejenigen des rechten, vermuthlich wegen der rascher eintretenden Anämie des Gehirns. Der Tod ist die
durch Blutung. Folge der Blutung, welche z. Th. in den Herzbeutel oder nach aussen durch den Wundcanal, oft aber auch in die gleichzeitig verletzten Pleurasäcke erfolgt. Wenn ein grösserer Ast der Kranzarterien getroffen wird, können auch **nichtpenetrirende** Wunden auf diese Weise zum Tode
Heilung. führen. Diese sowohl als auch kleinere penetrirende Wunden können jedoch manchmal heilen. Sehr kleine Verletzungen, wie z. B. Nadelstiche scheinen sogar oft ohne besonders grosse Gefahr zu sein, wie diess die Versuche mit der Acupunctur des Herzens beweisen.

Ich habe selbst bei Versuchen Nadeln in das Herz von Kaninchen eingeführt ohne dass daraus in der nächsten Zeit schädliche Folgen für die Thiere eingetreten wären. Dagegen sind Nadelstiche, welche die grossen Arterien treffen offenbar viel bedenklicher, weil an denselben die Wunde zur Zeit des grössten Blutdrucks sich erweitert, während sie am Herzen während der Systole sich verkleinert (Vergl den von *Gordon* mitgetheilten Fall in *Canstatt*'s Jahresber. 1861. III. 200). Doch hat man auch den Tod durch Eindringen von Nadeln ins Herz beobachtet. In *Laugier*'s Fall war eine Stecknadel vom Oesophagus in das linke Herz bis an das Orificium Aortae gedrungen, hatte sich mit einem grossen Gerinnsel bedeckt, und es war der Tod durch Gangrän des Beines in Folge von Ablösung des Coagulum und Embolie entstanden. *Legrand du Saulle* sah einen Mann plötzlich sterben, dem eine 5 Ctm. lange Nadel von der Brustwand aus in den rechten Ventrikel und durch das Septum ventriculorum gedrungen war. *Gerlach* (bei *Kussmaul*) theilt die Geschichte eines 10jährigen Mädchens mit, welchem vor 6—7 Wochen eine Nähnadel in die Brustwand gedrungen war. Es bekam wiederholte Anfälle von Ohnmacht, in deren drittem der Tod erfolgte. Die Nadel stack in einem Rippenknorpel und war durch den Herzbeutel so weit eingedrungen, dass sie sich an der Herzspitze reiben musste. Beim letzten tödtlichen Anfalle hatte das Kind den linken Arm stark emporgehoben und dadurch wohl die Nadel tiefer eingedrückt; es ward angenommen, dass der Tod durch Reizung eines Herzganglion bis zur Sistirung der Function des Herzens erfolgt sei. (?)

Aber auch verhältnissmässig sehr bedeutende und penetrirende Wunden des Herzens können zur Heilung kommen, wie eine Anzahl von Fällen sowohl aus der älteren wie aus der neueren Literatur beweist. Man hat nicht nur bei Jagdthieren wiederholt Schrote und Kugeln im Herzen eingehüllt gefunden, sondern auch beim Menschen hat man viele Jahre nach stattgehabter Verwundung fremde Körper im Herzen abgekapselt angetroffen, oder die deutlichen Beweise ausgedehnter, penetrirender Verletzungen entdeckt.

Latour v. Orleans erzählt von einem Soldaten, welcher 6 Jahre lang eine Flintenkugel im rechten Ventrikel nahe an der Herzspitze eingekapselt getragen hatte und an einer andern Krankheit zufällig starb; *Golusha Balch* fand an demselben Orte eine Kugel 20 Jahre nach der Verletzung. *Mühlig* sah ein traumatisches Aneurysma des rechten Ventrikels von einem Dolchstiche herrührend, der durch den rechten Ventrikel bis in das Septum drang, in welchem eine von Narbengewebe umgebene Communicationsöffnung in den linken Ventrikel vorhanden war; Tod durch Herzleiden erst nach 10 Jahren. Einen analogen Fall referirt *Brugnoli*. *Kussmaul* fand nach 1½ Jahren einen vom Oesophagus aus durch die Wand des linken Ventrikels in das Septum eingedrungenen Dorn, welcher frei in den rechten Ventrikel ragte, der Tod war durch Basilarmeningitis erfolgt. *Cruveilhier* fand eine Nadel im Herzen eines Hingerichteten quer durch den linken Ventrikel gelagert.

Die Möglichkeit der Heilung beruht in solchen Fällen auf der Bildung von Gerinnseln, welche die Wunde verstopfen, oder auf dem Verschluss, welchen der eingedrungene Gegenstand bewirkt, wenn er in der Wunde stecken bleibt, und nachträglich durch Narbengewebe in der Umgebung abgekapselt wird. Immer findet man dabei das Pericardium in der Umgebung der Verletzung in grösserem Umfange oder auch total obliterirt. Aber auch bei den tödtlich verlaufenden Herzwunden erfolgt der Tod nicht immer sofort, sondern oft erst nach einiger Zeit (nach *Jomain* in 121 Fällen 84 Mal). Manche tödtlich Getroffene haben noch einen mehr oder minder grossen Weg nach erfolgter Verwundung zurückgelegt; bevor sie niederstürzten und starben, noch andere erlagen erst nach mehreren Tagen (bis zu 17 Tagen) der Verletzung des Herzens. In solchen Fällen ist entweder die Wunde klein, so dass nur allmählich der Herzbeutel mit Blut ausgedehnt wird, oder es war anfangs ein Verschluss der Wunde durch ein Coagulum erfolgt, welches sich nach einiger Zeit bei kräftiger werdender Herzaction oder durch Erweichung in Folge eitriger Entzün-

Bedingungen der Heilung.

Allmählich erfolgender Tod.

dung in der Umgebung, loslöste. Auch kann der Tod durch consecutive Pericarditis eintreten.

Symptome. Wenn der Tod nicht augenblicklich erfolgt, so treten die Zeichen **acuter Anämie** und **geschwächter Herzenergie** hervor. Grosses Angstgefühl, wohl auch Schmerz, allgemeine Blässe hohen Grades, Kälte der Haut, Collapsus, Bewusstlosigkeit, manchmal auch Convulsionen gehen dem Tode voran. Aus der äussern Wunde, wenn sie hinlänglich gross ist und klafft und in geeigneter Richtung verläuft, strömt das Blut im Strahle hervor, zuweilen fehlt auch jede äussere Blutung und es ergiesst sich das Blut in innere Höhlen, das Pericardium und die Pleura, wobei die physikalischen Zeichen des Ergusses in dieselben sich nachweisen lassen. Der Puls ist klein, unregelmässig, sehr frequent und schwindet schliesslich vollständig. Manchmal steht die Blutung vorübergehend, die Kranken erholen sich etwas; nach einigen Tagen aber erfolgt eine neue, oder es tritt Pericarditis auf, welcher der Kranke erliegt.

Nachträgliche Folgen. Erfolgt jedoch auf letztere Heilung, so bleiben doch meist noch Erscheinungen zurück, welche auf eine gestörte Action des Herzens deuten (Palpitationen, Insufficienz von Klappen oder Stenose an einem Ostium, Obliteration des Pericardium), welche dann schliesslich, aber oft erst nach langer Zeit den Tod zur Folge haben.

Diagnose Aus der **Richtung** in welcher der verletzende Körper eingedrungen ist, sowie aus der **Tiefe** der **Wunde** in Verbindung mit den oben geschilderten Erscheinungen wird man mit ziemlicher Sicherheit die Diagnose einer Verwundung des Herzens machen können; nicht aber wird man penetrirende Herzwunden von Verletzungen der grossen Gefässe mit

des verletzten Herzabschnittes, Sicherheit unterscheiden können; ebenso ist es schwierig den verletzten Herzabschnitt zu bestimmen. Aus der Farbe des ausfliessenden Bluts kann man keinen sichern Schluss in dieser Beziehung machen, da dasselbe gemischt sein kann, und ausser dem Herzen noch Gefässe, wie die Arteria

penetrirender und nicht penetrirender Wunden. mammaria interna, die Vena cava u. s. w. getroffen sein können. Auch ob eine Wunde penetrirend sei oder nicht kann oft mit Bestimmtheit nicht ermittelt werden; nach *Jobert de Lamballe* soll bei penetrirenden Wunden ein zischendes Geräusch beim Ausfliessen des Bluts aus der Wunde vernommen werden (?), und manchmal wird dabei das Blut rhythmisch mit jeder Systole aus der Wunde getrieben, wenn die Richtung des Wundcanales ein rasches und leichtes Ausfliessen gestattet.

Prognose. Die **Prognose** penetrirender Wunden ist wie aus dem Gesagten sich von selbst ergiebt in hohem Grade ungünstig und selbst in leichten Fällen eine bedenkliche.

Behandlung. Die Aufgabe der Behandlung ist es zunächst, die **Stillung der Blutung** und die **Erhaltung der Herzthätigkeit** zu bewirken. Man suche durch örtliche Anwendung der Kälte und rasches Verschliessen der äussern Wunde die Bildung eines obturirenden Thrombus zu begünstigen, der die erste Bedingung zur Heilung ist.

Es ist jedoch eine Frage, die wohl der Erwägung werth ist, ob man mit dem Verschliessen der äusseren Wunde so rasch bei der Hand sein soll, indem dadurch zur Ansammlung einer grössern Blutmenge im Herzbeutel Veranlassung gegeben wird, welche offenbar als Todesursache sehr ins Gewicht fällt, wie früher erörtert wurde.

Innerlich reiche man anfänglich analeptische Mittel, so lange die Herzthätigkeit zu erlöschen droht. Später jedoch, wenn die Blutung steht, der Puls sich gehoben hat, oder wenn Pericarditis eintritt, muss man die Herzaction durch fortgesetzte locale Anwendung der Kälte, durch Digitalis und Vermeidung aller erregenden Dinge zu mässigen suchen. Die Extraction eingedrungener Fremdkörper, wenn sie nicht sehr dünn sind, wie z. B. Nadeln, ist jedenfalls ein bedenklicher Act, da man in einigen Fällen erst darnach die bedrohlichen Zufälle auftreten sah (*Duchek*). Man wird daher grössere Fremdkörper lieber einer freiwilligen Ausstossung überlassen (wobei allerdings auch eine Blutung zu befürchten ist) oder sich der Hoffnung auf deren Abkapselung und Einheilung hingeben.

7. Neubildungen und Parasiten des Herzfleisches.

Nimmt man die schon erwähnte Neubildung von Bindegewebe in Form der Schwiele, und die Verkalkung in Folge von Myocarditis sowie die interstitielle Fettwucherung aus, so gehören Neubildungen im Herzfleische in Gestalt von Geschwülsten oder der Infiltration zu den seltensten Krankheiten. Relativ am häufigsten finden sich maligne krebsartige Neoplasmen, Carcinome und Medullarsarcome; unter den letzteren vorzugsweise die pigmentirten (Melanosarcome, *Virchow*). *Häufigkeit.*

Krebsartige Neubildungen.

Wie selten übrigens auch solche maligne Neubildungen im Herzen sind geht daraus hervor, dass *Tanchon* unter 8289 Todesfällen nur 6 dem Herzkrebse zuschreibt. *Köhler* fand ihn unter 9118 Todesfällen ebenfalls nur 6 Mal, *Chambers* unter 2161 nur 7 Mal, *Arthur Willigk* unter 4347 9 Mal am Herzen, 7 Mal am Herzbeutel. Ich selbst habe 2 Mal in derlei krebsartige Neubildungen gefunden, 1 Mal in Gestalt sehr zahlreicher hanfkorngrosser medullärer, gleichmässig durch das ganze Herzfleisch verbreiteter Knoten neben Medullarsarcom der Leber, das andere Mal als isolirten grösseren Knoten in der Wand des rechten Ventrikels bei einer an Carcinom der Blase verstorbenen Frau.

Die härteren, zellenärmeren Formen dieser Neubildungen, die Scirrhen, Sarcome sowie die Cancroide kommen weit seltener vor, was wohl daher rührt, dass dieselben weit weniger zu metastatischen Ablagerungen Veranlassung geben, wie die saft- und zellenreichen. Fast immer nämlich

Secundäre Natur derselben. sind diese Neubildungen im Herzen secundärer Natur. Zuweilen allerdings greifen dieselben auch von den benachbarten Organen, den Lungen, den Lymphdrüsen an der Bifurcationsstelle der Luftröhre, von dem **Uebergreifen von den Nachbarorganen** vorderen Mediastinum, dem Sternum, den Rippen u. s. w. direct auf das Herz über. Höchst bemerkenswerth ist die Rolle, welche die grossen Gefässe häufig bei diesem Uebergreifen spielen, indem es vorkömmt, dass **und Hereinwachsen von den Gefässen her.** durch dieselben die Neubildung in das Herz hineinwächst. So hat man Krebsmasse von den Lungen durch die Lungenvenen in den linken Vorhof und von da auf das übrige Herz sich ausbreiten sehen (*B. Wagner*), oder von den Achseldrüsen aus durch die Vena cephalica, jugularis und cava **Primäre krebsartige Geschwülste.** superior in den rechten Vorhof (*Lücke* bei *Bodenheimer*). Zu den grössten Seltenheiten gehören primäre, isolirte Geschwülste dieser Art.

Eine sehr bemerkenswerthe Beobachtung von primärem Sarcom des Herzens (in keinem andern Organ fand sich eine Spur von Geschwulst) hat *Bodenheimer* neuerdings mitgetheilt.

Gestalt und Sitz dieser Neubildungen.

Fig. 19.

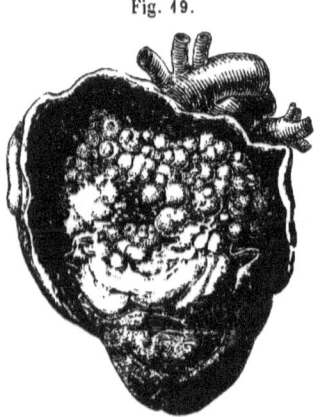

Primäres Sarcom des Herzens nach *Bodenheimer*.

Die secundären Ablagerungen findet man theils als isolirte, einzelne grosse Knoten im Herzfleische, oder es confluiren mehrere und bilden eine mehr oder minder höckerige oder gelappte Geschwulst, oder man trifft sie in sehr grosser Zahl aber von geringer Grösse, als miliare Knötchen in dem Herzfleische unter dem Epicardium und Endocardium. Grössere Knoten können über die äussere oder innere Fläche der Herzwand hervortreten als flache polypöse Auswüchse, manchmal durchbrechen sie das Endocardium und ragen in Gestalt knolliger oder zapfenartiger Massen in die Herzhöhlen herein. Die primären Neubildungen hat man auch als diffuse Infiltration beobachtet, ebenso auch die aus der Nachbarschaft übergreifenden.

Fast immer ist die eigentliche Muskelsubstanz der Hauptsitz der Erkrankung und man trifft die secundären Knoten sowohl in den Vorhöfen, als in den Kammern in den Fleischbalken und Papillarmuskeln. Das rechte Herz ist indessen häufiger betroffen als das linke, was man wohl aus dem metastatischen Ursprunge der Neubildungen wird erklären dürfen.

Aetiologie der krebsartigen Neubildungen. Krebsartige Geschwülste kommen in jedem Alter vor, und es hat *Billard* selbst in den Herzwandungen eines Neugebornen drei scirrhöse

Geschwülste gefunden; die Zahl der Fälle nimmt mit steigendem Alter zu, die meisten kommen auf das Alter zwischen dem 45.—60. Jahre. Von sonstigen Neubildungen finden sich in der Literatur nur **einzelne** Beobachtungen über das Vorkommen von **Fibroiden** (*Albers*, *Luschka*, *Kottmeier*) und **Lipomen** (*Albers* und *Paget*). Das Vorkommen **cystenartiger Geschwülste** ist jedenfalls zweifelhaft. Auch **Tuberkeln** des **Myocardium** sind nicht häufig. Sie kommen meist in Gestalt sehr feiner leicht zu übersehender miliarer Knötchen (*v. Recklinghausen*), seltner als grössere tuberculöse Knoten vor in Verbindung mit Tuberculose anderer Organe. Zuweilen dringen grössere tuberculöse Massen vom Pericardium (bei tuberculöser Pericarditis) oder von den Lymphdrüsen an der Bifurcation der Luftröhre her in den Herzmuskel ein (*Lücken*), verdrängen und zerstören denselben, so dass sie nur vom Endocardium überzogen als wulstförmige Knoten in das Lumen der Höhlen hineinragen oder selbst jenes noch perforiren und an ihrer Oberfläche exulceriren. Das Vorkommen von **Gummiknoten** wurde schon früher besprochen (s. b. Myocarditis).

Sonstige Neubildungen am Herzen.

Tuberkeln des Myocardium.

Auch auf dem Endocardium der Ventrikel, der Vorhöfe und Klappen haben *v. Recklinghausen* und *E. Wagner* miliare Tuberkeln beobachtet. — Im Allgemeinen muss man sich hüten jede käsige Masse am Herzen für Tuberkel zu halten; Verwechselungen mit Gummiknoten und käsigen Entzündungsproducten sind leicht; die Anwesenheit von Tuberkeln an andern Stellen muss alsdann die Entscheidung bringen.

Es muss ferner noch erwähnt werden, dass *Virchow* und *v. Recklinghausen* 3 Mal Neubildung quergestreifter Muskelfasern in Gestalt von Geschwülsten, **Myome**, bei Neugeborenen beobachtet haben. In zwei Fällen hatten die Tumoren einen cavernösen Bau, im dritten handelte es sich um eine einfache Hyperplasie in der Umgebung kleiner Gummiknoten. *Skrzeczka* fand bei einem Erwachsenen eine **cavernöse Geschwulst**, deren Balken jedoch aus lockigem Bindegewebe bestanden.

Angeborene Myome des Herzens.

Kleinere Geschwülste im Herzfleische vermögen die Function des Organs nicht wesentlich zu stören, und selbst grössere erwiesen sich, wenn sie nicht durch ihre Lage das Spiel der Klappen zu beeinträchtigen im Stande waren, als unschädlich für die Circulation. Anders verhält es sich begreiflicher Weise, wenn solche **Geschwülste die Wand eines ganzen Herzabschnitts** (Vorhof) **einnehmen**, oder weit in das **Lumen der Herzhöhle hineinragen**, oder wenn gar, wie in dem von *Kottmeier* referirten Falle, ein fibröser Polyp von erheblicher Grösse von dem Septum atriorum entspringend durch das Ostium venosum bis in die Höhle des linken Ventrikels hereinhängt, und dadurch der Fortbewegung des Bluts durch die Höhlen und Ostien des Herzens erhebliche Hindernisse bereitet werden. Dasselbe ist der Fall wenn Geschwülste in den **Papillar-**

Folgen der Geschwülste für die Function des Herzens.

muskeln oder in der Nähe der Klappen ihren Sitz haben und dadurch deren regelmässige Bewegungen hindern, oder wenn sie durch Druck oder Hineinragen in die grossen Gefässstämme deren Lumen verengern. Zuweilen gesellen sich zu Geschwülsten des Herzens auch hydropische Ergüsse in den Herzbeutel oder pericarditische Ausschwitzungen.

Symptome, Man begreift, dass unter solchen Umständen Tumoren im Herzen bald, ohne jegliche Symptome während des Lebens erzeugt zu haben, nur zufällig nach dem Tode vorgefunden wurden, bald aber mit hohen Graden von Circulationsstörung, Symptomen von Stenose der Ostien, Insufficienz der Klappen, Hypertrophie und Dilatation, Ergüssen im Herzbeutel u. s. w. während des Lebens verbunden waren.

subjective Man findet in Fällen von Herzgeschwülsten Schmerz in der Herzgegend, und Empfindung von Druck und Präcordialangst, und Palpitationen erwähnt.
objective. Der Herzstoss war bald verstärkt, bald schwächer, oder diffus bei pericardialen Ergüssen; die Percussion bald normal, bald in grösserer Ausdehnung gedämpft; die Töne waren rein, oder dumpf oder von Geräuschen begleitet. Endlich hat man dabei Husten, Dyspnoe, Lungenhämorrhagie, Cyanose, Oedeme und hydropische Ansammlungen, Albuminurie, Schwindel, Ohnmachten und vorübergehenden Verlust des Bewusstseins beobachtet.

Diagnose. Dass von der Diagnose in den meisten Fällen keine Rede sein kann ist klar, da sich die Erscheinungen durch nichts von denen anderer Herzaffectionen unterscheiden, und selbst dann z. B., wenn man bei Individuen, welche an malignen, krebsartigen Erkrankungen anderer Organe leiden, Störungen der Circulation vorfindet, welche sich nicht auf ein bestimmtes Herz- oder Lungenleiden zurückführen lassen, die aber ihrer Allgemeinheit wegen auf eines dieser Organe bezogen werden müssen, wird man kaum mit einiger Wahrscheinlichkeit die Anwesenheit einer Neubildung im Herzen vermuthen dürfen.

Prognose und Therapie. Prognose und Therapie zu besprechen dürfte überflüssig sein.

Parasiten des Herzens. Von Parasiten hat man in einzelnen seltenen Fällen den Cysticercus cellulosae und Echinococcen gefunden.

Die Cysticerken traf man in mehrfacher Anzahl im Herzfleische neben zahlreichen andern in den willkürlichen Muskeln des Körpers, Symptome wurden durch sie nicht hervorgerufen. Von Echinococcen existiren nur wenige Beobachtungen; sie haben, von einem fibrösen Balg umgeben, ihren Sitz häufiger im Fleische des rechten Ventrikels. Bei ihrer bedeutenderen Grösse prominiren sie in die Herzhöhlen und erschweren dadurch die Blutbewegung. Zweimal hat man bei Ruptur des Sackes in das rechte Herz den Tod durch Embolie der prall gefüllten Blasen in die Lungenarterie eintreten sehen (*Rokitansky, R. Smith*).

II. Die Krankheiten des Endocardium.

1. Entzündung des Endocardium, Endocarditis.

Die Entzündung der inneren Herzhaut besteht in einer mehr oder *Anatomisches.* minder rapiden **Wucherung** der **Bindegewebselemente**, welche entweder durch **Fettmetamorphose**, **Eiterbildung** und **Necrotisirung** zur Erweichung und Zerstörung des Endocardium führt, oder durch nachträgliche **Schrumpfung** sclerosirt und der Verkalkung unterliegt.

Die Grundlage dieser Haut besteht vorzugsweise aus oberflächlichen feinern, in longitudinaler Richtung angeordneten, und aus tiefer gelegenen, stärkern, netzförmig sich verbreitenden elastischen Fasern, welche letztere an den dünnern Lagen fehlen. Sie ist mit einem einfachen Plattenepithel bedeckt. Die Klappen sind als Duplicaturen des Endocardium zu betrachten, in welche ein von dem Gewebe der Faserringe herstammendes Balkengerüste eingelagert ist. Sie enthalten reichliche Blutgefässe.

Die Endocarditis tritt fast immer nur partiell an einer oder mehreren *Sitz der Endocarditis.* Stellen auf, und obgleich man sie schon an allen Orten der innern Herzoberfläche beobachtet hat, so hat sie doch eine auffallende **Vorliebe für die Klappen** und die **Sehnenfäden**, wo sie bald nur ein Segel, bald mehrere oder selbst alle ergreift. Weitaus am häufigsten findet man sie an den Klappen des **linken Herzens** und unter diesen wiederum am **Aortenzipfel** der Mitralklappe; weit seltner ist sie an der dreizipfligen Klappe und am seltensten an den Valvv. semilun. der Arteria pulmonalis. Nur ausnahmsweise beobachtet man sie an dem Ueberzuge der Herzwandungen und an den Trabekeln. Es folgen hier der Häufigkeit nach der linke Vorhof, der rechte Vorhof, der linke Ventrikel und der rechte Ventrikel (Septum ventricul. und Conus arteriosus dexter). Zuweilen ist das Muskelgewebe gleichfalls mit ergriffen, indem entweder *Betheiligung d. Myocardium.* die Entzündung vom Endocardium auf das Myocardium übergreift oder umgekehrt.

Während des Fötallebens zeigt die Endocarditis in Betreff der von ihr bevorzugten Herzhälften ein entgegengesetztes Verhalten, indem sie zu dieser Zeit häufiger die Valv. tricuspidalis und die halbmondförmigen Klappen der Lungenarterie befällt. Die Ursache dieser Vorliebe für die Klappen muss zum Theil in der stärkeren mechanischen Zerrung dieser Theile gesucht werden; während des intrauterinen Lebens ist dieselbe bedeutender im rechten, post partum dagegen im linken Herzen. Auch Communications-Oeffnungen zwischen den Ventrikeln, welche aus dem Fötalleben stammen werden nachträglich nicht selten der Sitz von Endocarditis, gleich den normalen Ostien und Klappen, und an diesen letzteren ist es vorzugsweise die Schliessungslinie, d. h. die Stelle an welcher die Klappen beim Schliessen gegeneinanderstossen, welche gewöhnlich zuerst afficirt wird.

Man unterscheidet klinisch eine **acute, subacute** und **chronische Endocarditis**.

Die acute und subacute Endocarditis.

Anatomisches.

Acute ulceröse Endocarditis.

Nachdem Röthung und Injection der tieferen Bindegewebsschichten vorangegangen ist, trübt sich das Endocardium, und es entsteht zugleich eine Wulstung und Auflockerung desselben, welche auf **parenchymatöser Infiltration** der Bindegewebselemente und der Zwischensubstanz beruht. Höchst wahrscheinlich wird ausser diesem parenchymatosen Exsudat auch noch ein **freies Exsudat** auf die Oberfläche ergossen, welches jedoch nicht nachgewiesen werden kann, da es von dem Blute sogleich fortgeschwemmt wird. Das Epithel wird abgestossen, und in Folge dessen erscheint die Oberfläche des Endocardium an der erkrankten Stelle glanzlos, rauh und wie mit einem feinen Filze überzogen. Aus dem wuchernden Bindegewebe entwickelt sich ein weiches gallertiges Schleimgewebe, welches als weiche grauröthliche Granulation sich über die Oberfläche der Klappe erheben kann, und indem eine einfache fettige Metamorphose der in jenem Gewebe enthaltenen zahlreichen Zellen und eine allmähliche Auflösung der Grundsubstanz eintritt, deren Partikeln vom Blutstrome fortgerissen werden können, kommt es zur **Bildung eines oberflächlichen Geschwürs** durch fettige Usur. Zuweilen aber entwickelt sich Eiter in dem Bindegewebe, es entstehen kleinere oder grössere Heerde in der Klappe, welche das Endocardium emporheben, um später an einer Stelle der Innenhaut durchzubrechen; **eitrige Myocarditis**. In noch andern Fällen findet man aber neben fettiger Umwandlung der Bindegewebszellen oder Eiterbildung eine feinkörnige gelbliche Trübung der Zwischensubstanz. Diese feinkörnige Masse widersteht der Einwirkung der Essigsäure sowohl als auch der Natronlösung und führt ganz ähnlich wie bei den diphteritischen Processen sehr rasch einen **moleculären nekrotischen Zerfall** des Endocardium mit Substanzverlust und Geschwürsbildung herbei. Bei der Erweichung und Lockerung des Gewebes sowie bei der ulcerösen Zerstörung der Klappen durch Endocarditis kann eine Zerreissung der Klappe eintreten. Bald erfolgt ein solcher Riss vom freien Rande her gegen die Basis der Klappe, oder es wird durch denselben die Klappe an der Basis abgelöst und flottirt frei im Blute; manchmal können selbst ganze Stücke der zerstörten Klappe losgerissen und von dem Blute fortgespült werden. Auch einzelne Sehnenfäden und Hauptsehnen der Papillarmuskeln zerreissen auf diese Art; ja selbst der obere häutige Theil der Kammerscheidewand dicht unter den Klappen der Aorta (Septum membranaceum) wird in seltnen Fällen auf diesem Wege perforirt, wodurch eine Communication zwischen den beiden

Endocarditis valvularis.

Zerreissung der Klappen.

Perforation des Septum.

Kammern entsteht. Auf diesem Wege bilden sich auch die sogenannten **acuten Klappenaneurysmen.** Zerreisst nämlich in Folge der entzündlichen Erweichung das Endocardium auf der einen Seite der Klappe (und zwar geschieht dies stets auf der von dem Blutstrom abgewendeten Fläche, an der Mitralis auf der Ventrikelfläche, an den Aortenklappen im Innern der Taschen), so dringt das Blut in diesen Riss hinein, drängt die beiden Blätter auseinander und es erleidet die noch unversehrte Lamelle des Endocardium nach der entgegengesetzten Seite eine Ausbuchtung, welche die Grösse einer Erbse, ja selbst einer Wallnuss erreichen kann. Die Höhle des Aneurysma's füllt sich mit Fibringerinnseln, während man die Oeffnung mit rauhen zottigen Vegetationen besetzt findet. In der Regel sind diese Gebilde nicht von langer Dauer, indem häufig auch die andere Lamelle der Klappe einreisst und so nachträglich eine Zerreissung und Durchbohrung der ganzen Klappe stattfindet. *Klappenaneurysmen.*

Hat die Endocarditis ausnahmsweise ihren Sitz an den musculösen Wandungen, so kann auch hier in Folge davon eine Zerreissung des Endocardium erfolgen, und durch Uebergreifen der Entzündung auf das Myocardium ein sogen. partielles acutes Herzaneurysma entstehen. *Endocarditis muscularis.*

Ist der Verlauf der Endocarditis mehr ein subacuter, so bleibt es bei der schon erwähnten Wucherung des Bindegewebes zu einem weichen gallertigen, mit reichlichen Spindelzellen versehenen Schleimgewebe, welches jedoch später derber und fester wird. Auf diese Weise bilden sich die sogenannten endocarditischen Vegetationen, welche man bald in Gestalt eines zarten villösen oder feinkörnigen Anflugs, bald in der Form grösserer körniger Zotten, breit aufsitzender oder gestielter warziger Knollen und Bildungen antrifft und welche man treffend mit Hahnenkämmen, Himbeeren oder Blumenkohl verglichen hat. Man findet sie in der Regel auf der dem Blutstrome entgegenstehenden Klappenfläche an der Schliessungslinie und den Nodulis, doch nicht ausnahmslos. Bei Insufficienz der Mitralis sitzen sie häufig auf deren Ventrikelfläche, ebenso wie man sie auch an Papillarsehnen oder an anderen Stellen der Herzwand, besonders in den Vorhöfen, antrifft. Sie kommen gewöhnlich auch neben den ulcerösen Zerstörungen in der Umgebung der entstandenen Geschwüre und Substanzverluste vor. Sehr häufig sind die Vegetationen an ihrer Oberfläche mit Faserstoffgerinnungen von so ähnlicher Farbe und Consistenz verklebt und verfilzt, dass es oft schwierig ist durch das blosse Ansehen zu unterscheiden was Fibrin und was Gewebswucherung sei, und in ähnlicher Weise sind oft auch in den acut und mit Geschwürsbildung einhergehenden Formen der Endocarditis die durch Substanzverlust rauh gewordenen Stellen des Endocardium mit Niederschlägen aus geronnenem Faserstoff bedeckt, welcher einen mehr oder minder dicken Ueberzug von rauher, granulirter oder papillöser Beschaffenheit bildet. *Subacute, productive Endocarditis. Klappenvegetationen. Faserstoffgerinnungen.*

Von vielen Autoren wurden die oben genannten Vegetationen bald für reine Faserstoffniederschläge, bald für ein geronnenes Exsudat gehalten. Die mikroskopische Untersuchung zeigt ihren geweblichen Charakter. Beim Abheben und Loslösen von der Klappe bleibt ein wunder Fleck zurück. — Die Aehnlichkeit dieser Excrescenzen mit Condylomen war die Veranlassung, dass sie von manchen (*Corvisart, Julia*) für syphilitische Producte angesprochen wurden, eine Möglichkeit, die für gewisse Fälle nicht ganz von der Hand gewiesen werden kann.

Quellen der Embolie.

Alle die genannten Vorgänge bieten Gelegenheit zur **mechanischen Trennung und Ablösung** einzelner Partikeln an der Innenfläche des Herzens, welche in den Blutstrom gerathend, von demselben in die verschiedensten Theile des Organismus transportirt werden und zur **Verstopfung der Gefässe** Veranlassung geben. Bei der subacuten, einfachen Form der Endocarditis sind es Theile von Vegetationen und Faserstoffgerinnsel, bei der ulcerirenden sind es ausser diesen letzteren, namentlich Gewebstrümmer, feinkörnige nekrotische Detritusmasse, Eiter oder abgelöste Stücke der Klappen selbst, welche in den Kreislauf gerathen. Die Gefässe, welche durch diese Emboli verstopft werden, gehören, da die Endocarditis vorwiegend im linken Ventrikel ihren Sitz hat, meistens dem **Gebiete der Körperarterien**, seltner dem kleinen Kreislaufe an. Grössere eingewanderte Pfröpfe trifft man gewöhnlich in der Arteria lienalis und renalis, und den Verzweigungen der Carotis cerebralis (Art. fossae Sylvii); übrigens findet man sie auch zuweilen in der Arteria vertebralis, thyrioidea, hepatica, iliaca, cruralis, poplitea und mesenterica. Kleinere Pfröpfe und capilläre Emboli, wie man sie am häufigsten bei der ulcerirenden Form antrifft, gerathen in die verschiedensten Organe oft in grosser Menge; man hat dieselben im Herzen selbst, im Gehirn, der Retina, der Chorioidea, der Schilddrüse, der Leber, Milz, den Nieren, der Darmschleimhaut, dem Zellgewebe, der äussern Haut u. s. w. beobachtet. Je

Folgen der Embolie.

nach der Natur und der Grösse dieser Emboli und dem Orte ihrer Einkeilung tritt in diesen Organen Ecchymosirung, hämorrhagische Entzündung, metastatische Abscessbildung, nekrotische Erweichung und Gangrän ein, Vorgänge die je nach der Localität und der Ausbreitung von der schlimmsten Bedeutung sein können.

Inficirende Wirkung auf das Blut.

Von der grössten Wichtigkeit aber ist es ferner, dass gerade bei der ulcerösen Form nicht allein diesen mechanischen Partikeln eine äusserst reizende und deletäre Beschaffenheit zukommt, (Eiter, diphteritische Massen) sondern, dass auch in hohem Grad inficirende und rasch eine allgemeine Verderbniss der Blutmasse (Pyämie, Ichorrhämie) herbeiführende flüssige Stoffe in die Säfte gelangen. Wie *Virchow* gezeigt hat findet man in solchen Fällen zuweilen das Blut von eminent saurer Reaction, und grosse Mengen von Leucin und Tyrosin enthaltend.

Complicationen der Endocarditis.

Es muss endlich noch erwähnt werden, dass sich acute Endocarditis sehr häufig mit Pericarditis und Myocarditis, Pneumonie und Pleuritis combinirt vorfindet, welche theils secundär, theils gleichzeitig aus derselben Ursache entstehen. Bei der ulcerösen Form dürfte die allen acuten Infectionskrankheiten eigenthümliche parenchymatöse Trübung und fettige Degeneration der Leberzellen, des Herzfleisches und der Nierenepithelien sowie ein acuter Milztumor selten vermisst werden.

Die an den Klappen und Sehnenfäden entstehenden Veränderungen (Auflockerung, Verdickung, Vegetation, Ulceration, Zerreissung) bringen nothwendiger Weise fast immer eine mehr oder weniger beträchtliche Störung in deren Function herbei; Insufficienz der Klappen, oder Stenose der Mündungen sind die Folge, wenn nicht die Veränderungen sehr unbedeutend oder ausnahmsweise an einer andern Stelle des Endocardium ihren Sitz haben. Störungen der Klappenfunctionen.

Mässige Grade einer umschriebenen Endocarditis können wohl ohne bleibenden Schaden für die Herzfunction heilen, wobei höchstens eine mässige partielle Verdickung der Klappen zurückbleibt, indess die noch freien unversehrten Theile derselben eine Dehnung erfahren, welche den entstandenen Ausfall deckt; in der Mehrzahl der Fälle aber schrumpfen die Bindegewebswucherungen nebst den fibrinösen Auflagerungen in späterem Verlaufe in der Art, dass neben einer schwieligen Verdickung und Starrheit eine namhafte Verkürzung der Klappensegel und Sehnenfäden zurückbleibt, oder es erfolgt Verwachsung einzelner Klappen untereinander oder mit der Herzwand, indem so die acute oder subacute Form in die chronische mit all ihren Folgezuständen (s. u.) übergeht. Dass übrigens auch die ulcerirende Endocarditis unter günstigen Umständen wenigstens einer partiellen Heilung fähig ist, das lehren uns die zu schwieligen, callösen Gängen und Communicationen zwischen einzelnen Herzabschnitten umgewandelten Perforationen. Heilung der Endocarditis.

Die acute und subacute Endocarditis ist nur selten eine primäre, wie diess z. B. bei der durch traumatische Einwirkungen auf die Herzgegend in Verbindung mit Myocarditis verursachten Fällen *v. Bamberger*) stattfindet. Die ulceröse Endocarditis hat man wohl zuweilen spontan, nach heftigen Körperanstrengungen, übermässiger Ermüdung und starken Erkältungen beobachtet; weit häufiger ist sie jedoch entweder eine Theilerscheinung des rheumatischen Processes oder sie ist eine secundäre im Verlaufe von Puerperalfieber, Pyämie, Osteomyelitis, Typhus, acuten Exanthemen u. s. w. Auch soll sie vorzugsweise bei durch anderweitige Krankheiten geschwächten und cachectischen Individuen (*Kirkes*) und im Verlaufe des Morb. Brightii vorkommen. Zuweilen ergreift sie auch schon früher erkrankte, chronisch degenerirte Klappen. Aetiologie der Endocarditis.

Die subacute vorzüglich zur Gewebswucherung führende Form der

Endocarditis ist gewöhnlich eine Theilerscheinung des acuten Gelenkrheumatismus, wobei sie sich wie auch die vorerwähnte Form mit Peri- und Myocarditis nicht selten combinirt.

Ueber die Häufigkeit ihres Auftretens bei acutem Gelenkrheumatismus sind die Angaben verschiedener Autoren sehr widersprechend. Während *Bouillaud* ihre Häufigkeit bei schweren Fällen zu 86 pCt. angiebt, soll sie nach *Brockmann* sehr selten sein. Der Wahrheit am nächsten dürften die Angaben von *Hasse* und *Bamberger* (22—20 pCt.) sowie von *Lebert* (17 pCt.) kommen. *Roth* (79 Fälle) giebt ihre Häufigkeit zu 12,6 pCt., *Wunderlich* (108 Fälle) sogar nur zu 10,1 pCt. an; diese Widersprüche beruhen theilweise auf der Bedeutung, welche die verschiedenen Beobachter systolischen Geräuschen am Herzen beigelegt haben (nicht jedes systolische Blasen bei Gelenkrheumatismus ist Symptom von Endocarditis), theilweise aber vielleicht darauf, dass die Complication des Rheumatism. acut. mit Endocarditis an verschiedenen Orten verschieden häufig beobachtet wird. Im Ganzen scheint Endocarditis häufiger noch als Pericarditis beim Gelenkrheumatismus vorzukommen. *Fuller* fand unter 114 Fällen mit Herzaffection 75 mal Endocarditis und 12 mal Pericarditis allein, 27 mal Endopericarditis. Experimente von *Richardson* und *Rauch* führten zum Ergebniss, dass höchst wahrscheinlich die Anwesenheit von freier Säure (Milchsäure) im Blut bei Gelenkrheumatismus die Endocarditis hervorruft; doch haben die Controlversuche von *Reyher* diese Angaben sehr zweifelhaft gemacht. *Gerhard* und *Wagner*, welche das auffallende Zusammentreffen von Carcinom namentlich des Magens und des Uterus mit Endocarditis hervorheben, sind geneigt dabei eine chemische Reizung des Endocards anzunehmen.

Im Ganzen ist Endocarditis acuta keine sehr häufige Krankheit (1,5% *Willigk*). Beide Geschlechter werden ziemlich gleichmässig von ihr betroffen, das Lebensalter ist jedoch von entschiedenem Einfluss. Vor dem 30. Lebensjahre ist sie am häufigsten, auch im Kindesalter nicht selten, dagegen nimmt ihre Heftigkeit mit zunehmendem Alter ab und tritt alsdann meist nur als acuter Nachschub früherer Entzündungsvorgänge an den Klappen auf.

Die acute ulceröse Pericarditis, ist eine seltene Affection, doch haben sich, seitdem *Virchow* und *Senhouse Kirkes* auf dieselbe aufmerksam gemacht haben, die Zahl der Beobachtungen in den letzten Jahren erheblich vermehrt.

Es mögen etwa ein Dutzend mehr oder minder genau beobachtete Fälle in der Literatur verzeichnet sein, vergl. *Förster, Allix, Löschner* und *Lambl, Sander, Westphal, Lancereaux, Charcot* und *Vulpian, Senhouse Kirkes, Luys, Duguet* und *Hayem, Schnitzler, Hérard* und *Neveu, Schivardi* und *Oedmannsson*.

Symptome der acuten ulcerösen Endocarditis. Die acute ulceröse Endocarditis verläuft entweder wie eine allgemeine Infectionskrankheit mit typhoiden Erscheinungen und adynamischem Fieber, oder unter dem Bilde der sogenannten Pyämie, so dass unter dem Sturme der heftigen allgemeinen Symptome die

vom Herzen herrührenden in den Hintergrund treten. Dadurch dass ihre
Entwicklung nicht selten während einer andern acuten Krankheit stattfindet,
sowie durch die häufige Complication mit Entzündungen anderer Organe
(Pericarditis, Myocarditis, Pneumonie und Pleuritis), und die zahlreichen
Metastasen, wird das Bild derselben noch mehr getrübt. In den meisten
Fällen wird sie durch einen initialen Schüttelfrost mit nachfolgender Hitze
eingeleitet, der sich oft in der ersten Zeit in fast regelmässigen Intervallen
täglich ein- oder mehrmals wiederholt, und eine Febris intermittens vor-
täuschen kann, oder in unregelmässigen Zwischenräumen auftritt. Manchmal kehren diese Frostanfälle während des ganzen Verlaufs bis zum Tode
wieder. (*Schnitzler* sah den Tod in einem vierstündigen Frostanfalle eintreten.) Bald folgt dem Frostanfalle lebhafte Hitze und reichlicher Schweiss,
bald ist der letztere unbedeutend und es tritt nur wenig Erleichterung ein.
Zuweilen aber bleibt es bei dem ersten Froste, nach welchem sich ein
continuirliches Fieber, kaum hier und da durch leichtes Frösteln unterbrochen, entwickelt. Meist besteht von Anfang an Schwindel, Kopfschmerz,
grosse Mattigkeit und Prostration. Der Puls erreicht sehr bald eine sehr
hohe Frequenz, 130—150 Schläge, sinkt jedoch zuweilen plötzlich auf eine
auffallend niedrigere Zahl (80—90) zurück und wird bald unregelmässig
und sehr klein; die Körpertemperatur erfährt sehr namhafte Steigerungen (bis 41,5 °C), die Zunge wird trocken, Delirien oder ein sopo-
röser Zustand und Stupor stellen sich ein. *Westphal* sah einen Fall bei einer
Geisteskranken, der unter dem Bilde einer acuten puerperalen Manie verlief. Sind die Schweisse reichlich so treten Sudamina auf, oft hat man
auch ein Roseola ähnliches Exanthem beobachtet, zuweilen auch ein
papulöses und pustulöses, oder es zeigen sich mehr oder minder
zahlreiche Ecchymosen in der Haut. Die Verdauung ist von Anfang
an gestört und fast niemals fehlen im Verlaufe Erbrechen und profuse
Diarrhöen, manchmal mit Algor und Wadenkrämpfen, die meist bis zum
Tode anhalten. In vielen Fällen war Icterus vorhanden, theils in Folge
der Blutalteration, theils durch Erkrankungen des Leberparenchyms (Me-
tastat. oder parenchymatöse Entzündung) und sehr oft ist ein deutlicher
Milztumor nachzuweisen, womit schmerzhafte Empfindungen in der
Leber und Milzgegend verbunden sein können. Der Urin ist spärlich,
saturirt, oft durch Gallenfarbstoff gefärbt; in manchen Fällen enthielt derselbe Albumin. Zuweilen klagen die Kranken über Oppression und
Schmerz in der Praecordialgegend, der sich zu heftiger Dyspnoe, Er-
stickungsnoth, selbst Orthopnoe steigern kann; in anderen Fällen bestehen
von dieser Seite keine subjectiven Beschwerden der Kranken. Bei Complication mit Pleuritis und Pneumonie beobachtet man neben den physikalischen Zeichen dieser Affectionen, Seitenstechen und Husten mit blutig
tingirtem, schaumigem Auswurfe.

Die **objectiven Erscheinungen** von Seiten des Herzens sind meist systolische blasende Geräusche, manchmal auch diastolische, oder es sind die Töne dumpf und verschleiert in Folge gleichzeitigen Exsudats im Herzbeutel, wobei dann auch die **Percussion** der Herzgegend in grösserem Umfange gedämpft erscheint. Der **Tod** erfolgt meist unter Steigerung der Adynamie im Sopor, zuweilen auch plötzlich durch Zerreissung von Klappen und Sehnenfäden.

<small>Symptome der subacuten Endocarditis.</small> Die weit häufigere **subacute Endocarditis** entwickelt sich gewöhnlich im Verlaufe eines acuten Gelenkrheumatismus, als Theilerscheinung dieses Processes. Meist sind es die schweren Fälle dieser Art, mit welchen sie sich complicirt, obwohl sie auch bei leichteren nicht fehlt. Zuweilen zeigt sie sich schon in den ersten Tagen, am häufigsten in der zweiten Woche; nach der dritten ist sie jedenfalls selten. Ihr Auftreten ist in vielen Fällen durch **keine besondern Symptome** eingeleitet, welche die Aufmerksamkeit erregen; sie beginnt nicht selten schleichend und in heimtückischer Weise, so dass Aerzte, welche eine wiederholte und sorgfältige physikalische Untersuchung des Herzens während eines Gelenkrheumatismus unterlassen, oft erst nachträglich nach dem Ablaufe der Krankheit durch das Vorhandensein eines organischen Klappenleidens von ihrer Anwesenheit Kunde erhalten. In andern Fällen kündigt sich ihr Auftreten durch Steigerung der febrilen Symptome, **stürmische, unregelmässige Herzaction**, intermittirende Anfälle von Palpitationen, unregelmässigen, aussetzenden, vorübergehend enorm frequenten Puls an, während die Kranken über unangenehme Sensationen, zuweilen wirklichen Schmerz in der Herzgegend, Beengung und Praecordialangst klagen.

Bei der **physikalischen Untersuchung** findet man den Stoss nicht nur subjectiv sondern auch objectiv verstärkt. Durch die **Auscultation** vernimmt man, wenn der Process an einer Klappe localisirt ist (was in der Regel der Fall ist) den ersten Ton über der Spitzengegend dumpf, rauh oder von systolischem Blasen begleitet. Diastolische Geräusche bei frischer Endocarditis sind selten. Jene finden sich meist bei Endocarditis der Mitralis, diese häufiger bei Entzündung der Aortaklappen. Geräusche an den Ostien des rechten Herzens gehören zu den Seltenheiten.

Die Ursache des veränderten Tons und der Geräusche liegt in der durch die Schwellung und Auflockerung des Klappengewebes bedingten geringeren Schwingungsfähigkeit und schwierigeren Entfaltbarkeit der Klappensegel, während grössere Vegetationen auf denselben (an der Schliessungslinie) den vollkommenen Schluss der Klappen verhindern und eine Regurgitation des Bluts, wenn auch in geringem Maasse gestatten. Da der Sitz der Entzündung ganz vorwiegend der Aortenzipfel der Mitralis ist, so erklärt sich daraus, warum die Geräusche meist systolisch sind. Damit eine Stenose des Ostium mitrale und ein diastolisches Geräusch entstehe, müssen die Vegetation schon eine sehr bedeutende Grösse erlangen. Uebrigens rühren die diastolischen Geräusche bei Endocarditis wahrscheinlich vorzugsweise von Erkrankung der Aortaklappen her, welche in Folge von Auflagerungen insufficient werden, doch können auch an den Aortaklappen systolische Geräusche entstehen, ja selbst häufiger als diastolische, da die Vegetationen das kleine Lumen der Aorta leichter verengen, als das weite Ostium mitrale. Die Angabe von *Duchek*, dass jede heftige Endocarditis mitralis auch von einem diastolischen Geräusche begleitet sei, kann ich aus meiner Erfahrung nicht bestätigen.

Die Folgen dieser Veränderungen in der Klappenfunction treten zuweilen schon binnen Kurzem hervor, indem nicht nur bei ungenügender Leistung des betreffenden Ventrikels die entsprechenden Störungen in der Circulation eintreten, sondern auch secundäre Veränderungen, namentlich Dilatation und Hypertrophie sich entwickeln. Es verläuft somit in der Regel jede valvuläre Endocarditis gleichsam wie ein acut entstehender Fehler der erkrankten Klappe und geht auch schliesslich sehr oft in eine chronische Klappenaffection über. Eine scharfe Grenze lässt sich hierbei nicht feststellen.

Der Verlauf und das Krankheitsbild des acuten Gelenkrheumatismus wird, wenn man von den angeführten Symptomen von Seiten des Herzens abstrahirt, durch eine gleichzeitige Endocarditis nicht wesentlich alterirt. Das Fieber, die profusen Schweisse sowie die Gelenkschmerzen erleiden durch diese Complication durchaus keine Aenderung und es kann namentlich von einem sogenannten Zurücktreten der Gelenkerscheinungen und von einer Metastase auf das Herz um so weniger die Rede sein, als eben jene in der Regel in gleicher Heftigkeit fortbestehen und gerade die schwereren Fälle sich häufig mit Endocarditis combiniren. Die jedenfalls sehr seltene primäre Endocarditis zeigt, neben einem febrilen Allgemeinleiden, dieselben physikalischen Erscheinungen, wie die rheumatische Form.

Von grosser Wichtigkeit sind die im Verlaufe der Endocarditis entstehenden Embolien, welche allerdings bei der ulcerösen Form weit häufiger vorkommen, als bei der einfachen. In der Regel werden sie durch einen Schüttelfrost eingeleitet. Die schon erwähnte Vergrösserung der Milz, obwohl sie theilweise auf die allgemeine Infection bezogen werden muss, wird in vielen Fällen durch die fast niemals fehlenden metastatischen Entzündungsheerde hervorgebracht, die zuweilen selbst zur Bildung von Milzabscessen führen können. Hierauf sind auch die Klagen mancher Kranken über heftige Schmerzen in der Milzgegend zu beziehen, welche um so mehr zu beachten sind, als sie zuweilen bei fehlendem Frost das erste Zeichen embolischer Vorgänge sind. Bei capillären Embolien können die localen Symptome sehr oft unter den stürmischen Erscheinungen der allgemeinen Infection bei ulceröser Endocarditis in den

Hintergrund treten; doch müssen die bei dieser Form beobachteten Ecchymosen und pustulösen Exantheme auf capilläre Verstopfungen bezogen werden. Werden grössere Arterien durch Emboli verstopft, so zeigen sich sofort die Symptome gestörter oder aufgehobener Function in dem betroffenen Theile; so tritt bei einer **Embolie der Gehirnarterien** plötzlich mehr oder minder vollständige Hemiplegie mit oder ohne Verlust des Bewusstseins, bei Embolie der **Augenarterien** (Artt. ciliares, Art. centr. retinae) plötzlich oder doch sehr rasch Verdunkelung des Gesichtsfeldes, sogar völlige Aufhebung des Sehvermögens ein, indem sich innerhalb kurzer Zeit Infiltration der Chorioidea, Trübung des Glaskörpers, Ecchymosen, Atrophie und fettige Entartung der Retina entwickeln. Treten metastatische Entzündungen (rheumatische Nephritis) im **Nierengewebe** auf, so können in Folge davon Eiweiss im Harn, Exsudatcylinder und Blutkörperchen erscheinen, obwohl dies nicht immer nothwendig der Fall ist (*Rosenstein*). Die Verstopfung grösserer **Arterien der Extremitäten**, namentlich der unteren, kündigt sich durch plötzliche, in der Regel höchst schmerzhafte Lähmung eines einzelnen Gliedes an, dabei ist die Pulsation hinter der verstopften Stelle aufgehoben, die Temperatur in dem afficirten Gliede herabgesetzt, und wenn nicht bald ein Collateralkreislauf sich ausbildet, tritt Gangrän an demselben ein. Profuse Darmblutungen, die man in seltenen Fällen beobachtet hat, sind auf **Verstopfung der Gekrösarterien** zu beziehen. Aber auch im **kleinen Kreislaufe** kommen metastatische Processe, allerdings vorwiegend bei Endocarditis des rechten Herzens oder bei vorhandenen abnormen Communicationen zwischen den Ventrikeln vor, Hämoptoe, Bronchitis, Pneumonie, perforirende Lungenabscesse und Lungenödem nach sich ziehend.

Verlauf und Prognose der Endocarditis ulcerosa. Die acute **ulceröse Endocarditis** verläuft fast immer sehr rapide und gewährt eine sehr ungünstige Prognose, da nur wenige Fälle mit relativ günstigem Ausgange (Perforation des Septum) bekannt sind. Die **subacute** *der subacuten Endocarditis.* nimmt in der Regel einen protrahirten Verlauf und führt, nach Aufhören der begleitenden rheumatischen und fieberhaften Erscheinungen allmählich zur Schrumpfung, Verdickung und Verkürzung der Klappe d. h. zu dauernder Insufficienz der Klappen oder Stenose des erkrankten Ostium. Doch können auch, nach unmittelbarem Ablauf derselben alle Symptome von Seiten des Herzens verschwunden sein und erst in einer späteren Periode bei langsam vor sich gehender Schrumpfung die Erscheinungen eines consecutiven Klappenleidens hervortreten. Nur in sehr seltenen Fällen ist die Heilung eine complete. Die Prognose ist bei ihr zwar für den Augenblick in der Regel keine bedenkliche, wohl aber für die fernere Zukunft; doch muss man auch bei scheinbar günstigem Verlaufe die Möglichkeit embolischer Vorgänge im Auge haben. Embolien im Gehirn und in grösseren Arterien gewähren eine höchst ungünstige Prognose;

Embolien der Milz und der Nieren sind jedoch, wie die Autopsien bei Herzkranken darthun einer Heilung fähig, denn nicht selten finden sich in diesen Organen alte Narben aus geschrumpften metastatischen Heerden hervorgegangen. Natürlich wird die Prognose durch gleichzeitig bestehende Complicationen wie z. B. Pericarditis, Pleuritis und Pneumonie wesentlich verschlimmert.

Die Aehnlichkeit der **acuten ulcerösen Form** mit Ileotyphus (Milztumor, Diarrhoe, Roseola, Delirium und Sopor) liegt auf der Hand und dürfte eine differentielle Diagnose beider Krankheitszustände, besonders, wenn die Frostanfälle fehlen, zuweilen sehr schwierig sein. Wo diese letzteren, wie dies namentlich im Beginne zuweilen während mehrerer Tage der Fall ist, einen bestimmten Typus einhalten, ist eine Verwechslung mit Febris intermittens möglich. Doch sind die Intermissionen in der Regel nicht rein und es wird der Typus der Anfälle im späteren Verlaufe häufig ein unregelmässiger, oder sie verschwinden vollständig, um einem continuirlichen Fieber Platz zu machen. Eine sorgfältige Untersuchung des Herzens wird unter Umständen Aufschluss über die Natur der Erkrankung geben. Auch bei der **subacuten Endocarditis** ist in manchen Fällen die Diagnose mit Sicherheit nicht zu machen, da die durch die Auscultation des Herzens wahrnehmbaren Erscheinungen fehlen können, oder eine mehrfache Deutung zulassen. Hat nämlich die Endocarditis nicht ihren Sitz an den Klappen, oder giebt sie sonst wegen ihrer Beschaffenheit nicht gerade zu Geräuschen Veranlassung, oder werden solche durch gleichzeitige andere Erkrankungen des Herzens z. B. Pericarditis verdeckt, so giebt die Auscultation keinen Aufschluss. Aber auch da, wo man mit Bestimmtheit ein systolisches Blasen an der Herzspitze wahrnimmt, darf ein solches nicht immer auf eine frische Endocarditis bezogen werden, denn es kommen, wie bei anderen acuten fieberhaften Krankheiten, so auch beim acuten Gelenkrheumatismus, namentlich im Beginne, accidentelle Geräusche vor, die allerdings später wieder verschwinden. Ebenso können in Folge eines schon seit längerer Zeit bestehenden Klappenfehlers organische Geräusche vorhanden sein, die, wenn man den Kranken nicht schon aus früherer Beobachtung kennt, die frische Endocarditis nicht erkennen lassen. Eine genaue Anamnese, ebenso wie eine wiederholte, sorgfältige Untersuchung des Herzens, welche bei Endocarditis zuweilen einen Wechsel in den auscultatorischen Erscheinungen wahrnehmen lässt, kann vor Irrthum schützen; das Fehlen oder die erst allmählich unter den Augen des Beobachters vor sich gehende Entwicklung consecutiver Veränderungen am Herzen (Verstärkung des zweiten Aortentons, Dilatation des rechten Herzens) muss bei der Diagnose ins Gewicht fallen.

Ein vorhandenes diastolisches Geräusch wird, wie *Duchek* meint, namentlich vor einer Verwechslung mit accidentellen Geräuschen schützen. Nach

Traube's Beobachtungen soll eine recrudescirende Endocarditis an bereits erkrankten Klappen sich im Verlaufe eines Gelenkrheumatismus durch leichte Frostanfälle kundgeben.

Auch können die schon mehrfach erwähnten embolischen Vorgänge, wenn sie sich der Wahrnehmung nicht entziehen, zur Bestätigung der Diagnose verwerthet werden.

Behandlung der acuten Endocarditis. Da wir nicht im Stande sind direct dem Entzündungsprocesse im Innern des Herzens entgegen zu wirken, so sind wir bei der acuten Endocarditis vorzugsweise auf ein indirectes und zum Theil symptomatisches Heilverfahren angewiesen. Man wird daher bei einer, während eines acuten Gelenkrheumatismus auftretenden Endocarditis die gegen den letzteren für zweckmässig befundene allgemeine Behandlung nicht verändern. Wer Vertrauen zum Iodkali, zum Colchicum, zum Natron bicarb., zum Citronensaft u. s. w. hat, möge in dieser Behandlung sich nicht beirren lassen. Wohl aber kann es nöthig werden, direct gegen die gesteigerte Action des Herzens einzuschreiten. Dies geschieht am besten durch die örtliche Application der Kälte, sowie durch die innere Darreichung von Digitalis in mittlerer Dosis.

Die Anwendung der Kälte auf das Herz kann in diesem Falle nicht wohl in der Absicht geschehen, die Temperatur im Innern des Herzens herabzusetzen und dadurch antiphlogistisch zu wirken.

Durch Herabsetzung der Herzaction wird einestheils die Bewegung der erkrankten Theile so viel als möglich vermindert und damit auch die Möglichkeit einer Ablösung von Gerinnseln oder Vegetationen beschränkt. Allgemeine Blutentziehungen sind zu verwerfen, sie sind meiner Erfahrung nach beim acuten Gelenkrheumatismus positiv schädlich und können bei der damit verbundenen Endocarditis nichts nützen. Weniger schädlich, aber jedenfalls unnütz sind locale Blutentziehungen, welche nur dann, in Gestalt blutiger Schröpfköpfe, angewendet zu werden verdienen, wenn heftige Dyspnoe und blutig schaumiger Auswurf eine bedeutende Ueberfüllung der Lungengefässe beweisen. Ebenso wenig möchte der von englischen Aerzten vielfach in Anwendung gezogene Mercur zu empfehlen sein. Die sedative Wirkung der Digitalis auf das Herz kann man bei vorhandenem starkem Herzklopfen, Präcordialangst und Dyspnoe zweckmässig durch andere Narcotica, wie Blausäurepräparate, Morphium verstärken, auch kann man unter Umständen zu diesem Zwecke Tinct. Lobel. inflat. versuchen. In Bezug auf das diätetische Verfahren empfehle man dem Kranken körperliche und geistige Ruhe, vermeide eine allzu hohe Temperatur im Krankenzimmer, verordne kühlendes Getränk in nicht allzugrosser Menge, (kohlensäurehaltige Getränke sind zu vermeiden). Die Nahrung bestehe vorzugsweise aus Vegetabilien, Obst und leichten Fleischbrühen.

Die unter typhösen Erscheinungen verlaufende Endocarditis erfordert in der Regel, dem Zustande der vorhandenen Prostration entsprechend, sehr bald den Gebrauch der Excitantien, der Ammoniumpräparate, des Weins, des Camphers, des Moschus. Wiederholte Schüttelfröste kann man versuchen mit Chinin in grösserer Gabe (gr. XV—XX pr. die) in Verbindung mit Opium zu bekämpfen. Die Behandlung von Embolien einzelner Theile (Gehirn, Extremitäten u. s. w.), muss nach den allgemeinen Regeln für solche Zufälle geleitet werden. Bei allzugrosser collateraler Wallung können locale Blutentziehungen im Bereich der Seitenäste und Eisumschläge nöthig werden. Die Kälte wirkt auch gegen die. zuweilen in hohem Grade peinlichen Milzschmerzen sehr wohlthätig. Ebenso kann die locale subcutane Injection von Morphium in Anwendung gezogen werden. Hämoptoe in Folge hämorrhagischer Infarcte in der Lunge erfordert die innere Anwendung von Eis und Säuren.

Die chronische Endocarditis und die Fehler der Klappen und Ostien des Herzens.

Die chronische Entzündung der inneren Herzhaut tritt entweder von Anfang an als solche auf, oder sie entwickelt sich aus der schon beschriebenen subacuten Form. In ihrem anatomischen Verhalten zeigt sie die grösste Analogie mit der chronischen Entzündung der Innenhaut der Arterien (Endarteriitis chronica) und beruht auf einer Wucherung und Verdickung der Grundsubstanz des Bindegewebes, welche mit einer Vermehrung der darin enthaltenen zelligen Elemente verbunden ist. Diese Wucherung ist entweder von vorne herein derberer, festerer Natur, oder auch ähnlich wie bei der subacuten Form, gallertiger Art (Schleimgewebe). Sehr bald aber wird diese neugebildete Bindegewebssubstanz immer dichter und geht schliesslich in eine knorpelähnliche, gelbliche, derbe Masse über, indem die Grundsubstanz sclerosirt und die Zellen einschrumpfen. Im späteren Verlauf kann dieses sclerotische Gewebe eine Verkalkung, ja selbst eine theilweise Verknöcherung erfahren oder es erleidet eine fettige Metamorphose. Bei der Verkalkung erfolgt eine Einlagerung von Kalksalzen in die Grundsubstanz. Bei der Verknöcherung findet man in den gebildeten Kalkplättchen verästelte, zackige Knochenkörperchen; bei der Fettmetamorphose degeneriren die Zellen fettig, während gleichzeitig die Grundsubstanz sich erweicht und auflöst. Dies geschieht stets in der Tiefe des sclerotischen Gewebes, in welchem sich diese Erweichungsheerde (atheromatöse Erweichung) bilden. Ein solcher Heerd kann durch weitere Einschmelzung allmählich an Umfang zunehmen, gegen die Oberfläche vordringen, schliesslich nach aussen durchbrechen und seinen Inhalt in den Blutstrom ergiessen. Auf diese

Anatomisches.

Schrumpfung des Gewebes.

Verkalkung, Verknöcherung, fettige Metamorphose.

Weise entstehen zuweilen am Endocardium (an den Klappen) atheromatöse Geschwüre, welche ebenfalls zur Zerreissung der Klappen oder zur Bildung von sogenannten Klappenaneurysmen führen können. Die chronische Endocarditis ist somit charakterisirt durch Sclerose, Verkalkung, Verknöcherung und atheromatösen Zerfall des Endocardium, Processe, die nicht selten gleichzeitig neben einander vorgefunden werden. Wenngleich die chronische Endocarditis vorzugsweise das Endocardium valvulare befällt, so kommt sie doch auch zuweilen auf dem innern Ueberzug der Muskelwand vor, wo sie besonders im linken Ventrikel am obern Theil des Septum unter dem Aortenostium sowie auch in der Gegend der Spitze beobachtet wird. An letzterer Stelle kann sie durch Uebergreifen auf das intermusculäre Bindegewebe zur Atrophie der inneren Muskelschichten, schwieliger Entartung der Herzwand und Bildung eines chronischen Aneurysma führen. Von den Klappen greift sie auch auf die Sehnenfäden, die Papillarsehnen, selbst auf die Spitzen der Papillarmuskeln über. Zuweilen findet man auf den erkrankten Stellen Auflagerungen von geronnenem Fibrin aus dem vorbeiströmenden Blut.

Uebergreifen auf die Muskelwand,

die Sehnenfäden und Papillarmuskeln,

fibrinöse Auflagerungen.

Wirkung auf die Klappen.

Durch die beschriebenen Veränderungen werden die Klappen und die Sehnenfäden verdickt und verkürzt oder starr und unbeweglich, zuweilen verwachsen auch vom Ostium her zwei neben einander liegende Klappen an der Stelle, wo sie sich berühren, oder es werden einzelne Klappensegel mehr oder weniger zerstört und es tritt, in Folge dieser mannigfachen Verunstaltung, theils Schliessungsunfähigkeit (Insufficienz) dieser Ventile, theils Verengerung (Stenose) der Mündungen ein und damit der Zustand, den man gemeinhin als Klappenfehler zu bezeichnen pflegt.

Die chronische Endocarditis befällt viel häufiger die Klappen des linken Herzens, wie diejenigen des rechten. (Aus dem schon früher pag. 169 erörterten Grunde.) Unter allen Klappenapparaten erkrankt die Mitralis am häufigsten, nach ihr die Semilunarklappen der Aorta, selten sind die Affectionen des Ostium venosum dextrum, am seltensten die des Ostium pulmonale.

Nach *Willigk* verhält sich die Häufigkeit der Klappenaffectionen nach obiger Reihenfolge, wie 36 : 22 : 8 : 2. *Flint* fand auf 40 Mitralfehler 37 an der Aorta, 14 an beiden zugleich, und 4 an der Tricuspidalis. *Cockle* 90 Fehler an der Mitralis, 71 an der Aorta, und 17 an beiden Klappen zugleich.

Das häufige gleichzeitige Erkranken des Klappenapparats an dem Ostium venosum und arteriosum sinistrum lässt sich daraus erklären, dass fast immer der Aortenzipfel der Mitralis ergriffen wird, wobei dann ein Uebergreifen auf die benachbarten Aortaklappen begreiflich ist.

Mässige Grade von Sclerose der Klappen, besonders, wenn sie nur partiell ist, haben nicht immer nothwendig Insufficienz oder Stenose zur Folge, indem die eintretende Schrumpfung durch Dehnung und Verdünnung der Klappen an einer anderen Stelle und durch Verlängerung der Sehnenfäden ausgeglichen werden kann. — Das Endocardium parietale im normalen Zustande des Herzens ist in den verschiedenen Abschnitten von verschiedener Dicke und Mächtigkeit. Im linken Vorhofe ist es am stärksten und erscheint dort als eine dickere, blassgelbe Haut, auch an einzelnen Stellen des rechten Vorhofs ist es von ähnlicher Dicke. Dagegen ist es sehr zart in den Ventrikeln, so dass hier die Muskelschicht auf's Deutlichste durchscheint. Mit zunehmendem Alter erleidet das Endocardium physiologisch eine allmählich zunehmende Verdickung, welche sich in unmerklichen Uebergängen der chronischen Entzündung anschliesst. Auch hier ist die linke Abtheilung des Herzens vorwiegend betheiligt. An den Semilunarklappen sind es namentlich die Noduli und die Schliessungslinien, welche, ohne dass die Function der Klappe gestört wird, eine solche Veränderung erfahren. Bei den meisten Erwachsenen findet man sehr gewöhnlich leichte Verdickungen des freien Randes und hügelartige, flache, weissgelbliche Hervorragungen an der, den Vorhöfen zugekehrten, Fläche der Zipfelklappen. An diesen Stellen finden sich fast ohne Ausnahme bei den Neugeborenen und selbst etwas älteren Kindern weiche, rundliche, gallertige, aus Schleimgewebe bestehende Knötchen. Dieselben sind in der Regel durch Imbibition von Blutfarbstoff röthlich gefärbt, enthalten wohl auch zuweilen in ihrem Innern kleine hämorrhagische Heerde (*Luschka*, *Albini*). Aus ihnen mögen wohl die oben genannten fibroiden Knötchen ihren Ursprung nehmen.

Die Angaben über die Häufigkeit chronischer Klappenleiden sind sehr schwankend und wird dieselbe z. B. von *Cockle* und *Duchek* zu $2,4\%$, von *Chambers* zu 17% angegeben. Aetiologie der Klappenfehler.

Diese Differenzen rühren zum Theil davon her, dass die chronische Endocarditis an verschiedenen Orten im Bezug auf ihre Häufigkeit sich verschieden verhält, zum Theil auch von dem Umstande her, dass die einzelnen Beobachter ihre Berechnung theils nach der Zahl der Kranken, theils nach der Zahl der Leichenöffnungen gemacht haben.

Darin stimmen jedoch Alle überein, dass die Klappenfehler am häufigsten vor dem 40. Lebensjahre vorkommen. Nach diesem Alter sinkt ihre Zahl, um zwischen dem 60. und 70. Lebensjahre wieder auf's Neue zu steigen. Die Ursache liegt darin, dass im jugendlichen Alter Rheumatismus häufiger ist, im höheren Alter dagegen die chronische Endarteriitis, die von der Aorta auf das Endocardium übergreift, und es entspricht diesem die grössere Häufigkeit der Mitralleiden in der Jugend und der Affectionen der Aortaklappen im höheren Alter. Auch bei Kindern, ja selbst beim Fötus sind Klappenfehler verhältnissmässig häufig. Im Ganzen scheint das Geschlecht von geringem Einfluss auf ihre Entstehung zu sein, doch wollen Manche dieselben häufiger beim weiblichen Geschlechte beobachtet haben *(Duchek, A. Willigk)*. Alter.

Geschlecht.

Acuter Gelenkrheumatismus ist in einer ziemlichen Anzahl von Fällen die Ursache von Klappenfehlern, welche aus einer früher acuten oder subacuten, später chronisch gewordenen rheumatischen Endocarditis hervorgegangen sind; doch sind auch in dieser Beziehung die Angaben der Beobachter sehr schwankend.

Duchek giebt die Häufigkeit von Klappenfehlern nach Rheumatismus zu $10\,^0/_0$, *Bamberger* zu $25\,^0/_0$, *Flint* zu $70\,^0/_0$ an. *Cockle* fand unter 178 Fällen von Klappenfehlern 58 Mal ($32,6\,^0/_0$) rheumatisches Fieber als Ursache, unter diesen waren 35 Mal die Mitralis ($60,3\,^0/_0$), 16 Mal die Aortenklappen ($27,6\,^0/_0$) und 7 Mal ($12,1\,^0/_0$) beide Klappenapparate erkrankt.

In sehr vielen Fällen entstehen jedoch die Klappenfehler ohne bekannte Ursache im höheren Alter, in ganz ähnlicher Weise wie der atheromatöse Process in den Arterien und häufig mit diesem letzteren combinirt, ganz allmählich und schleichend. Ausserdem wird von verschiedenen Autoren noch eine Reihe von Krankheiten erwähnt, von denen ein Theil, wie z. B. chronisches Lungenemphysem, chronische Pleuritis, Morbus Brightii wahrscheinlich in einem gewissen ursächlichen Zusammenhange mit der chronischen Endocarditis stehen; ein anderer Theil aber, wie Periostitis, Intermittens, Carcinoma u. s. w. vielleicht nur zufällig gleichzeitig beobachtet wurden.

Chorea und Klappenfehler. Von manchen Beobachtern (*Addison, Todd, Seé, Hughes, Senhouse Kirkes, Cyon, Peacock*) wird ein Zusammenhang, allerdings räthselhafter Art, zwischen Chorea minor mit chronischer Endocarditis und auch Pericarditis angenommen, der auf das relativ häufige Vorkommen von Herzfehlern mit Chorea, das ich aus eigner Erfahrung bestätigen kann, basirt ist. Nach *Kirkes* soll gerade bei den tödtlich endenden Fällen von Chorea meistens ein Klappenfehler zu Grunde liegen.

Jedenfalls sind Zahlen, wie sie von *Burton, Brown* und *Hughes* angegeben werden, $50\,^0/_0$ Klappenfehler bei Choreakranken, in hohem Grad übertrieben. Man muss sich überhaupt vor Täuschungen in dieser Beziehung sorgfältig hüten, indem choreakranke Kinder meist anämisch sind, wobei blasende systolische Geräusche am Herzen wahrgenommen werden können. *Kirkes* hält den Klappenfehler für die Ursache der Chorea und stellt sich vor, dass durch denselben die Ernährung der Centralorgane des Nervensystems durch Aufnahme von Entzündungsproducten und Fibrintheilen in's Blut nothleide. *Cyon* meint dagegen, die Chorea werde reflectorisch vom Phrenicus aus erzeugt und hat sogar den abenteuerlichen Gedanken, dass eine Chorea der Papillarmuskeln die Ursache des Klappenfehlors sein könne. Am wahrscheinlichsten ist noch die Ansicht *Eisenmann's*, wonach beide Vorgänge in dem rheumatischen Processe eine gemeinschaftliche Grundlage haben.

Klappenfehler und chronische Cyanose. Endlich verdient erwähnt zu werden, dass Zustände, welche eine chronische Cyanose des Herzens zur Folge haben, gleich langdauernden venösen Hyperämien in andern Organen, z. B. in der Leber und der Niere, eine chronische Bindegewebswucherung auch am Herzen und in dem Klappengewebe hervorbringen können, welche zur Retraction und

II. Die Krankheiten des Endocardium. 185

Schrumpfung Veranlassung giebt, und es erklärt sich hieraus vielleicht die allerdings nicht seltene Combination von Lungenemphysem und Klappenfehlern (*Neumann*). Ebenso muss auf die schon von *Rokitansky* hervorgehobene Immunität der Kranken mit Klappenfehlern gegen Tuberkelbildung in den Lungen und käsige Pneumonien, die auch anderen, mit allgemeiner Cyanose verknüpften Krankheitszuständen zukommt, besonders hingewiesen werden. Diese Immunität ist jedoch durchaus keine absolute, sie gilt vorzugsweise für die Fehler des linken Ostium venosum, während schon bei den Fehlern der Aortaklappen die Ausnahmen häufiger sind und bei der angeborenen Verengerung des Ostium pulmonale sogar die oben genannten Lungenerkrankungen auffallend häufig beobachtet werden. Immunität gegen Tuberculose der Lungen.

Traube ist der Ansicht, dass der Grund der genannten Immunität in der reichlichen Transsudation von Blutserum in das Lungenparenchym beruhe, indem er die käsige Umwandlung der Entzündungsproducte einem allzugeringen Wassergehalt des Gewebes zuschreibt.

Von den bleibenden Veränderungen, welche aus der chronischen Endocarditis hervorgehen, sind diejenigen, welche an den Klappen eintreten, Stenose und Insufficienz, weitaus die wichtigsten; sie allein bewirken die mannichfachen und tiefeingreifenden Störungen im Körper und bringen objectiv wahrnehmbare Erscheinungen hervor, so dass die Folgen und Symptome der sog. Klappenfehler mit denjenigen der chronischen Endocarditis identificirt werden müssen. Allerdings giebt es noch andere Krankheiten des Herzens, welche Insufficienz der Klappen oder Stenose der Mündungen zur Folge haben können, wie chronische Myocarditisgeschwülste am Herzen, partielle Aneurysmen, Fettdegeneration der Papillarmuskeln, allein dieselben sind im Vergleich zu der chronischen Endocarditis so selten, und sind auch klinisch so wenig zu unterscheiden, dass sie eine besondere Berücksichtigung nicht erfahren können. Folgen der chronischen Endocarditis u. der Klappenfehler.

Jede Verengerung eines Ostium am Herzen verkleinert den Querschnitt des Gefässsystems an einer Stelle, durch welche die Gesammtmasse des Bluts innerhalb einer bestimmten Zeit hindurchfliessen muss; bleiben die Druckkräfte unverändert, so wird nothwendig in einer Zeiteinheit alsdann weniger Blut durch die stenosirten Oeffnungen fliessen als im normalen Zustande. Ist eine Klappe insufficient, d. h. ist sie nicht im Stande, in dem Momente, in dem sie geschlossen sein soll, den Rücktritt des Blutes zu hindern, so wird ein Theil desselben wieder zurückfliessen, und so ebenfalls innerhalb einer gegebenen Zeit weniger Blut als sonst durch das Ostium hindurchströmen. Die Insufficienz einer Klappe und die Stenose der entsprechenden Mündung haben also qualitativ genau denselben Effect für die Fortbewegung des Bluts. Ebenso ist es in Folgen der Stenose.

Folgen der Insufficienz.

dieser Beziehung gleichgültig ob diese Veränderungen am Ostium venosum oder arteriosum und deren Klappen ihren Sitz haben, und ob die Störung am linken oder am rechten Herzen sich befindet. Eine langsamere Fortbewegung des Gesammtblutes, eine verminderte Intensität des Kreislaufs ist daher ausnahmslos eine allen Klappenfehlern gemeinsame Folge. Insofern wir unter der Kraft oder der Leistung eines Herzabschnitts den Druckunterschied verstehen, welchen derselbe zwischen dem hinter ihm befindlichen Venensystem und dem vor ihm liegenden Arteriensystem durch seine Contraction herzustellen vermag, und dieser Druckunterschied bedingt ist durch die Menge von Blut, welche dieser Herzabschnitt innerhalb einer gewissen Zeit aus den Venen in die Arterien zu pumpen im Stande ist, insofern wird durch jeden Klappenfehler, derselbe mag am venösen oder arteriellen Ostium sich befinden, die Kraft oder die Leistung des betreffenden Ventrikels herabgesetzt, ein Zustand, den ich der Kürze wegen in der Folge als Insufficienz des Ventrikels bezeichnen will. Allerdings können sich, wie wir früher gezeigt haben (vgl. pag. 90 und 91), je nachdem der rechte oder der linke Ventrikel oder beide zusammen in ihrer Leistung vermindert sind, die Druckverhältnisse in den verschiedenen Abschnitten des Gefässsystems verschieden gestalten, nur in Bezug auf das Hohlvenen- und das Aortensystem ist bei all diesen Fällen der Effect qualitativ derselbe, d. h. der Druck wird in den Hohlvenen zunehmen, in der Aorta dagegen sinken.

Das constante Resultat sämmtlicher Klappenfehler ist daher, um das Gesagte nochmals kurz zusammenzufassen, eine verminderte Intensität des Kreislaufs verbunden mit einer Steigerung des mittleren Blutdrucks in den Hohlvenen und einer verminderten Spannung im Aortensystem.

Die Quantität dieser Druckveränderungen in den Körpergefässen richtet sich, abgesehen von der Grösse des vorhandenen Fehlers, allerdings nebenbei auch darnach, ob der linke oder rechte Ventrikel durch den Klappenfehler insufficient ist. Für die Druckverhältnisse in den Lungengefässen giebt dagegen der Sitz der Erkrankung am rechten oder linken Herzen allein den Ausschlag. Jeder Fehler am linken Ventrikel, wodurch derselbe insufficient wird, bringt eine sehr bedeutende Abnahme der mittleren Spannung im Aortensystem hervor, in allen anderen Gefässabschnitten steigt der Druck, relativ am bedeutendsten in den Lungenvenen und den Hohlvenen, am wenigsten in der Lungenarterie. Alle Fehler am rechten Ventrikel, welche eine Insufficienz desselben zur Folge haben, steigern den Druck in den Hohlvenen in sehr erheblichem Maasse, mehr als im vorigen Falle, während in allen anderen Theilen des Gefässsystems der Druck sinkt, am erheblichsten in der Lungenarterie und den

Lungenvenen, am wenigsten in der Aorta. Die **Klappenfehler des linken Herzens** haben somit, ausser den allen Fehlern gemeinsamen Folgen, eine **Drucksteigerung** in den **Lungenvenen** und der **Lungenarterie**, diejenigen des **rechten Herzens** eine **Verminderung der Spannung** in den beiden letztgenannten Gefässen zur Folge.

Diese Druckveränderungen sind aber auch von höchst wichtigen Folgen am Herzen selbst begleitet. Wir haben schon früher, bei Gelegenheit der Dilatation und Hypertrophie (pag. 103 und 104) auseinandergesetzt, wie eine Druckerhöhung in einem der Venensysteme stets eine stärkere Füllung des entsprechenden Vorhofs und, im Falle die Atrioventricularmündung nicht stenosirt ist, auch des entsprechenden Ventrikels bei der Diastole hervorbringen muss. Die Herzhöhlen werden daher dilatirt und die grössere Blutmenge erregt reflectorisch stärkere Contractionen der Wandungen, wodurch dieselben hypertrophiren; vorausgesetzt, dass die Ernährung des Muskelfleisches eine genügende ist. Auf diese Weise entstehen in Folge von Klappenfehlern, mannichfache Dilatationen und Hypertrophien einzelner Herzabschnitte, welche häufig geeignet sind, die entstandenen Störungen im Kreislaufe theilweise oder selbst ganz wieder auszugleichen oder zu compensiren. Da die Veränderungen an den Klappen und Ostien in den meisten Fällen ganz allmählich zu Stande kommen, so entwickeln sich auch die compensatorischen Veränderungen ganz successiv, mit den obigen gleichen Schritt haltend, und die auffallenden Folgen für die Circulation treten in der Regel anfangs nicht so sehr hervor, wie diess z. B. der Fall ist bei acut entstandenen Klappenfehlern (Zerreissung, Ablösung einer Klappe). Sind jedoch die venösen Ostien in erheblichem Grade verengt, so wird sich die stärkere Füllung nur für den betreffenden Vorhof geltend machen, derselbe wird dilatirt und hypertrophisch, der dazu gehörige Ventrikel wird dagegen nur langsam sich füllen, da durch die verengte Mündung das Blut nur mit Ueberwindung eines grossen Widerstandes, wodurch erheblich an Druckkraft verloren geht, in denselben eindringt. In Folge davon sieht man alsdann Verkleinerung der Ventrikelhöhle und Atrophie der Wandungen eintreten.

Consecutive Veränderungen am Herzen.

Entwicklung einer Compensation.

Die Compensation eines Herzfehlers durch Hypertrophie und Dilatation eines oder beider Ventrikel (die Vorhöfe kommen dabei nur in untergeordneter Weise in Betracht, weil an ihnen die Dilatation die Hypertrophie in der Regel überwiegt) ist nicht schwierig einzusehen. Der betr. Ventrikel erlangt entsprechend der Muskelzunahme eine grössere Leistungsfähigkeit, so dass er entweder die vermehrten Widerstände an den arteriellen Ostien leichter überwinden kann, oder in einer gewissen Zeit eine grössere Blutmenge aus der dilatirten Höhle auszutreiben vermag. Auf diese Weise wird zunächst die Intensität des Kreislaufs gänzlich oder doch

Wirkung d. compensatorischen Hypertrophie.

Wiederherstellung der Intensität des Kreislaufs.

annähernd wiederhergestellt, und es ist dabei gleichgültig ob der durch einen Klappenfehler insufficient gewordene Ventrikel selbst seine ursprüngliche Leistungsfähigkeit wieder erreicht, oder ob der andere Ventrikel durch gesteigerte Arbeit den Ausfall deckt.

Ausgleichung der Druckveränderungen. Die Ausgleichung der Druckveränderungen ist jedoch nicht in allen Fällen möglich. Dieselben gestalten sich am günstigsten, wenn die an ihrem Klappenapparate geschädigte Herzhälfte durch Hypertrophie und Dilatation eine gesteigerte Leistungsfähigkeit erlangt, wieder sufficient wird und so selbst die vermehrten Widerstände überwindet. Es ist leicht einzusehen, dass alsdann die normalen Druckverhältnisse in allen Gefässabschnitten wieder hergestellt werden können. Eine solche Compensation sieht man namentlich dann eintreten, wenn eines der arteriellen Ostien erkrankt ist und der davor befindliche Ventrikel sich im Zustande excentrischer Hypertrophie befindet. Weniger vortheilhaft für die Blutvertheilung in den Gefässen ist die Ausgleichung, welche beinahe ausschliesslich durch eine gesteigerte Leistung der gesunden Herzhälfte bewirkt wird. Eine solche ist stets mit sehr erheblichen Veränderungen des Drucks in den Lungengefässen verbunden. Man beobachtet sie vorzugsweise bei Stenose des linken Ostium venosum, wo, ausser dem excentrisch hypertrophischen rechten Ventrikel, nur der vor dem erkrankten Ostium befindliche Vorhof noch einigermaassen mithelfen kann.

Endlich giebt es aber noch eine Art der Compensation an welcher sich beide Herzabtheilungen betheiligen, bei welcher linker und rechter Ventrikel in verschiedenem Maasse sich im Zustande excentrischer Hypertrophie befinden. Diess ist der Fall bei Klappenfehlern am linken Herzen überhaupt, namentlich aber bei der Insufficienz der Valvula bicuspidalis. Die Verhältnisse des Blutdrucks in den Lungen gestalten sich dabei etwas günstiger wie im vorigen Falle.

Klappenfehler am rechten Herzen werden niemals durch excentrische Hypertrophie des linken Ventrikels compensirt; es rührt diess davon her, dass bei denselben eine Druckerhöhung im Lungenvenensystem nicht eintritt, sondern eine Druckerniedrigung, so dass die Füllung der linken Herzhälfte immer unter einem geringeren Drucke stattfindet. Das Nähere über den Vorgang der Compensationen behalte ich mir vor bei der Erörterung der einzelnen Klappenaffectionen vorzubringen.

Man kann also dreierlei Arten der Compensation unterscheiden 1) die Ausgleichung durch die erkrankte Herzhälfte selbst, Selbst-Compensation, 2) diejenigen durch Hülfe der andern gesunden Herzabtheilung, Hülfscompensation, und 3) diejenige durch beide Herzabschnitte zugleich, gemischte Compensation. Eine ganz vollkommene Compensation tritt nur selten ein, und selbst wo eine solche besteht, befinden sich doch die Circulationsverhältnisse nur in einem labilen Gleichgewichte, so dass einigermaassen grösseren Anforderungen an die Leistungsfähigkeit des Herzens nicht entsprochen werden kann. Sind die Ernährungsverhältnisse des Herzens ungünstige, z. B. durch eine ungenügende Blutmischung, oder durch bereits vorhandene Erkrankungen des Herzfleisches, so tritt keine oder nur eine sehr mangelhafte Ausgleichung ein, indem es dann blos zur Dilatation nicht aber zur Hypertrophie einzelner Herzabtheilungen kommt. Auch wenn bereits eine genügende Ausgleichung durch Hypertrophie im Anfange stattgefunden hat, entwickeln sich gewöhnlich bald früher bald später weitere Erkrankungen am Herzen in Folge der Klappenfehler, neue Endocarditis, Myocarditis, Pericarditis, Fettdegeneration des Muskelfleisches u. s. w., welche diesen relativ günstigen Zustand wieder aufheben und den Herzfehler mit seinen ursprünglichen schlimmen Folgen für den Kreislauf wieder herstellen; man findet daher nach dem Tode meist neben dem Klappenfehler sehr bedeutende Dilatationen einzelner Herzabschnitte, namentlich der Vorhöfe, und die soeben genannten Zustände, welche als die schliessliche Ursache des üblen Ausgangs betrachtet werden müssen. So lassen sich denn häufig verschiedene Stadien in der Entwicklung dieser Uebel erkennen; ein **Stadium der noch nicht eingetretenen Compensation**, ein **Stadium der mehr oder minder vollkommenen Ausgleichung** und ein solches der **wieder aufgehobenen Compensation**, welches dem Tode voranzugehen pflegt, und je nach dem Stadium in welchem sich der Kranke befindet und in welchem der Tod erfolgt werden sich die Symptome während des Lebens und die Erscheinungen an der Leiche anders gestalten.

Mangelhafte Compensation.

Erlöschen der Compensation durch secundäre Erkrankungen.

Verschiedene Stadien im Verlaufe der Klappenfehler.

Die durch die Veränderungen in der Grösse und Lage des Herzens bedingten Abweichungen des Percussionsschalles in der Herzgegend, sowie die durch die Klappenfehler hervorgebrachten Geräusche am Herzen werden bei der Darstellung der einzelnen Fehler ausführlicher erörtert werden. In Betreff der Geräusche sei hier nur kurz nochmals darauf hingewiesen, dass ihre Intensität durchaus nicht immer in einem geraden Verhältnisse zu der Grösse des Fehlers steht, ja dass im Gegentheil mit der Zunahme desselben und mit dem Nachlass einer genügenden Compensation dieselben in der Regel schwächer werden oder selbst ganz verschwinden können.

Objective Symptome bei Klappenfehlern in den verschiedenen Stadien.

Abnahme der Intensität der Geräusche.

Nicht selten kommt es, wie schon bemerkt wurde, vor, dass im Verlaufe von Klappenfehlern entzündliche Vorgänge am Herzbeutel, theils in schleichender theils in acuter Weise sich ausbilden, in dem entweder der chronisch entzündliche Process vom Endocardium auf das Pericardium übergreift, oder der Herzbeutel in Folge der starken Füllung seiner venösen Gefässe sich in einem Zustande grösserer Empfänglichkeit für Ent-

Pericarditis bei Klappenfehlern.

zündungsreize befindet; eine Pericarditis wird aber stets von ungünstiger Wirkung auf die Leistungsfähigkeit des Herzens sein, und die vorhandenen Störungen in der Circulation wesentlich steigern müssen, zugleich aber auch die Symptome des Fehlers modificiren.

Herzaction. So lange die Compensation durch excentrische Hypertrophie einzelner Herzabschnitte eine genügende ist, findet man in der Regel die Herzaction energisch und den S t o s s in verschiedenem Grade verstärkt, wird dagegen die Ausgleichung mit der Zeit unzulänglich, wobei die Dilatation das Uebergewicht erlangt, so werden die Contractionen des Organs schwächer, meist auch frequenter und wenn die schwachen und verdünnten Wandungen die grosse Blutmenge nicht mehr gehörig auszutreiben im Stande sind (Asystolie), ungleich, unrhythmisch, tumultuarisch (Delirium cordis) und zuweilen von so geringer Energie, dass nicht jeder Herzcontraction

Subjective eine Pulswelle an der Art. radialis entspricht. Während im Zustande der
Empfindungen. Compensation die Kranken häufig gar keine besonderen subjectiven Empfindungen in der Herzgegend haben, oder nur über ein Gefühl von Völle und Schwere, sehr selten über schmerzhafte Sensationen daselbst klagen, und selbst auffallender Weise im Zustande körperlicher Ruhe oft nicht einmal den objectiv verstärkten Herzimpuls wahrnehmen, treten gerade bei ungenügender Herzthätigkeit meist sehr peinliche Gefühle der Oppression und Beengung sowie stärkeren Herzklopfens hervor.

Der R a d i a l p u l s kann eine sehr variable Beschaffenheit bei Klappenfehlern haben. Für manche derselben ist er charakteristisch (Aorteninsufficienz und Stenose), während er bei einer grossen Anzahl gut compensirter Fehler für den tastenden Finger keine erheblichen Abweichungen von der gewöhnlichen Beschaffenheit darbietet. Mit Nachlass der Compensation wird sich die verminderte Spannung im Aortensysteme durch einen kleinen, leeren, weichen Puls kundgeben, der oft, entsprechend den Herzcontractionen, eine bedeutende Frequenz und Unregelmässigkeit zeigt. Näheres wird bei den einzelnen Klappenfehlern erörtert werden.

Marey hat in seinem schönen Werke über den Kreislauf eine Anzahl von Curven abgebildet, welche er bei verschiedenen Klappenfehlern vermittelst seines Sphygmographen gewonnen hat, und welche allerdings sehr erheblich von einander verschieden sind. Obwohl ich der Meinung bin, dass dieselben bis jetzt, mit wenigen Ausnahmen, zur Diagnostik der Klappenkrankheiten nicht sicher verwerthet werden können, so werde ich doch einzelne derselben bei der speciellen Besprechung der Klappenfehler gleichsam als Proben wiedergeben.

Da mit der mangelnden Compensation nicht allein die Blutbewegung im Allgemeinen eine langsamere wird, sondern auch ganz besonders in den alsdann sehr dilatirten Herzhöhlen und grossen Venenstämmen ein langsameres Fortrücken der Blutsäule stattfindet, so ist damit eine günstige Gelegenheit für spontane Gerinnung des Bluts in diesen Theilen gegeben.

Besonders sind es in den Vorhöfen die Herzohren, in den Ventrikeln die Recessus hinter den Trabekeln, wo sich am leichtesten solche Thromben entwickeln, die durch allmähliches Wachsthum oft eine erhebliche Grösse erreichen, das Lumen der Ostien beengen und durch Ablösung grösserer oder kleinerer Partikeln zu gefährlichen embolischen Verstopfungen im Lungen- und Körperkreislaufe Veranlassung geben können. Ganz Aehnliches kann auch in den vom Herzen entfernteren Venen (besonders der Extremitäten) vorkommen; zuweilen wachsen solche Thromben von der Peripherie her bis in die Hohlvenen und den rechten Vorhof hinein, grosse Hauptstämme und deren Verzweigungen verstopfend, wo sie dann als harte empfindliche Stränge von aussen gefühlt werden können und neben mehr oder minder schmerzhaften auf einzelne Theile beschränkten Oedemen die Erscheinungen der sogenannten spontanen Phlebitis veranlassen. Indem wir von den im Ganzen selteneren Embolien aus dem linken Herzen in den grossen Kreislauf und deren Folgen, die wir schon früher beschrieben haben hier absehen, so sind es namentlich die bei den chronischen Klappenfehlern sehr häufig in die Lungenarterie eingewanderten Pfröpfe, welche eine besondere Beachtung verdienen. Die Folgen solcher Embolien in die Lungenarterie sind verschieden, je nach der Grösse und Zahl der Emboli. Grosse und weiche Emboli, wie sie namentlich in den grossen Venen sich bilden, können mit einem Schlage, durch völlige Verschliessung des Stammes der Pulmonalarterie, den Kreislauf aufheben und den plötzlichen Tod zur Folge haben.

<blockquote>Einen solchen Fall hat neuerdings *Seidel* mitgetheilt, der sich an einem mit Stenose und Insufficienz der Aortaklappen behafteten Manne ereignete; der Embolus stammte aus der Vena iliaca communis.</blockquote>

Vereinzelte kleinere Emboli bringen oft keine für den Augenblick irgend erheblichen Störungen hervor; etwas grössere und zahlreichere eingewanderte Pfröpfe beschränken jedoch die Bahn der Lungenarterie in bedeutenderem Maasse; eine starke collaterale Fluxion nach den noch wegsamen Aesten und Lungenödem sind die Folgen, und damit der plötzliche Eintritt von heftiger Athemnoth. Im späteren Verlaufe entwickelt sich gewöhnlich in dem peripherischen Theile des obturirten Arterienastes ein hämorrhagischer Infarct deren man in den Lungen von Herzkranken oft eine grössere Anzahl vorfindet, und welche wenn sie umfangreich sind oder wenn mehrere kleinere Heerde confluiren, während des Lebens zu den physicalischen Erscheinungen der Verdichtung des Lungengewebes Veranlassung geben. Oft jedoch giebt sich ihre Anwesenheit nur durch den Eintritt von Haemoptoe kund. Bleibt das Leben noch längere Zeit erhalten, so können solche Infarcte heilen durch Resorption des allmählich wieder flüssig gewordenen Bluts, oder sie schrumpfen und veröden zu einem schwieligen, stark pigmentirten Narbengewebe. Nur ausnahmsweise tritt Necrose der betroffenen Lungenpartie unter Bildung einer mit rostfarbigem jauchigem Inhalt gefüllten Höhle ein, welche unter Umständen nach der Pleurahöhle perforiren und jauchige Pleuritis und Pneumothorax zur Folge haben kann.

Necrose derselben.

Unter dem hohen Druck, welcher namentlich bei compensirten Klappenfehlern (des Ostium mitrale) am linken Herzen in den Lungengefässen eintritt, werden nicht allein die grösseren Stämme und Zweige der Lungenarterie sondern auch die Capillaren, welche die Lungenbläschen umspinnen, zuweilen in hohem Grade erweitert und gedehnt, so dass die letzteren in Gestalt von Schlingen, Ausbuchtungen oder kolbigen Ausläufern den Raum der Alveolen beeinträchtigen (*Buhl*). Die Lungen von Herzkranken sind daher gewöhnlich sehr blutreich, schwer, dunkelroth, an manchen Stellen sogar manchmal vollkommen luftleer (Splerisation). Bei diesem Zustande erfolgen in der Regel kleinere oder grössere Hämorrhagien in das Lungengewebe. Der von denselben herstammende Blutfarbstoff imbibirt sich nicht blos in das interstitielle Gewebe, sondern auch in die mit Epithelien und Zellen gefüllten Lungenbläschen, woselbst er sich zu körnigem Pigmente umwandelt. An solchen Stellen erscheint das Lungengewebe luftleer, derb, von dunkler, bräunlicher oder schwärzlicher Farbe (Pigmentinduration). Dass unter diesen Circulationsverhältnissen in der Regel eine mechanische Hyperämie der Bronchialschleimhaut besteht, deren Capillaren ihr Blut durch zahlreiche Verbindungszweige mit den Lungencapillaren in den linken Vorhof ergiessen, und dass aus einer solchen Hyperämie bei geringfügigen Veranlassungen sich ausgebreitete Bronchialkatarrhe und seröse Ergüsse (Lungenödem) entwickeln können, ist leicht einzusehen, ebenso wie auch dass das Lungengewebe sich in einem Zustande erhöhter Empfänglichkeit für Entzündungsreize befindet, welche die Häufigkeit der Pneumonie bei Klappenleiden erklärt. Auch in den grösseren Stämmen der Lungengefässe bedingt eine solche anhaltende Drucksteigerung häufig Veränderungen in der Ernährung der Wandungen; man trifft daher nicht selten theils fettige Metamorphose der Intima mit Verdünnung, theils wirkliche chronische Endarteriitis mit gallertiger Wucherung und Verdickung der Wand in den Lungenarterien; und selbst in den Lungenvenen in der Nähe ihrer Einmündung in den linken Vorhof finden sich zuweilen ähnliche Veränderungen, wobei der Einfluss einer pulsatorischen Bewegung des Bluts in denselben bei Insufficienz der Mitralis nicht zu verkennen ist (*Virchow*).

Ectasie der Lungengefässe.

Pigmentinduration.

Bronchialkatarrhe und Bronchitis. Lungenödem.

Erkrankungen der Intima der Lungenarterien u. Lungenvenen.

Man sieht aus dem eben Gesagten, wie bei Klappenfehlern neben der aus der Blutüberfüllung und langsameren Circulation in den Lungen herrührenden Dyspnoe, welche jedoch die Möglichkeit willkürlicher tiefer Inspirationen nicht ausschliesst, von Seiten der Respirationsorgane mannichfache Beschwerden und Gefahren drohen. Aber nicht nur in dem mit dem Herzen in so naher Verbindung stehenden Respirationsapparate sondern in fast allen anderen Organen und Theilen des Körpers bringt die in Folge von Klappenfehlern gestörte Circulation die mannichfachsten Veränderungen hervor.

Die erhöhte Spannung in dem Körpervenensystem theilt sich auch dem so reichlich entwickelten venösen Gefässapparate der Leber mit, und bewirkt eine oft sehr beträchtliche, durch Percussion und Palpation nachweisbare Anschwellung dieses Organs, die auch mit subjectiven Empfindungen der Kranken, Klagen über Druck, Völle und Empfindlichkeit in der Lebergegend verbunden sein kann. Wenn dabei auch im Anfange die Secretion der Leber nicht erheblich gestört ist, so wird doch der Galle nicht selten eine Quantität serösen Transsudats beigemengt (Albumincholie), und die Anschwellung der Schleimhäute der Gallenwege bewirkt zuweilen durch partielle oder ausgedehntere Retention des Secrets mehr oder minder deutliche icterische Erscheinungen. Bei langer Dauer dieses Zustandes schwinden durch den Druck der erweiterten Lebervenenwurzeln die Leberzellen in deren Umgebung, an ihrer Stelle entwickelt sich ein weiches blutreiches Bindegewebe, das Organ verkleinert sich (atrophische Muskatnussleber), und indem das Bindegewebe schrumpft und die noch erhaltenen Leberzellen in der Umgebung der Portalvenenzweige auf der Schnittfläche in Form von Granulationen hervortreten, welche auch nicht selten unter dem verdickten serösen Ueberzuge des Organs prominiren, entsteht ein der wahren Cirrhose sehr nahestehender Zustand desselben. Auch die Milz erfährt zunächst eine ähnliche Anschwellung wie die Leber, die jedoch auch in späterer Zeit, in Folge von nachträglicher Retraction des Balkengewebes wieder schwindet, um einer Schrumpfung und Induration Platz zu machen. *Consecutive Veränderungen der Leber.* *Veränderungen der Milz.*

Der im Gebiete der ganzen Pfortader erhöhte Druck macht sich auch auf der Schleimhaut des Darmcanals geltend, namentlich erscheint diejenige des Magens gewöhnlich sehr zu chronischem Katarrhe disponirt, der in der Leiche solcher Kranken, oft mit Ecchymosen und Erosionen verbunden, fast niemals fehlt; in geringerem Grade leidet in der Regel der Dünn- und Dickdarm; häufig schwellen auch die Hämorrhoidal-Venen an. Mannichfache dyspeptische Beschwerden der Kranken erklären sich aus diesem Zustande, der Appetit liegt darnieder, der Stuhlgang ist oft angehalten, oder diarrhoisch und, indem auch die Resorption des Darminhalts erschwert wird, leidet die allgemeine Ernährung in erheblicher Weise. *Störungen im Darmcanale.*

Nicht minder wichtig sind die Störungen welche bei Klappenleiden in der Function der Niere entstehen. Wie *Traube* sehr schön nachgewiesen hat tritt zunächst in Folge des kleinern Drucks im Aortensysteme eine Ver- *Veränderungen der Harnsecretion.*

minderung der Harnabsonderung ein, indem vorzugsweise weniger wässrige Bestandtheile transsudiren. In Folge dessen erscheint der Harn dunkler, saturirter, er ist von hohem specifischem Gewichte und lässt sehr häufig bei seiner bedeutenden Concentration nach dem Erkalten harnsaure Sedimente fallen. Erreicht der Druck in dem Venensysteme und somit auch in den Nierenvenen eine gewisse Höhe, so transsudirt Blutserum in die Harncanälchen, der Harn wird dadurch in mehr oder minder hohem Grade albuminhaltig; auch findet man in demselben hyaline, lange, schlauchförmige Cylinder. Je nach der Leistungsfähigkeit des Herzens kann während des Verlaufs die Albuminurie bald verschwinden, bald wieder erscheinen, die 24stündige Harnmenge bald zu- bald abnehmen.

Wichtigkeit der Harnbeschaffenheit für die Beurtheilung der Compensation. Diese Symptome von Seiten der Harnausscheidung sind darum so wichtig, weil sie uns einen sichern Maassstab für die mehr oder minder vollkommene Compensation der bestehenden Klappenfehler abgeben. Wie wir früher gezeigt haben, kann bei den meisten Klappenfehlern durch compensatorische Hypertrophie das normale Druckverhältniss in den Körperarterien nahezu hergestellt werden. So lange diess der Fall ist erleidet die Harnabsonderung keine erhebliche Abweichung vom gewöhnlichen Zustande; mit dem Nachlasse der Compensation sinkt zunächst die Menge des Harns, bei einem noch höheren Grade der Compensationsstörung tritt das Albumin in demselben auf.

Doch ist damit nicht gesagt, dass jedes Mal wenn diese Symptome eintreten darum das Herz in seiner Leistung nachlasse; andere Umstände, welche den Effect der Herzleistung dadurch herabmindern, dass sie neue Widerstände für die Fortbewegung des Blutes schaffen, können ähnliche Wirkungen haben. Ein heftiger Bronchialkatarrh, eine Pneumonie, ein Pleuritis können im Verlaufe von Klappenleiden eine bedeutende Verminderung der Harnmenge und Albuminurie erzeugen, welche Symptome nach Beseitigung der genannten Complicationen wieder verschwinden.

Anatomische Veränderungen der Nieren. Bei längerer Dauer erleiden die Nieren bleibende anatomische Veränderungen. In der Regel sind sie etwas vergrössert, und nur ausnahmsweise bei sehr langer Dauer des Uebels findet man ihr Volum vermindert; ihr Gewebe hat eine vermehrte Consistenz und es fühlen sich solche Nieren derb, bei bedeutender Verkleinerung selbst hart an. Diess ist die Folge einer Vermehrung und Verdickung des Bindegewebes der Marksubstanz und der Membrana propria der Harncanälchen, zum Theil auch der Malpighischen Kapseln. Die Oberfläche der Nieren ist glatt, zuweilen durch narbige Einziehungen an einzelnen Stellen grobhöckerig, ihre Farbe ist je nach der Füllung der Gefässe buntscheckig, mit sternförmiger Injection der peripheren Venenwurzeln (Stellulae Verheynii), oder gleichmässig dunkelroth. Auf dem Durchschnitte zeigt sich die Corticalis verdickt, nur ausnahmsweise schmaler und atrophisch, sie ist streifig injicirt oder grauroth; die Basis der

II. Die Krankheiten des Endocardium.

Markkegel ist hyperämisch und dunkelroth, die Papillen dagegen blass. Die Epithelien der gewundenen und geraden Harncanälchen findet man wegen der beeinträchtigten Blutzufuhr und Ernährung mit albuminoider Masse infiltrirt und schliesslich degeneriren sie fettig, in ganz analoger Weise wie bei der atrophischen Muskatnussleber die Leberzellen. — Die Schleimhaut der Harnwege befindet sich dabei meist in dem Zustande venöser Hyperämie.

Obwohl der eben geschilderte Zustand der Nieren (Stauungsnieren) der gewöhnlichere und häufigere Befund bei Klappenleiden des Herzens ist, so kann doch nicht geleugnet werden, dass zuweilen auch wirklich entzündliche Processe in jenen Organen beobachtet werden. Abgesehen von den auf Embolie zu beziehenden metastatischen Entzündungsheerden findet man bei Klappenfehlern auch diffuse parenchymatöse Nephritis mit ihrem Ausgange in Granularatrophie. Ueber den causalen Zusammenhang beider Uebel ist vielfach gestritten worden, ohne dass bis jetzt die Streitfrage ihre Erledigung gefunden hätte; ich bin meinerseits der Ansicht, dass in vielen Fällen das Nierenleiden die Veranlassung der Klappenaffection ist, während das Umgekehrte seltner der Fall ist.

Morb. Brightii bei Klappenfehlern.

Förster fand unter 67 Fällen von Granularatrophie der Nieren 26 mal Klappenfehler am Herzen, und schliesst daraus, dass parenchymatöse Nephritis nicht selten die Folge von Klappenleiden sei. Es lässt sich aber daraus meiner Ansicht nach viel eher beweisen, dass Klappenleiden häufig die Folge der Nephritis sein müssen, weil man umgekehrt die Klappenaffectionen weit seltener mit wahrer Granularatrophie verbunden beobachtet. Die hohe Spannung im Aortensysteme und im linken Ventrikel in Folge von Nierenleiden scheint mir ein Umstand zu sein, der sehr wohl zur Erklärung eines solchen causalen Zusammenhangs herbeigezogen werden kann. *Rosenstein* modificirt seine früher gegen *Traube's* Theorie ausgesprochene Ansicht dahin, dass in einigen Fällen Klappenfehler die Ursache, in einer kleinen Zahl die Folge von parenchymatöser Nephritis seien, während in noch andern beide Affectionen Coeffecte derselben Ursache sein sollen.

Neben dem Harnapparat findet man auch Störungen in den Sexualorganen, die namentlich beim weiblichen Geschlecht sich deutlicher kund geben. Menorrhagie und Metrorrhagie sind nicht selten die Folge der chronischen venösen Hyperämie der Uterusschleimhaut, ebenso wie aus demselben Grunde chronischer Katarrh der Genitalschleimhaut und chronische Metritis sich mit Klappenfehlern combiniren. Besteht ein solcher schon seit früher Zeit, so wird dadurch nicht selten die Entwicklung des ganzen Körpers gehemmt, die Menses treten dann spät und unregelmässig auf. Die gewöhnlichen Beschwerden der Gravidität werden durch gleichzeitige Klappenleiden oft in hohem Maasse gesteigert.

Veränderungen im Genitalapparate.

Am längsten scheint der Centralapparat des Nervensystems den Wirkungen der Klappenfehler zu widerstehen, indem die durch die feste knöcherne Kapsel des Gehirns gegebenen Verhältnisse des Kreislaufs einen

Wirkungen auf d. Centraltheile des Nervensystems.

gewissen Schutz vor den veränderten Druckverhältnissen geben. Man sieht daher zuweilen die schwersten Klappenleiden des Herzens die verschiedenen Phasen ihrer Entwicklung durchlaufen, ohne dass es zu einer erheblichen Störung der Gehirnfunctionen kommt, und den Tod entweder bei vollem Bewusstsein oder doch nach einem nur kurz dauernden soporösen Zustande erfolgen. Doch ist die Gemüthsstimmung der Herzkranken in der Regel eine deprimirte, gedrückte; in manchen Fällen allerdings sieht man in Folge der andauernden Ueberfüllung der venösen Gefässe Schwindel, Ohrensausen, dumpfen Kopfschmerz, Torpor und gegen Ende Sopor und Coma eintreten. Dem entspricht die in der Leiche sich vorfindende Verdickung und Trübung der Meningen nebst Oedem der Pia mater, des Gehirns und der Hydrops der Ventrikel. Andrerseits kann auch die **arterielle Anämie des Gehirns** in Folge der verminderten Spannung im Aortensystem Veranlassung geben zu ohnmachtähnlichen Zufällen, welche bei raschen Veränderungen der Körperstellung, namentlich nach raschem Aufsitzen aus der liegenden Stellung beobachtet werden.

Hemiplegie und apoplectische Anfälle.

Doch findet man zuweilen auch noch andere Veränderungen im Gehirn, je nach der Art in welcher der Tod erfolgte. Manchmal tritt derselbe ein nachdem Hemiplegie vorangegangen war, die entweder in einer embolischen Verstopfung einer Arterie des Gehirns mit nachfolgender Erweichung oder in einem wirklichen Blutextravasate durch Gefässruptur ihren Grund haben kann. Das letztgenannte Ereigniss ist in der Regel als eine Folge der Erkrankung der Hirngefässe (Sclerosirung, Verfettung), welche sich oft mit Klappenleiden combinirt, seltner als ein directer Effect des Klappenleidens zu betrachten.

Nach *Eulenburg* waren unter 42 Fällen von Apoplexia sanguinea cerebri 29 mit pathologischen Veränderungen der Hirnarterien, und von diesen 19 mit Klappenaffectionen verbunden.

Solche gleichzeitig vorhandenen Veränderungen der Gehirngefässe müssen auch als die Ursache der manchmal bei Klappenleiden beobachteten, mit Blödsinn verbundenen Gehirnatrophie betrachtet werden.

Eigentliche Geistesstörungen sind bei Klappenleiden selten. *Griesinger* giebt nach seiner reichen Erfahrung nur einen mässigen Einfluss von Herzleiden auf Geisteskrankheiten zu, wobei er auch auf die erkrankten Gehirnarterien das meiste Gewicht legt. — Ich selbst habe 2 mal bei Klappenleiden Geistesstörung beobachtet, einmal trat dieselbe in Gestalt von Manie und Tobsucht mit lethalem Ausgange nach der Punction von Ascites ein. *Ziehl* sah bei einem mit einem Klappenfehler Behafteten kataleptische und epileptische Anfälle, mit Manie und Hallucinationen verbunden, auftreten, welche durch eigenthümliche Sensationen und starkes Herzklopfen eingeleitet wurden.

Cyanose d. Haut u. Schleimhäute.

Die allgemeine Steigerung des Seitendrucks in den Venen giebt sich jedoch nicht nur in den geschilderten Veränderungen innerer Organe kund, sondern auch an den allgemeinen Bedeckungen bemerkt man die Erweiterung der sichtbaren kleinern und grössern Venen, sobald die Compensation eine ungenügende ist. Jene ist die Ursache der cyanotischen Färbung der Haut und der sichtbaren Schleimhäute, welche an den peripherischen Theilen, den letzten Phalangen der Finger und Zehen, den Ohrmuscheln und an den Lippen am stärksten hervorzutreten pflegt, und bei den angeborenen Herzfehlern am meisten ausgeprägt ist. Die Cyanose steigert sich bei jeder anstrengenden Körperbewegung, beim Husten und bei heftiger Dyspnoe, während sie in der Ruhe wieder oft beinahe völlig verschwinden kann. In den höheren Graden des Uebels ist dieselbe jedoch permanent, und es gewinnt die ganze Hautoberfläche eine in's bläuliche oder blaurothe spielende Färbung, welche in Verbindung mit einem leichten gelblichen Grundtone für chronische Klappenaffectionen in vielen Fällen charakteristisch ist. Ausserdem bemerkt man die grösseren Haut- Starke Füllung venen an den Extremitäten als stark gefüllte bläuliche, geschlängelte und oberflächlichen prominirende Stränge unter der Haut, zuweilen zu varikösen Geschwülsten ausgedehnt, und mit der Zunahme des Uebels gegen das lethale Ende zeigen sich die schon früher (s. d. Einleitung pag. 75) beschriebenen Erscheinungen starker Füllung und Ausdehnung, oder selbst pulsirender Bewegung an den Halsvenen.

Hydropische Symptome während des Verlaufs eines Klappenleidens Hydrops. fehlen kaum je, und werden namentlich bei längerer Dauer des Uebels gegen das lethale Ende nie vermisst werden. Unter dem hohen Druck in den Körpervenen transsudirt schliesslich das Blutserum aus dem venösen Theil des Capillarsystems und den Venenwurzeln in die Lücken der Gewebe und die freien Höhlen des Körpers; die Aufsaugung ist um so mehr erschwert als auch für den Rückfluss der Lymphe in das Venensystem in dem allgemein gesteigerten venösen Drucke ein Hinderniss besteht. Die Entstehung des Hydrops wird aber noch ausserdem begünstigt durch die sich entwickelnde Cachexie der Kranken. Die mangelhafte Respiration, die Störung der Verdauung und Beeinträchtigung der Aufnahme von Nahrungsstoffen durch den Darmcanal, die oft nicht unbeträchtlichen Verluste an Albumin durch den Harn müssen nothwendig zu einer Verminderung der rothen Blutkörperchen und zu einer Verarmung des Serum an festen Bestandtheilen führen, deren Resultat aber eine hydrämische Blutmischung ist. In der Regel zeigen sich die wassersüchtigen Erscheinungen zuerst an den untern Extremitäten; Oedem der Knöchel tritt anfangs nur am Abend auf um nach der Nachtruhe wieder zu verschwinden. Später bleibt das Oedem, es steigt allmählich herauf, erreicht die Oberschenkel, die äussern Genitalien (bei Männern schwellen Scrotum und Praeputium zu unförmlicher Grösse an), die Bauchdecken, die Haut des Rückens und der Brust, bis schliesslich durch Anschwellung der obern Extremitäten und des Gesichts das Anasarca ein allgemeines wird. Ebenso entwickeln sich hydropische Ergüsse in die serösen Höhlen; Ascites, Hydrothorax, Hydropericardium, stellt sich ein. Die Ansammlung in den drei letztgenannten serösen Säcken müssen als solche bezeichnet werden, welche in hohem Grade geeignet sind die durch den Klappenfehler verursachte Störung der Circulation noch zu steigern; der Ascites hemmt das Herabsteigen des Diaphragma, ebenso wie die Ansammlungen im Thorax die Entfaltung der Lungen bei der Inspiration beeinträchtigen; der Lungenkreislauf wird daher immer schwieriger, damit steigt der Druck in den Körpervenen noch mehr und in Folge dessen wieder der Hydrops, so dass derselbe, wenn er einmal eine gewisse Höhe erreicht hat, in sich selbst den Grund zur weitern Steigerung trägt. Mit dem Eintreten des Anasarca verschwindet in der Regel das cyanotische Ansehn der äussern Haut, die geschwellten Venen verstreichen in den geschwollenen, glänzend gespannten äusseren Bedeckungen, welche sich kühl anfühlen und deren Temperatur oft sehr erheblich (in der Achselhöhle um mehrere Grade Cels.) herabgesetzt ist.

Verderbliche Wirkung des Hydrops d. serösen Höhlen.

Temperaturveränderung d. äussern Haut.

Spontane Entleerung des Anasarca.

Zuweilen erfolgt eine spontane Entleerung der hydropischen Flüssigkeit aus dem Unterhautzellgewebe, indem die auf's äusserste gespannte Haut der untern Extremitäten berstet, dadurch dass sich Risse und Sprünge in der Epidermis bilden oder diese sich in Blasen erhebt, welche platzen. Aus diesen Oeffnungen sickert in kurzer Zeit zuweilen eine ausserordentliche Menge von Flüssigkeit aus, so dass der Hydrops nahezu völlig verschwindet. Solche spontane Einrisse können aber auch in Folge von Zersetzung des ausfliessenden eiweisshaltigen Serums an der Luft die Veranlassung geben zu ausgebreiteten erysipelatösen, zur Verjauchung und Gangrän der Haut und des Unterhautzellgewebes führenden Entzündungen. Manchmal bilden sich auch aus diesen Rissen Geschwürsflächen von verschiedener Grösse, aus deren Oberfläche anhaltend Serum abfliesst, wodurch die Wiederansammlung des Hydrops in den höher liegenden Körpertheilen längere Zeit hintangehalten wird. Diese hydropischen Geschwüre sind wegen des in der sie umgebenden Haut, welche allmählich eine Elephantiasis ähnliche Verdickung erleidet, bestehenden entzündlichen Zustandes häufig der Sitz sehr heftiger und quälender Schmerzen. Wenn daher auch durch das beständige Abfliessen der Flüssigkeit manche Gefahren für die Kranken zunächst wegfallen, so muss dagegen der anhaltende Verlust von albuminhaltigem Serum den Eintritt des allgemeinen Marasmus befördern, und so dem Kranken auf andere Weise Nachtheile bringen. Abgesehen von den schon erwähnten serösen Ergiessungen in der Schädelhöhle, bringt das zuweilen eintretende Oedema glottidis dem Kranken schwere Gefahren, die ein plötzliches Ende herbeiführen können.

Erysipelatöse, gangränescirende Entzündungen des Zellgewebes.

Oedema glottidis.

Die meisten Klappenfehler zeigen einen chronischen Verlauf, inso-

II. Die Krankheiten des Endocardium. 199

fern dieselben von schleichender Endocarditis, oder überhaupt langsam sich entwickelnden Veränderungen am Herzen herrühren, so dass manche Kranke viele Jahre ihres Lebens mit solchen Affectionen behaftet dahinbringen. Der Grund davon liegt darin, dass bei dem allmählichen zu Stande kommen der Klappenfehler die hinreichende Zeit gegeben ist für eine ebenso allmählich sich ausbildende Compensation. *Verlauf der Klappenfehler.*

Bei den im Verlaufe acuter Endocarditis und Myocarditis durch Zerreissung von Klappen und Papillarsehnen oft plötzlich eintretenden sehr bedeutenden Klappenfehlern dagegen kann der Tod, wenn er nicht aus andern Ursachen, Embolie, Pyämie u. dergl. sehr bald erfolgt, durch den Klappenfehler in sehr kurzer Zeit, ja selbst momentan eintreten, weil das Leben bei der grossen, unerwartet eingetretenen Circulationsstörung nicht so lange fortbestehen kann, bis sich compensatorische Veränderungen ausgebildet haben.

Daher kömmt es, dass in vielen Fällen die Symptome eines Klappenleidens erst bei anderer Gelegenheit, nach stärkerer Körperanstrengung, im Verlaufe intercurrirender Krankheiten, z. B. einer Bronchitis hervortreten und zur Wahrnehmung des Arztes gelangen. Oder es schliessen sich die ersten Erscheinungen gestörter Herzthätigkeit unmittelbar, manchmal auch erst nach Ablauf einiger Zeit, an eine vorangegangene fieberhafte rheumatische Affection an. Gewöhnlich ist das Gefühl von Herzklopfen, und eine gewisse Beengung des Athems nach vermehrter körperlicher Bewegung (Treppen- und Bergsteigen) eines der ersten Symptome. Allmählich steigern sich diese Beschwerden, sie werden auch durch den Genuss von erhitzenden, die Herzaction erregenden Dingen, wie Spirituosa, Kaffee, Thee, aufregende geistige Beschäftigung hervorgerufen. Nun gesellen sich die Symptome gestörter ungenügender Verdauung hinzu, die Kranken klagen über Völle und Druck im Unterleibe, und besonders nach der Mahlzeit steigert sich die Dyspnoe. Hat die Ernährung auf diese Weise zu leiden begonnen, so bleiben dann selten die ersten hydropischen Erscheinungen lange mehr aus, der Puls wird kleiner, leerer, die Cyanose tritt allmählich hervor, die Menge des Harns nimmt erheblich ab, oft zeigt sich schon Albumin in demselben und damit tritt der Klappenfehler in das Stadium einer völlig ungenügenden Compensation, bei welcher das Leben nicht mehr lange bestehen kann. Oft bessert sich noch vorübergehend, selbst auf Monate der Zustand wieder, die Kranken erholen sich oft wunderbar indem die hydropischen Erscheinungen auf kürzere oder längere Zeit verschwinden. Schliesslich bleiben dieselben jedoch stationär und erlangen eine immer grössere Ausbreitung. Damit erreicht die Dyspnoe einen höhern Grad, es tritt oft völlige Orthopnoe ein, so dass die Kranken nur noch sitzend und in einem höchst qualvollen, dem lethalen Ende vorangehenden Zustande ihr Leben hinbringen können. Der Tod erfolgt durch den immer mehr zunehmenden allgemeinen Marasmus, durch die immer ungenügen- *Der tödtliche Ausgang.*

der werdende Sauerstoffaufnahme, oder durch Oedem der Gehirnhäute und des Gehirns manchmal nach langer Agone in einem soporösen Zustande. Nicht selten tritt aber auch das lethale Ende rascher, in Folge eines acuten Lungen- oder Glottisödems suffocatorisch ein, oder die Kranken werden durch eine intercurrirende Krankheit, Bronchitis, Pneumonie, ausgebreitete hämoptoische Infarcte, eine hinzutretende neue Endocarditis oder Pericarditis hinweggerafft noch ehe der Marasmus seinen höchsten Grad erreicht hat. In noch andern Fällen wird der ungünstige Ausgang durch pseudoerysipelatöse Entzündungen und Verjauchungen der aufs äusserste gespannten Hautdecken unter febrilen und septischen Erscheinungen herbeigeführt, oder durch spontane Gangräne einer Gliedmasse noch Embolie in die Hauptarterie derselben. Bei einer nicht geringen Zahl von Klappenleiden tritt der Tod plötzlich und unerwartet zu einer Zeit ein, wo anscheinend die Störungen noch nicht weit vorgeschritten sind, ja selbst bei noch nahezu völligem Wohlbefinden. Die Ursache liegt alsdann gewöhnlich entweder in einer Embolie in die Gehirnarterien, einer Encephalorrhagie oder einer plötzlichen Verschliessung der Arteria pulmonalis durch einen Embolus. Aber man findet auch bisweilen bei solchen plötzlichen Todesfällen ausser der Klappenaffection Nichts was einigermaassen die eingetretene Katastrophe erklären kann, und man muss sich alsdann begnügen dieselbe auf eine plötzlich eingetretene Lähmung des Herzens zu beziehen.

Plötzlicher Tod.

Die Prognose der Klappenfehler ist stets eine ungünstige, da die durch die chronische Endocarditis entstandenen Veränderungen einer Rückbildung nicht fähig sind. Nur sehr ausnahmsweise kann vielleicht durch Dehnung noch unversehrter Klappentheile die Verkürzung an einer andern Stelle wieder ausgeglichen werden und so zwar nicht eine Heilung der endocarditischen Schrumpfung, wohl aber eine solche des Klappenfehlers eintreten. In der Regel ist ein solcher Vorgang aber durchaus nicht zu erwarten, da es eben in der Art der chronischen Endocarditis liegt allmählich immer neue Theile der Klappe in den Process hineinzuziehen.

Prognose im Allgemeinen.

Temporäre Insufficienz, wie man solche wegen ungenügender Function der Papillarmuskeln unzweifelhaft zuweilen im Verlaufe eines Typhus, bei Chlorose u. dergl. beobachtet hat, ist jedoch einer vollständigen und dauernden Heilung fähig.

Temporäre Insufficienz.

Jaksch hält die Heilung der Klappenfehler bei jugendlichen Individuen und sonstigen günstigen allgemeinen Verhältnissen für kein allzu seltenes Ereigniss. Insufficienz der Semilunarklappen soll durch Dehnung einer noch vorhandenen gesunden Klappe oder zweier mit einander verwachsenen Taschen zuweilen wieder verschwinden, oder durch Schrumpfung des Lumens des Aortenrohres die Verkürzung der Klappe wieder ausgeglichen werden (dadurch wird jedenfalls ein ebenso schlimmes Uebel, eine Aortenstenose entstehen) und ebenso soll durch Dehnung eines noch unversehrten Zipfels und seiner Sehnenfäden eine an den Atrioventricularklappen bestehende Insufficienz zur Heilung kommen. Insofern sich solche Angaben auf Leichenbefunde gründen, darf man nicht vergessen, dass die Zipfelklappen im normalen Zustande eine Grösse haben, welche über das Bedürfniss zur Schliessung des Ostiums im gewöhnlichen Zustande hinausreicht, so dass mässige Verkürzungen der Klappensegel, wie sie durch partielle Verdickung und Retraction bedingt sind, keineswegs immer einen Schliessungsmangel zur Folge haben. Eher scheinen noch, wie auch *Scoda* angiebt, Klappenfehler, welche durch eine acute Endocarditis entstehen einer Heilung fähig zu sein, indem Verdickungen an den Klappen nachträglich zur Resorption kommen; später tritt aber der Fehler bei excessiver Rückbildung oft von Neuem wieder hervor. Auch soll nach demselben Autor Insufficienz der Semilunarklappen durch reichliche Bildung von Vegetationen vorübergehend beseitigt werden können, so lange bis dieselben wieder schrumpfen oder allmählich zertrümmert werden. Jedenfalls gehören all diese hier angeführten Möglichkeiten zu den sehr seltenen Ereignissen im Verlaufe von Klappenfehlern.

Die Prognose des einzelnen Falles richtet sich nach verschiedenen Umständen, die jedoch alle auf die Möglichkeit der Herstellung einer genügenden Compensation Bezug haben. Solche Umstände sind der Sitz, die Beschaffenheit, die Erheblichkeit und das Stadium der Entwicklung in welchem sich das Uebel befindet, sowie die Zahl der ergriffenen Ostien und Klappen; auch der Kräftezustand, das Alter und die äusseren Verhältnisse der Kranken kommen in Betracht. So gewähren die erworbenen Klappenfehler am rechten Herzen eine ungünstigere Vorhersage als die am linken, weil bei denselben durch den linken Ventrikel keine Compensation zu Stande kommen kann. Die Fehler an den venösen Ostien wird man mit Recht für bedenklicher halten, wie diejenigen an den arteriellen, weil bei denselben, wie wir früher erörtert, die Compensation schwieriger ist, und die normalen Druckverhältnisse nicht vollkommen hergestellt werden können; mehrfache Klappenfehler müssen natürlich die Ausgleichung mehr erschweren als einzelne. Auch die Erheblichkeit einer vorhandenen Stenose oder Insufficienz wird in Betracht kommen müssen, und es ist sicher nicht gleichgültig, ob z. B. eine Verengung am Mitralostium noch das Hindurchführen von 1 oder 2 Fingern gestattet, oder ob nur noch eine schmale starre Spalte besteht, durch welche kaum eine gewöhnliche Sonde passiren kann. Allerdings genügen oft die physikalischen Zeichen nicht, um den Grad einer solchen Affection während des Lebens mit Sicherheit festzustellen. Stenosirende Fehler sind bedenklicher als regurgitirende, da bei der Stenose das Hinderniss in der Regel beträchtlicher, und die Compensation schwieriger ist.

Den Grad einer während längerer Zeit bestehenden Klappenaffection darf man jedoch nicht geradezu nach dem Befinden in der Leiche beurtheilen; denn man findet eben dann nur das Endresultat eines Processes, der manchmal viele Jahre bedurfte um eine Höhe zu erreichen, bei der der Fortbestand des Lebens unmöglich wurde.

Prognose des speciellen Falls.

Ein gut compensirter Fehler lässt ein längeres Leben der Kranken erwarten, als wenn schon Zeichen ungenügender Ausgleichung sich eingestellt haben. Kräftezustand und Alter der Patienten sind insofern zu berücksichtigen, als bei alten, geschwächten Individuen eine genügende Compensation durch Hypertrophie der Muskelsubstanz schwieriger zu Stande kommt, und fettige Degeneration sich leichter ausbildet. Endlich kommen aber auch diejenigen äussern Umstände in Betracht, von denen es abhängt, ob der Kranke in der Lage ist eine vollkommen geeignete Lebensweise einzuhalten, und in jeder Hinsicht für seine Gesundheit zu leben. Leute, die ihr Beruf zwingt sich äussern Schädlichkeiten auszusetzen und grosse körperliche Anstrengungen zu machen unterliegen rascher als solche, welche durch glückliche Vermögensverhältnisse im Stande sind alle Dinge von sich fern zu halten, welche schädlich auf ihre Herzthätigkeit einwirken können. Alle intercurrirenden oder secundären Krankheiten in andern Organen steigern natürlich die Gefahr für den Augenblick in hohem Maasse, wie z. B. Bronchitis, Pneumonie, haemorrhagische Lungeninfarcte, Pericarditis, Embolien in die Körperarterien u. s. w. Der Hydrops und Albuminurie als Zeichen ungenügender Compensation sind begreiflicher Weise in hohem Grade bedenkliche Erscheinungen, obwohl auch dann noch zuweilen vorübergehende ja selbst verhältnissmässig lange dauernde Besserung und Stillstand des Uebels eintreten kann.

Nach diesen allgemeinen Erörterungen über die Klappenfehler, wenden wir uns zu deren specieller Beschreibung.

Die Klappenfehler am linken Herzen.

a) Insufficienz der Mitralklappe.

Anatomisches. Sie wird durch sehr mannigfache Veränderungen und Verbildungen dieser Klappe und der mit ihr in Verbindung stehenden Theile hervorgebracht. Am häufigsten beruht sie auf einer **Verkürzung der Klappensegel** (besonders des Aortenzipfels), welche von ihrem freien Rande her gleichsam zu einem länglichen Wulste aufgerollt erscheinen, und so nicht mehr im Stande sind im ausgespannten Zustande das Ostium zu verschliessen. In der Regel sind auch die **Sehnenfäden verdickt**, untereinander **verschmolzen** und **geschrumpft**, manchmal in solchem Grade, dass die Klappe fast unmittelbar an die Spitzen der Papillarmuskeln angeheftet erscheint, und auch diese findet man nicht selten noch schwielig entartet und verkürzt. Durch diese Veränderungen wird das Aufsteigen der Klappe bei der Systole des Ventrikels mehr oder weniger gehemmt und das Aneinandertreten der freien Ränder unmöglich. Schon durch eine einfache Sclerose der Klappen werden dieselben starrer und unbeweglicher, was begreiflicher Weise durch oft gleichzeitig bestehende

Verkalkung in noch höherem Maasse eintritt. Der ganze Klappenapparat stellt alsdann zuweilen einen mehr oder minder starren in die Ventrikelhöhle hineinragenden Trichter dar. Bei dem letztgenannten Zustande besteht natürlicher Weise neben der Insufficienz ein gewisser Grad von Stenose des Ostium, die sich überhaupt in vielen Fällen zur Insufficienz hinzuzugesellen pflegt. Manchmal ist auch eine Verwachsung des einen Klappensegels mit der Ventrikelwand, oder des Aortenzipfels der Mitralis mit einer Semilunarklappe der Aorta (*Hope*) die Veranlassung der Insufficienz. In andern Fällen findet man eine Zerreissung eines oder mehrerer Sehnenfäden, selbst eines Papillarmuskels, oder es hat eine Perforation, eine partielle oder totale Ablösung einer Klappe stattgefunden, Zustände, wodurch ein Umschlagen derselben nach dem Vorhofe bei der Systole bedingt wird. Klappenaneurysmen, grosse mit Fibringerinnungen besetzte Vegetationen können ebenfalls den vollständigen Verschluss der Klappe hindern. Aber auch weniger greifbare Veränderungen an den Klappen können deren Schliessungsfähigkeit aufheben und es muss hier besonders auf die Erkrankungen der Papillarmuskeln hingewiesen werden, welche durch fettige Entartung, vielleicht durch krampfhafte oder lähmungsartige Zustände die normale Function der Klappen beeinträchtigen, indem sie dieselben verhindern im Augenblicke der Ventrikelsystole die richtige Stellung einzunehmen. Derartiges kann auch bei acuten Krankheiten (Typhus) und in Fällen von Chlorose vorkommen (*Scoda, London, Stark*) wie wir schon früher erwähnt haben. Eine relative Insufficienz der Mitralklappe, d. h. mangelnder Verschluss des Ostium wegen allzugrosser Ausdehnung des letztern im Verhältniss zu der Grösse der Klappensegel, wie sie *Lebert* beobachtet hat, gehört jedenfalls zu den grössten Seltenheiten.

Fig. 20.

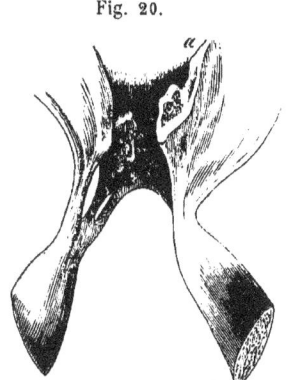

Fig. 20 stellt Insufficienz und Stenose der Mitralis nach *Rindfleisch* dar. Verwandlung der Klappe in einen starren Trichter, die Klappensegel sind verdickt, wie auf dem Durchschnitt *a* zu sehen ist, daselbst ein kalkiger Kern. Sehnenfäden verdickt, untereinander verschmolzen. Die Spitzen der Pap.-Muskeln sehnig entartet.

Die von Manchen aufgestellte Lehre, dass jede Insufficienz der Mitralis nothwendig mit einer Stenose des Ostium verbunden sei, ist in dieser Allgemeinheit nicht richtig, was schon aus den angeführten zahlreichen Beispielen von Insufficienz durch Ablösung von Klappen, Zerreissung von Sehnenfäden, Erkrankungen von Papillarmuskeln u. s. w. hervorgeht, in welchen zu einer gleichzeitigen Stenose durchaus keine Veranlassung gegeben wird. Eine Verbindung von Stenose mit Insufficienz findet aber allerdings in der Mehrzahl der Fälle statt, in denen Verdickung und schwere Beweglichkeit der Klappen besteht, wie diess gewöhnlich die Folge von chronischer Endocarditis ist. Es tritt alsdann nicht selten der Fall ein, dass anfangs die Insufficienz, im spätern Verlaufe aber mit zunehmender Rigidität und Schrumpfung des Ostium, die Stenose das Vorherrschende ist.

Nächste Folgen der Insufficienz der Mitralis. Jede Insufficienz der Mitralklappe hat zunächst die Folge, dass bei der Systole des linken Ventrikels ein Theil des Inhalts in den linken Vorhof zurückströmt, und die Aorta ein um so viel kleineres Blutquantum empfängt. Es gelangt also innerhalb einer bestimmten Zeit weniger Blut aus den Lungenvenen in das Aortensystem, die Leistung des linken Ventrikels wird dadurch vermindert, er wird für den normalen Kreislauf insufficient. Nach den in der Einleitung (pag. 90 und 91) erörterten Grundsätzen findet in Folge dessen eine sehr erhebliche Abnahme der Spannung im Aortensysteme, nebst einer mässigen Drucksteigerung in den Hohl- und Lungenvenen und einer geringeren in den Lungenarterien statt. Behält man die schon früher gebrauchten Zeichen für den Druck in den verschiedenen Abschnitten des Gefässsystems bei, nämlich P für den Druck in der Aorta, P' für denjenigen in den Lungenarterien, p und p' für denselben in den Lungenvenen und Körpervenen, so lässt sich dieser Zustand ausdrücken durch die Formel $P---$, $p'++$, $P'+$, $p++$. Die consecutiven Veränderungen, d. h. die Compensation tritt in der Weise ein, dass, da die Spannung in beiden Venensystemen zunimmt, die Füllung

Compensatorische Veränderungen. beider Ventrikel und Vorhöfe unter einem höheren Drucke geschieht, und sich zunächst Dilatation und bei günstigen Ernährungsbedingungen Hypertrophie, besonders in den Ventrikeln, ausbildet. Man findet daher fast immer den linken und den rechten Ventrikel in einem Zustande von excentrischer Hypertrophie, die in dem linken Ventrikel um so mässiger ausfällt, je mehr zugleich eine Stenose des Ostium mitrale vorhanden ist, in dem rechten Ventrikel vorzugsweise den Conus arteriosus betrifft, während der venöse Theil desselben sowie die Vorhöfe vorzugsweise dilatirt sind. Namentlich ist dies letztere der Fall in dem linken Vorhofe, dessen Endocardium auffallend verdickt und getrübt wird, sowie an den daselbst einmündenden Lungenvenen und Lungenarterien, deren Innenhaut nicht selten fettig entartet oder im Zustande chronischer Entzündung angetroffen wird. Es ist diess in den Lungenvenen theils die Folge der in denselben bei jeder Ventrikelsystole stattfindenden Druckschwankung, durch welche, so gut wie bei Insufficienz der Tricuspidalis in den Hohlvenen, ein allerdings objectiv nicht wahrnehmbarer Lungenvenenpuls entstehen muss, theils aber das Ergebniss der ausserordentlich hohen Drucksteigerung, welche bei der compensatorischen Hypertrophie des rechten Ventrikels im ganzen Lungenkreislaufe eintritt. Die Compensation ist aber, wie aus obiger Erörterung hervorgeht eine sogenannte gemischte, und sie wird sich um so günstiger gestalten je mehr sich an derselben der

Zustand der Lungenvenen.

linke Ventrikel betheiligt, da alsdann die Druckverhältnisse in allen Theilen des Gefässsystems sich am meisten den normalen nähern.

Der Grund, warum bei Insufficienz der Mitralklappe der linke Ventrikel nicht allein die Compensation übernehmen kann, liegt darin, dass mit zunehmender Hypertrophie und Dilatation desselben auch stets grössere Mengen von Blut durch das Mitralostium regurgitiren, und der Ventrikel auf diesem Wege nur schwer wieder vollkommen sufficient wird.

Erlischt im Verlaufe des Klappenleidens die Compensation, so tritt die Dilatation immer mehr hervor, die sich dann vorzüglich an dem rechten Ventrikel und dem rechten Vorhofe geltend macht. Die Veränderungen der Gestalt und Lage des Herzens sind diejenigen, wie sie bei der Hypertrophie und Dilatation, besonders des rechten Ventrikels, schon früher geschildert wurden. *Erlöschen der Compensation. Gestalt und Lage des Herzens.*

Von allen Klappenfehlern ist die Insufficienz der Mitralklappe unstreitig der häufigste; er entsteht gewöhnlich durch subacute Endocarditis im Laufe eines Rheumatismus articulor. acutus (nach *Bamberger* rührt die Hälfte aller Fälle von dieser Ursache her), auch wird er darum beim weiblichen Geschlechte und im jugendlichen Alter öfter angetroffen. *Aetiologie.*

In Folge der mit jeder Contraction des linken Ventrikels stattfindenden Regurgitation von Blut in den linken Vorhof entsteht ein mit der Systole beginnendes Geräusch, gewöhnlich von blasendem Charakter. Dasselbe hält entweder während der ganzen Systole an, oder es wird noch durch eine kurze Pause vom zweiten diastolischen Tone getrennt. Am deutlichsten vernimmt man dasselbe an der Herzspitze und längs dem linken Rande des Herzens, nach rechts wird es schwächer oder ganz unhörbar. Mit daraufgelegter Hand kann man es zuweilen als systolisches Schwirren längs dem linken Sternalrande percipiren. Bei bedeutender Stärke des Geräusches hört man dasselbe als fortgeleitetes an allen Ostien des Herzens, ja selbst über dem linken Leberlappen, der Milz und an der hintern Thoraxfläche. In einer Anzahl von Fällen ist auch der erste Ton in der Art. pulmonalis von einem Geräusche begleitet. Dasselbe hat häufig einen andern Charakter, ist rauher und tiefer, als das an der Herzspitze hörbare. Ich glaube, dass dasselbe durch die bei Insufficienz der Mitralis im linken Vorhofe entstehenden pulsirenden Bewegungen hervorgebracht wird, welche sich der ihm anliegenden Pulmonalarterie mittheilen und die Blutströmung in derselben beeinträchtigen. *Symptome. Auscultation. Systolisches Geräusch in der Art. pulmon.*

Nach *Scoda* soll es in Folge einer Auflockerung der innern Haut dieser Arterie entstehen; *Gerhardt* sucht den Grund in der starken Spannung der Häute dieses Gefässes. Ich kann dieser letztern Ansicht nicht beipflichten, da wie ich glaube, gerade eine starke Spannung der Häute die selbständige Entstehung eines Geräusches in einem Gefässe verhindern muss.

Specieller Theil der Herzkrankheiten.

Erster Ton über dem linken Ventrikel. Das systolische Geräusch an der Herzspitze wird in der Regel von einem mehr oder minder deutlichen Klappenton eingeleitet. Derselbe rührt entweder von der Mitralklappe selbst her, wenn sie noch einigermaassen schwingungsfähig ist, oder es ist der vom rechten Ventrikel her fortgeleitete erste Ton, den man vernimmt; zuweilen fehlt auch **Verstärkung des zweiten Pulmonaltons.** jeder systolische Ton an dieser Stelle. Fast immer ist der zweite Ton in der Pulmonalarterie bedeutend verstärkt (accentuirt), wenn sich in Folge einer compensatorischen Hypertrophie des rechten Ventrikels das Blut in der Pulmonalarterie unter einem sehr erhöhten Drucke befindet. Doch tritt diese Accentuirung des zweiten Pulmonaltons auch bei gut compensirten Fehlern zuweilen weniger auffällig hervor, dann nämlich, wenn die Compensation vorzugsweise durch den linken Ventrikel geleistet wird.

Mit diesen auscultatorischen Erscheinungen verbinden sich die Symptome einer mässigen Hypertrophie des linken und einer bedeutenden activen Erweiterung des rechten Ventrikels. Zuweilen bemerkt man daher **Inspection, Palpation und Percussion.** eine mehr oder minder bedeutende Vortreibung (voussure) in der Herzgegend, der Stoss wird verstärkt, selbst hebend und in grösserer Breite wahrgenommen, und überschreitet nicht selten die linke Papillarlinie nach links. Sind die Lungen stark retrahirt, bedecken sie die Herzbasis nur wenig, so kann man auch meist den durch den verstärkten Schluss der Klappen der Lungenarterie erzeugten Stoss im zweiten linken Intercostalraume percipiren. Durch die Percussion lässt sich eine grössere Breite der Herzleerheit und Herzdämpfung constatiren; erstere kann den rechten Sternalrand überschreiten und nach links bis über die Papillarlinie reichen. Es versteht sich, dass diese Symptome nur unter der Voraussetzung sich manifestiren, dass in Betreff der Lungen, der Pleura und des Herzbeutels normale Verhältnisse obwalten. Der Radialpuls zeigt bei gut compensirtem Fehler in der Regel nichts Abweichendes, zuweilen ist er unregelmässig, auch an den sichtbaren Venen am Halse bemerkt man kaum eine stärkere Füllung; die Farbe der Haut und der Schleimhäute kann vollkommen normal sein. Das Allgemeinbefinden der Kranken ist oft ein ziemlich gutes, nur werden grössere körperliche Anstrengungen und geistige Aufregungen meist schlecht ertragen, indem sich Palpitationen und Dyspnoe vorübergehend einstellen. Doch disponirt die starke Füllung der Lungen- und Bronchialgefässe zu Katarrhen der Luftwege, welche bei wiederholten Anfällen nicht selten den Anstoss zu weiterer Verschlimmerung geben.

Symptome ungenügender Compensation. Mit dem Beginne einer ungenügenden Compensation, welche dem Tode meist längere Zeit voranzugehen pflegt, ändern sich die Erscheinungen; der Arterienpuls wird klein, von geringer Spannung, meist ist derselbe beschleunigt und alsdann auch unregelmässig.

Marey giebt denselben constant als unregelmässig an, und bildet eine Anzahl Curven ab, wovon ich hier einige Beispiele mittheile.

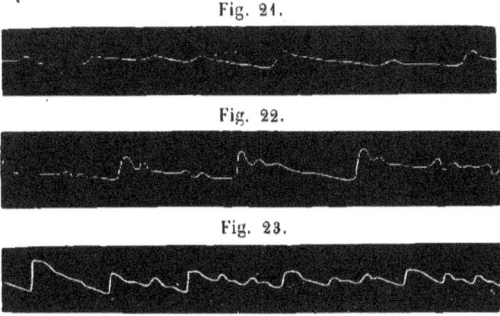

Fig. 21.

Fig. 22.

Fig. 23.

Dem entspricht ein schwächerer, oft übrigens immer noch verstärkter, unregelmässiger und frequenter Herzstoss; die Leerheit und Dämpfung nehmen noch zu, namentlich nach rechts in Folge der eintretenden Erweiterung des rechten Vorhofs. Die Halsvenen schwellen an und zeigen oft mitgetheilte oder aber wahre Pulsation, die bei eintretender relativer Insufficienz der Tricuspidalklappe eine bedeutende Stärke erreichen kann. Bei der Auscultation vernimmt man noch immer das systolische Geräusch an der Spitze, manchmal wird es schwächer wahrgenommen, und zuweilen gesellen sich auch noch die auscultatorischen Erscheinungen der Stenose der Mitralöffnung hinzu, wenn eine solche sich aus der Insufficienz im Laufe der Zeit entwickelt hat. Mit dem Nachlass der Compensation durch den rechten Ventrikel vermindert sich auch die hohe Spannung in der Lungenarterie, die Verstärkung des zweiten Pulmonaltons nimmt demgemäss ab, diese Abnahme tritt jedoch im Vergleich zum zweiten Aortentone weniger hervor, weil auch dieser weniger stark wird. Auch vernimmt man den zweiten Ton an der Herzbasis zuweilen verdoppelt, vielleicht weil bei der niedern Spannung in der Aorta der Synchronismus im Klappenschlusse mit den Pulmonalklappen mangelt. Zugleich treten nun die im Allgemeinen für die Klappenfehler geschilderten Symptome von Seiten der Lunge, der Verdauungsorgane, der Nieren u. s. w. ein, und es erfolgt schliesslich, oft erst nach wiederholter Besserung unter Zunahme der Dyspnoe, durch Lungenödem, hämorrhagischen Lungeninfarct oder intercurrirende andere Krankheiten, am häufigsten aber durch Hydrops und Marasmus das lethale Ende, welches den Kranken von seinen qualvollen Leiden erlöst.

Die Diagnose wird sich hauptsächlich auf die physikalischen Erscheinungen stützen müssen, unter denen die Verbindung eines systolischen Geräusches an der Herzspitze mit der Verstär-

Diagnose.

kung des zweiten Pulmonaltons und den consecutiven Veränderungen in der Grösse und der Gestalt des Herzens maassgebend ist, um vor Verwechslung mit anorganischen Geräuschen, wie sie z. B. bei Chlorose vorkommen, zu schützen. Die Differentialdiagnose von Aortenstenose siehe bei dieser. Die Diagnose kann sehr erschwert werden durch Complicationen besonders von Seiten der Pleura (pleuritisches Exsudat) und der Lungen. Namentlich ist oft ein gleichzeitig bestehendes chronisches Lungenemphysem nicht blos für die Ermittlung der Grössenverhältnisse des Herzens hinderlich, sondern es kann ein solches ebenfalls Verstärkung des zweiten Pulmonaltons und allgemeine venöse Hyperämie nebst ihren Folgen hervorrufen, dabei aber die Wahrnehmung eines systolischen Geräusches im linken Ventrikel erschweren. Manchmal vernimmt man dieses letztere alsdann noch am deutlichsten über dem linken Leberlappen zwischen Schwertfortsatz und linkem Rippenbogen (s. pag. 62).

Prognose.   Die Prognose einer reinen, gut compensirten Mitralinsufficienz, besonders bei noch nicht in den Jahren vorgerückten Individuen, ist relativ zu andern Klappenfehlern eine günstige, denn solche Kranke können bei sonst vortheilhaften äussern Umständen oft eine lange Reihe von Jahren sich eines relativen Wohlbefindens erfreuen, und selbst mässige körperliche Anstrengungen ohne Nachtheil ertragen.

    Ich habe gegenwärtig einen 40jährigen, kräftigen und blühend aussehenden Mann unter meiner Beobachtung, der seit seiner Kindheit, in welcher er einen acuten Gelenkrheumatismus überstand, an einer ganz exquisiten Insufficienz der Mitralklappe leidet, ohne dadurch irgendwie erheblich belästigt zu sein; allerdings gestatten seine äussern Verhältnisse sowohl als auch sein Temperament eine möglichste Schonung seines Körpers.

Ist jedoch die Insufficienz, wie diess häufig der Fall ist, mit einer anfangs allerdings geringen, im Laufe der Zeit aber bedeutender werdenden Stenose verbunden, so wird die Prognose natürlich schlechter, und diese wird um so ungünstiger, wenn sich die Zeichen gestörter Compensation, d. h. zunehmender Dilatation des rechten Herzens, Abnahme der Verstärkung des zweiten Pulmonaltons, unregelmässiger Puls und Cyanose einstellen. Bei acut sich entwickelnder Insufficienz der Mitralis durch Zerreissung, Perforation oder Ablösung einer Klappe ist die Prognose schon wegen des vorhandenen primären Leidens (acute Endocarditis, Myocarditis), besonders aber auch wegen der Plötzlichkeit, mit welcher die Circulationsstörung eintritt in hohem Grade bedenklich; nicht selten erfolgt der Tod momentan, oder doch nach sehr kurzer Zeit.

b) **Stenose des Ostium venosum sinistrum.**

Die Verengerung des linken Ostium atrioventriculare ist, wie die In- Anatomisches. sufficienz der Mitralklappe, fast immer das Resultat einer chronischen Endocarditis. Sie wird in der Regel herbeigeführt durch die **Starrheit** der Klappen, Sehnenfäden und Papillarmuskeln, wenn dieselben verdickt oder verkalkt sind. Durch ihre fixirte Stellung werden die Klappensegel gehindert sich bei der Diastole an die Ventrikelwand anzulegen und das Ostium ganz frei zu machen; doch werden auf diese Weise gewöhnlich nur mässige Grade der Stenose erzeugt; die gleichzeitig bestehende Insufficienz ist jedenfalls vorwiegend. Die höhern Grade entstehen durch seitliche **Verwachsungen** der **Klappenränder**, welche vom Klappenringe beginnend entweder zur Bildung eines wenig beweglichen trichterförmigen Conus mit enger Mündung führen oder bei starker Schrumpfung der Zipfel zu einem starren oft mit höckerigen, kalkigen Massen durchsetzten Diaphragma mit schmaler spaltförmiger Oeffnung verschmelzen, welches sich zwischen Vorhof und Ventrikel ausbreitet. Die Verbindung zwischen den beiden letztern kann dabei so eng werden, dass kaum eine Federspuhle oder ein Catheter durch dieselbe hindurchgeführt werden kann. Von geringerer Bedeutung für die Erzeugung

Fig. 24.

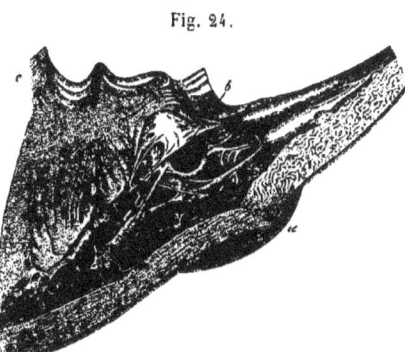

Stenose mit Insufficienz der Mitralis nach *Lebert*, vom Ventrikel aus gesehen. *a* Herzspitze; *b* Ostium mitrale; *c* die halbmondförmigen Aortenklappen.

Fig. 25.

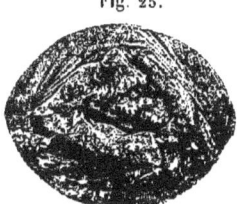

Spaltförmige Stenose des Ostium mitrale mit vollständiger Verschmelzung der Klappensegel zu einem mit höckerigen Verkalkungen besetzten Diaphragma, vom Vorhofe aus gesehen.

einer Stenose sind **Auflagerungen** längs der Schliessungslinie der Klappen; dieselben müssen schon sehr erheblich sein um eine solche Wirkung hervorzubringen; zuweilen hat man auch schon **Fibringerinnsel** und selbst **fibröse Polypen**, welche vom Vorhofe durch das Lumen der Mündung in den Ventrikel hineinragten, oder sonstige **Tumoren** eine Verengerung des Mitralostiums herbeiführen sehen. Die Beurtheilung von Verengerungen leichteren Grades an der Leiche ist oft nicht leicht; im allgemeinen gilt als Regel, dass man durch ein normales Mitralostium eines

Erwachsenen ohne Schwierigkeit muss Zeige- und Mittelfinger hindurchführen können. In allen Fällen, in welchen die Stenose auf einer Unbeweglichkeit oder Verwachsung der Klappenzipfel beruht, muss nothwendigerweise auch eine Insufficienz der Klappe bestehen; je bedeutender jedoch die Verengerung wird, um so mehr wird die Insufficienz an Bedeutung verlieren, und bei den spaltförmigen Stenosen (s. Fig. 25.) ist es wohl denkbar, dass während der Systole des Ventrikels sich die Ränder des Spaltes soweit einander nähern, dass dadurch ein nahezu vollkommner Verschluss zu Stande kömmt.

Gleichzeitige Insufficienz der Mitralis.

Die Wirkung der Stenose des Ostium venosum sinistrum ist nothwendigerweise die, dass das Einströmen des Bluts aus dem Vorhofe in den Ventrikel behindert wird, indem durch die verengte Mündung in einer gewissen Zeit nur weniger Blut hindurchfliessen kann; der linke Ventrikel wird in Folge dessen ungenügend gefüllt, und kann daher nur weniger Blut in die Aorta treiben; er wird also insufficient, d. h. es treten für den Kreislauf zunächst genau dieselben Folgen ein, wie bei der Insufficienz der Mitralis: stark verminderte Spannung im Aortensystem, mässige Druckerhöhung in den Hohl- und Lungenvenen, unbedeutende in der Lungenarterie; $P----$, $p'++$, $P'+$, $p++$. Die consecutiven Veränderungen am Herzen gestalten sich jedoch in etwas anderer Weise; denn bei einigermassen vorgeschrittener Stenose wird auch der erhöhte Blutdruck in den Lungenvenen und in dem linken Vorhofe nicht im Stande sein die nöthige Füllung des linken Ventrikels zu bewirken, weil ein grosser Theil des Drucks durch den Widerstand an der verengten Stelle aufgezehrt wird; die Höhle des linken Ventrikels verkleinert sich während seine Wandungen atrophiren (concentrische Atrophie). Allerdings nehmen in der Regel die Wandungen des stark erweiterten linken Vorhofs an Masse erheblich zu, und man beobachtet in solchen Fällen gerade die bedeutendsten Grade excentrischer Hypertrophie dieses Herzabschnitts. Allein diese letztere ist nicht im Stande eine irgendwie genügende Compensation zu bewirken; der zugleich auch in den Körpervenen erhöhte Druck dilatirt das rechte Herz und hat excentrische Hypertrophie des rechten Ventrikels zur Folge, welche in diesem Falle einen um so höheren Grad erreicht, als der linke Ventrikel nicht im Stande ist, sich, wie bei der Insufficienz der Mitralis, an der Compensation zu betheiligen. Man hat es also mit dem ungünstigsten Falle der Compensation zu thun, in welchem der gesunde Ventrikel die Leistung für den erkrankten übernimmt (Hülfscompensation). Während bestenfalls die Drucke in den Körperarterien und den Körpervenen nur nahezu wieder sich dem normalen Verhältnisse nähern, steigt die Spannung im Lungenkreislauf auf eine enorme Höhe ($P-$, $p'-$, $P'++++$, $p++++$), und damit entwickeln sich alle schon früher angegebenen Veränderungen: fettige Entartung, Verdickung und chronische

Folgen der Stenose für die Blutbewegung.

Compensatorische Vorgänge.

Entzündung der Innenhaut der Lungengefässe, Ectasie der Lungencapillaren mit gesteigerter Disposition zu Katarrhen, brauner Induration, Lungenödem und Blutungen. Uebrigens ist bei hohen Graden der Stenose das Hinderniss für die Fortbewegung des Bluts so erheblich, dass wohl kaum je eine irgendwie genügende Compensation des Kreislaufs stattfindet. Die Erweiterung des rechten Herzens nimmt daher immer mehr zu, besonders wenn sich schon bald fettige Degeneration des Muskelfleisches einstellt und die Compensation noch mehr erschwert. Der ausserordentlich erweiterte rechte Vorhof vermag sich nicht mehr gehörig zu contrahiren, wozu sich noch häufig dann, wenn die Segel der Tricuspidalis nicht mehr hinreichen um das enorm ausgedehnte Ostium venosum dextrum zu verschliessen, eine sog. relative Insufficienz dieser Klappe gesellt. Man findet daher nach dem lethalen Ausgange die Gestalt des Herzens unter diesen Umständen sehr erheblich verändert. Das ausserordentlich vergrösserte rechte Herz bildet die Hauptmasse des Organs, die Spitze desselben wird ausschliesslich vom rechten Ventrikel gebildet und seine Form wird dadurch mehr rundlich; der sehr dilatirte linke Vorhof ragt längs der Pulmonalarterie weit nach oben, indess der verkleinerte linke Ventrikel nur gleichsam einen Anhang des rechten bildet, weit nach hinten gedrängt wird und nur noch einen sehr schmalen Saum der vordern Brustwand zuwendet. Doch erreichen diese consecutiven Veränderungen, namentlich die concentrische Atrophie des linken Ventrikels, bei weitem nicht in allen Fällen von Stenose des Mitralostiums einen so hohen Grad. Diess ist zunächst dann der Fall, wenn eben die Stenose nicht sehr bedeutend ist und die Insufficienz noch vorwiegt; aber man beobachtet es auch in Fällen, in denen der Grad der Stenose den oben geschilderten Zustand erwarten liesse. Es rührt diess dann daher, dass der Entwicklung der Verengerung ein länger dauerndes Stadium der Insufficienz der Klappe vorangegangen ist, die eine excentrische Hypertrophie des linken Ventrikels hervorrief, welche noch nicht völlig geschwunden ist, oder dass sich die Stenose der Mitralöffnung erst nachträglich einem Aortenklappenfehler oder anderen Störungen im grossen Kreislaufe hinzugesellte, die eine excentrische Hypertrophie des linken Ventrikels zuvor eingeleitet hatten. Unter solchen Umständen kann man nicht allein normale Verhältnisse des Ventrikels an der Leiche finden, sondern selbst Hypertrophie seiner Wandungen und Dilatation seiner Höhle, trotz vorhandener Stenose des Ostium mitrale.

Da während jeder Ventriculardiastole das Blut durch die verengte Stelle in den Ventrikel strömt, so sind damit die nöthigen Bedingungen zur Entstehung eines diastolischen Geräusches im linken Ventrikel gegeben. In der That vernimmt man bei der Auscultation in der Gegend der Herzspitze, oder vielmehr des linken Ventrikels, der in diesem Falle wegen der Veränderungen in Gestalt und Lage des Herzens oft weit nach links verschoben ist, ein Geräusch, welches während der ganzen Diastole anhält, und nur während der Systole auf kurze Zeit unterbrochen wird. Da die Ventrikeldiastole bei der Stenose des Ostium mitrale in der Regel unverhältnissmässig lange im Vergleich zur kurzen Systole dauert, so erscheint dieses diastolische Geräusch sehr gedehnt. Oft ist aber das Geräusch nicht während der ganzen Dauer der Diastole der Ventrikel zu hören, sondern nur ganz am Schlusse derselben, während der Vorhofssystole, bei welcher der Blutstrom aus dem Vorhofe in den Ventrikel erst die nothwendige Geschwindigkeit erlangt, um ein Geräusch zu erzeugen. Dasselbe ist alsdann ein sogen. praesystolisches. Neben diesem Geräusche vernimmt man gleichzeitig den 2. diastolischen Ton, der von dem Schliessen der Semilunarklappen herrührt. Da aber wie schon erwähnt wurde fast immer zugleich eine Insufficienz der Mitralklappe vorhanden ist, so hört man in der Regel auch ein systolisches Geräusch, welches entweder durch einen noch vorhandenen ersten Ton von dem diastolischen getrennt wird, oder sich unmittelbar an dasselbe anschliesst. Oft ist aber auch der systolische Ton nur unrein, gespalten oder dumpf, ohne dass ihn ein Geräusch begleitet. Wegen der niedrigen Spannung im Aortensysteme sind die Töne in der Aorta schwach, namentlich der 2., gegen welchen der ausserordentlich verstärkte, in weitem Umfange hörbare 2. Pulmonalton auffällig absticht. Der erste Ton über dem rechten Ventrikel ist normal oder von dem aus dem linken Herzen herrührenden systolischen Blasen begleitet. Nicht immer verhalten sich aber die auscultatorischen Erscheinungen in dieser Weise, namentlich dann nicht, wenn die Stenose einen sehr hohen Grad erreicht, die Compensation ungenügend und die Herzaction schwach ist. Das diastolische Geräusch am linken Ventrikel ist in solchen Fällen sehr schwach oder es fehlt häufig ganz, wenn der hohe Druck im linken Vorhofe nachlässt oder die Stenose so bedeutend ist, dass nur wenig Blut durch die enge Spalte hindurchtritt; bei energischerer Herzaction, namentlich nach Körperbewegungen kann jedoch das Geräusch vorübergehend hörbar sein. Aber auch das meist viel stärkere systolische Geräusch kann fehlen, wenn die lippenförmige Spalte bei der Ventrikelsystole einen vollständigen Verschluss des Ostium erlaubt. Man hört alsdann über dem linken Ventrikel entweder Nichts oder nur einen dumpfen undeutlichen Schall oder einen unreinen gespaltenen Ton. Die Töne in der Aorta werden noch schwächer, und zuweilen erscheint der 2. Ton an der Herzbasis gespalten oder vollkommen verdoppelt, weil die Semilunarklappen beider arterieller Gefässe wegen der grossen in denselben bestehenden Druckdifferenz nicht mehr synchronisch sich schliessen. Wird endlich, was nicht selten einzutreten pflegt, die Valvula tricuspidalis in Folge der stets wachsenden Dilatation des rechten venösen Ostium insufficient, so hört man auch über dem rechten Ventrikel am untern Theile des Brustbeins ein besonderes systolisches Geräusch; der hohe Druck in den Lungengefässen lässt in Folge dieser Insufficienz der Tricuspidalklappe sehr nach, der 2. Ton in der Pulmonalarterie wird schwächer, und verliert seine starke Accentuirung.

Die Inspection, Palpation und Percussion ergeben in Bezug auf Thoraxform, Herzstoss und Dämpfung ähnliche Ergebnisse wie bei der Insufficienz der Mitralklappe, nur oft in noch auffälligerer Weise. Die aufgelegte Hand fühlt ein **diastolisches** oder **systolisches Schwirren** (Katzenschnurren) in der Gegend des linken Ventrikels, welches oft deutlicher bei linker Seitenlage der Kranken hervortritt. Das Herz **dämpft in grosser Breite** den Schall an der vordern Brustwand, manchmal auch in grösserer Höhe, wegen des erweiterten linken Vorhofs; über den rechten Sternalrand hinaus bis gegen die rechte Mammallinie lässt sich auch oft durch die Percussion der ausgedehnte rechte Vorhof nachweisen. Der **Herzstoss** ist verstärkt und in grosser Breite namentlich gegen das Sternum hin fühlbar, letzteres und das Epigastrium wird durch denselben oft in erheblichem Maasse erschüttert; manchmal aber erscheint derselbe auch sehr schwach, wenn die Dilatation überhandnimmt. In den links vom linken Sternalrande befindlichen Intercostalräumen sieht man oft undulirende Bewegungen von dem darunter befindlichen rechten Ventrikel, ja selbst auf der rechten Seite des Brustbeins kann man solche zuweilen, vom rechten Vorhofe herrührend, wahrnehmen. Der **Radialpuls** ist auffallend klein, leer, wie wohl bei keinem andern Klappenfehler, oft ist er ungleich in der Stärke und unregelmässig. Dem entspricht auch die Herzaction, welche namentlich bei zunehmender Dilatation des rechten Herzens oft so beschleunigt und unrhythmisch ist, dass der Auscultirende Mühe hat, Diastole und Systole zu unterscheiden. Dabei fehlt oft die Uebereinstimmung in der Zahl der Herzcontractionen und der Pulsschläge.

Marey giebt allerdings an, dass bei Stenose der Mitralöffnung der Puls fast immer regelmässig und rhythmisch sei, im Gegensatze zu demjenigen bei der Insufficienz der Valv. mitralis. Er macht dabei die Bemerkung, dass die Gesammtlinie der Curve bei Stenose der Mitralis sehr deutliche Undulationen zeige, die den Athembewegungen entsprechen, und bringt diess in Zusammenhang mit der Dyspnoe, woran solche Kranke besonders leiden.

Fig. 26.

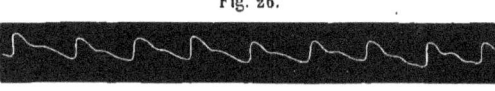

Fig. 27.

Doch kann ich diess, wie die beiden hier nach *Marey* wiedergegebenen Curven zeigen, nicht finden. Dieselben erscheinen auffallender Weise weder sehr klein, noch sind die respiratorischen Schwankungen bedeutender als die in der von mir bei einem Gesunden gewonnenen Curve pag. 72 Fig. 9.

Die Erscheinungen an den Venen, die Cyanose der Hautdecke und der Schleimhäute, die Anschwellung dieser Gefässe am Halse und den Extremitäten erreichen meist noch früher als bei der Insufficienz der Mitralis einen ungewöhnlich hohen Grad, und in Folge dessen beobachtet *Halsvenen- und Leberpuls.* man noch häufiger Bulbuspuls, Pulsiren der Halsvenen und der Leber. Ebenso treten auch die Folgen des erhöhten venösen Drucks in den innern Organen, Leberschwellung, Magen- und Darmkatarrhe, Albuminurie und Hydrops gewöhnlich schon in einer frühern Periode dieses Klappenfehlers ein, der so schwierig eine genügende Compensation zulässt. Der enorm gesteigerte Blutdruck in den Lungengefässen begünstigt vorzugsweise das Auftreten von Katarrhen, Oedemen, Blutungen in den Lungen und Bronchien, wie denn auch die Dyspnoe und Orthopnoe oft den höchsten Grad erreichen.

Diagnose. Die Diagnose der Mitralstenose wird sich vorzugsweise auf ein diastolisches oder praesystolisches Geräusch von grösster Intensität in der Gegend der Herzspitze und des linken Ventrikels verbunden mit bedeutender Verstärkung des 2. Tons in der Arteria pulmonalis, kleinem, leerem Arterienpulse und den Erscheinungen der Dilatation und Hypertrophie des rechten Herzens stützen müssen. Besteht blos ein systolisches Geräusch, so ist bei der grossen Aehnlichkeit der consecutiven Erscheinungen eine Unterscheidung von der Insufficienz der Mitralklappe nicht möglich, im Ganzen allerdings auch von geringem praktischen Werthe. Manchmal gelingt es durch Anregung einer energischen Herzaction, z. B. nach Körperbewegungen, das diastolische Geräusch hörbar zu machen, oder es lässt sich dasselbe durch Regulation der sehr frequenten, unregelmässigen und dabei wenig kräftigen Herzcontractionen vermittelst der Anwendung von Digitalis zur Wahrnehmung bringen. Der Mangel jedes 1. Tones und Geräusches über dem linken Ventrikel in Verbindung mit den oben genannten consecutiven Veränderungen am Herzen und der Circulation wird auf einen hohen Grad von Stenose der Mitralöffnung gedeutet werden müssen. Diastolische Geräusche in Folge von Fehlern an andern Ostien und Klappen unterscheiden sich durch den Ort wo sie mit grösster Deutlichkeit gehört werden, so wie durch die Verschiedenheit der consecutiven Veränderungen am Herzen von der Stenose des Ostium venosum sinistrum.

Prognose. Da die Compensation dieses organischen Herzfehlers weit schwieriger ist, als diejenige der Mitralinsufficienz, und sich alle üblen Folgen desshalb früher einstellen und rascher entwickeln, so ist auch die Vorhersage eine weit ungünstigere. Die Abnahme der Verstärkung des 2. Pulmonaltones als Zeichen nachlassender Compensation durch das rechte Herz wird hier um so mehr als ein ungünstiges Zeichen aufgefasst werden müssen, als die Möglichkeit einer gesteigerten Leistung des linken Ventrikels ausgeschlossen ist.

c) Insufficienz der Aortaklappen.

Der ungenügende Verschluss durch die halbmondförmigen Klappen der Aorta ist am häufigsten die Folge einer **Verkürzung** dieser Ventile durch Schrumpfung längs ihrer Schliessungslinie, wobei zuweilen die schmalen membranösen Säume jenseits dieser Linie noch zart und wenig verändert sein können. Ebenso führt in seltneren Fällen **Verwachsung einer Klappe mit der Wand der Aorta, Durchlöcherung, Klappenaneurysma, Zerreissung und Ablösung an ihrer Basis**, wie dieses bei Myocarditis und Perforation des Septum ventriculorum der Fall sein kann, nothwendig zur Insufficienz des genannten Klappenapparats. Es kann in den genannten Fällen die Insufficienz eine ganz reine sein, indem das Ostium dabei seine normale Weite behält. Auch die **Rigidität** durch Verdickung und Verkalkung, oft in Verbindung mit einer **Verwachsung der Klappen untereinander** an ihren freien Rändern hindert ihre Entfaltung bei der Diastole des Ventrikels, so dass zwischen denselben eine Oeffnung bleibt, durch welche Blut in den Ventrikel zurückströmt. Aber mit den letztgenannten Veränderungen ist stets eine mehr oder minder erhebliche Verengerung der Aortenmündung verbunden, so dass in einer nicht unbeträchtlichen Zahl von Fällen Insufficienz der Klappen mit Stenose des Ostium combinirt ist, ähnlich wie bei den Fehlern am Ostium venosum sinistrum, nur beobachtet man viel

Anatomisches.

Gleichzeitige Stenose d. Orificium Aortae.

Fig. 28.

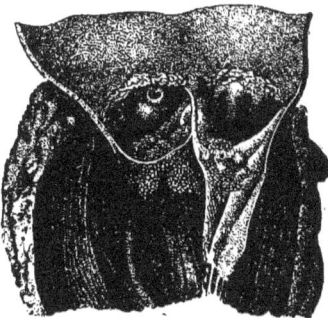

Insufficienz der Aortaklappen nach *Lebert*. Das Ostium scheint nur von 2 grossen Klappen umgeben zu sein, die 3. ist verkürzt und hinter den beiden andern versteckt. Die Klappen sind mit Vegetationen besetzt und incrustirt.

Fig. 29.

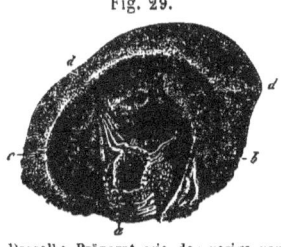

Dasselbe Präparat wie das vorige von oben gesehen. *a*. Das verengte Ostium, *b* und *c*. Verlöthung der Klappen untereinander. *dd*. Aufgeschnittene Aorta.

häufiger reine Fälle von Aortenklappeninsufficienz wie von Insufficienz der Mitralis.

Die Verwachsung zweier Semilunarklappen, welche am häufigsten zwischen der rechten und der hinteren Tasche stattfindet, ist jedoch nicht nothwendig mit Insufficienz verbunden. Indem die durch die Verwachsung zwischen den beiden Klappen gebildete Scheidewand sich erniedrigt und schwindet, können beide Taschen, insofern sie nicht zugleich geschrumpft und verkürzt sind, zu einer grossen und sehr langen Klappe mit einem Sinus verschmelzen, und so mit der gegenüberliegenden kleineren Klappe dem vollkommenen Verschlusse des Ostium genügen. Manche nehmen auch eine relative Insufficienz der Aortaklappen in Folge von sehr starken Erweiterungen des Ostium an (*Corrigan*, *Aran*), und *Lebert* sah 9 mal bei Aneurysmen des Aortenursprungs, welche das Orificium ungebührlich erweiterten, Insufficienz bei ganz normalen Klappen. In der Regel erfolgt jedoch in solchen Fällen durch Dehnung der Klappentaschen der Verschluss des Ostium. Veränderungen an der Basis der Klappen, Verdickung, Verkalkung, sind, wofern die übrigen Theile derselben normal bleiben, in der Regel ohne Einfluss auf die Schliessungsfähigkeit, ebenso sind die gewöhnlich jenseits der Schliessungslinie liegenden Fensterungen der Klappen, Atrophie oder angeborener Mangel einer solchen nur äusserst selten Veranlassung der Insufficienz. Die Insufficienz der Aortaklappen kann an der Leiche dadurch constatirt werden, dass man den Anfangstheil der Aorta mit Wasser füllt, welches alsdann rasch in den Ventrikel abfliesst. Sind die Klappen schliessungsfähig, so sinkt die Flüssigkeitssäule in der Aorta nur sehr langsam, indem ein Theil des Wassers allmählich durch die Kranzarterie wegsickert.

Fig. 30.

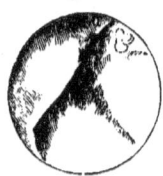

Verwachsung des rechten und hinteren Klappensegels der Aortaklappen ohne Insufficienz der Klappe nach *Rindfleisch*.

Folgen d. Insufficienz für die Blutbewegung. Die nächste Folge jeder Insufficienz der Aortaklappen ist die, dass bei der Diastole des linken Ventrikels aus der Aorta ein Theil des zuvor in dieselbe getriebenen Bluts in den Ventrikel zurückfliesst. Ein Theil der vom linken Ventrikel geleisteten Arbeit wird daher vernichtet, die Aorta erhält innerhalb einer bestimmten Zeit weniger Blut und damit treten zunächst die allen Fehlern am linken Herzen eigenthümlichen Folgen für den Kreislauf ein, Abnahme der Spannung im Aortensysteme, mässige Druckerhöhung in den Lungen- und Hohlvenen, unbedeutende in der Lungenarterie $(P--- -, p'++, P'+, p++)$.

Compensatorische Vorgänge. Die consecutiven Veränderungen gestalten sich dabei folgendermaassen: Bei der ungestörten Verbindung zwischen linkem Vorhof und linkem Ventrikel wird der letztere aus den Lungenvenen unter stärkerem Drucke gefüllt, zugleich strömt aber auch in denselben eine gewisse Menge von Blut aus der Aorta, welches unter noch höherem Drucke steht; derselbe erhält somit bei der Diastole von zwei Seiten her eine grössere Menge von Blut unter einem sehr erheblichen Druck, seine Höhle wird bedeutend dilatirt und seine Wandungen dadurch in hohem Grade hypertrophisch.

II. Die Krankheiten des Endocardium. 217

Man findet daher die Ventrikelhöhle zuweilen so weit, dass sie eine Mannsfaust bequem aufnehmen kann, während die Wandungen eine Dicke bis zu 3 Cent. erlangen. Dadurch kommt es in der Regel zu einer sehr vollkommenen Compensation, welche, da sie von dem geschädigten Ventrikel selbst ausgeht (Selbstcompensation) die normalen mittlern Druckverhältnisse bald wieder herstellt, so dass die Druckerhöhung in den Körpervenen wieder schwindet und eine Dilatation und Hypertrophie des rechten Ventrikels daher nicht eintritt. Die Trabeculae carneae und Papillarmuskeln des linken Ventrikels nehmen in der Regel Theil an der Hypertrophie, die letzteren werden dabei dicker und massenhafter, in Folge der Dilatation müssen sie aber auch länger werden. Je nachdem die Verdickung oder die Verlängerung überwiegt erscheinen sie bald plumper, bald schlanker. Der linke Vorhof behält meist seine normalen Verhältnisse, wohl aber ist in der Regel das Ostium venosum sinistrum erweitert, indem es sich an der allgemeinen Dilatation des linken Ventrikels betheiligt, doch sieht man jedenfalls sehr selten auf diese Weise eine relative Insufficienz der Valvula mitralis sich zur Insufficienz der Aorta hinzugesellen. Wie wir schon oben bemerkt, erleidet der rechte Ventrikel keine Hypertrophie und Dilatation, im Gegentheil, derselbe erscheint sehr häufig dem grossen linken Ventrikel gegenüber, der allein die Herzspitze bildet, nur als ein kleiner Anhang, seine Lichtung wird zum Theil durch das mächtig verdickte Septum ventriculorum, das bauchig in denselben vorgewölbt wird, verengt. Doch betrifft diese Verengerung der Höhle vorzugsweise die Pars venosa des Ventrikels, während der Conus arteriosus dexter dafür etwas erweitert ist, so dass der Ventrikel im Ganzen dennoch die nöthige Blutmenge fassen kann.

Ich kann daher der von Vielen ausgesprochenen Ansicht, dass durch die Vorwölbung des Septum in den rechten Ventrikel die Circulation wesentlich erschwert, und dadurch die Folgen des Klappenfehlers erheblich gesteigert werden, nicht beipflichten. Uebrigens zeigt auch jeder Querschnitt an einem normalen Herzen eine solche Vorwölbung des Septum und eine ähnliche Configuration der Höhle des rechten Ventrikels (vergl. *Luschka*, Die Anatomie der Brust des Menschen, Fig. 24. pag. 342).

Obgleich der mittlere Druck in der Aorta und den Körperarterien, selbst bei vollkommner Compensation durch die excentrische Hypertrophie des linken Ventrikels, das normale Maass nicht überschreitet, so sind doch die Druckschwankungen in diesen Gefässen ungewöhnlich gross, denn mit jeder Systole des Herzens dringt eine weit grössere Blutmenge (der ganze Inhalt des oft um das doppelte oder dreifache vergrösserten linken Ventrikels) in dieselben ein, wodurch ihre Ausdehnung und Spannung einen ausserordentlich hohen Grad erreichen; mit der Diastole des Herzens entleert sich dagegen das arterielle System viel vollständiger als gewöhnlich, weil ein Theil des Inhalts nach dem Ventrikel zurückfliesst;

Druckschwankungen in der Aorta und den Arterien.

dadurch sinkt der Seitendruck weit tiefer als im normalen Zustande. Durch die bei jeder Systole erfolgende starke Ausdehnung werden die Arterien im Allgemeinen, besonders aber die Aorta bedeutend erweitert und der Sitz sehr ausgebreiteter chronischer Entzündungsprocesse der Innenhaut, die an einzelnen Stellen einen höheren Grad erreichen und damit die Grundlage zur Entstehung aneurysmatischer Erweiterung legen, welche man häufig mit diesem Klappenleiden combinirt findet. Durch die Erweiterung und den Elasticitätsverlust der Arterien entstehen neue Hindernisse für die Fortbewegung des Bluts, denen gegenüber die excentrische Hypertrophie des linken Ventrikels schliesslich nicht mehr Schritt halten kann, die Compensation fängt an ungenügend zu werden und erlischt immer mehr, zumal, wenn sich noch anderweitige Veränderungen am Herzen hinzugesellen; denn häufig entwickelt sich im Verlaufe eine Pericarditis oder eine chronische Myocarditis, am gewöhnlichsten aber fettige Degeneration des Herzmuskels. Es treten alle Consequenzen der Insufficienz des linken Ventrikels hervor. Der Druck in den Lungenvenen und Körpervenen steigt, der rechte Vorhof und selbst der rechte Ventrikel werden dilatirt, allerdings in der Regel nicht in dem Maasse wie bei den Fehlern am Ostium mitrale, vielleicht aus dem Grunde, weil die erweiterten Arterien ein grösseres Blutquantum als gewöhnlich zu fassen im Stande sind. Es braucht hier nicht näher ausgeführt zu werden, dass mit der meist enormen excentrischen Hypertrophie des linken Ventrikels alle diejenigen Folgen für die Gestalt und die Lage des Herzens sowie für die Entfaltung der Lungen verbunden sind, die wir schon früher (pag. 102 und 106) geschildert haben.

Die Insufficienz der Aortaklappen wird im spätern Alter häufiger beobachtet, und ist alsdann in der Regel die Folge des Uebergreifens des atheromatösen Processes der Aorta auf die benachbarten Klappen. In der Jugend ist sie dagegen in der Regel das Resultat einer abgelaufenen subacuten Endocarditis rheumatica und alsdann nicht selten mit Erkrankung der Mitralis, namentlich des Aortenzipfels combinirt. Das männliche Geschlecht scheint derselben häufiger unterworfen zu sein als das weibliche.

v. Bamberger hat unter 50 Fällen nur 15 vor dem 30. Jahre beobachtet, *Corrigan* nur 2 vor dem 35.; unter *v. Bamberger's* Kranken waren 38 Männer und 12 Weiber.

Das hervorragendste auscultatorische Phänomen bei Insufficienz der Aortaklappen ist ein **diastolisches Geräusch**, welches von dem Ursprunge der Aorta an, **über dem Sternum in der Höhe des 3. Rippenknorpels** links bis nach dem 2. rechten Intercostalraume hin mit der grössten Intensität wahrgenommen wird; zuweilen ist es auch tiefer unten am Sternum und in der Gegend der Herzspitze besonders laut und deutlich. Es entsteht dasselbe durch das während der Diastole durch den mehr oder weniger engen Spalt der insufficienten Klappen aus der Aorta in den sich erweiternden Ventrikel zurückfliessende Blut, wohl auch zum Theil durch das Zusammentreffen des letzteren mit dem in anderer Richtung in die linke Kammer einströmenden Vorhofsblut. Es dauert fast während der ganzen Diastole an, erscheint deshalb meist s e h r gedehnt, und hat einen e i g e n t h ü m l i c h s a u s e n d e n oder r a uschenden C h a r a k t e r. Vermöge seiner Stärke wird dasselbe oft noch weit von seiner Ursprungsstelle gehört, so über der ganzen aufsteigenden Aorta, der Anonyma, in der Incisura jugularis bis in die Carotiden. Am Ursprunge der Aorta hört man nur selten neben dem Geräusche noch den 2. Ton, höchstens einen dumpfen Schall, meist fehlt er vollkommen, da die Klappen in der Regel ihre Schwingungsfähigkeit eingebüsst haben. Der erste Ton ist daselbst zuweilen ganz rein, häufiger aber ebenfalls von einem blasenden Geräusche begleitet oder verdeckt, welches entweder einer gleichzeitig bestehenden Verengerung des Aortenostiums, häufiger aber wohl der Erweiterung des Anfangstheils der Aorta seinen Ursprung verdankt. An der Herzspitze hört man entweder einen reinen, sogar oft verstärkten 1. Ton, oder es wird derselbe von einem systolischen Geräusche begleitet; im letzteren Falle besteht eine gleichzeitige Insufficienz der Mitralis, wenn man nicht das Geräusch als ein von dem Orificium Aortae her fortgeleitetes deuten kann. In einzelnen Fällen fehlt auch der erste Ton vollkommen. Gewöhnlich ist diess aber bei dem 2. Tone über dem linken Ventrikel der Fall, der durch das diastolische Geräusch von der Aorta her ersetzt wird, doch kann man daselbst zuweilen den fortgeleiteten 2. Ton aus der Pulmonalarterie hören.

Systolisches Geräusch über der Aorta.

Systolisches Geräusch an der Herzspitze.

Fehlen d. 1. u. 2. Tons über d. l. Ventrikel.

Es wäre auch möglich, dass dieser 2., manchmal ziemlich laute Ton bei hohen Graden der Insufficienz durch das Anprallen des Bluts an die Wandungen entstände, wenn dasselbe unter dem hohen Drucke in der Aorta in den linken Ventrikel zurückströmt. *Traube* erklärt diesen Ton aus dem schon mit der Diastole des Ventrikels erfolgenden Schlusse der Atrioventricularklappe, indem schon in diesem Zeitmomente der Herzaction bei Aortenklappeninsufficienz das Blut in dem Ventrikel eine höhere Spannung erlange als dasjenige in dem Vorhofe. Damit stehe dann auch die Thatsache in Einklang, dass bei der Systole der erste Ton über dem linken Ventrikel häufig fehle, weil eben die Mitralklappe schon vorher geschlossen und gespannt sei. Es scheint mir als ob unter diesen Voraussetzungen, d. h. wenn schon im Beginn der Diastole die Mitralis geschlossen wäre, der Kreislauf bald ein Ende erreichen müsste, weil alsdann nur eine sehr kleine Menge von Blut aus dem Vorhofe in den Ventrikel gelangen könnte.

Die Töne über dem rechten Herzen und der Pulmonalarterie sind normal, meist von den aus dem linken Ventrikel und der Aorta stammenden fortgeleiteten Geräuschen begleitet. So lange die Aortaklappeninsufficienz

Die Töne im rechten Herzen.

gut compensirt ist, hört man auch keine Verstärkung des zweiten Pulmonaltons.

Percussion. Durch die bedeutende Vergrösserung des Herzens und seine quere Lage, wird die Herzleerheit und Herzdämpfung gewöhnlich in sehr erheblichem Maasse nach allen Richtungen vergrössert. Sie beginnt oft schon an der dritten Rippe oder dem zweiten linken Intercostalraum, geht nach abwärts längs dem linken Sternalrande bis zur siebenten Rippe und überschreitet die Papillarlinie (oft schon in der Höhe der vierten Rippe) beträchtlich nach aussen, indem ihr linker Schenkel bogenförmig von ihrem obersten Puncte am linken Brustbeinrande nach links und aussen bis in die Gegend der weit nach links im siebenten oder achten Intercostalraume gelagerten Herzspitze verläuft. Zuweilen lässt sich selbst über dem rechten Sternalrande nach rechts hin eine Vermehrung der Dämpfung constatiren, die, wenn sie höher oben auftritt, auf den erweiterten Bogen der Aorta bezogen werden muss. In der Regel besteht eine sehr beträchtliche Vortreibung der Brustwand in der Herzgegend; die energischen Contractionen des hypertrophischen Herzens erschüttern oft mächtig die ganze Brustwand; die Stelle des Stosses ist weit nach links über die Mammillinie oft fast bis in die Axillarlinie in den siebenten oder achten Intercostalraum gerückt; kurz die Symptome einer bedeutenden Hypertrophie des linken Ventrikels (s. pag. 108) finden sich in exquisiter Weise. Oft fühlt und sieht man

Inspection.

Palpation. auch im rechten zweiten Intercostalraume die Pulsation der erweiterten aufsteigenden Aorta und die des Aortabogens in der Incisura jugularis. Die aufgelegte Hand empfindet zuweilen über dem Sternum und rechts von demselben, selten über der Herzspitze ein diastolisches und systolisches Schwirren, den auscultatorischen Erscheinungen entsprechend.

Erscheinungen an den Arterien. Sehr bemerkenswerth sind die Erscheinungen an den oberflächlichen Arterien. Dieselben sind erweitert und verlängert und in Folge dessen geschlängelt, sie pulsiren sichtbar sehr heftig und es ist diess nicht nur an den Carotiden sondern auch an kleinen Arterien, wie an der Coronaria labii, der Dorsalis pedis, den Fingerarterien u. s. w., welche gewöhnlich keine Pulsation zeigen, sehr bemerkbar. Dieses Pulsiren wird auch oft von den Kranken als Klopfen in sehr lästiger Weise empfunden. Der Radialpuls ist in Folge der schon erwähnten starken und plötzlichen Druckschwankungen im Arteriensystem ausserordentlich gross, (hoch) und zugleich schnell (celer) und schwer zu unterdrücken (hart) (vergl. pag. 72), so dass derselbe für diesen Klappenfehler etwas Charakteristisches erhält, was sich auch in den bei solchen Kranken gewonnenen Pulscurven abspiegelt.

In den hier beigegebenen Curven, deren eine von *Marey*, die andere von mir erhalten wurde, und welche in hohem Grade übereinstimmen, zeigen sich die genannten Eigenschaften des Pulses bei Aortenklappeninsufficienz sehr deutlich. Die Grösse oder besser, die Höhe des Pulses und die Plötzlichkeit, mit welcher die Arterie expandirt wird, erkennt man an der Höhe und Steilheit der Ascension; fast immer findet sich am Curvengipfel eine scharfe Spitze oder ein Häkchen. Diess kann nicht als der genaue Ausdruck der Veränderung der Arterie betrachtet werden, sondern es ist, wie *Marey* selbst zugiebt, ein Artefact des Instruments, dessen Hebel bei der brüsken Expansion der Arterie eine grosse Geschwindigkeit erlangt und vermöge seiner Trägheit höher emporgeschleudert wird, um rasch auf die Arterie wieder zurückzufallen. *Marey* hält diesen Mangel des Instrumentes für nützlich, da er eben die Hypertrophie des linken Ventrikels anzeige und die für die Insufficienz der Aortaklappen charakteristischen Pulscurven liefere. *Koschlakoff* bestreitet diess, weil der zugespitzte Curvengipfel auch bei normalem Zustande des Ventrikels sich finde und bei Hypertrophie desselben fehlen könne. Der letztgenannte Autor, welcher Gelegenheit hatte, bei den verschiedensten Herzkrankheiten Pulscurven zu zeichnen, ist der Meinung, dass dabei diese letzteren wenig Charakteristisches darbieten. Wenn ich auch im Allgemeinen diesem Satze beipflichten muss, und zwar auf Grund der von *Marey* selbst gelieferten Curven, so glaube ich doch, dass gerade bei der Aorteninsufficienz hier eine Ausnahme besteht und berufe mich auf die Uebereinstimmung der von mir und *Marey* für diesen Fall gewonnenen Curven, die sich auf den ersten Blick herausstellt. Dass der Dicrotismus des Pulses nicht fehlt, ja sogar sehr deutlich hervortritt, sieht man an der secundären Erhebung der Curven; derselbe kann daher nicht, wie schon früher bemerkt wurde, von dem Anprallen des Bluts an die geschlossenen Aortaklappen herrühren, sondern muss auf eine von der Peripherie zurückgeworfene Welle bezogen werden.

Fig. 31.

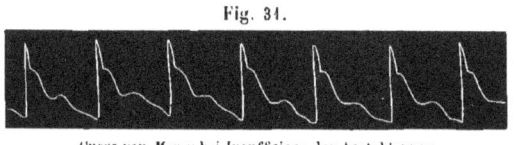

Curve von *Marey* bei Insufficienz der Aortaklappen.

Fig. 32.

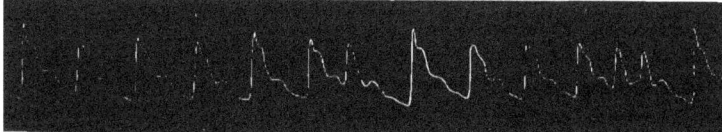

Curve von mir bei Insufficienz der Aortaklappen erhalten; sie zeigt Unregelmässigkeit und Ungleichheit des Pulses, sonst aber genau den Charakter der *Marey*'schen Curve.

Ausser diesem hohen und schnellenden Pulse bemerkt man häufig noch ein eigenthümliches **Schwirren** oder **Vibriren** an demselben, welches sich namentlich deutlich an den Carotiden und den Schlüsselbeinpulsadern bemerklich macht. Dieses fühlbare Schwirren giebt sich bei der **Auscultation** mit dem Stethoskope als ein lautes systolisches Blasen oder Sausen kund, welches, da man es auch in solchen Fällen vernimmt, in denen über der Aorta ein reiner erster Ton ohne Geräusch hörbar ist, nicht immer als ein vom Herzen her fortgeleitetes aufgefasst werden darf. Es muss somit in diesen Gefässen selbst entstehen können, und dürfte wohl dadurch zu erklären sein, dass das mit grosser Geschwindigkeit in die erweiterten und erschlafften Halsarterien einströmende Blut, an deren Ursprung aus der Anonyma und Aorta durch atheromatöse Erkrankung verengte Stellen passiren muss. Der zweite Ton, als der fortgeleitete Ton der Seminulares Aortae, fehlt stets in den Halsarterien, wenn er an der Aorta vermisst wird, oft hört man statt dessen, wie schon oben bemerkt, das diastolische Geräusch von der Aortamündung. In den vom Herzen entfernten und k l e i n e n A r t e r i e n, Artt. radialis, temporalis, poplitea, metatarsea, die in der Regel keine auscultatorischen Erscheinungen veranlassen, giebt sich die plötzliche Expansion der Häute durch einen s y s t o - l i s c h e n T o n kund (vergl. pag. 73).

Durosiez giebt an, dass man auch an der Art. cruralis bei Insufficienz der Aortaklappen ein doppeltes intermittirendes Blasegeräusch hören könne; das zweite Geräusch soll die Folge des bei der Diastole des Herzens in den Arterien zurückströmenden? Blutes sein. Ich habe mich nicht von der Richtigkeit dieser Angaben überzeugen können. Man darf nicht vergessen, dass durch das stärkere Andrücken des Stethoskops auf eine Arterie leicht ein Geräusch künstlich erzeugt werden kann, welches bei noch stärkerem Drucke allerdings völlig verschwindet.

Günstiges subjectives Befinden. — Das s u b j e c t i v e B e f i n d e n der Kranken, welche an Insufficienz der Aortaklappen leiden, kann, so lange die Compensation eine genügende ist, bei normaler Ernährung und blühendem Aussehen, ein verhältnissmässig sehr gutes sein. Besonders fehlen oft die bei Mitralaffectionen auch im Stadium der Compensation vorhandenen dyspnoëtischen Erscheinungen, was sich aus den normalen Druckverhältnissen in der Lungenblutbahn erklärt, so dass die Kranken selbst erhebliche Körperanstrengungen nicht selten ohne Beschwerden ertragen. Ebenso vermisst man gewöhnlich alle Erscheinungen einer Drucksteigerung in den Körpervenen, und das einzige den Kranken belästigende Symptom bildet das Gefühl von Pulsiren und Klopfen in den verschiedenen Arterien, im Kopfe und am Herzen. Doch drohen immerhin von Seiten des Gefässapparates mancherlei Gefahren. Da aus derselben Ursache, welche die Erkrankung der Aortaklappen *Gleichzeitige chronische Endarteriitis.* herbeiführt, häufig eine gleichzeitige chronische Endarteriitis besteht, welche durch das Klappenleiden noch gesteigert wird und die oft mit fettiger Degeneration der Capillaren verbunden ist, so kömmt es, je nachdem an der einen oder andern Stelle im arteriellen Stromgebiete diese Veränderungen weiter vorangeschritten sind, in Folge der Verschiedenheit der Widerstände zu einer ungleichen Blutvertheilung. Die Kranken leiden *Fluxionen nach dem Gehirn.* daher oft an F l u x i o n e n, besonders nach dem Kopfe; schmerzhaftes

Pulsiren in demselben, Schwindel, Flimmern vor den Augen, Kopfschmerz, unruhiger Schlaf sind die Folgen und so können auch bei der Brüchigkeit der Gefässwandungen Rupturen derselben, **Blutungen**, Nasenbluten, Gehirnhämorrhagie u. s. w. entstehen, doch sind letztere auch bei diesem Klappenleiden nicht so häufig als man im Allgemeinen anzunehmen geneigt ist. *v. Bamberger* beobachtete Gehirnblutung nur 2 Mal unter 50 Fällen, *Duchek* nur 1 Mal unter 36. Mit dem Eintreten einer ungenügenden Compensation aus einer der oben angeführten Ursachen treten dann auch die Erscheinungen der Insufficienz des linken Ventrikels allmählich hervor. Am Herzen selbst nimmt die Energie der Contraction ab, der **Herzstoss** verliert von seiner erschütternden Stärke, die **Geräusche** werden schwächer, der **zweite Ton in der Pulmonalis** wird deutlich verstärkt mit dem steigenden Druck in den Lungenarterien, der Radialpuls verliert an Grösse und Härte, wird frequenter und oft unregelmässig, mit der **steigenden Spannung in den Körpervenen** dilatirt sich der rechte Vorhof oft in nachweisbarer Weise, die sichtbaren **Venen schwellen an**, chronische Hyperämie der Unterleibsorgane, Albuminurie, Oedeme, hydropische Ergüsse in die serösen Höhlen, Dyspnoe, Orthopnoe, Bronchialkatarrhe, Lungenödem und Lungenblutungen, machen das Krankheitsbild dem aller schon geschilderter Herzfehler immer ähnlicher. In späterer Zeit treten zuweilen auch **ohnmachtähnliche Zufälle**, besonders in der aufrechten Körperstellung, ein, welche auf eine ungenügende Versorgung des Gehirns mit arteriellem Blute bezogen werden müssen, so wie auch gerade bei dieser Klappenaffection am häufigsten heftige, mit dem Gefühl der Vernichtung und nahen Todes verbundene, **neuralgische Schmerzparoxysmen** die von der Herzgegend ausstrahlen, Anfälle von sogenannter Angina pectoris, beobachtet worden.

Die Diagnose der Aortenklappeninsufficienz unterliegt in der Regel keinen Schwierigkeiten, die vorhandene bedeutende **Hypertrophie des linken Ventrikels**, das eigenthümlich **rauhe und tiefe diastolische Geräusch, mit grösster Intensität über dem Sternum und in der Aorta**, das Schwirren der Halsarterien, der **eigenthümliche Puls** unterscheiden diesen Fehler hinlänglich von der Stenose des Ostium mitrale.

Die Entwicklung dieses Klappenfehlers geschieht, wenn er sich im höheren Alter ausbildet, oft in sehr **allmählicher** Weise und er wird bei genügender Compensation oft sehr lange Zeit ertragen; auch bei jungen Individuen, wenn er aus einer subacuten Endocarditis entstanden ist, sieht man ihn nicht selten viele (5, 10 bis 15) Jahre lang mit dem besten Erfolge compensirt. Lässt jedoch die Compensation nach, so treten die üblen Folgen oft **um so rascher** hervor, und die Kranken gehen nach langem Stillstande in verhältnissmässig kurzer Zeit auf qualvolle Weise unter den oben genannten Erscheinungen zu Grunde. Oder die Kranken sterben **plötzlich** in einem Anfalle von Erstickung, von Ohnmacht, zuweilen auch apoplectisch, oder sie erliegen einer intercurrirenden Pneumonie und Bronchitjs.

Prognose. Wenn auch schliesslich der lethale Ausgang fast immer in Folge des Klappenleidens eintritt, so muss doch die **Prognose**, wie aus dem Vorhergesagten ersichtlich ist, wenn die Compensation eine genügende ist, selbst bei ältern Individuen als eine **relativ** günstige betrachtet werden; bei eintretendem Nachlass der Compensation wird sie dagegen um so bedenklicher.

d) Stenose des Ostium arteriosum sinistrum.

Anatomisches. Die Verengerung der Aortenmündung entsteht am häufigsten durch **Verdickung** und **Verkalkung** der Klappen, wodurch ihre Beweglichkeit gehemmt wird, so dass sie sich im Augenblicke der Ventrikelsystole nicht an die Wand der Sinus Valsalvae anlegen können, sondern als starre Wülste oder Taschen in das Lumen vorragen und dasselbe zu einer dreieckigen Spalte verengern. Diese Verdickung und Verkalkung nimmt meist von der Basis der Klappen ihren Ursprung; zuweilen aber entsteht die Stenose durch **Verwachsung der seitlichen Ränder sämmtlicher Klappentaschen** mit einander zu einem nach oben gewölbten, kuppelförmigen wenig beweglichen Diaphragma mit sehr enger Verbindungsöffnung, die manchmal kaum eine Rabenfeder hindurchlässt, und so die höchsten Grade dieses Klappenleidens darstellt. Die Stenose der Aortenmündung ist an der Leiche nicht schwierig zu constatiren; man kann im Allgemeinen annehmen, dass die Mündung der Aorta eines Erwachsenen für den Daumen durchgängig sein soll. In ihrer Wirkung für die Circulation und das Herz ganz analog sind die seltenen Verengerungen des Conus arteriosus sinist. unterhalb der Klappen, durch sehnige und schwielige Verdickung und Schrumpfung des Endocardium mit Bildung einer vorspringenden ringförmigen Leiste, wovon *Leyden* ein interessantes Beispiel mitgetheilt hat. Endlich darf auch nicht unerwähnt bleiben, dass umfangreiche frische endocarditische Wucherungen der Klappen und Auflagerung von Fibringerinnungen zuweilen eine mässige Verengerung der Aortenmündung bewirken können.

Combination mit Insufficienz. Aus dem Angeführten ist leicht zu ersehen, dass mit der Stenose **fast stets** auch eine Insufficienz verbunden sein muss, so dass es sich klinisch vorzugsweise nur darum handelt, die Fälle in solche mit vorwiegender Verengerung und solche mit vorwiegendem Schliessungsmangel zu unterscheiden. Mit zunehmender Stenose wird die Insufficienz, gerade wie am Ostium mitrale, gewöhnlich geringer, und bei den höchsten Graden ist kaum mehr von einer erheblichen Insufficienz die Rede. Fasst man den

II. Die Krankheiten des Endocardium.

Vorgang bei einer reinen Stenose der Aortenmündung ins Auge, so sieht man, dass dieselbe dem Ausfliessen des Bluts aus dem Ventrikel einen grössern Widerstand entgegensetzt, so dass derselbe zu seiner Entleerung einer längeren Zeit bedarf als gewöhnlich; er wird also weniger Blut innerhalb einer gewissen Zeiteinheit aus den Lungenvenen in die Aorta treiben als gewöhnlich, der linke Ventrikel wird insufficient, und damit treten die schon wiederholt erwähnten Druckveränderungen in den Gefässen auf nebst Verlangsamung der Circulation. Der in den Lungenvenen gesteigerte Druck bewirkt, bei unversehrtem Ostium venosum sinistrum, eine **stärkere Anfüllung des linken Ventrikels** während der Diastole und zunächst dessen Dilatation mit nachfolgender Hypertrophie. Doch erlangt die excentrische Hypertrophie in der Regel nicht den hohen Grad wie bei Insufficienz der Aortaklappen, weil bei dieser letzteren, wie wir gesehen haben, der Ventrikel nicht nur aus dem Vorhofe unter einem hohen Druck gefüllt wird, sondern noch unter einem weit höheren aus der Aorta. Combiniren sich die beiden Fehler, so wird je nach dem Grade des bestehenden doppelten Fehlers bald nur eine mässigere excentrische Hypertrophie, bald aber der höchste Grad dieses Zustandes sich vorfinden.

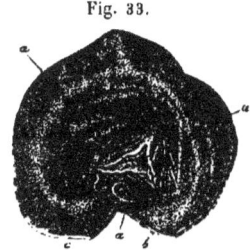

Fig. 33.

Folgen für die Circulation.

Insufficienz und Stenose des Ostium aorticum von der Aorta aus gesehen. Nach *Lebert. a a a* Valvv. semilunares verdickt und verkürzt, z. Th. mit einander verwachsen. *b* dreieckige Spalte als Ostium aorticum.

Compensatorische Vorgänge.

v. Bamberger giebt an, dass Insufficienz mit mässiger Stenose zu den höchsten Graden der excentrischen Hypertrophie führe. Damit stimmt auch vollständig die Theorie. Das bestehende doppelte Hemmniss für die Fortbewegung des Bluts in dem linken Ventrikel bewirkt nothwendiger Weise eine sehr bedeutende Drucksteigerung in den Lungenvenen, während die Insufficienz ein Zurückfliessen des Bluts aus der Aorta unter hohem Druck gestattet; der linke Ventrikel erreicht somit den höchsten Grad der Dilatation und consecutiver Hypertrophie. Insufficienz allein wird keine so hohe Drucksteigerung in den Lungenvenen hervorbringen, ein hoher Grad von Stenose wird zwar eine hohe Steigerung des Drucks in den Lungenvenen erzeugen, allein er gestattet nur in geringem Maasse ein Zurückfliessen des Bluts aus der Aorta, welches an der verengten Stelle einen grossen Theil seiner Druckkraft einbüsst.

Die **Compensation** erfolgt auf diese Weise wie bei der Insufficienz in **günstigster Weise** durch den geschädigten Ventrikel selbst (Selbstcompensation), während die übrigen Herzabschnitte unbetheiligt bleiben. Die **Grösse, die Gestalt** und die **Lagerungsverhältnisse des Herzens** sind nicht erheblich von den bei der Aorteninsufficienz geschilderten verschieden, und hauptsächlich durch die excentrische Hypertrophie des linken Ventrikels bedingt. Mit dem Nachlassen der Compensation treten alle

Nachlassende u. ungenügende Compensation.

Folgen einer **Insufficienz des linken Ventrikels**, die schon wiederholt dargestellt wurden, hervor. Schon früh scheint jedoch der Druck in dem Lungenkreislauf und den Körpervenen zu steigen, da wegen des kleinen Blutgehalts in den **Arterien**, die man nebst der **Aorta** auffallend **eng** findet, die übrigen Abschnitte des Gefässsystems mehr Blut aufnehmen müssen, und nicht selten entwickelt sich noch für eine Zeit lang eine **nachträgliche Hülfscompensation** durch den rechten Ventrikel, welchen man darum neben dem dilatirten rechten Vorhofe zuweilen im Zustande excentrischer Hypertrophie findet.

Viel seltner scheint etwas Aehnliches bei der Insufficienz der Aortaklappen vorzukommen, wo der Druck erst spät in den Venen zu steigen beginnt, wegen der grossen Weite der Arterien, dafür aber dann um so rascher üble Folgen nach sich zieht.

Aetiologie. Die Stenose der Aortenöffnung entspringt aus denselben Ursachen wie die Insufficienz der Aortaklappen, und ist gleich dieser oft mit Affectionen der Mitralklappe verbunden. Sie gehört in ihrer reinen Form zu den seltenen Klappenfehlern.

Symptome. Da mit jeder Systole des hypertrophischen linken Ventrikels das Blut mit grosser Kraft durch die verengte Stelle in die Aorta fliesst, so entsteht ein **systolisches Geräusch**, welches man am **stärksten in der**
Auscultation. **Gegend des Orificium Aortae**, am linken Sternalrande in der Höhe des dritten Rippenknorpels, und längs der Aorta am obern Theile des Brustbeins wahrnimmt. Dasselbe ist in der Regel **sehr laut**, so dass es nicht nur an allen andern Ostien, sondern auch über der ganzen vorderen Brustwand, zuweilen an der Rückenfläche und dem Kopfe des Kranken, ja selbst noch an soliden Gegenständen gehört wird, mit welchen der Kranke in Berührung steht. Manchmal hat es einen rauhen, sägenden, oder auch musikalischen Charakter. Es beginnt genau mit der Systole und setzt sich meist in einen Theil der Diastole ununterbrochen fort, wegen der gleichzeitig bestehenden Insufficienz, und endigt erst kurz vor der Systole. Einen diastolischen **zweiten Ton** hört man in der Regel nicht über der Aorta, es müsste denn der von der Pulmonalarterie fortgeleitete sein. Ist die Mitralis unversehrt, so vernimmt man in der **Gegend der Herzspitze** einen deutlichen **ersten Ton**, der **zweite Ton** fehlt in der Regel oder **wird durch ein Geräusch** (bei Insufficienz der Aortaklappen) ersetzt. Die Töne am **rechten Herzen** sind nicht verändert und nur von dem fortgeleiteten systolischen Geräusche verdeckt.

Diese Angaben beziehen sich jedoch nur auf sehr ausgeprägte Fälle von Stenose der Aortenmündung; sogenannte Rauhigkeiten an der innern Fläche der Klappen und am Ringe des Ostium, welche nur niedere Grade dieses Klappenfehlers hervorbringen, erzeugen allerdings auch oft ein systolisches Geräusch über der Aorta, welches aber nicht so stark ist, und bei welchem die übrigen Töne ganz normal sein können.

II. Die Krankheiten des Endocardium. 227

Die Ergebnisse der Inspection, Palpation und Percussion weichen nicht von denjenigen ab, welche für die excentrische Hypertrophie des linken Ventrikels angegeben wurden. Nur in Betreff des **Herzstosses** muss bemerkt werden, dass derselbe bei reiner oder vorwiegender Stenose nicht in dem Maasse hebend und erschütternd ist, wie bei der Insufficienz der Aortaklappen, weil die systolische Gestaltsveränderung des Herzens bei dem erschwerten Ausfliessen des Blutes weniger plötzlich vor sich geht, und die Dilatation keinen so hohen Grad erreicht. Die aufgelegte Hand empfindet meist ein starkes **systolisches Schwirren** am obern Theile des Brustbeins, dem bei der Auscultation wahrnehmbaren Geräusche entsprechend. Auch in den **Carotiden** vernimmt man dieses systolische Schwirren und Sausen, von dem Aortenostium her fortgeleitet; dagegen ist **der Radialpuls** im Vergleiche zum starken Stosse klein, aber **härtlich** und meist **langsam und rar**. Diess rührt von den bei guter Compensation selteneren Herzcontractionen her; die hypertrophischen Wandungen des Ventrikels brauchen eine längere Zeit um den vermehrten Inhalt durch die verengte Mündung auszutreiben und die Höhle vollständig zu entleeren, die Arterien füllen sich nur langsam und die Expansion derselben ist nur mässig, da unterdessen auch wieder Blut durch die Capillaren abfliessen kann. Diess zeigt sich auch deutlich in den von *Marey* bei diesem Fehler dargestellten Curven, wovon ich ein Beispiel hier mittheile.

Man sieht an der schräg ansteigenden Ascensionslinie Fig. 34 das allmählichere Anwachsen der arteriellen Spannung, an dem abgerundeten Curvengipfel das längere Andauern derselben. Der Dicrotismus fehlt beinahe vollständig. Ist dagegen die Insufficienz bei der Stenose erheblich, so wird dies an der steileren Ascensionslinie und den spitzen Häkchen sofort erkenntlich, Fig. 35.

Fig. 34.

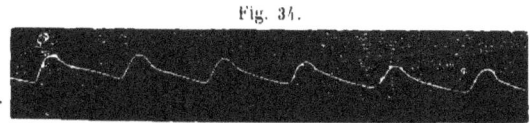

Curve bei Stenose der Aortamündung.

Fig. 35.

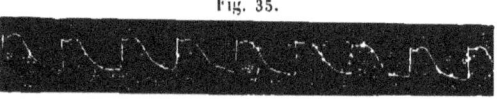

Curve bei Stenose der Aortamündung mit Insufficienz der Klappen.

Auch bemerkt man oft eine auffallende **Verspätung des Radialpulses** im Vergleich zum Herzstosse, eine Erscheinung deren Erklärung wohl auf der Hand liegt.

Mit dem Nachlassen der Compensation verändern sich die objectiven

Inspection, Palpation und Percussion.

Symptome bei nachlassender Compensation. Symptome in der Art, dass der Puls noch kleiner wird, dabei aber an Härte verliert, er ist dann in der Regel auch frequent und unrhythmisch, indem eine gehörige Entleerung des linken Ventrikels nicht mehr stattfindet; der Stoss nimmt unter diesen Verhältnissen an Kraft ab, die steigende Dilatation des Herzens lässt oft eine Zunahme in der Breite der Herzleerheit und Herzdämpfung wahrnehmen, woran sich namentlich der rechte Vorhof betheiligt, der rechts vom Sternum in grösserem Umfange den Schall dämpft. Das systolische Geräusch nimmt zwar in der Regel wenig an Intensität ab, dagegen lässt sich alsdann eine merkliche Verstärkung des zweiten Pulmonaltones wahrnehmen, die bei höherem Grade auf eine sich einstellende Hülfscompensation durch den rechten Ventrikel deutet. Das subjective Befinden der Kranken, welches, so lange das Stadium der Compensation dauert, in der Regel ein auffallend gutes war, fängt nun an gestört zu werden, es treten Anfälle von Dyspnoe, Bronchitis und Lungenödem auf, und es giebt sich der gesteigerte Blutdruck im Lungenkreislaufe durch eine grössere Neigung zur Lungenhämorrhagie kund.

v. Bamberger fand unter 15 Fällen 7 Mal hämorrhagische Lungeninfarcte und Pneumorrhagie.

In entgegengesetzter Weise sind wegen des niedrigen Drucks in den Arterien die Blutungen im grossen Kreislaufe selten und es giebt sich die arterielle Anämie ganz besonders am Gehirne kund durch die Häufigkeit ohnmachtähnlicher Zufälle mit Verlust des Bewusstseins, welche in Verbindung mit epileptiformen Convulsionen selbst den plötzlichen Tod herbeiführen können. Gleichwie bei Insufficienz der Aortaklappen leiden die Kranken auch zuweilen an Anfällen von Angina pectoris. Die schon oft geschilderten Zeichen des gesteigerten venösen Drucks in allen Organen mit ihren Folgen, glaube ich hier nicht wieder besonders hervorheben zu müssen.

Diagnose. Die Diagnose der Stenose des Orificium Aortae wird hauptsächlich durch das laute systolische Geräusch und fühlbare Schwirren über dem obern Theile des Brustbeins und in den grossen Halsgefässen, und durch die nachweisbare Hypertrophie des linken Ventrikels, verbunden mit einem kleinen,

Prognose. harten und meist raren Pulse, begründet. Die Vorhersage ist insofern günstig, als selbst recht hohe Grade der Stenose genügend compensirt werden können, ohne dass dabei der Lungenkreislauf erheblich leidet, und so die Kranken oft lange Zeit ohne erhebliche Beschwerden leben können; ja sie dürfte noch günstiger sein als die Prognose der Insufficienz, weil die schädlichen Folgen der starken Dilatation der Arterien hier wegfallen. Der Nachlass der compensatorischen Erscheinungen muss begreiflicher Weise ungünstig gedeutet werden, besonders ist hier die Beschaffenheit des Pulses und die eintretende Verstärkung des zweiten Pulmonaltons zu berücksichtigen.

Erst kürzlich habe ich wieder Gelegenheit gehabt, die oft wunderbar vollkommne Compensation bei diesem Herzfehler zu beobachten. Ein 38jähriger kräftiger Mann, Engländer, seit seinem 10. Jahre herzleidend, stellte sich mir vor; derselbe hatte die Zeichen einer erheblichen Hypertrophie des linken Ventrikels; man hörte nur ein langgedehntes systolisches sich in die Diastole noch fortsetzendes sehr lautes Geräusch, welches alle andern Töne verdeckt und unhörbar macht, bis auf den nicht verstärkten zweiten Pulmonalton. Dasselbe war über dem obern Theile des Sternum am lautesten; dabei besteht vollkommnes Wohlbefinden und die stärksten körperlichen Anstrengungen werden ertragen, was daraus hervorgeht, dass Patient einer der besten und leidenschaftlichsten Cricketspieler ist.

Die Klappenfehler am rechten Herzen.

a) **Insufficienz der Valvula tricuspidalis.**

Die anatomischen Veränderungen, welche die Schliessungsunfähigkeit der dreizipfligen Klappe verursachen, sind denjenigen vollständig analog, welche denselben Fehler an der Mitralklappe erzeugen. Am häufigsten findet man **Verkürzung, Verdickung**, ja selbst **Verkalkung** der **Klappensegel** und **Papillarschnen**; auch **Myocarditis des Septum** ventriculorum mit Durchbruch desselben kann zur **Ablösung** des einen **Klappenzipfels** der Tricuspidalis und so zur Insufficienz die Veranlassung geben. In Folge der bedeutenden **Dilatation**, welcher der rechte Ventrikel und Vorhof nebst dem sie verbindenden Ostium bei den Fehlern am linken Herzen, zuweilen auch bei Lungenaffectionen unterworfen ist, und welche gerade hier die höchsten Grade erreicht, tritt an dieser Klappe der Fall viel häufiger ein, dass ihre entfalteten Zipfel nicht hinreichen um das vergrösserte Ostium während der Systole zu schliessen (**relative Insufficienz**). *Anatomisches.*

Es scheint mir nicht zweifelhaft, dass die unveränderten Zipfel der Klappe oft nicht hinreichen um den völligen Verschluss des erweiterten Ostiums zu bewirken, wovon man sich durch den Augenschein überzeugen kann und wofür *Friedreich* durch Messung und Berechnung den exacten Beleg geliefert hat. Manche wollen indess eine relative Insufficienz nur dann zugestehen, wenn die Zipfel, etwas geschrumpft, wohl noch genügen um ein normal weites Ostium zu verschliessen, aber nicht mehr ein erweitertes (*Gerhardt*).

Da mit jeder Contraction des rechten Ventrikels bei Insufficienz der Tricuspidalis ein Theil des Bluts in den Vorhof zurückgetrieben wird, statt in die Lungenarterie zu gelangen, so wird dadurch der rechte Ventrikel insufficient. Die Folgen sind (vergl. pag. 94): **beträchtliches** *Folgen für die Circulation.*

Sinken des Drucks in der Lungenarterie und den Lungenvenen, mässige Abnahme desselben in der Aorta, beträchtliche Steigerung allein in den Hohlvenen; (P— —, p'+++, P— — —, p — — —). Da nur in den Hohlvenen eine Drucksteigerung stattfindet, so tritt nur Dilatation des rechten Vorhofs und des rechten Ventrikels ein, zu welcher dann consecutiv eine Verdickung der musculösen Wandungen hinzutritt, welche sich vorzugsweise in dem Ventrikel geltend macht. Der linke Abschnitt des Herzens kann in keiner Weise zur Compensation beitragen, da dessen Höhlen unter einem niedrigeren Drucke gefüllt werden, somit keine Veranlassung haben hypertrophisch zu werden. Die compensatorische Leistung des rechten Ventrikels bleibt aber stets ungenügend, weil, wie wir schon bei der Insufficienz der Valvula mitralis gezeigt haben, bei Fehlern an einem venösen Ostium der dazu gehörende Ventrikel, wenn er hypertrophirt und energischer arbeitet zugleich die Wirkung des Fehlers steigert, dadurch dass er auch eine grössere Menge von Blut in den Vorhof zurücktreibt.

Compensatorische Vorgänge.

Aber selbst wenn in einem Falle von Insufficienz der Triuspidalis der linke Ventrikel compensirend wirken würde, so wäre er doch nicht im Stande, den erhöhten Druck in den Körpervenen, worauf es ja doch hauptsächlich ankömmt, bis auf die Norm herabzumindern, da sich alsdann die Druckverhältnisse in folgender Weise gestalten würden; P+, p'+, P'— — — —, p— — — —.

Rasches Eintreten der üblen Folgen.

Da also in diesem Falle die Compensation niemals hinreichend wird, so treten auch die üblen Folgen der venösen Drucksteigerung weit rascher hervor, wie bei allen andern bis jetzt erwähnten Klappenfehlern. In der Regel gestalten sich aber die Verhältnisse noch schlimmer, weil eine Insufficienz der Tricuspidalis allein für sich nur äusserst selten beobachtet wird, und fast immer mit andern Klappenfehlern am linken Herzen combinirt vorkömmt, respective sich meist im späteren Verlaufe zu diesen hinzugesellt. Der rechte Vorhof erleidet daher schliesslich einen ungewöhnlichen Grad der Dilatation, seine verdünnten Wandungen vermögen nicht mehr denselben einigermaassen zu entleeren, ja er wird selbst vollkommen paralytisch. Die mit jeder Systole des rechten Ventrikels in denselben eindringende Blutwelle wird sich ungehindert durch die aufs Aeusserste gefüllte Hohlvene bis in ihre nächsten Verzweigungen fortsetzen (vergl. pag. 78 ff.) und so die Erscheinungen des starken Venenpulses am Bulbus der Jugularvene, oder bei Insufficienz der daselbst befindlichen Klappen, noch an den dahinterliegenden Halsvenen hervorbringen können. Auf dieselbe Weise entsteht auch der sogenannte Leberpuls. Die sehr verlangsamte Blutströmung in den Venen, namentlich aber in dem enorm erweiterten Vorhofe, begünstigt ungemein die Entstehung von Thromben, welche theils dadurch, dass sie nach verschiedenen Richtungen fortwachsen zuweilen ausgebreitete Verstopfungen der dem Herzen näher gelegenen Venen bewirken, oder durch Ablösungen von grossen und kleinen Partikeln embolische Verschliessungen im Gebiete der Lungenarterie veranlassen.

Wenn die Insufficienz der Tricuspidalis nicht eine relative ist, so geht sie am häufigsten aus einer **schleichenden Endocarditis** hervor, die successiv an verschiedenen Ostien und Klappen, in der Regel früher am linken Ventrikel auftritt. In manchen Fällen scheint die Insufficienz aus dem **Fötalleben** herzurühren. Isolirt kommt sie so selten vor, dass sie *Förster* unter 72 Fällen nur 5 mal, *v. Bamberger* unter 230 Klappenfehlern nur 2 mal für sich allein bestehend vorfand. *Aetiologie.*

Durch das bei der Ventrikelsystole in den rechten Vorhof regurgitirende Blut entsteht ein **systolisches**, meist blasendes **Geräusch**, welches mit der **grössten Intensität in der Höhe der Knorpel der 4. Rippen über dem Sternum** gegen dessen rechten Rand hin, der Lage des rechten Ostium venosum entsprechend gehört wird. Der **erste Ton über dem rechten Herzen** kann neben dem Geräusche noch vorhanden sein, oder auch fehlen. Wenn die übrigen Klappen und Ostien normal sind, so sind die andern Töne am Herzen und den grossen Gefässen rein, oder von dem fortgeleiteten Geräusche begleitet. Nur der 2. **Ton in der Arteria pulmonalis** erscheint abgeschwächt, was dem niedrigen Druck in der Lungenarterie entspricht. Wie aber bereits bemerkt wurde, sind in der Regel die Verhältnisse bei diesen Klappenleiden keine so einfachen; meist hört man Geräusch an andern Ostien, auch der 2. Pulmonalton zeigt keine absolute Verminderung seiner Stärke, wenn gleichzeitige Fehler am Ostium mitrale bestehen. Doch wird derselbe allerdings relativ schwächer werden, wenn sich im Verlaufe eines derartigen Klappenfehlers eine Insufficienz der Tricuspidalis hinzugesellt. *Symptome. Auscultation.*

Der grossen Ausdehnung des rechten Ventrikels, namentlich aber des rechten Vorhofs entspricht eine **weit nach rechts ragende**, den rechten Sternalrand bedeutend überschreitende **Dämpfung** des Percussionsschalls. Der **Stoss** ist verbreitet, geht jedoch nicht wohl über die linke Mammallinie hinüber und ist meist am stärksten gegen das Brustbein hin fühlbar, welches durch die Contractionen des hypertrophischen rechten Ventrikels erschüttert werden kann, wenn der Stoss, was nicht immer der Fall ist, ein verstärkter ist. Am untern Theile des Brustbeins und an dessen rechtem Rande kann man zuweilen ein **systolisches Schwirren** percipiren, welches dem systolischen Geräusche entspricht. Stets sind die **Halsvenen** stark gefüllt; sie zeigen bald nur undulirende Bewegungen, bald aber auch einen schwachen oder starken, mit der Systole des Ventrikels synchronischen dicroten oder einfachen Venenpuls, der entweder auf den Bulbus der Vena jugularis beschränkt ist, oder sich, *Percussion. Palpation. Inspection. Venenpuls.*

wenn dessen Klappen insufficient geworden sind, weiter, meist über die Vena jugularis interna, zuweilen über die Vena jugularis externa und mit fortschreitendem Insufficientwerden noch andere Venenklappen in seltneren Fällen über eine grössere Anzahl von sichtbaren Venen am Halse, dem Gesichte ja selbst den oberen Extremitäten ausbreiten kann.

In Betreff des Näheren über das Zustandekommen des Venenpulses und der einzelnen Erscheinungen verweise ich hier, um Wiederholungen zu vermeiden, auf das in der Einleitung über diesen Gegenstand Gesagte.

Der Venenpuls am Halse zeigt bei Tricuspidalinsufficienz ein wechselndes Verhalten. Abgesehen davon, dass derselbe bald ein einfacher, bald ein dicroter sein kann, sieht man ihn nicht selten während des Verlaufs bald erscheinen, bald wieder verschwinden. Namentlich ist diess der Fall bei sogenannter relativer Insufficienz, welche in Folge von Fehlern am linken Herzen entsteht. Tritt eine vorübergehende Besserung ein, z. B. durch Regulation der Herzthätigkeit, Entleerung von hydropischen Ergüssen, so verschwinden mit der Abnahme der Dilatation des rechten Vorhofs, welche sich auch durch die Percussion nachweisen lässt, die Erscheinungen der Insufficienz der Tricuspidalis und mit ihr der Venenpuls. In anderen Fällen erlischt derselbe, wenn gegen das Ende des Lebens die Herzaction nicht mehr die hinreichende Energie besitzt.

Nach einer Angabe von *Geigel* soll man durch starken Druck auf die Vena cava inferior unterhalb des rechten Hypochondrium eine Verstärkung der Pulsation an den Halsvenen hervorbringen können.

Leberpulsation. Auch die in neuerer Zeit mehrfach wieder beobachtete **Pulsation der Leber** zeigt einen ähnlichen Wechsel der Erscheinungen; sie ist bald dicrot, bald einfach, verschwindet oft auf längere Zeit oder gänzlich wieder; oft tritt sie erst deutlich wieder hervor, wenn durch Punction eine grössere Menge von Flüssigkeit aus der Bauchhöhle entfernt worden ist. Doch ist der Venenpuls am Halse und der Leberpuls nicht immer gleichzeitig vorhanden. Abgesehen davon, dass ersterer häufiger beobachtet wird, kann es aber auch vorkommen, dass der Venenpuls am Halse fehlt, indess deutlicher Leberpuls vorhanden ist, und es kann nach den von *Friedreich* mitgetheilten Beobachtungen nicht zweifelhaft sein, dass der Leberpuls in manchen Fällen früher zur Wahrnehmung kommt, als der Puls an den Jugularvenen.

Der **Radialpuls** bietet bei der Tricuspidalinsufficienz nichts Charakteristisches; er ist klein, entsprechend dem niedrigen Drucke in den Arterien und meist regelmässig.

Fig. 36.

Die von *Marey* abgebildeten Curven zeigen eine geringe Höhe, abgerundete Curvengipfel und wenig Dicrotismus (vergl. Fig. 36).

In Folge der Gerinnselbildung im Venensystem und dem rechten Vorhofe sind **hämorrhagische Infarcte mit Lungenblutungen** nicht selten Begleiter der Tricuspidalinsufficienz. Dagegen dürften gerade in nicht complicirten Fällen die bronchitischen Erscheinungen in den Lungen wegen des niederen Drucks in den Lungengefässen mehr in den Hintergrund treten; die vorhandene **Dyspnoe** ist auch nicht auf zu starke Füllung der Lungen mit Blut, sondern auf ungenügende Blutzufuhr zu denselben zu beziehen.

Die **cyanotischen und hydropischen Erscheinungen**, Anschwellungen der Leber und Milz, Albuminurie etc. treten stets nach viel kürzerer Zeit hervor, als bei den früher beschriebenen Klappenfehlern, und damit gestaltet sich begreiflicher Weise die **Prognose** als eine sehr ungünstige, die um so schlimmer wird, wenn sich die Erscheinungen der Tricuspidalinsufficienz zu bereits bestehenden andern Klappenaffectionen hinzugesellen. Reine uncomplicirte Insufficienzen der genannten Klappe dürften wohl kaum erhebliche Schwierigkeiten bei der Diagnose verursachen, das **systolische Geräusch über dem untern Theile des Brustbeins, die Schwäche des 2. Pulmonaltons, die enorme Dilatation des rechten Vorhofs**, die rasch eintretenden cyanotischen und hydropischen Erscheinungen sichern die Diagnose für diesen Fall. Da jedoch, wie wir schon zum öfteren bemerkt haben die Tricuspidalinsufficienz in der Regel mit andern Klappenleiden verbunden ist, und diese, wie z. B. die Insufficienz der Mitralis oder die Stenose der Aortenmündung, ebenfalls ein systolisches Geräusch erzeugen, welches als ein fortgeleitetes am rechten Ostium venosum deutlich vernommen werden kann, so hat der sichere Nachweis, ob auch an der Tricuspidalis ein Geräusch vorhanden sei, oft seine Schwierigkeit. Man wird durch genaue Berücksichtigung des Timbre der Geräusche an den verschiedenen Ostien, durch sorgfältige Vergleichung der Stärke derselben an verschiedenen Stellen über dem Herzen, den Ort, wo sie entstehen, zu bestimmen suchen. Ein fühlbares Schwirren am rechten Sternalrande, welches über der Gegend der Herzspitze fehlt, muss auf die Tricuspidalis bezogen werden, während man im Falle eines vom linken Herzen fortgeleiteten Geräusches die von dieser Klappe stammenden Töne nach rechts und aussen vom Herzen oft vollkommen rein vernimmt. Vor einer Verwechselung mit einem accidentellen, von Anämie herrührenden Geräusche schützt stets die, im Gegensatze zu dieser vorhandene Cyanose und Schwellung der Halsvenen. Was die diagnostische Bedeutung des Venenpulses am Halse und der Leberpulsation betrifft, so ist dieselbe vielfach der Gegenstand von Controversen gewesen. Wie wir gesehen haben, so können beide Symptome bei Tricuspidalinsufficienz entweder zeitweise oder auch während des ganzen Verlaufs fehlen. Ihr Mangel wird darum die Annahme der Tricuspidalinsufficienz nicht ausschliessen. Schwacher Venenpuls am Halse kann bei jeder bedeutenden Dilatation des rechten Vorhofs vorkommen, und wird also in vielen Fällen von Tricuspidalinsufficienz beobachtet werden können, ohne jedoch für dieselbe irgendwie pathognomonisch zu sein. Nur der starke Puls am Bulbus der V. jugularis, der mit einem deutlichen Tone verbunden ist, oder, bei Insufficienz der Bulbusklappen, an den Venen des Halses von einem Geräusche begleitet berechtigt schon an und für sich zur Annahme einer Insufficienz der Tricuspidalklappe, ebenso wie die Erscheinung des Leberpulses, welcher nicht nur ein sicheres, sondern nach den Beobachtungen *Friedreich's* eines der frühesten Zeichen der Tricuspidalinsufficienz zu sein pflegt. Die Schwäche des 2. Pulmonaltones fehlt häufig bei complicirter Insufficienz der Tricuspidalis, besonders wenn solche Fehler am linken Herzen vorwiegen, welche eine Verstärkung desselben zur Folge haben; es ist dieses also ein sehr unsicheres Zeichen für die Diagnose der Tricuspidalinsufficienz.

b) Stenose des Ostium venosum dextrum.

Anatomisches. Bei diesem Klappenfehler am rechten Herzen walten dieselben pathologisch anatomischen Verhältnisse (Verwachsung, Starrheit, Verkalkung, Bildung grösserer Vegetationen und Gerinnsel) ob, wie bei der Stenose des Mitralostiums, nur dass so hohe Grade der Verengerung hier nicht beobachtet werden. Auch ist die Stenose des rechten venösen Ostiums so gut wie immer mit Insufficienz der Klappen gepaart.

Folgen für die Circulation. Da Stenosen noch beträchtlichere Hindernisse für die Fortbewegung des Bluts bilden als Insufficienzen, so müssen auch die Folgen dieses Klappenfehlers womöglich noch intensiver sein wie diejenigen der Tricuspidalinsufficienz. Während die Spannung in den Körpervenen einen ungemein hohen Grad erreicht, sinkt sie besonders in der Lungenblutbahn und auch Compensatorische Vorgänge. nicht unerheblich in der Aorta. In Betreff der compensatorischen Vorgänge sind die Verhältnisse hier am ungünstigsten in so fern nur der rechte Vorhof dilatirt wird: derselbe ist, selbst wenn sich zu der meist enormen Dilatation eine mässige Hypertrophie hinzugesellt, nimmermehr im Stande die Ausgleichung einigermaassen zu bewirken. Der rechte Ventrikel, der bei Insufficienz der Tricuspidalis gleichfalls dilatirt wird und hypertrophirt, wird in diesem Falle durch die verengte Mündung nur spärlich mit Blut gespeist, und geräth in einen Zustand concentrischer Atrophie; und da auch in dem Lungenkreislaufe ein viel niedrigerer Druck als gewöhnlich herrscht, so folgen die Abtheilungen des linken Herzens dem

Beispiele des rechten Ventrikels, d. h. mit Ausnahme des enorm dilatirten rechten Vorhofs werden alle andern Abschnitte des Herzens atrophisch. In der That hat man auch einen solchen Zustand des Herzens bei manchen angeborenen, aus fötaler Endocarditis entstandenen, uncomplicirten Stenosen des Ostium venosum dextrum beobachtet. Da aber bei einem später erworbenen Fehler der Art die Stenose in der Regel mässig und mit vorwiegender Insufficienz der Klappe verbunden ist, und sich überhaupt die Erkrankungen des Ostium venosum dextrum gewöhnlich erst nachträglich zu Fehlern am linken Herzen hinzugesellen, alsdann aber nach kurzem Bestehen das lethale Ende herbeiführen, so findet man meistens andere consecutive Veränderungen des Herzens, wie Hypertrophie und Dilatation des rechten Ventrikels und des linken Vorhofs, nach dem Tode in der Leiche, neben der allerdings constanten enormen Dilatation der rechten Vorkammer. Die übrigen Störungen im Kreislaufe, namentlich die bedeutende Drucksteigerung im Körpervenengebiete mit all ihren Folgen, treten, wie bei der Insufficienz der Tricuspidalis, in ungemein kurzer Zeit auf, da jede Möglichkeit einer einigermaassen hinreichenden Compensation fehlt.

Unter der Voraussetzung einer reinen uncomplicirten Stenose des rechten venösen Ostiums müsste man die im Nachstehenden angegebenen Erscheinungen beobachten: Die Verengerung des Ostium venosum dextrum wird im Stande sein ein diastolisches Geräusch welches mit grösster Intensität an der Basis des Brustbeins gehört wird zu erzeugen, wenn während der Diastole das Blut aus dem Vorhofe durch die verengte Mündung in den rechten Ventrikel strömt. Bei der geringen Intensität der Strömung dürfte jedoch dasselbe auch fehlen können, oder doch nur in dem kurzen Zeitraume der Vorhofssystole als ein sog. praesystolisches vernehmbar sein. Ebenso muss auch die sehr verminderte Spannung in der Lungenblutbahn eine sehr erhebliche Abschwächung des 2. Tons in der Arteria pulmonalis zur Folge haben. Die Percussion wird den enorm dilatirten rechten Vorhof nachweisen können, während der Stoss nur schwach an der normalen Stelle fühlbar ist. Der Radialpuls wird wegen der niederen Spannung im arteriellen Gebiete klein sein, während die sichtbaren Venen eine ungewöhnliche Ausdehnung erlangen. Ein starker Venenpuls am Bulbus der Jugularvenen oder den Halsvenen, sowie das Auftreten von Leberpulsation dürfte das Vorhandensein einer bedeutenden Stenose des Ostium venosum dextrum ausschliessen, wohl aber werden sich undulatorische Bewegungen und schwacher Venenpuls bemerklich machen können.

Fast niemals sind jedoch die Verhältnisse so einfach, dass man auf das Eintreten der oben angeführten Symptome rechnen kann; die fast stets die Stenose complicirende Insufficienz der Tricuspidalis wird

Symptome.

Auscultation.

Percussion, Palpation und Inspection.

Diagnose.

nicht allein ein systolisches Geräusch an der oben genannten Stelle erzeugen, sondern auch bei mässigerem Grade der Verengerung einen stärkeren Venenpuls veranlassen können. Die durch gleichzeitige Fehler am linken Herzen entstehenden Geräusche werden als fortgeleitete in der Regel am rechten Herzen ebenfalls hörbar sein, namentlich wird ein diastolisches Geräusch von dieser Seite ein schwächeres am Ostium der Tricuspidalis vollständig verdecken können. Die Diagnose der Verengerung des Ostium tricuspidale ist jedenfalls ebenso schwierig, ja noch schwieriger, wie die der Insufficienz der dreizipfligen Klappe; dazu kommt noch, dass dieser Klappenfehler so selten ist, dass der vielerfahrene *Scoda* den Rath giebt, selbst ein diastolisches Geräusch, welches mit Bestimmtheit über dem Ventrikel am deutlichsten gehört wird, in dubio eher für ein pericardiales zu halten. Immerhin werden aber als wesentlichste Stützpuncte der Diagnose neben dem diastolischen Geräusche gelten müssen: die Schwäche des 2. Pulmonaltones und die ungewöhnliche Schnelligkeit mit welcher die Symptome des gesteigerten Drucks in den Venen einen sehr hohen Grad erreichen. Die Kranken erliegen daher sehr bald den hydropischen Zufällen. Die Prognose ist die ungünstigste.

Verlauf.
Prognose.

Obwohl die meisten Klappenfehler am Ostium arteriosum dextrum fötalen Bildungshemmungen oder fötaler Endocarditis und Myocarditis ihren Ursprung verdanken, und daher den angeborenen Bildungsfehlern angehören, so erscheint es doch zweckmässiger dieselben im Zusammenhange mit den andern Klappenleiden abzuhandeln, weil sie mit diesen die vollständigste Analogie zeigen, verhältnissmässig häufig vorkommen, und ein vorwiegend klinisches Interesse darbieten gegenüber den andern angebornen Bildungsfehlern, welchen fast blos eine anatomische Wichtigkeit zukommt.

c) Insufficienz der Klappen der Arteria pulmonalis.

Anatomisches.

Bei Durchsicht der spärlichen Beobachtungen über diesen Klappenfehler findet man, dass sich im Ganzen dieselben pathologisch anatomischen Verhältnisse wie bei der analogen Erkrankung der Aortaklappen wiederholen. In einzelnen Fällen fanden sich die Klappen verdickt, knorplig, geschrumpft und zum Theil verwachsen, in andern waren sie durch acute Endocarditis mehr oder minder vollständig zerstört. Endlich existiren aber auch Beobachtungen (*Kolisko*, *Klob*), in welchen die Insufficienz bedingt war durch das Vorhandensein von 4, selbst 5 Klappen, deren eine jedoch so verkümmert war, dass sie wegen ihrer Kürze die Schliessung verhinderte; hier ist der congenitale

Ursprung unzweifelhaft. Einigemal fanden sich frische endocarditische Vegetationen auf der geschrumpften Semilunarklappe, in dem Conus arteriosus oder auf den Segeln der Valvula tricuspidalis; im Ganzen ist aber die meist vollständige Integrität der übrigen Klappen und Ostien hervorzuheben, und nur ausnahmsweise fanden sich noch acute entzündliche Veränderungen an den Semilunarklappen an der Aorta. In der Regel besteht neben der Insufficienz ein mehr oder minder erheblicher Grad von Stenose des Ostium, je nach der Art der bestehenden Veränderung der Klappen; in manchen Fällen war jedoch die Insufficienz eine r e i n e, wie z. B. bei den oben erwähnten congenitalen Fällen mit überzähligen Klappentaschen. Combination mit Stenose des Ostium.

Da bei der Insufficienz der Pulmonalklappen ein Theil des Bluts aus den Lungenarterien regurgitirt, so wird ein Theil der Arbeit des rechten Ventrikels vernichtet, er wird dadurch insufficient und die Druckveränderungen erfolgen in derselben Weise wie bei den andern Klappenfehlern des rechten Herzens $(P ---, p' +++, P' ---, p ---)$. Der rechte Vorhof und mit ihm der Ventrikel füllen sich unter einem höheren Druck und es erfolgt Dilatation, später auch Hypertrophie, besonders am Ventrikel, die unter diesen Umständen die höchsten Grade erreichen kann. Das Herz wird dabei nach allen Richtungen vergrössert, allerdings der Gestalt des Ventrikels entsprechend am meisten in die Breite. Folgen für die Circulation und compensatorische Vorgänge.

In den durch acute Endocarditis in kurzer Zeit zum lethalen Ende führenden Fällen von *Whitley* und *Wahl* fand sich der rechte Ventrikel nur im Zustande der Dilatation, die secundäre Hypertrophie hatte noch nicht Zeit gehabt sich gehörig auszubilden.

Auf diese Weise kann eine n a h e z u v o l l k o m m e n e C o m p e n – s a t i o n des Fehlers (Selbstcompensation) zu Stande kommen, welche die normalen mittleren Druckverhältnisse allenthalben im Gefässsystem wieder herstellt. Jedoch finden, wie bei der Insufficienz der Aortaklappen in den Körperarterien, hier grosse Druckschwankungen in der Lungenarterie statt, die mit jeder Systole des erweiterten Ventrikels eine grössere Blutmenge empfangen, von der ein Theil bei der Diastole wieder zurückfliesst. Daher trifft man auch den Stamm und die Verzweigungen der Lungenarterie in der Regel, erstern sogar zuweilen bis zur aneurysmatischen Erweiterung, dilatirt. Lässt die Compensation schliesslich nach, oder kam sie gar nicht gehörig zu Stande, so nimmt die Dilatation überhand, besonders am rechten Vorhofe und nicht selten findet man dann das Foramen ovale sehr weit offen, was darauf hindeutet, dass der Druck im rechten Vorhof denjenigen im linken übertrifft, da in letzterem der Druck, wegen der kleinen Blutmenge, welche die Lungen erhalten, sehr erheblich abnimmt. Es wird also möglicher Weise ein Theil des Bluts aus der rechten in die linke Vorkammer fliessen und so auf eine Zeitlang die Druckverhältnisse in den Gefässen einigermaassen wieder ausgeglichen werden können. Nachlass der Compensation.

Bei den Fehlern am linken Herzen, welche ebenfalls schliesslich zur Drucksteigerung in den Körpervenen und dem rechten Vorhofe führen, kann ein derartiger Vorgang nicht wohl vorkommen, weil alsdann auch stets der Druck im linken Vorhof entsprechend gesteigert ist. Die Fehler am rechten venösen Ostium, welche in der Regel mit solchen am linken Herzen combinirt sind, werden aus diesem Grunde nur selten ein Ueberfliessen des Bluts aus dem rechten in den linken Vorhof zur Folge haben, selbst wenn das Foramen ovale offen bleibt.

Consecutive Veränderungen am Herzen.

Mit dem eintretenden niedrigen Druck in den Lungenvenen wird auch das linke Herz nur schwächer gefüllt und treibt weniger Blut in die Aorta; dem entsprechend hat man auch in einer Anzahl von Fällen die l i n k e Kammer verkleinert und die Aorta auffallend eng gefunden.

Allerdings hat man auch schon das Gegentheil, nämlich excentrische Hypertrophie des linken Ventrikels angetroffen (*Willigk*), allein man darf nicht vergessen, dass noch gleichzeitig andere Umstände vorhanden sein können, welche eine Hypertrophie des linken Ventrikels zur Folge haben, wie denn gerade in dem genannten Falle Morbus Brightii sich vorfand.

Zustand der Lungen.

Die Lungen empfangen weniger Blut und sind im allgemeinen blutarm, wenn man hie und da in denselben lobuläre Entzündungsheerde und hämorrhagische Infarcte angetroffen dat, so war diess die Folge von frischer Endocarditis, welche die Pulmonalklappen zerstört oder sich zu ältern Entartungen derselben hinzugesellt hatte. Das in einzelnen Fällen vorhandene Lungenödem muss als die Folge des erhöhten Drucks in den Bronchialvenen angesehen werden, wie denn gerade Fälle dieser Art für die von mir schon früher geäusserte Ansicht (pag. 96) über die Entstehung des Lungenödems bei Herzaffectionen sprechen. Auf die Folgen der schliesslich eintretenden venösen Drucksteigerung brauchen wir wohl nicht wieder zurückzukommen.

Aetiologie.

Wie wir schon Gelegenheit hatten zu bemerken, waren einige der beobachteten Fälle (*Kolisko, Klob*) c o n g e n i t a l e n U r s p r u n g s. In einem acut entstandenen Falle wird D u r c h n ä s s u n g als die Veranlassung angegeben, in einem andern chronisch verlaufenden, M o r b i l l e n, meist aber war eine bestimmte Ursache nicht nachzuweisen. Unter neun von mir verglichenen Fällen (*Benedict, Dietl, v. Wahl, Gordon, Whitley, Willigk* und *Duchek*), bei welchen ein congenitaler Ursprung nicht angenommen werden kann, waren 5 Weiber und 4 Männer (3 Individuen standen zwischen dem 10. und 20., 2 zwischen dem 30. und 40., 2 zwischen dem 60. und 70., 1 zwischen dem 70. und 80. Jahre, während eines ohne nähere Bezeichnung des Alters als jugendlich angegeben ist), das jüngste Individuum war 14, das älteste 74 Jahre alt.

Symptome.

Das bei der Diastole in den rechten Ventrikel zurückströmende Blut erzeugt ein d i a s t o l i s c h e s G e r ä u s c h, welches man am stärksten an der Herzbasis in der Gegend der Lungenarterie, nämlich am linken Sternalrande in der Höhe des 2. Intercostalraums und über dem Knorpel der 3. linken Rippe vernimmt, und auch noch über dem untern Theile des Brustbeins deutlich gehört wird. Fast stets ist auch zugleich ein systolisches Geräusch daselbst vorhanden, welches von der etwa vorhandenen gleichzeitigen Verengerung des Ostium oder der Erweiterung des Stamms der Lungenarterie herrührt. Der erste Ton wird in der Regel in der Lungenarterie fehlen; der zweite ebenfalls, wenn nicht die Klappen noch schwingungsfähig sind. In der Gegend der Herzspitze vernimmt man die beiden Töne aus dem linken Ventrikel, die Geräusche aber nur schwach oder gar nicht; in der Aorta kann man dieselben, besonders das diastolische, ebenfalls neben den normalen Tönen hören, ja sie können sich selbst in einzelnen Fällen bis in die grossen Halsarterien fortleiten, wofür mehrere Beobachtungen vorliegen; doch hört man in diesen in der Regel die 2 Töne allein. [Auscultation.]

Die Herzleerheit und Dämpfung ist etwas vergrössert und nach rechts hin verbreitet bis unter die Mitte des Sternums oder selbst bis über den rechten Rand desselben, doch kann sie auch weiter nach links ragen, wobei sie dann schon höher oben an der 3. Rippe beginnt (*Kolisko*). Der Herzstoss befindet zich bald an der normalen Stelle, bald ist er mehr nach links gerückt, in einzelnen Fällen verstärkt, in andern, wenn die Dilatation vorwiegt, schwächer. Die am linken Sternalrande in der Höhe der 3. Rippe hörbaren Geräusche werden bei der Palpation gewöhnlich als diastolisches und systolisches Schwirren empfunden. In einem Falle von *Kolisko* bemerkte man in der Gegend des Stammes der Pulmonalarterie im 2. linken Intercostalraume eine deutliche systolische Hebung, von der aneurysmatischen Erweiterung des Gefässes herrührend, und v. *Bamberger* beobachtete, dass ein systolisches Schwirren entstand, wenn auf den im Epigastrium fühlbaren rechten Ventrikel ein Druck mit dem Finger ausgeübt wurde. Der Radialpuls zeigt keine besondern Qualitäten. [Percussion. Palpation.]

Mit dem Nachlassen der Compensation fangen an die Venen sich auszudehnen, und die schon oft erwähnten Folgen, welche allen Klappenfehlern gemeinsam sind, treten ein; unter den Erscheinungen zunehmender Dilatation des rechten Ventrikels und Vorhofs, von Cyanose, Hydrops mit und ohne Albuminurie, Herzpalpitationen, Kleinerwerden des Radialpulses, Dyspnoe, Bronchitis, Bluthusten und Lungenödem gehen die Kranken dem lethalen Ende entgegen. Doch können die Kranken oft sehr lange ohne erhebliche Beschwerden ihr Leben fristen, da in dem einen, von *Kolisko* beschriebenen Falle, die Kranke ein Alter von 74 Jahren erreichte; allerdings war dieselbe mehrere Jahre lang vor ihrem Ende leidend und seit 10 Jahren cyanotisch gewesen, was für eine sehr lang- [Symptome bei Nachlass der Compensation. Verlauf und Dauer.]

same Abnahme der Compensation spricht. Aber auch in andern, nach der Geburt erworbenen Fällen, war die Dauer des Uebels eine lange, 5—8 Jahre, dagegen endeten die auf acuter Entzündung und Zerstörung beruhenden Fälle nach einigen Wochen oder Monaten lethal, unter den Erscheinungen von pyämischer Blutvergiftung, nach Schüttelfrösten, typhösen Zuständen und Auftreten von Purpuraflecken, wobei allerdings die Aortaklappen gleichzeitig erkrankt waren.

Diagnose. Die Erkennung dieses Klappenfehlers kann, mit Berücksichtigung der angegebenen auscultatorischen Erscheinungen, von keiner erheblichen Schwierigkeit sein. Eine Verwechslung mit Aorteninsufficienz wird man durch die Berücksichtigung der Pulsbeschaffenheit und der mangelnden Hypertrophie des linken Ventrikels vermeiden.

Prognose. Die Prognose ist in chronischen Fällen relativ günstig.

d) Stenose der Lungenarterienbahn.

Anatomisches. Es müssen hier die an drei verschiedenen Stellen der Lungenblutbahn, dem Ostium arteriosum dextrum, dem Conus arteriosus dexter und dem Stamm der Lungenarterie selbst vorkommenden Verengerungen zusammengefasst werden, welche in ihrem Effect für die Circulation übereinstimmen, und nur in Bezug auf ihre Entstehung und die Möglichkeit der Ausgleichung der Circulationsstörung erhebliche Verschiedenheiten darbieten.

Die neueste Literatur über diesen Gegenstand ist durch mehrere hervorragende Arbeiten, so namentlich die von *Kussmaul*, *Stölker* und *Mannkopf* bereichert worden. Ausserdem finden sich aber noch mannichfache casuistische Beiträge von *Schützenberger*, *v. Wahl*, *Klob* u. Andern in derselben vor.

Eine sehr grosse Anzahl dieser Erkrankungen beruht auf angeborenen Veränderungen des Herzens, welche entweder in congenitalen Bildungsfehlern oder fötaler Endo- und Myocarditis ihren Ursprung haben. Daneben giebt es nur sehr wenig Fälle, von denen es mit Sicherheit angenommen werden kann, dass sie erst im späteren Leben erworben wurden (hierher gehören die Fälle von *Tiedemann*, *Chelius*, *Speer*, *Burnet*, *Bouillaud*, *Cruveilhier*, *Whitley* (3), *Willigk* und *Dittrich*), an welche sich noch eine Anzahl von solchen anschliesst, bei denen die Frage, ob congenital oder erworben, unentschieden gelassen werden muss (Fälle von *Tacconi*, *Peacock*, *Ch. Bernard*, *Frerichs*, *Mannkopf* und ein von mir selbst beobachteter). In diesen beiden letzteren Categorieen war die Verengerung fast immer durch Verwachsung der freien Ränder der Klappen zu einem bald zartwandigen bald verdickten knorpligen und selbst verkalkten Diaphragma mit rundlicher oder spaltförmiger Oeffnung von 1—3 Linien Weite bedingt; selten waren die

Klappen einfach rigid und geschrumpft, wobei natürlich auch Insufficienz bestand, oder die Verengerung wurde durch grosse frische Vegetionen am Orificium verursacht. In zwei hierhergehörigen Fällen hatte jedoch die Stenose ihren Grund in myocarditischer Schrumpfung des Conus arteriosus dexter, einmal dicht unter den Klappen (*Willigk*), das andere Mal 6 Linien unterhalb derselben (*Dittrich*). Auch bei den Fällen von angeborener Verengerung findet sich die stenosirende Stelle am Conus arteriosus oder an dem Ostium, aber auch am Stamme der Lungenarterie, in der Regel an den beiden letztgenannten Orten zugleich.

Die congenitale Conusstenose hat ihren Grund entweder in einer gleichmässigen Verengerung und Verkümmerung des ganzen Conustheils, oder es besteht in demselben an seinem untern Abschnitte eine Einschnürung, wodurch gewissermaassen ein dritter, sog. überzähliger Ventrikel gebildet wird; manchmal aber ist der Conus erst an seiner Spitze, dicht unter dem Ostium arteriosum, verengt. Als Grund der Verengerung finden sich entweder schwielige Narbenmassen in dem Muskelfleische, oder es liegt derselben eine übermässige anomale Entwicklung von Muskelsubstanz zu Grunde, welche an der Grenze zwischen Conus und Ventrikelsinus den Sehnenfäden der Valv. tricuspidalis zum Ansatze dient, in seltenen Fällen aber als ringförmiger Wulst dicht unter dem Ostium pulmonale gelagert ist. Ein solches musculöses Septum kann nachträglich, vielleicht erst während des extrauterinen Lebens, in Folge entzündlicher Vorgänge von einem harten Narbenringe umgeben sein. Der Grad der Conusstenose ist sehr verschieden, kann aber eine solche Höhe erreichen, dass kaum eine Sonde hindurchgeführt werden kann. Mit der Conusstenose verbinden sich häufig Bildungsfehler an den Semilunarklappen der Lungenarterie, welche in der Zahl vermehrt oder vermindert, so wie unter einander verwachsen angetroffen werden. Der Stamm der Lungenarterie ist bald normal bald mehr oder weniger verengt.

Die Stenose am Ostium der Lungenarterie betrifft sehr häufig zugleich den Stamm dieses Gefässes bis zu seiner Theilung, nur ist am Ostium die Verengerung meist am beträchtlichsten. Ausnahmsweise findet man jedoch die Arterie hinter der verengten Stelle am Ostium von normaler Weite, oder gar aneurysmatisch dilatirt; ihre Wandungen haben in der Regel eine dünne venenähnliche Beschaffenheit, nur selten sind sie verdickt und derb. Die Stenose am Ostium wird durch Verdickung des Annulus fibrosus oder Verwachsung der Semilunarklappen zu einem membranösen in der Mitte durchbohrten Septum hervorgebracht; zuweilen sind dieselben geschrumpft und verdickt, starr und verkalkt, mit Excrescenzen bedeckt. Häufig findet man sie rudimentär entwickelt, oder es sind nur zwei Klappen von ungleicher Grösse vorhanden, indem zwei Klappen mit einander verschmolzen sind; manchmal fehlen sie gänzlich. In einer Anzahl von Fällen hat man die **Lungenarterie** zu einem **soliden Strange obliterirt** gefunden, oder es war die Mündung wenigstens vollständig verschlossen, während der Stamm noch durchgängig war. Der vollständige Verschluss am Ostium beruht entweder auf einer völligen **Verwachsung der Semilunarklappen**, oder die Arterie endigt gegen das Herz zu in einen **blinden Sack** mit glatten Wandungen ohne alle Andeutung von Klappen. In der Regel findet man sowohl bei Stenose als auch bei Atresie der Lungenarterie den Conus nur mässig verengt und seine Wandungen hypertrophisch.

Aus dem Angeführten geht hervor, dass eine grosse Anzahl von Stenosen der Lungenarterienbahn (Pulmonalstenosen) von **foetaler Endo- und Myocarditis** herrühren; hierher gehören die schwieligen Verengerungen des Conus und die auf Verdickung und Verwachsung beruhenden des Ostium. In den Fällen völliger Obliteration der Art. pulmonalis zu einem sehnigten Bande wird man mit *H. Meyer* den Ursprung dieser Missbildung auch von einer **foetalen Endarteriitis** herleiten müssen. Ein anderer Theil dieser Verengerungen muss dagegen entschieden auf **primäre Fehler der ursprünglichen Bildung** zurückgeführt werden, deren nähere Ursache uns unbekannt ist. Hierher gehört die excedirende Bildung von Muskelsubstanz im Conus, die in vielen Fällen beobachtete gleichmässige Verengerung und Verkümmerung der Lungenarterie mit venenartiger Dünnheit der Wandungen, die Verschmelzung der Klappen zu einem zarten häutigen Septum, ohne Spur von nachträglich erfolgter Verwachsung in Gestalt von Leistchen an der Vereinigungsstelle. Die in letzter Reihe genannten Fälle sind auf eine von Anfang an fehlerhafte und ungenügende Entwicklung (primitive Insufficienz, *Ecker*) der Lungenarterie zu beziehen, oder wenigstens desjenigen Theils des dritten bleibenden Kiemenbogens linker Seite, welcher den Ductus Botalli bildet (*Peacock*). Fehlt dieser letztere, oder schliesst er sich vorzeitig, so wird die Menge des Bluts, welches den Stamm der Lungenarterie während des Foetallebens durchströmt, bedeutend kleiner, und demgemäss die Lungenarterie enger werden. Damit stimmt überein das gar nicht so seltene Fehlen des Ductus Botalli bei angeborenen Stenosen der Lungenarterie. Ausnahmsweise dürfte eine primäre Atresie des Ostium venosum dextrum sowie eine primäre Verengerung des Conus oder eine mangelhafte Entwicklung der Lungen die Ursache der Verkümmerung der Lungenarterie sein.

Steigerung der Stenose durch Entzündungen während des extrauterinen Lebens.

Die ursprünglich verengten Stellen, sowohl am Conus wie am Ostium, sind häufig im extrauterinen Leben der Sitz nachträglich auftretender Entzündungsvorgänge, welche durch weitere Schrumpfung den Grad der Verengerung successiv steigern, oder in Gestalt frischer, das Lumen beeinträchtigender endocarditischer Vegetationen an den betreffenden Stellen in der Leiche angetroffen werden.

Lücke im Septum ventriculorum.

In der grossen Mehrzahl der Fälle von Stenose der Lungenarterienbahn befindet sich im **obern Theile des Septum ventriculorum** eine Lücke, durch welche eine Communication zwischen den beiden Kammern hergestellt wird.

Diese Oeffnung variirt von der Grösse eines Hanfkorns bis zur Weite eines normalen Ostiums der Aorta, so dass gleichsam das Septum membranaceum fehlt; manchmal erstreckt sich aber auch der Defect auf die angrenzenden musculösen Theile der Scheidewand bis zu völligem Mangel derselben. Die Gestalt der Lücke ist rundlich oder bildet ein Dreieck dessen Spitze nach oben zwischen die vordern und hintern Semilunarklappen der Aorta sich erstreckt.

Das ganze Septum erscheint in der Regel dabei nach links hin verschoben, so dass die Aorta, gleichsam auf demselben reitend, aus beiden Ventrikeln, ja selbst manchmal ausschliesslich aus dem rechten Ventrikel entspringt. Aus dem so überaus häufigen Zusammentreffen der mangelhaften Bildung des Septum ventriculorum mit Verengerung der Lungenarterienbahn, darf man mit Sicherheit auf einen Zusammenhang zwischen diesen beiden Fehlern schliessen. In der überwiegenden Zahl von Fällen scheint es mir nicht zweifelhaft, dass die Lücke in Folge der Stenose entsteht, welche den Abfluss des Bluts aus dem rechten Ventrikel hindert, wie schon *Peacock* und namentlich *H. Meyer* es hervorgehoben haben. Wenn nämlich in der Bahn der Lungenarterie sich Hindernisse für den Abfluss des Bluts aus dem rechten Ventrikel befinden, so wird die Strömung des Bluts, so lange das Septum nicht geschlossen ist, sich nach links hin gegen die Aortenmündung richten; durch diese Strömung wird aber einestheils die völlige Schliessung des Septums verhindert, und dasselbe nach links gedrängt, anderntheils die Aorta nach rechts gezerrt, so dass sie aus beiden Ventrikeln ihren Ursprung nimmt. Da die Ausbildung des Septum ventriculorum schon mit dem Ende des zweiten Monats vollendet ist, so muss demnach die Entstehung der Stenose in die früheste Zeit des Foetallebens verlegt werden. Doch bietet diese Anschauungsweise (sogenannte Stauungstheorie) für die Erklärung einer Anzahl von Fällen Schwierigkeiten, namentlich für diejenigen, in

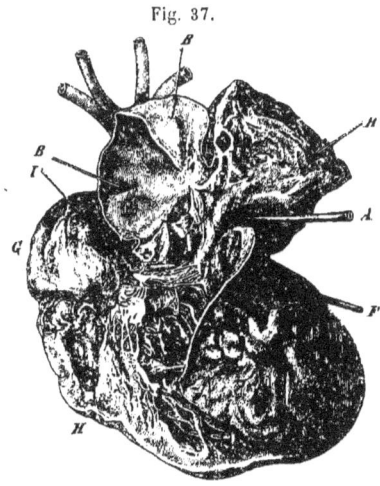

Fig. 37.

Verschiebung des Septum nach links.

Stenose der Lungenarterienmündung nach *Stölker* mit bedeutender Septumlücke und Ursprung der weiten Aorta *B* aus beiden Ventrikeln. Der durch zwei Schnitte geöffnete rechte Ventrikel (dessen Wandungen *H* hypertrophisch sind) zeigt die Lücke dicht unter den mit eiszapfenähnlichen Vegetationen besetzten Valv. semilunar. Aortae, durch welche die in den linken Ventrikel eingeführte Sonde *F* zum Vorschein kommt. Die Sonde *A* ist durch den Conus arter. dexter in die verengte Lungenarterie, welche man hier jedoch nicht sieht, eingeführt. *G* rechtes Herzohr.

welchem die Aorta, bei offenem Septum ventriculorum, entweder ganz aus dem rechten Ventrikel oder gar noch weiter nach rechts entspringt als die Lungenarterie selbst.

Es haben darum *Heine* und *Halbertsma* andere Erklärungen versucht. *Heine* betrachtet die Deviation des Septum als den primären Bildungsfehler, und leitet davon die Verengerung der Lungenarterie ab, welche dann eine für das Einströmen des Bluts ungünstigere Lage habe, als das ebenfalls im rechten Ventrikel liegende Ostium aorticum; die Septumlücke werde durch den aus dem linken Ventrikel nach dem rechts gelegenen Ostium Aortae erfolgenden Blutstrome erhalten. *Halbertsma* hält ebenfalls die Abweichung der Scheidewand nach links für das Primäre, welcher eine gleiche Anomalie in der Lage des Septum des Truncus arteriosus communis entsprechen soll, so dass der linke Theil des Truncus, der durch die nachträglich erfolgende halbspiralige Drehung zur Lungenarterie werde, zu eng ausfalle. *Kussmaul*, welcher namentlich die Theorie von *Heine* sehr scharfsinnig widerlegt, hält an der Stauungstheorie fest, glaubt aber für den zuletzt genannten Fall, dass nämlich die Aorta, aus dem rechten Ventrikel entspringend, ihre Lage weiter nach rechts als die Lungenarterie habe, folgende Correctur statuiren zu müssen: Das primitive Herz besteht aus einem einzigen Ventrikel, aus dessen rechter Hälfte der Truncus arteriosus communis entspringt; die sowohl im Ventrikel als im Truncus vor sich gehende Entwicklung einer Scheidewand, wodurch letzterer sich in Aorta und Arteria pulmonalis trennt, erfolgt unabhängig von einander, und es erreicht bei dem einen Individuum bald die Septum ventriculorum, bei dem andern bald das Septum des Truncus einen Vorsprung; die halbspiralige Drehung wodurch die Aorta mit dem linken, die Pulmonalarterie mit dem rechten Ventrikel in Verbindung tritt, erfolgt ebenfalls bei dem Einen etwas früher, bei dem Andern etwas später. So lange die Weite beider Gefässe eine normale bleibt, sind solche individuelle Verschiedenheiten gleichgültig. Hat aber z. B. die Drehung der grossen Gefässstämme und die Verbindung mit den dazu gehörenden Ventrikeln noch nicht stattgefunden zu einer Zeit, in welcher die Kammerscheidewand schon ziemlich hoch heraufgewachsen ist, und wird zu dieser Zeit die Lungenarterie durch irgend einen Vorgang verengt oder verschlossen, so muss das meiste Blut aus dem linken Ventrikel durch die Lücke der Scheidewand nach dem noch über dem rechten Ventrikel befindlichen Aortenostium abfliessen; der rechte Ventrikel empfängt somit fast alles Blut, er wird dadurch ausgedehnt, die Kammerscheidewand verschiebt sich in Folge dessen nach links, die Lücke im Septum bleibt erhalten, während die halbspiralige Drehung der Gefässe unterbleibt und eine Verbindung des rechts gelagerten Aortenostiums mit dem weit nach links verschobenen linken Ventrikel nicht erfolgt.

Combination der Stenose der Lungenarterie mit andern Anomalien des Herzens.

Ausser der erwähnten Abweichung in der gegenseitigen Stellung der grossen Arterienstämme giebt es noch eine grosse Anzahl von andern angeborenen primären Anomalien des Herzens und der an demselben befindlichen Gefässe, welche man mit der Stenose der Lungenarterienbahn combinirt vorfindet.

So findet man zuweilen, dass mit theilweiser Erhaltung des Truncus arteriosus communis nur ein grosses arterielles Gefäss vorhanden ist, aus welchem die weite Aorta und die enge Lungenarterie entspringt; dabei bestehen die verschiedensten Combinationen von Mangel der Scheidewand der Ventrikel und der Vorhöfe, oder es entspringt die Lungenarterie aus dem linken, die Aorta aus dem rechten Ventrikel (Transposition der arteriellen Gefässe), oder beide zugleich aus dem linken Ventrikel u. s. w. In manchen Fällen findet eine Combination mit angebornen Fehlern an andern Ostien statt, mit rudimentärer Entwicklung der Valv. tricuspidalis und Insufficienz dieser Klappe, mit Stenose und Atresie des Ostium venosum dextrum oder sinistrum und mit Stenose der Aortenmündung. Auch beobachtet man mannigfache Abweichungen in dem Ursprunge und dem Verlaufe der aus den grossen Gefässen des Herzens abgehenden Verzweigungen des Gefässbaums.

Von besonderem Interesse ist das Verhalten der sogenannten foetalen Wege, des Ductus Botalli und Foramen ovale. In den seltenen Fällen, in denen das Septum ventriculorum bei angeborner Enge der Lungenarterienbahn verschlossen ist, findet man beide Wege in der Regel offen, manchmal aber auch verschlossen. Bei mangelhaftem Septum ist der Ductus Botalli häufig obliterirt; in einer ziemlichen Zahl von Fällen fehlt er gänzlich, und muss alsdann (s. o.) als die Ursache der Stenose der Lungenarterie betrachtet werden. Auch in den Fällen, in welchen er verschlossen gefunden wird, muss angenommen werden, dass diess schon während des intrauterinen Lebens geschehen sei, da er, wenn er bei der Geburt noch offen ist, seine nachträgliche Verschliessung durch die starke Strömung, welche von der Aorta aus nach den sich entfaltenden Lungen eintritt, wegsam erhalten bleiben muss. Sein vorzeitiger Verschluss dagegen muss zum Theil wenigstens auf die schwache Strömung, welche durch denselben bei Verengerung der Lungenarterienbahn stattfindet, bezogen werden.

Stölker fand den Ductus Botalli in 69 Fällen 38 mal verschlossen, 31 mal offen; nach *Kussmaul* fand er sich unter 39 Fällen einfacher Stenose der Lungenarterie 9 mal offen, 19 mal geschlossen, 11 mal fehlte er. In 17 Fällen von vollkommner Atresie des Ostium pulmonale war er 14 mal offen, 2 mal geschlossen und 1 mal fehlte er. Es ergiebt sich daraus, dass er bei Stenose häufiger geschlossen gefunden wird und fehlt, als bei vollständiger Atresie.

Auch das **Foramen ovale** wird sehr häufig offen angetroffen, selbst bei während des extrauterinen Lebens erworbenen Stenosen des Ostium pulmonale; in angebornen Fällen mangelt zuweilen das ganze Septum. Indessen ist der Befund eines einfach nicht verschlossenen Foramen ovale in der Leiche von keinem grossen Belang, worauf wir bei anderer Gelegenheit zurückkommen.

Die Circulation des Bluts bei Stenose der Lungenarterie hat bei hinlänglich weit geöffnetem Ductus Botalli keine besondere Schwierigkeit. Das aus dem rechten Vorhof in den rechten Ventrikel gelangende dunkle Blut wird zum Theil durch die verengte Lungenarterie in die Lungen getrieben, zum Theil gelangt es aber durch die Lücke im Septum, mit dem arteriellen Blute des linken Ventrikels vermischt, in die meist erweiterte Aorta, welche dann ihrerseits durch den offenen Botallischen Gang ebenfalls einen Theil des Bluts in die Lungen gelangen lässt. Dieses von zwei Seiten her den Lungen zufliessende gemischte Blut geht durch den kleinen Kreislauf nach dem linken Vorhofe, während die übrige Blutmenge aus der Aorta dem Körperkreislaufe dient und in den rechten Vorhof zurückströmt. Auch durch das offene Foramen ovale kann, selbst wenn dessen Klappe sufficient ist, bei hohem Druck im rechten Vorhofe ein Theil des Venenbluts in den linken Vorhof und Ventrikel gelangen, so dass hinreichend für dessen Abfluss gesorgt ist. (Mangelt die Lücke im Septum ventriculorum, so findet sich bei vollkommner Atresie des Ostium pulmonale stets Ductus Botalli und Foramen ovale offen, da nur auf diesem Wege ein Kreislauf noch möglich ist.) Ist aber der Ductus Botalli verschlossen, so stehen der Circulation durch die Lungen grosse Hindernisse entgegen, zumal wenn die Stenose einigermaassen erheblich ist. Die collateralen Bahnen, welche alsdann das Blut einschlägt, sind häufig die Artt. bronchiales, deren Verbindung mit der Lungenblutbahn zweifellos ist, und welche man sehr bedeutend erweitert findet. Ebenso hat man beobachtet, dass Zweige der Artt. coronariae cordis, der Artt. oesophageae und pericardiacae dilatirt werden und die Verbindung mit den Lungengefässen herstellen.

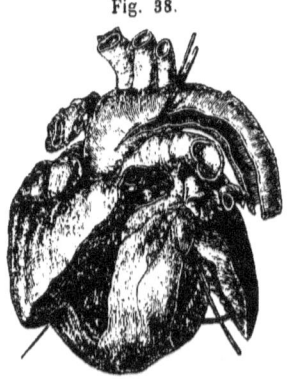

Fig. 38.

Compensatorische Vorgänge am Herzen.

Fig. 38. stellt das Herz eines 9jährigen Knaben nach *Peacock* (Transactions of the patholog. Society of London 13. pag. 58) dar. Man sieht die enge, mit nur 2 Klappen versehene Lungenarterie und den enorm hypertrophischen rechten Ventrikel geöffnet. Von den beiden in die sehr weite Aorta eingeführten Sonden gelangt die eine in den linken, die andere in den rechten Ventrikel, wodurch das Vorhandensein einer Lücke im Septum constatirt wird. Der linke Ventrikel ist kleiner und seine Wandungen dünner wie die des rechten. Foramen ovale und Ductus Bot. waren beide verschlossen.

In allen Fällen von Stenose der Lungenarterienbahn hat, selbst wenn die ausgleichenden Verbindungswege noch so günstig sind, eine erschwerte Entleerung des rechten Ventrikels statt, denn auch bei einer grossen Lücke im Septum ventriculorum und geeigneter Lage des Ostium aorticum muss das aus dem rechten Ventrikel ausströmende Blut den aus dem kräftigen linken Ventrikel kommenden Strom überwinden. Die Insufficienz des rechten Ventrikels macht sich durch Druckerniedrigung in den Lungengefässen, Druckerhöhung in den Körpervenen geltend, welche alsdann die Erweiterung des rechten Vorhofs und die sehr beträchtliche Hypertrophie des rechten Ventrikels zur Folge hat; letztere erreicht in solchen Fällen gemeiniglich die höchsten Grade, so dass die Wandungen oft denen des linken Ventrikels an Dicke gleichkommen, oder sie selbst übertreffen.

Bei ungenügender Compensation erreicht der Druck im rechten Vorhofe einen sehr hohen Grad, derselbe wird daher in der Leiche in der Regel enorm dilatirt gefunden, während der linke Vorhof, welchem nur eine kleine Menge von Blut aus den Lungen zuströmt, sowie auch der linke Ventrikel in der Regel klein und weniger entwickelt angetroffen werden. Die Aorta ist dagegen, namentlich in den angebornen Fällen mit offenem Septum, wie schon erwähnt wurde, fast immer sehr weit, da sie sowohl dem Körperblute als auch einem Theile des Lungenbluts zum Durchtritte dienen muss. Man sieht also, dass bis zu einem gewissen Grade in der Regel foetale Verhältnisse fortbestehen; der oft mächtige rechte Ventrikel versieht durch die Lücke im Septum, wie beim Foetus, einen grossen Theil des Körperkreislaufs, von dem der Lungenkreislauf gewissermaassen nur eine, allerdings etwas grössere, Seitenbahn darstellt. Bei den nach der Geburt erworbenen Stenosen mit mangelnder Lücke im Septum findet man dagegen meistens eine enge und kleine Aorta, dem Zustande des linken Ventrikels entsprechend.

Nur unter gewissen Umständen mangelt die excentrische Hypertrophie des rechten Ventrikels; es ist diess der Fall bei den seltnen Fällen vollkommner Atresie der Lungenarterie ohne Lücke im Septum ventriculorum, oder wenn, neben angeborner Stenose des Ostium pulmonale, auch noch eine congenitale Verengerung oder Verschliessung des Ostium atrioventriculare dextrum besteht. In beiden Fällen wird der rechte Ventrikel gleichsam ausser Thätigkeit gesetzt, indem ihm im ersten Falle jeder Abfluss, im letzten jeder Zufluss fehlt. Man findet ihn daher in hohem Grade verkümmert und geschrumpft. Alles Blut aus dem rechten Vorhof strömt alsdann durch das weite Foramen ovale in den linken, und der linke Ventrikel muss allein für die ganze Herstellung des Kreislaufs aufkommen.

Dem hypertrophischen Zustande des rechten Ventrikels entsprechend erscheint das Herz in der Regel vergrössert und ist von rundlicher oder stumpf-kegelförmiger Gestalt; die abgestumpfte Spitze wird ausschliesslich vom rechten Ventrikel gebildet, welcher den verkleinerten linken nach hinten drängt und verdeckt; das Herz nimmt bei bedeutender Vergrösserung eine entschiedene Querlage an, wodurch die Spitze weiter nach links bis gegen die Axillarlinie rücken kann, indess die Basis mit dem dilatirten Vorhofe nach rechts hin den Sternalrand bedeutend überragt. Die erweiterte Aorta liegt bei Eröffnung des Herzbeutels oft mit ihrem Ursprunge frei zu Tage, während die Kleinheit der Lungenarterie sofort in die Augen fällt.

Gestalt und Lage des Herzens.

Die Beurtheilung an der Leiche, ob eine Verengerung der Lungenarterienbahn eine angeborne sei oder eine erworbene, hat für die Mehrzahl der Fälle keine Schwierigkeit. Am grössten ist sie in Fällen ohne Lücke im Septum ventriculorum. Sie wird alsdann um so eher für eine angeborene zu betrachten sein, wenn der Ductus Botalli offen ist, oder wenn die Oeffnung des Foramen ovale sehr gross ist und durch einen Defect des

Muskelfleisches am Septum bedingt wird, wenn an den Klappen der Lungenarterie unzweifelhaft congenitale Anomalien der Bildung sich vorfinden, und wenn der ganze Stamm der Lungenarterie beträchtlich verengt und dünnwandig ist. Ein Defect an der Basis des Septum ventriculorum spricht in der Regel für Angeborensein der Stenose; allein es ist diess doch nicht immer der Fall. Es kommen einestheils gerade an der Pars membranacea septi Entzündungsprocesse vor, welche zur Perforation führen und durch Uebergreifen auf das Ostium pulmonale oder den Conus arteriosus dexter zu nachträglicher Stenose Veranlassung geben können (Fälle von *Whitley, Bock, Dittrich* und *Heslop*), anderntheils aber kann auch eine Lücke im Septum für sich allein als primärer Bildungsfehler bestehen, und es können an ihr nachträglich im späteren Leben endocarditische und myocarditische Processe auftreten, welche eine Stenose der Lungenarterie im Gefolge haben. *Löschner* beschreibt und bildet 2 Fälle von Perforation der Kammerscheidewand ab, welche mir entschiedenen congenitalen Ursprungs scheinen, bei welchen jedoch eine Stenose des Ostium arteriosum dextrum nicht bestand, wohl aber eine Endo-Myocarditis, welche später jene hätte herbeiführen können. Im Allgemeinen wird man eine normale Weite und Beschaffenheit der Lungenarterie bei verschlossenem Ductus Botalli als ein Criterium einer erworbenen, gleichzeitig vorkommende andere Anomalien der Bildung überhaupt, besonders aber am Herzen und den Gefässen, als das einer angeborenen Stenose betrachten dürfen.

Aetiologie. Die Ursachen der **congenitalen Verengerung** der Lungenarterienbahn sind sehr dunkel, wie bei allen angeborenen Bildungsfehlern überhaupt. In wiefern rheumatische Affectionen der Mutter einen Einfluss haben können, in Fällen welche auf entzündlichen Veränderungen beruhen, muss dahin gestellt bleiben. Eine erbliche Anlage lässt sich nicht verkennen; zuweilen sterben mehrere Kinder derselben Eltern in früher Jugend an solchen angebornen Anomalien. Beim männlichen Geschlechte ist die congenitale Verengerung der Lungenarterienbahn häufiger als beim weiblichen (4 : 3). Für die **erworbenen Stenosen** lässt sich in drei Fällen eine traumatische Einwirkung auf das Herz als ursächliches Moment nachweisen (*Tacconi, Whitley, Dittrich*). Die oberflächliche, mehr exponirte Lage des Conus arteriosus dexter und der Lungenarterie erklären diesen Umstand.

Die Theorie erfordert, dass man bei Stenose der Lungenarterienbahn ein **systolisches Geräusch in der Gegend des Ostium pulmo-**

Symptome. Auscultation. **nale** vernehme. In des That findet sich in den beobachteten Fällen von erworbener Stenose fast durchgehends ein solches erwähnt, welches am linken Sternalrande im 2. und 3. Intercostalraume mit grösster Stärke wahrgenommen würde; nur *Frerichs* vermisste dasselbe; es war statt dessen am rechten Rande des Brustbeins ein deutlicher, klappender Ton, in der Gegend des Ostium pulmonale dagegen ein diastolisches sausendes Geräusch zu hören, welches, besonders bei Anfällen von Dyspnoe, mit einem deutlichen Tone endigte.

Den systolischen Ton in diesem Falle leitet *Frerichs* von den Schwingungen der zu einem Diaphragma verwachsenen Pulmonalklappen her, das sausende Geräusch erklärt er durch die vorhandene gleichzeitige Insufficienz, den bei Dyspnoe hörbaren diastolischen Ton aus der unter gesteigertem Drucke erfolgenden Anspannung des oben genannten membranösen Diaphragma's.

Bei den unzweifelhaft an geborenen Fällen wird fast stets ein sehr lautes systolisches Geräusch von grosser Verbreitung 'angeführt das mit grösster Stärke an der Herzbasis vernommen wurde; in einzelnen Fällen ist ausdrücklich die Gegend des zweiten linken Rippenknorpels erwähnt, in andern die Gegend der linken Brustwarze oder der Insertion der vierten Rippe als diejenige Stelle, an welcher man es am deutlichsten vernahm. Auch diastolische Geräusche findet man erwähnt, welche auf eine gleichzeitige Insufficienz bezogen werden müssen, ebenso wie ein permanentes Sausen während der ganzen Herzaction oder ein sich bis in die Diastole verlängerndes systolisches Geräusch. Bei der Mangelhaftigkeit, mit welcher die zahlreichen älteren Fälle in Bezug auf die auscultatorischen Erscheinungen beobachtet wurden, lässt sich nicht mit Bestimmtheit schliessen, ob man in allen Fällen Geräusche vernommen hat. Es ist jedenfalls denkbar, dass bei gleichmässiger Verengerung der Lungenarterie, jedes Geräusch fehlen kann. Anderntheils ist es aber schwer zu ermitteln, in wiefern nicht auch die Lücke im Septum zu einem Geräusche Veranlassung geben kann, und mir scheint diess, wenn die Oeffnung nicht sehr weit ist, wohl möglich. Ein solches an der Septumlücke entstehendes Geräusch müsste wohl auch als ein fortgeleitetes in der darüber reitenden Aorta wahrgenommen werden können. Auch das Ueberströmen des Bluts aus dem rechten Vorhof in den linken durch das Foramen ovale, die Blutströmung im Ductus Botalli, wenn er wegsam ist, können ohne Zweifel Veranlassung zu auscultatorischen Erscheinungen geben. Der zweite diastolische Ton in der Lungenarterie fehlte in der Regel aus leicht begreiflichen Gründen, oder war nur sehr schwach angedeutet. An den andern Ostien des Herzens hörte man bald reine Töne, bald waren dieselben von dem lauten systolischen Geräusche aus der Lungenarterie begleitet oder völlig verdeckt. Die Angaben, dass man in den Halsarterien und der Aorta das systolische Geräusch vom Herzen niemals vernehme, ist entschieden irrig; in einigen Fällen (*Mannkopf, Whitley*) wird es ausdrücklich erwähnt, *Frerichs* hörte auch ein diastolisches Geräusch in denselben; in andern Fällen fehlte es allerdings, und man vernahm nur die reinen Töne. Oft war eine mehr oder minder beträchtliche Voussure in der Herzgegend vorhanden, was bei der Jugend der meisten Kranken und der bedeutenden Hypertrophie des rechten Herzens leicht begreiflich ist. Letztere giebt sich auch durch eine sowohl nach links, manchmal bis gegen die Axillarlinie, als nach rechts vergrösserte

Inspection. Percussion. Palpation.

Leerheit und Dämpfung des Percussionsschalles kund, wobei besonders die Querlage des Herzens und die Ausdehnung des rechten Vorhofs in Betracht kömmt. Systolisches fühlbares Schwirren an der Herzbasis wird mehrfach erwähnt, zuweilen auch Pulsation und Schwirren im Jugulum; der Stoss dagegen war meistens schwach aber weit verbreitet, zuweilen auch verstärkt und sogar hebend, namentlich in den nicht congenitalen Fällen. Den Radialpuls fand man bald voll und kräftig, bald klein, weich und unregelmässig; in drei Fällen (*Biermer*) war er am linken Arme schwächer als am rechten.

Die Cyanose.

Eine der häufigsten Erscheinungen bei angeborner Stenose ist unstreitig eine mehr oder minder beträchtliche Blausucht, Cyanose der sichtbaren Schleimhäute und der Hautdecken, welche einen sehr hohen Grad erreichen, sich an den Händen und Fingern bis ins dunkelviolette steigern kann und namentlich bei stärkeren Körperbewegungen sehr hervortritt. In manchen Fällen beobachtet man sie schon gleich nach der Geburt; bei solchen Kindern macht sie sich besonders beim Schreien und Weinen bemerklich und ist meist von Athembeschwerden, ja selbst Stickanfällen begleitet, während welcher auch die grösseren Venen am Halse anschwellen. Dabei ist es aber auffallend, dass, wie *Gerhardt* richtig hervorhebt, gerade bei angeborner Stenose der Pulmonalarterie so wie bei den angeborenen Herzfehlern überhaupt, die Erweiterung und starke Füllung weit mehr die kleinen Hautvenen betrifft, als die grossen Stämme. Diese Eigenthümlichkeit der Cyanose, ihre grosse Intensität gegenüber derjenigen bei andern Herzübeln, sowie der Umstand, dass sie lange bestehen kann ohne dass hydropische Ergüsse erfolgen, deutet darauf hin, dass hier noch besondere Ursachen mit im Spiele sein müssen, wozu die erhöhte venöse Beschaffenheit des Bluts zu rechnen ist. Bei der Besprechung der angeborenen Herzanomalie werde ich hierauf noch zurückkommen. Der verlangsamten Circulation und der offenbar nicht vollkommen genügenden Oxydation des Bluts bei diesem Herzfehler entspricht das

Temperaturerniedrigung.

subjective Kältegefühl und die objectiv verminderte Körperwärme solcher Kranken, welche sehr empfindlich gegen niedere Temperaturen sind. Erreichen Menschen mit diesem Leiden ein etwas höheres Alter, so bleiben sie oft in der körperlichen Entwicklung zurück, der Kno-

Körperbeschaffenheit.

chenbau ist gracil, der Körper bleibt klein und schwächlich, die Muskelkraft ist gering. Sehr häufig zeigen die Endphalangen der bläulich gefärbten Finger und Zehen eine kolbige trommelschlägelähnliche Anschwellung. Auch die geistigen Anlagen sind nicht selten verkümmert. Manche leiden, ausser den schon erwähnten Athembeschwerden, an trockenem Husten und katarrhalischen Affectionen der Bronchien, oder sie sind zu Schlafsucht, Ohnmacht, Kopfschmerz und Schwindel geneigt und klagen über Herzklopfen. Hervorzuheben ist auch die öfters beobachtete Disposition

II. Die Krankheiten des Endocardium.

zu Blutungen, namentlich der Nasenschleimhaut und des Zahnfleisches. Sehr oft werden die Kinder, welche mit angeborner Stenose der Lungenarterie behaftet sind, scheintodt geboren; die blausüchtigen Kinder erholen sich zuweilen, wenn sich ein genügender Collateralkreislauf ausbildet und die compensatorische Hypertrophie des rechten Ventrikels zur Fristung des Lebens ausreicht; die Cyanose nimmt alsdann ab, die häufigen Stickanfälle mindern sich, und so kann das Leben oft Monate, selbst viele Jahre lang in erträglichem Zustande erhalten bleiben, wenn die Kranken in den nöthigen äussern Bedingungen sich befinden. Manchmal aber sind die Kinder von Geburt an scheinbar gesund und die Erscheinungen des Herzfehlers treten erst hervor und erregen die Aufmerksamkeit nach dem Ueberstehen acuter Krankheiten, nach starken körperlichen Anstrengungen und Gemüthsbewegungen oder wenn frische Endo- und Myocarditis sich zu dem angebornen Fehler hinzugesellt. Wird die Compensation ungenügend, was einestheils Folge von Veränderungen am Herzmuskel, anderntheils von allmählich zunehmender Stenose durch fortschreitende Schrumpfung sein kann, oder wird, wie manche annehmen, mit voranschreitendem Wachsthum des Körpers die Kraft des Herzens unzureichend, um die zunehmende Blutmenge in Bewegung zu setzen, so steigern sich Cyanose und Athemnoth, heftige suffocatorische Anfälle mit grosser Angst und Präcordialschmerz verbunden stellen sich ein, der Husten wird quälend, die Zeichen der venösen Hyperämie der Unterleibsorgane treten auf und mit ihnen der Hydrops, zwar meist nur in mässigem Grade, aber in allen Formen, und diejenigen Kranken, welche nicht plötzlich während eines Stickanfalls sterben, gehen am Marasmus zu Grunde, nachdem sich oft noch profuse Blutungen eingestellt haben. Bei kleinen Kindern giebt sich die Steigerung des Uebels oft durch Schrei- und Hustenanfälle kund, während welcher der Tod plötzlich eintreten kann. Bei den beobachteten Fällen von erworbener Stenose der Lungenarterienbahn ist der Verlauf in der Regel rapider (der Fall von *Dittrich* verlief in 15 Wochen, einer von *Whitley* in 5 Wochen tödtlich), doch fristen Manche auch längere Zeit ihr Leben. Die Ausgänge sind ähnlich wie bei andern Herzfehlern. Der Tod erfolgte durch Hydrops und Marasmus, manchmal durch Gehirnblutungen (Meningealapoplexie), auch in Ohnmachtanfällen oder durch Suffocation.

Sowohl bei den angeborenen wie bei den erworbenen Fällen macht zuweilen eine intercurrirende acute Krankheit, die allerdings mit dem primären Leiden in Verbindung stehen kann, wie frische Endo- und Pericarditis, dem Leben ein Ende. Sehr auffallend ist ferner das verhältnissmässig häufige Vorkommen von käsiger Pneumonie und Lungentuberculose gerade bei diesem Herzfehler, (*Stölker* fand sie unter 116 Fällen 15 mal) indess gerade andere Klappenfehler eine gewisse

Verlauf.

Ausgang.

Immunität gegen diese Art von Erkrankungen zeigen. Die von *Traube* dafür gegebene sehr plausible Ansicht haben wir schon früher (s. pag. 185) mitgetheilt. Damit im Zusammenhange stehen wohl auch die wiederholt beobachteten **Lungenhämorrhagien**, für welche, bei dem offenbaren Blutmangel in den Lungen solcher Kranken, sonst keine Veranlassung vorhanden sein dürfte.

Prognose. Die Vorhersage ist im A l l g e m e i n e n ungünstig, und von den Kranken mit angeborner Stenose sterben eine sehr grosse Anzahl im frühesten jugendlichen Alter, in den ersten Lebenstagen oder Monaten. Nur etwa 15 pCt. erreichen das 20. Lebensjahr. Immerhin muss man aber in manchen Fällen, wenn man die Grösse des vorhandenen Fehlers in Betracht zieht, erstaunen über das verhältnissmässig hohe Alter, welches die Kranken erreicht haben.

Von 99 Fällen (*Stölker*) starben 4 am ersten Tage, 4 in der ersten Woche, 6 bis zu Ende des 3. Monats, eben soviel bis zu Ende des ersten Halbjahrs, also im Ganzen bis dahin 24; von da bis zu Ende des 20. Jahres 40, nur 3 erreichten ein Alter bis zu 40 Jahren. In einem anderen unzweifelhaft congenitalen Falle erfolgte der Tod erst im 65. Jahre.

Natürlicher Weise wird die Lebensdauer i m e i n z e l n e n F a l l e bedingt sein von dem Grad der Stenose und von der Möglichkeit einer hinreichenden Compensation durch Offenbleiben der foetalen Wege und des Septum, Umstände deren Diagnose während des Lebens nicht wohl möglich ist.

Bei vollkommner Atresie der Lungenarterienbahn ohne Lücke im Septum war die längste Lebensdauer 9 Monate, bei einfacher Stenose ohne Lücke dagegen in einem Falle 40 Jahre (*Kussmaul*).

Diagnose. Die Erkennung einer Stenose der Lungenarterienbahn wird sich hauptsächlich auf die Anwesenheit eines meist sehr l a u t e n s y s t o l i s c h e n G e r ä u s c h e s und S c h w i r r e n s in der Gegend der L u n g e n a r t e r i e, d. h. am linken Sternalrande und in dessen Nähe am 3. linken Rippenknorpel und im zweiten linken Intercostalraume, stützen. Eine sehr ausgesprochene c y a n o t i s c h e F ä r b u n g der Haut, welche schon s e i t d e r G e b u r t besteht oder bald nach derselben aufgetreten ist, wird man auf eine c o n g e n i t a l e S t e n o s e beziehen müssen, während das Fehlen dieser Erscheinung nicht mit Bestimmtheit dafür spricht, dass das Uebel erst später erworben sei. Nicht ohne Schwierigkeit ist in manchen Fällen die U n t e r s c h e i d u n g v o n e i n e r S t e n o s e d e r A o r t e n m ü n d u n g; hierbei wird besonders die stärkere Verbreitung des Geräusches nach links zu beachten sein, sowie der Mangel desselben in den grossen Halsarterien. Uebrigens darf man nicht vergessen, dass auch bei Stenose der Lungenarterie bisweilen ein systolisches Geräusch in der Halsarterie hörbar ist (*Whitley*, *le Barillier*, *Mannkopf*). Der mögliche Nachweis eines congenitalen Herzfehlers wird zu Gunsten der Stenose an der Pulmonalarterie sprechen, da congenitale Aortenstenosen nur sehr selten bis jetzt beobachtet worden sind. Uebrigens muss hier noch bemerkt werden, dass in der Lungenarterie nicht selten accidentelle systolische Geräusche vernommen werden, so wie auch, dass durch Druck, welchen Aortenaneurysmen und Mediastinalgeschwülste auf die Pulmonalarterie ausüben, in dieser Geräusche erzeugt werden können. Sehr schwierig kann auch die Unterscheidung von den allerdings sehr seltenen Aneurysmen der Pulmonalarterie werden, bei denen man, neben dem systolischen Blasen und Schwirren in der Lungenarterie, die Zeichen excentrischer Hypertrophie des rechten Herzens vorfindet. Sie geben jedoch öfters zu pulsirenden Bewegungen im 2. linken Intercostalraume und zu Dämpfung des Percussionsschalls daselbst Veranlassung, Symptome die jedenfalls nicht der Stenose der Lungenarterie angehören.

Ich selbst habe einen solchen Fall beobachtet. Ein 37jähriges, an Pleuritis exsudativa erkranktes Weib, zeigte im 2. und 3. linken Intercostalraum, zwischen dem Brustbeinrande und der Parasternallinie ein starkes, continuirliches, systolisch verstärktes sausendes Geräusch und ein sehr deutlich sicht- und fühlbares Schwirren, welches die Kranke selbst schon seit ihrem 16. Jahre wahrgenommen haben wollte. Der Stoss war, wenig verstärkt, im 4. und 5. linken Intercostalraume unter der Papilla mammalis fühlbar. Der leere Schall über dem Herzen reichte von der Mitte des Sternum bis gegen die linke Papillarlinie, nach oben aber bis in den 2. linken Intercostalraum, wo derselbe ungefähr noch in einer Breite von 2 Querfingern nach links vom Brustbeinrande nachweisbar war; von dieser Stelle an ging der leere Schall unmittelbar in eine ausgebreitete Spitzendämpfung der linken Lunge über. Nach dem Tode, der durch die Pleuritis erfolgte, fand ich den Stamm der Lungenarterie zu einem dünnhäutigen, eigrossen Sacke erweitert, ohne sonstige Erkrankung der Wandungen, das Ostium pulmonale war normal weit, die Klappen gesund, der ganze obere linke Lungenlappen aber war bis auf den Umfang einer Faust geschrumpft, und dadurch das Herz fast gar nicht von der Lunge bedeckt; die mit der Pleura und dem Pericardium fest verwachsene Lunge scheint durch ihre Schrumpfung die Veranlassung zu dieser Erweiterung der Lungenarterie gewesen zu sein.

Die combinirten Fehler der Klappen und Ostien.

Nicht selten kommen mehrere Klappenfehler zugleich vor. Dass Insufficienz der Klappen sich mit Stenose desselben Ostium verbinden kann, hatten wir schon Gelegenheit zu bemerken. Derselbe locale Krankheitsvorgang bringt beides fast naturgemäss hervor. Sind verschiedene Klappenapparate und Ostien verändert, so ist auch dieses meistens die Folge eines und desselben Processes, der entweder gleichzeitig oder successiv an verschiedenen Localitäten aufgetreten war. Ein und derselbe

Aetiologie.

Anfall von rheumatischer Endocarditis kann z. B. die Klappe des linken Herzens und der Tricuspidalis ergreifen, oder es folgt, wenn z. B. erstmals die Mitralis befallen war, später eine Erkrankung der Aortaklappen, wie sich auch von diesen allmählich eine chronische Endocarditis auf die Mitralis, namentlich auf deren Aortenzipfel fortsetzen kann. Zuweilen aber ist ein vorausgehender Fehler an einer Klappe geradezu die Ursache eines solchen an einer andern, wie wir ein solches Beispiel an der sogen. relativen Insufficienz der Tricuspidalis haben kennen lernen, welche auftritt, wenn durch einen Fehler an dem Ostium mitrale die Dilatation des rechten Ventrikels einen ungewöhnlich hohen Grad erlangt hat.

Gerhardt hat in Bezug auf die Chronologie folgendes Gesetz der Klappenerkrankungen aufgestellt, ausgehend von dem Grundsatze, dass mechanische Spannung und Reizung die Klappen zur Entzündung disponirt: Zuerst erkrankt gewöhnlich die Mitralis, welche im normalen Zustande der stärksten Spannung unterworfen ist; wird sie durch die Erkrankung insufficient, so wird die Tricuspidalis, welche nun unter stärkerem Drucke schliesst, der Sitz einer gesteigerten Disposition zur Entzündung; werden die Aortaklappen zuerst befallen, dann wird zunächst die Mitralis ergriffen, weil nun die Spannung an dieser einen höheren Grad erreicht.

Folgen der combinirten Klappenfehler. Es braucht wohl keiner näheren Begründung des Satzes, dass jeder combinirte Herzfehler an und für sich eine erheblichere Störung des Kreislaufs hervorbringt und dass ihre Compensation in der Regel schwieriger ist, als bei einem einfachen Klappenleiden. Es müssen also die gefürchteten Folgen der Klappenfehler bei den combinirten um so leichter und früher eintreten; besonders gilt diess für den Fall, dass mehrere Klappen gleichzeitig leiden, weniger bei einem doppelten Fehler an demselben Ostium. Es kann aber nicht davon die Rede sein, dass ein Fehler die allgemeinen schädlichen Folgen eines andern aufhebe, wie von Manchen angenommen wird, sondern es kann sich höchstens darum handeln, dass gewisse locale Druckveränderungen durch Combination zweier Herzfehler sich günstiger gestalten, wie z. B. diejenigen in den Lungen bei gleichzeitiger Affection des rechten und linken Herzens, oder dass die Rückwirkungen auf das Herz sich gegenseitig aufheben. Was nun diese consecutiven Veränderungen am Herzen betrifft, so werden sie sich im Allgemeinen nach der Erheblichkeit des einen oder andern Fehlers, aber auch nach der Reihenfolge richten, in welcher die Klappen erkrankt sind. Je bedeutender ein Fehler einem andern gegenüber ist, um so mehr werden die Veränderungen am Herzen das ihm eigenthümlich angehörende Gepräge tragen; je länger der Zeit nach eine Klappenerkrankung besteht als die andere, um so mehr wird sich ihr Einfluss auf die Gestalt der einzelnen Herzabtheilungen geltend gemacht haben.

a) **Combinirte Fehler am linken Herzen.**

Insufficienz der Mitralis und Stenose des Ostium venosum sinistrum sind die häufigsten combinirten Klappenfehler; beide sind fast stets miteinander verbunden. Es hängt von dem Ueberwiegen der Anatomisches. Insufficienz oder der Stenose ab, ob man dabei den linken Ventrikel im Zustande excentrischer Hypertrophie, normal oder atrophisch und verengert antrifft. Da die Insufficienz in der Regel zuerst auftritt, so bleiben oft die früheren Folgen der Insufficienz, nämlich die Dilatation und Hypertrophie, noch bemerkbar, wenn später die Stenose beträchtlicher wird. Daher werden manche Zeichen aus der Inspection, Palpation und Percussion unsicher. Der rechte Ventrikel und Vorhof sind aber in allen Fällen dila- Symptome. tirt. Die Auscultation lässt ein systolisches und diastolisches oder praesystolisches Geräusch an der Herzspitze wahrnehmen, manchmal auch ein gedehntes über beide Zeiträume der Herzaction sich erstreckendes, oder es fehlt das diastolische, ja selbst jedes Geräusch. In solchen Fällen ist die Diagnose jedenfalls nicht mit voller Bestimmtheit zu machen.

Die Insufficienz der Semilunarklappen der Aorta mit Stenose des Ostium aorticum haben wir ebenfalls bereits erwähnt, da namentlich die Stenose nicht leicht ohne Insufficienz vorkommt, und dabei bemerkt, dass nicht jedes systolische Geräusch über der Aorta bei Symptome. vorhandener Insufficienz auf eine Stenose gedeutet werden darf; die Diagnose wird sich hier hauptsächlich auf die auscultatorischen Erscheinungen an den Arterien und die Beschaffenheit des Radialpulses stützen, welcher bei erheblicher Stenose seine Grösse und seinen eigenthümlich schnellenden Charakter verliert.

Bei der Combination von Stenose des Ostium venosum sinistrum mit Insufficienz der Aortaklappen werden sich die Anatomisches. Folgen für den linken Ventrikel bis zu einem gewissen Grade aufheben, d. h. es wird nicht zu einer so bedeutenden excentrischen Hypertrophie desselben kommen, wie bei der reinen Insufficienz der Aortaklappen, weil die Stenose des Ostium venosum der Dilatation der Höhle entgegen wirkt. Diess wird um so mehr der Fall sein, wenn die Stenose der zuerst bestehende Fehler war. Linker Vorhof und rechter Ventrikel befinden sich im Zustande excentrischer Hypertrophie, der rechte Vorhof ist sehr dilatirt. Während also die Zeichen excentrischer Hypertrophie des linken Ventrikels Symptome. weniger hervortreten, dafür aber diejenigen der Dilatation des rechten Herzens, vernimmt man bei der Auscultation zwei diastolische Geräusche von verschiedener Qualität, das eine, an der Herzspitze deutlichere, rührt von der Stenose des Mitralostiums her, es ist kürzer, oft praesystolisch und im Ganzen schwächer, der andere, besonders laut in der Gegend der Aorta und über dem obern Theil des Sternum hörbar, hat den sausenden, rauschenden Charakter, wie es bei der Aorteninsufficienz zu sein pflegt; zuweilen fühlt man ein doppeltes diastolisches Schwirren, das eine über der Aorta, das andere über dem linken Ventrikel. Der Puls ist klein, hat aber den schnellenden Charakter wie bei der Aortenklappeninsufficienz.

Combinirte Stenosen des Ostium. venosum und arte-

Anatomisches. riosum sinistrum heben sich in ihrer Wirkung auf den linken Ventrikel ebenfalls auf; die der Aortenstenose zukommende excentrische Hypertrophie kann ganz fehlen, ja es kann selbst concentrische Atrophie des linken Ventrikels bestehen, da bei der Diastole nur sehr wenig Blut in den linken Ventrikel gelangt. Die Rückwirkung auf den linken Vorhof und das rechte Herz sind dagegen sehr ausgeprägt. Man hört ein lautes systolisches Geräusch in der Aorta, ein schwaches diastolisches an der Herzspitze, und dem entsprechend fühlt man an diesen Stellen ein systolisches, resp. diastolisches Schnurren. Der 2. Pulmonalton ist sehr accentuirt.

Da bei der Verbindung von Insufficienz der Mitralis mit Stenose der Aortamündung beide Fehler zu excentrischer Hyper-

Anatomisches. trophie des linken Ventrikels führen, so erreicht dieselbe einen sehr hohen Grad, zugleich aber wird der linke und rechte Vorhof sehr dilatirt, und auch der rechte Ventrikel befindet sich im Zustande excentrischer Hypertrophie; das ganze Herz erreicht somit eine ganz ungewöhnliche Grösse

Symptome. und Ausdehnung. Dem Gesagten entsprechen die Zeichen der Inspection, Percussion und Palpation. Bei der Auscultation vernimmt man zwei systolische Geräusche von verschiedener Qualität und Stärke, das eine über der Aorta, das andere an der Herzspitze, mit Verstärkung des 2. Pulmonaltons. Ferner fühlt man meist ein Fremissement an den zwei obengenannten Oertlichkeiten; der Puls ist klein und härtlich, wie bei der Stenose der Aortenmündung.

Auch bei der Insufficienz der Mitralklappe mit Insuffi-

Anatomisches. cienz der Aortaklappen steigern beide Fehler die excentrische Hypertrophie des linken Ventrikels, und zwar in noch höherem Maasse als in dem vorigen Falle, so dass bei dieser Combination die höchsten Grade jenes Zustandes am linken Ventrikel beobachtet werden; die Folgen für

Symptome. den linken Vorhof und das rechte Herz sind ebenfalls dieselben. Ueber der Herzspitze vernimmt man ein systolisches, über der Aorta ein diastolisches Geräusch, der 2. Pulmonalton ist verstärkt, oft fühlt man ein doppeltes, systolisches und diastolisches Schwirren. Der Puls und die auscultatorischen Erscheinungen an den Arterien sind dieselben wie bei der einfachen Insufficienz der Aortaklappen.

b) Combinirte Fehler am rechten Herzen.

Hier kommt nur die Insufficienz der Valvula tricuspidalis mit Stenose des Ostium venosum dextrum in Betracht, welche jedoch fast immer mit Fehlern am linken Herzen combinirt ist. Sie ist mit *Anatomisches.* sehr bedeutender Dilatation des rechten Vorhofs, je nach dem Ueberwiegen der Stenose oder der Insufficienz entweder mit Verkleinerung oder mit dilatativer Hypertrophie des rechten Ventrikels verbunden und muss sich durch ein systolisches und wohl auch diastolisches Geräusch kundgeben, welches *Symptome.* mit grösster Stärke an der Basis des Brustbeins wahrgenommen wird; der 2. Pulmonalton ist schwach. Eine Verwechselung mit Insufficienz und Stenose an der Aorta wäre möglich, wenn nicht bei dieser die Geräusche auch in den Halsarterien und überhaupt höher oben am Sternum gehört würden und damit eine excentrische Hypertrophie des linken Ventrikels verbunden wäre.

Die Combination von Fehlern der Tricuspidalklappe mit solchen am Ostium pulmonale sind fast immer angeboren und so selten, dass deren Beschreibung füglich übergangen werden kann.

c) Combinirte Fehler des linken und des rechten Herzens.

In der Regel sind es Fehler des Mitral- und Tricuspidalostiums, die mit einander verbunden sind und unter diesen ist am häufigsten die Combination von Stenose des Ostium venosum sinistrum mit (relativer) Insufficienz der Tricuspidalis. Da beide Fehler *Folgen für den Kreislauf.* in ihren Wirkungen auf den Seitendruck in den Lungengefässen sich einander aufheben, so kann man in dieser Hinsicht diese Combination günstig nennen; um so ungünstiger ist sie dagegen für den grossen Kreislauf; der Druck in den Arterien wird ausserordentlich abnehmen, derjenige in den Körpervenen ungemein steigen; während sich der linke *Anatomisches.* Ventrikel im Zustande concentrischer Atrophie befindet, wird der rechte enorm dilatirt und hypertrophisch, aber wohl nie in hinreichendem Maasse um eine ausreichende Compensation zu leisten. Neben den Zeichen der In- *Symptome.* sufficienz und Stenose am Ostium mitrale hört man deutlich ein 2. differentes systolisches Geräusch über der Basis des Brustbeins; der 2. Pulmonalton ist nur wenig oder gar nicht verstärkt; am Halse werden meist die Symptome eines starken Venenpulses beobachtet.

Zuweilen combiniren sich Fehler an der Aorta, der Mitralis und Tricuspidalis, und zwar in verschiedener Weise: entweder findet man alle Ostien verengt, dasjenige an der Tricuspidalis in der Regel am wenigsten, oder Stenose beider Ostia venosa und Insufficienz der Aortaklappen, — oder Stenose beider linkssei-

v. Dusch, Lehrb. d. Herzkrankheiten. 17

238 Specieller Theil der Herzkrankheiten.

Anatomisches. tiger Ostien und Insufficienz der Valv. tricuspidalis. Bei allgemeiner Stenose findet man das Herz in der Regel wenig oder gar nicht vergrössert, selbst atrophisch, die Vorhöfe sind in der Regel dilatirt, oft auch das ganze rechte Herz. Sind die Aortaklappen insufficient so findet sich oft Hypertrophie und Dilatation des linken
Symptome. Ventrikels, selbst bis zu dem höchsten Grade. Dabei hört man meist an allen Ostien Geräusche von verschiedenem Timbre und wechselnder Stärke, nur der 2. Ton der Arteria pulmonalis bleibt unverändert oder ist sogar verstärkt. Die Diagnose solch vielfach combinirter Herzfehler ist begreiflicher Weise sehr schwierig, oft unmöglich.

Die Behandlung der Klappenfehler des Herzens.

Da es nicht in unserer Macht steht, die einmal eingetretene und allmählich zunehmende Retraction des Bindegewebes in den Klappen zu beseitigen oder eine starr gewordene Klappe wieder beweglicher zu
Indicationen. machen, so kann die Aufgabe des Arztes bei chronischen Klappenleiden nur darin bestehen, deren schädliche Folgen für die Circulation so lange als möglich hintanzuhalten und dadurch dem Kranken manchmal während längerer Zeit noch ein ganz leidliches Dasein zu fristen.

Da durch spontan eintretende compensatorische Veränderungen am Herzen bei vielen Klappenkrankheiten eine Regulirung des gestörten Kreislaufs und namentlich der Druckverhältnisse in den Körpergefässen zu
Beförderung der Stande kommt, so hat der Arzt dafür Sorge zu tragen, dass die aus der compensatorischen Hyper- zunächst eintretenden Dilatation hervorgehende Hypertrophie einzelner trophie. Herzabschnitte möglichst befördert werde. Es geschieht diess am sichersten durch eine geeignete Ernährung des ganzen Körpers, da wir auf keinem directen Wege die Nutrition des Herzmuskels beeinflussen können. Wir brauchen hier nicht zu wiederholen, was wir schon bei anderer Gelegenheit bemerkt haben, wie wenig rationell das in früherer Zeit vielfach empfohlene Verfahren ist, der sich entwickelnden Hypertrophie durch Beschränkung der Nahrung und Verminderung der Blut-
Schädliche menge entgegenarbeiten zu wollen. Die Hypertrophie des Herzmuskels kann Folgen der Hypertrophie. nur dadurch schädlich wirken, dass sie durch Verkleinerung des Brustraums die Ausdehnung der Lungen hindert, aber diese Wirkung kommt vorzugsweise auf Rechnung der gleichzeitig vorhandenen Dilatation, welche weit mehr zur Volumsvergrösserung des Herzens beiträgt als die Hypertrophie und welcher diese letztere gerade entgegenzuwirken im Stande ist. Von anderer Seite ist aber auch darauf zu sehen, dass nicht dem erkrankten Herzen, dessen Kräfte bei ausgebildeter Compensation gerade hinreichen um den
Schonung der gewöhnlichen Bedürfnissen des Kreislaufs zu genügen und im Verhältnisse Herzkraft. zu der zu leistenden Arbeit in einem sehr labilen Gleichgewichte stehen,

II. Die Krankheiten des Endocardium.

aussergewöhnlich grosse Anstrengungen zugemuthet werden. Diese letzteren erschöpfen die Kraft des Herzmuskels für die nachfolgende Zeit, so dass dadurch die Veranlassung gegeben werden kann zu einer oft schwer zu beseitigenden dauernden Störung der Compensation. Es muss also durch eine geeignete Lebensweise der Kranken dahin gewirkt werden, dass alle äusseren Einflüsse, welche eine stärkere Erregung der Herzthätigkeit herbeiführen können, vermieden werden.

Diesen beiden Indicationen entsprechend muss die Nahrung der Kranken eine kräftige und genügende aber leicht verdauliche sein, ohne dabei excitirend zu wirken. Milch, Fleisch, gekochtes und gebratenes, namentlich Wild und Geflügel, Eier- und leichtverdauliche Mehlspeisen, reifes Obst und frische nicht blähende Gemüse sollen daher die hauptsächlichste Kost der Kranken bilden. Dagegen müssen alle schwerverdaulichen, fetten sowie starkgewürzten Speisen vermieden werden, welche die meist nicht sehr energische Verdauung der Kranken in Unordnung bringen können. Blähende Speisen verhindern das gehörige Herabsteigen des Diaphragma und damit die nöthige Entfaltung der Lungen, wodurch dem Herzen eine grössere Kraftentfaltung zugemuthet wird. Ebenso sollen alle erhitzenden Getränke, welche ohne Noth die Herzaction vermehren, Spirituosa, Thee und Kaffee vermieden oder doch, wenn die Gewohnheit der Kranken oder der Verdauungsapparat solcher Unterstützungsmittel bedarf, auf das nothwendige Minimum reducirt werden. Aus demselben Grunde sollen alle grösseren, namentlich andauernden körperlichen Anstrengungen vermieden werden, wie z. B. das Besteigen höherer Berge, grössere Märsche, fortgesetztes Tanzen u. s. w., wenn auch einzelne Kranke bei guter Compensation solche Dinge ertragen können. Dagegen ist eine regelmässige körperliche Bewegung ohne grosse Ermüdung und Erhitzung des Körpers als eine tägliche diätetische Maassregel sehr zu empfehlen. Aber auch solche physische Anstrengungen, welche nebenbei auch mit geistiger Aufregung verbunden sind, müssen unterbleiben, wie denn neben der körperlichen auch die geistige Ruhe Kranken mit Klappenaffectionen höchst nothwendig ist. So ist lautes, anhaltendes Sprechen und Declamiren, Singen, das lange fortgesetzte Spielen musikalischer Instrumente, namentlich eines Blasinstruments, entschieden schädlich. Letztere Gesichtspuncte empfehlen sich besonders dann zur Berücksichtigung, wenn es sich bei noch jugendlichen Individuen um die Wahl eines zukünftigen Berufs handelt. Treten zeitweilige Störungen der Verdauung ein, so ist deren Regulation von grösster Wichtigkeit; die bei diesen Kranken im wahren Sinne des Wortes bestehende Plethora abdominalis erfordert nicht selten die Anwendung leichter Purgirmittel, entweder solcher aus dem Pflanzenreiche, wie Rheum und Aloë, oder aus der Reihe der kühlenden und salinischen Mittel, wie Cremor tartari, Tartarus natronatus, Magnesia sulf. und die anderen

Mittelsalze. Auch Trauben- und Molkencuren können zu diesem Zwecke mit Vortheil angewendet werden; desgleichen ist in dieser Beziehung der Gebrauch leichterer auflösender, nicht warmer Mineralwässer, die nicht allzureich an freier Kohlensäure sind, zu empfehlen, wie namentlich der Marienbader Kreuzbrunnen. Vortheilhaft auf die Ernährung wirkt auch der zeitweilige Aufenthalt in kräftigender Gebirgsluft an geeigneten, vor raschen Temperaturwechseln geschützten Orten, während allzuhochgelegene Curorte dieser Art sowohl wegen des niedrigen Luftdrucks als auch wegen der, solchen Localitäten eigenen, grossen Temperatursprünge zu vermeiden sind. Erkältungen sind nämlich sorgfältig zu verhüten, da sie die Veranlassung geben können sowohl zu neuen rheumatischen Anfällen, als auch zu katarrhalischen und entzündlichen Processen der Respirationsorgane, zu welchen Klappenkranke sehr disponirt sind und die ihnen ganz besonders Gefahr bringen. Kranken, deren Verhältnisse es gestatten, ist daher während des Winters der Aufenthalt in einem wärmeren Klima von gleichmässigen Temperaturverhältnissen zu empfehlen; unter allen Umständen soll man darauf halten, dass dieselben Wolle auf der Haut tragen, wie denn überhaupt eine sorgfältige Hautcultur von grösstem Nutzen ist. Kalte Vollbäder sind entschieden abzurathen, während der Gebrauch lauer und nicht zu warmer Bäder erlaubt werden kann. Kühle Regenbäder und mit Vorsicht unternommene kalte Abreibungen können dagegen mit Nutzen in vielen Fällen angewendet werden, da sie einestheils die Circulation des Bluts in den Capillaren der Haut befördern, anderntheils diese letztere gegen Temperatureinflüsse abzuhärten vermögen.

Mit solchen, wie man sieht, vorzugsweise in das Gebiet der Diätetik gehörenden Vorschriften wird der Arzt den Kranken, bei denen sich eine hinlängliche Compensation ausgebildet hat, mehr nützen und eher eine Verlängerung des bedrohten Lebens bewirken können, als mit starken, angreifenden Curen, die in der Absicht veranstaltet werden, um das Uebel, welches sich bis jetzt als unheilbar erwiesen hat, vollständig zu beseitigen. Freilich bedarf es zur Befolgung dieser Vorschriften eines verständigen mit der nöthigen Willensstärke begabten Kranken, welcher im Stande ist mannichfachen Ansprüchen an das Leben zu entsagen, zu welchen Viele sich, namentlich in der Jugend, berechtigt glauben. In vielen Fällen verbieten aber leider die äusseren Verhältnisse der Kranken und der einmal ergriffene, zum Lebensunterhalt nothwendige Beruf die Durchführung solcher Maassregeln. Da man nie sicher ist, wie lange ein leidlicher Zustand bei diesen Kranken sich erhalten wird und es namentlich nur anfangs gelingt Compensationsstörungen wieder zu beseitigen, so ist eine genaue und sorgfältige Ueberwachung der Patienten von Seiten des Arztes nothwendig und man versäume nicht dieselben stets von Zeit zu Zeit zu untersuchen, wobei namentlich Quantität und Qualität der Urinsecretion ins Auge zu fassen sind, da sich an denselben am leichtesten die Störungen der Compensation äussern.

Treten die Symptome einer ungenügenden Compensation hervor, so ergiebt sich eine weitere Indication, neben den zwei schon erwähnten, nämlich diejenige den Kreislauf zu reguliren. Hat man es mit Kranken zu thun, welche in ungünstigen äussern Verhältnissen lebend und in der Ernährung herabgekommen frühzeitig einer ungenügenden Compensation anheimfallen, so genügt nicht selten körperliche Ruhe und eine geeignete bessere Nahrung, Roborantien oder ein leicht verdauliches Eisenpräparat um nach einiger Zeit wieder einen günstigern Zustand herbeizuführen. *Behandlung bei ungenügender Compensation. Regulation des Kreislaufs. Ruhe und gute Nahrung. Tonica.*

Die oft ungestümen, tumultuarischen aber doch unvollständigen Contractionen des Herzens verlangen die Anwendung solcher Mittel, welche die Eigenschaft haben die Herzcontractionen zu reguliren, indem sie dieselben verlangsamen und zugleich regelmässiger und vollständiger machen. Es wird dabei besonders die Diastole verlängert und eine vollständigere Füllung der Ventrikel erzielt, worauf eine ausgiebigere systolische Contraction derselben eintritt. Durch solche allerdings seltene aber dafür auch um so vollständigere Zusammenziehungen wird in derselben Zeit eine grössere Menge von Blut in die Arterien getrieben, als durch weit zahlreichere aber unvollständige. So erhöht sich die Spannung in den Arterien wieder, indess sie in den Venen sinkt. Unter diesen Mitteln ist in erster Reihe die Digitalis purpurea zu nennen, an welche sich noch eine Anzahl anderer, ebenfalls pflanzlicher Arzneistoffe von ähnlicher, oft aber von weniger sicherer Wirkung anschliessen, wie das Coniin, das Veratrin, das Nicotin, das Delphinin, der Aconit; vielleicht muss man theilweise auch die Scilla maritima und die Lobelia inflata hierher rechnen. *Anwendung von Mitteln welche die Herzaction reguliren.*

Winogradoff fand durch Versuche, dass Digitalin den Puls zwar verlangsamt, nicht aber den Druck in den Arterien vermindert, indess *Traube* zeigte, dass kleinere Dosen von Digitalis, welche die Pulsfrequenz vermindern, den arteriellen Druck erhöhen. Die Versuche von *Leonidas van Praag* ergeben zwar, dass die Wirkungen des Aconitins auf das Herz unsicher sind; doch kann ich aus eigener Erfahrung die regulatorische Wirkung des Extract. aconiti spirit. auf die Herzthätigkeit bestätigen.

Man wendet die Digitalis in kleinen und mittleren Dosen (gr. viij–xij auf ℥v. Col. 2 stdl. 4 Essl. z. n.) so lange an, bis rhythmische und in der Frequenz dem normalen Zustande nahe kommende Herzcontractionen eingetreten sind. Die grössern Dosen, welche man bei acuten febrilen Zuständen in Anwendung zieht und welche, wie es scheint, direct lähmend auf den Herzmuskel einwirken können, muss man bei Klappenfehlern vermeiden und es ist überhaupt nothwendig, bei dem Gebrauche dieses Mittels, welches zuweilen sogen. cumulative Wirkungen hervorbringt, Herzkranke sorgfältig zu überwachen und die Herzthätigkeit zu controliren. Nicht selten sieht man unter der Anwendung der Digitalis wieder eine *Gebrauch der Digitalis.*

bessere Compensation eintreten; der Arterienpuls wird voller, gespannter, die Anschwellung der Venen nimmt ab, das durch die Percussion deutlich als dilatirt nachweisbare rechte Atrium nimmt allmählich an Umfang ab, die Urinsecretion steigt, die Oedeme verschwinden. *Scoda* empfiehlt

Chinin. das Chinin allein oder in Verbindung mit Digitalis als vorzüglich geeignet die Herzaction zu reguliren; ich selbst habe in manchen Fällen die Verbindung der Digitalis mit Opium besonders wirksam gefunden, wie man denn auch oft mit Vortheil das Morphium und die Blausäurepräparate, oder Mineralsäuren gleichzeitig oder abwechselnd in Anwendung ziehen kann. In ähnlicher Weise regulirend auf die Herzaction wirkt die locale

Kälte. Anwendung der Kälte auf die Herzgegend und es empfiehlt sich dazu entweder die permanente Application einer Eisblase oder das Tragen einer passend geformten und mit Eiswasser gefüllten Blechkapsel.

Behandlung der complicirenden und consecutiven Uebel.
Eine besondere Berücksichtigung verdienen die Affectionen der Respirationsorgane. Jeder Schnupfen, jeder leichte Katarrh muss die Kranken zu aufmerksamer Pflege und Schonung veranlassen und von dem Arzte nach den im Allgemeinen für solche Erkrankungen gültigen Regeln behandelt werden. Stellen sich die Zeichen von Lungenödem ein, so zögere man nicht mit der Darreichung eines Emeticum, während gleichzeitig die Bemühungen für die Regulation der Herzthätigkeit fortgesetzt werden müssen. Unter solchen Umständen ist es auch allein gerechtfertigt zu localen oder selbst allgemeinen Blutentziehungen zu schreiten. Eine genügende Revulsion des Bluts von den Athemorganen wird übrigens schon zuweilen durch die Anwendung trockner Schröpfköpfe, heisser Hand- und Fussbäder und Sinapismen erreicht, Mittel die man überhaupt bei höheren Graden von Dyspnoe mit Vortheil in Anwendung bringt. Locale und allgemeine Blutentziehungen können für den Augenblick durch Verminderung der Gesammtblutmenge sowie durch Derivation eine drohende Gefahr beseitigen, indem die Ueberfüllung eines einzelnen Gefässabschnitts z. B. der Lungen- oder Schädelgefässe dadurch vermindert und die Widerstände verringert werden, allein man wird nicht verkennen dürfen, dass man nur im äussersten Nothfalle zur Anwendung dieses bloss palliativen Mittels berechtigt ist, da durch dasselbe sowohl der allgemeinen Entkräftigung wie auch der gestörten Ernährung des Herzmuskels Vorschub geleistet wird. Man greife daher stets zuerst zu den obengenannten weniger eingreifenden derivatorischen Mitteln und zur localen Blutentziehung. Treten entzündliche Affectionen des Lungengewebes oder Pneumorrhagien auf, so muss die Behandlung nach den auch sonst üblichen Vorschriften mit Berücksichtigung der vorhandenen Herzaffection geleitet werden. Mineralsäuren, antiphlogistische Salze, kühlende Dinge, die Kälte u. s. w. spielen auch bei diesen Zufällen die Hauptrolle.

Wenn in noch späteren Perioden des Herzleidens offenbar in Folge noch weiter vorgeschrittener Ernährungsstörungen des Herzmuskels eine sehr grosse Schwäche der Herzaction mit äusserst frequentem, kleinem und leerem Pulse eintritt und die Digitalis nicht wohl mehr angewendet werden kann, aus Furcht vor der drohenden Herzparalyse, so muss man zu den in den früheren Perioden als contraindicirt zu betrachtenden Stimulantien für den Herzmuskel greifen; Kaffee, Thee, kräftiger alter Wein, Ammoniumpräparate wirken dann wenigstens vorübergehend noch nützlich.

Auch der Zustand des Gehirns erfordert zuweilen eine besondere Berücksichtigung bei der Therapie. Manche Kranke neigen, wie schon erwähnt, zu Fluxionen nach diesem Organe, welche theils die Folge der compensatorischen Hypertrophie des linken Ventrikels, vorzugsweise aber der gestörten Ernährung und der verminderten Elasticität der Gehirngefässe bei Insufficienz der Aortaklappen sind. Ausser einer Mässigung der allzu energischen Herzcontractionen durch die schon früher erwähnten regulatorischen Mittel, sind hier kalte Fomentationen auf den Kopf, Ableitungen auf den Darmcanal durch leichte Laxantien, Sinapismen auf die unteren Extremitäten und heisse Fussbäder, im Nothfalle eine locale Blutentziehung angezeigt. Ein ähnliches Verfahren hat man bei den zuweilen sehr profusen Blutungen aus der Nase, welche direct nicht gestillt werden dürfen, zu beobachten. Wenn dagegen umgekehrt bei Stenosen der Aorta und der Mitralis ohnmachtähnliche Zufälle bei ungenügender Herzaction in Folge von mangelhafter Blutzufuhr zum Gehirn auftreten, dann wird man zu den flüchtigen Reizmitteln, Aether, Naphthen, Campher und Moschus greifen müssen.

Die hydropischen Erscheinungen erfordern sehr häufig eine besondere Behandlung. Es erfolgt allerdings nur dann eine länger dauernde Heilung des Hydrops, wenn es, was anfangs oft der Fall ist, gelingt die Herzaction zu reguliren und die Compensation einigermaassen wiederherzustellen, so dass die Druckverhältnisse in den Venen und Arterien wieder annähernd normal werden. Dabei wird aus eben diesem Grunde auch die verminderte Nierensecretion wieder reichlicher; die Anwendung von solchen diuretischen Mitteln dagegen, welche ohne die Herzaction zu reguliren eine Steigerung der Harnausscheidung bewirken, wie z. B. Kali aceticum, Tartarus boraxatus, Radix Levistici, Radix Ononidis spinosae, Baccae Juniperi u. s. w. wird daher fast nie einen Erfolg haben, wenn man sie nicht mit den die Herzaction regulirenden Mitteln verbindet, deren diuretische Wirkung sie alsdann zu steigern vermögen. Die Radix Scillae und ihre Präparate, welche unter den eigentlichen Diureticis am meisten Vertrauen verdient, scheint nach den Beobachtungen von *Gerhardt* gleich der Digitalis neben ihrer harntreibenden auch eine pulsverlangsamende Wirkung zu haben. In manchen Fällen erweist sich auch die Salpetersäure (ℨi—ℨi auf 1 bis 2 Flaschen Wasser pro die) als ein wirksames Diureticum. Einen weit dauernden Erfolg wie von den eigentlichen harntreibenden Mitteln kann man aber von der Bekämpfung der fast immer gleichzeitig vorhandenen Hydrämie erwarten; oft ist eine möglichst roborirende Diät, soweit sie von den Verdauungsorganen ertragen wird in Verbindung mit leichtverdaulichen Eisenpräparaten und Chinin ein weit besseres Antihydropicum und Diureticum als jene, indem sich mit der Verbesserung der Gesammternährung auch diejenige des Herzmuskels bessert, und damit auch die Harnsecretion zunimmt. Das neuerdings beliebte Chininum ferro-citricum sowie das Ferrum jodatum zeigen sich daher zuweilen recht wirksam. Eine Verminderung des Hydrops durch eine Steigerung der Hautthätigkeit bewirken zu wollen, wie diess zuweilen in so glänzender Weise bei gestörter Function der Nieren gelingt, dürfte bei Klappenfehlern gar nicht, oder doch nur mit der grössten Vorsicht versucht werden, da durch starke Anregung der Diaphorese leicht zu unerwünschten Fluxionen z. B. nach dem Gehirn und zu sonstigen Störungen der Circulation Veranlassung gegeben werden kann. Weit geeigneter ist in dringenden Fällen der Versuch durch drastische Abführmittel, welche reichliche Transsudationen in den Darm und profuse Ausleerungen hervorbringen, einen grossen Theil der hydropischen Flüssigkeit aus dem Körper zu entfernen. Am meisten eignen sich hierzu die Mittel aus der Familie der Cucurbitaceen, die Coloquinten, das Extractum Elaterii (gr. $1/2$—1 p. d.) und das Elaterin (gr. $1/12$—$1/6$ 2—3 mal täglich), oder auch das Gummi Gutti und das Ol. Crotonis. Doch sind auch diese Mittel gewagt, insofern sie sehr schwer zu beseitigende Störungen der Verdauung veranlassen können, die für den ohnediess geschwächten Kranken bedenklich werden können.

Eine beliebte und oft recht wirksame Verbindung von Mitteln, welche einestheils die Herzaction reguliren, anderntheils aber diuretisch, diaphoretisch und drastisch wirken sind die sogen. Pilulae hydragogae von *Heim*.

℞ Fol. herb. digit. purp.
Radic. Scill. maritim.
Sulfur. aurat. antim.
Gummi Gutti.
Extract. Pimpinell. āā gr. XXIV.
M. f. pilul. Nr. 60. D. S. Tgl. 6—8 St.

Man darf ferner nicht vergessen, dass es oft möglich und nützlich ist durch mechanische und chirurgische Hülfsmittel die Beschwerden der Wassersucht zu mindern. Eine passende Lagerung der geschwollenen Extremitäten und Einwicklung derselben mit Binden kann während einiger Zeit von Nutzen sein. In dringenden Fällen, wenn das Oedem einen sehr hohen Grad erreicht hat, so dass die Spannung der Haut unerträglich wird, kann es nothwendig werden an den Unterschenkeln, an dem Scrotum oder dem Praeputium durch leichte Scarificationen oder Punctionen mit feinen Nadeln das Aussickern der hydropischen Flüssigkeit einzuleiten, welche dann oft binnen kurzer Zeit in unglaublicher Menge abfliesst. Ebenso kann die Entleerung des in der Unterleibshöhle angesammelten Ascites, wenn dadurch das Herabsteigen des Zwerchfells in hohem Grade erschwert wird und durch die gehemmte Respiration dem Herzen neue Hindernisse erwachsen, zu einer Indicatio vitalis werden. Zuweilen gelingt es durch eine solche mechanische Beseitigung des Hydrops noch auf längere Zeit wieder eine Besserung zu erzielen; die Herzaction wird wieder genügender, die Harnsecretion reichlicher, weil dadurch die Circulationsverhältnisse sich wieder günstiger gestalten, die Respiration freier, der Druck auf die Nierengefässe beseitigt und die Spannung der Gewebe vermindert wird. Wo man durch Scarificationen und Punctionen der Haut den Hydrops entfernt hat oder wo spontan durch Risse in der Haut solche Entleerungen stattfinden, ist es im höchsten Grade nothwendig die Zersetzung der abfliessenden Flüssigkeit durch die grösste Reinlichkeit, durch Aufbinden von Badeschwämmen, welche häufig gewechselt und ausgewaschen werden, durch Ueberschläge von Mitteln, welche die rasche Zersetzung hemmen, wie Bleiwasser, Creosotlösung, Chlorwasser, Auflösung von essigsaurer Thonerde u. dergl. zu verhüten, damit nicht pseudoerysipelatöse, zur Verjauchung tendirende Entzündungen der Haut und des Unterhautzellgewebes entstehen. Hydropische Geschwüre an den Unterschenkeln, welche sich nach solchen Ereignissen zuweilen ausbilden und aus denen anhaltend Flüssigkeit aussickert, können zeitweilig der Sitz sehr heftiger, den Schlaf raubender Schmerzen werden, gegen welche sich subcutane Injectionen von Morphium, die allerdings nicht in der nächsten Nähe, sondern höher oben am Austritt des Nervus ischiadicus gemacht werden müssen, wirksam erweisen. Es begreift sich, dass in solchen Fällen bei dem anhaltenden und starken Verluste an Albuminaten der gehörigen und reichlichen Ernährung des Kranken eine ganz besondere Aufmerksamkeit gewidmet werden muss.

Freilich nützen alle die angegebenen Maassregeln nur für eine kürzere oder längere Zeit, bis der allgemeine Marasmus und die Erschöpfung einen so hohen Grad erreicht haben, dass man von jeder weitern Behandlung abstehen muss und das lethale Ende unabwendbar wird, bei dessen Herannahen die allgemeinen Regeln für die Euthanasie Platz greifen.

Endlich muss noch erwähnt werden, dass einzelne Zufälle besonderer Art, pleuritische Ergüsse in Folge von Durchbruch hämorrhagischer, gangränös gewordener Lungeninfarcte, Embolien in die Gehirnarterien und die Gefässe der Extremitäten theils nach den allgemeinen für diese Affectionen geltenden Vorschriften, theils palliativ durch Anwendung von Narcoticis, um die heftigen Schmerzen zu lindern, behandelt werden müssen. *Behandlung einzelner, besonderer Zufälle.*

ANHANG.

1. Die angeborenen Bildungsfehler des Herzens.

Es ist nicht meine Absicht hier eine ausführliche Darstellung sämmtlicher bis jetzt beobachteter Bildungsanomalien des Herzens zu geben. Dieselben haben, neben einem bedeutenden anatomischen, nur ein untergeordnetes klinisches Interesse, theils weil die damit behafteten Individuen sehr häufig gar nicht lebensfähig sind oder doch schon in den ersten Lebenstagen sterben, theils weil eine differentielle Diagnose derselben während des Lebens in den meisten Fällen nicht möglich ist. Den häufigsten, einer Diagnose einigermaassen zugänglichen Fehler dieser Art, die angeborene Verengerung der Lungenarterienbahn haben wir schon früher bei der Besprechung der Klappenfehler ausführlicher erörtert.

Ich übergehe die herzlosen Missgeburten (Acardiaci) als gänzlich lebensunfähig und wende mich sofort zu den angeborenen Lageanomalien des Herzens. Bei unvollkommner Bildung und Spaltung des Thorax in der Mittellinie liegt das Herz vollständig vor und hängt an den grossen Gefässstämmen wie an einem Stiele, bald vom Herzbeutel überzogen, bald ganz frei oder nur von einer dünnen Hautlage bedeckt; in der Regel ist es noch ausserdem missbildet. Alle Kinder, welche mit dieser Missbildung behaftet zur Welt kamen, sind sehr bald nach der Geburt gestorben. Zuweilen hat aber das Herz eine höhere oder tiefere Lage ausserhalb der Brusthöhle; man hat dasselbe, mit oder ohne Spaltbildung, im obern Theile des Brustkorbs, am Halse, ja selbst am Gaumen liegend gefunden bei nicht lebensfähigen Missgeburten, während es in anderen Fällen seine Lage in der Bauchhöhle hat, entweder im Epigastrium oder in grossen Nabelbrüchen bei angeborener Bauchspalte oder in einer Vertiefung der Leber in der Nierengegend; dabei fehlt entweder das Zwerchfell vollständig oder es befindet sich in demselben eine besondere Oeffnung. Bei der letztgenannten Lageanomalie erreichte in einem Falle ein Mädchen ein Alter von 10 Jahren. Aber auch in der Brusthöhle nimmt zuweilen das Herz seine normale Lage nicht ein, sondern es ist quer oder senkrecht gelagert in

Angeborene Lageveränderungen des Herzens.

Ectopia cordis.

Folge abnormer Verwachsungen mit Nachbartheilen oder defecten Bildungen der Lunge. Selbst eine völlige Umkehrung in der Lage und dem Bau des Herzens beobachtet man zuweilen, bei welcher dasselbe vorzugsweise in der rechten Brusthälfte liegt, seine Spitze gegen die rechte Mamma gerichtet und die Anordnung in Bezug auf die Kammern, Vorhöfe und grossen Gefässstämme geradezu die umgekehrte ist. Damit ist fast immer eine völlige Umkehrung der Lage sämmtlicher Brust- und meist auch der Bauchorgane verbunden (Situs inversus viscerum). Wenn nicht sonstige Missbildungen mit dieser Anomalie sich combiniren, so ist die Gesundheit der betreffenden Individuen dabei natürlicherweise ungestört. Man kann den Situs inversus bei Lebzeiten erkennen und es wird derselbe in der Regel zufällig, bei Untersuchung von Kranken wegen anderwärtiger Uebel, entdeckt. Die D i a g n o s e desselben gründet sich auf die Lage der Herzdämpfung rechts vom Sternum, den unter der rechten Brustwarze befindlichen Stoss (bei Ausschluss aller Veränderungen in der Brusthöhle, welche eine derartige Lageveränderung hervorbringen können), den Nachweis der Leberdämpfung im linken Hypochondrium, der Milzdämpfung auf der rechten Seite und der Pulsation der Aorta abdominalis (wenn sie überhaupt fühlbar ist) rechts von der Bauchwirbelsäule.

Dextrocardie.

Die meisten Missbildungen am Herzen selbst sind secundärer Art. Bekanntlich entwickeln sich die grossen arteriellen Gefässstämme, welche vom Herzen entspringen, aus dem ursprünglich einfachen Truncus arteriosus communis und den daraus abgehenden drei untersten (dem dritten, vierten und fünften) Kiemenarterienbogen und deren Verbindungszweige, welche die Aortenwurzeln bilden und sich zur absteigenden Aorta vereinigen. Je nachdem einzelne Kiemenarterien obliteriren, welche in der Regel wegsam bleiben, oder umgekehrt solche offen bleiben, die bei normaler Entwickelung eingehen, je nachdem die Theilung des Truncus arteriosus communis zur rechten Zeit oder zu spät erfolgt und so anormale Verbindungen mit den Kiemenarterien fortbestehen und normale mangeln, müssen nothwendig beträchtliche Rückwirkungen auf die Strömungsverhältnisse innerhalb des Herzens und auf die Entwickelung der einzelnen Herzabschnitte aus dem ursprünglich einfachen Herzschlauche eintreten. Es kann aber auch nach erfolgter normaler Bildung der Gefässtämme und Ostien nachträglich, durch entzündliche Vorgänge während des Fötallebens oder durch Thrombenbildung Stenose und Atrophie derselben zu Stande kommen und dadurch der fötale Kreislauf schon früh in anomale Bahnen gelenkt werden. In Folge dessen wird es secundär ebenfalls zu einer abnormen Ausbildung und Entwickelung einzelner Herzabschnitte kommen müssen. Die im Folgenden angeführten Fehler gehören in diese Classe von Missbildungen.

Secundäre Missbildungen.

1) Die u n v o l l s t ä n d i g e T r e n n u n g d e s T r u n c u s a r t e r i o -

sus communis in eine rechte und linke Aorta (Arteria pulmonalis und Aorta). Ein einfacher Stamm erhebt sich aus einer einfachen, höchstens mit einer Andeutung eines Septum versehenen Kammer, aus welchem zunächst die Lungenarterien und alsdann die arteriellen Gefässe des Kopfes und der obern Extremitäten nebst der absteigenden Aorta entspringen. Auch die Vorkammer ist in diesem Falle gewöhnlich einfach oder durch ein Septum mit offenem Foramen ovale in zwei unter einander communicirende Abtheilungen getrennt. In der Regel bleibt das Leben bei dieser Missbildung nicht lange erhalten, da eine vollständige Vermischung des arteriellen und venösen Blutes im Herzen stattfindet, ein Gemisch, welches allen Organen zugeführt wird; doch existiren Beobachtungen, in welchen die Kranken das 11., 14., 16. ja selbst 21. Jahr erreichten.

Einfacher Arterienstamm.

2) Die Atresie und Stenose der einen oder andern Aorta (Art. pulm. und Aorta).

Die angeborne Verkümmerung und Verschliessung der Arteria pulmonalis übergehen wir, da sie schon früher beschrieben wurde. Der analoge Zustand der Aorta wird weit seltner beobachtet. Es giebt alsdann die Arteria pulmonalis die Aorta descendens ab, indem der Botallische Gang offen bleibt, und versorgt auf diesem Wege auch den Arcus Aortae, die Carotiden und die Subclaviae mit Blut. Das Foramen ovale ist dabei weit offen oder es fehlt die Vorkammerscheidewand vollständig; in der Regel besteht eine Lücke im obern Theile des Septum ventriculorum und die sehr weite Art. pulmonalis entspringt aus beiden Ventrikeln; die rechte Herzkammer ist sehr dilatirt und hypertrophisch, die linke meist klein und verkümmert. Der Blutlauf findet in der Weise statt, dass das arterielle Blut aus den Lungenvenen dem linken Vorhofe und dem linken Ventrikel theils durch das Foramen ovale theils durch die Septumlücke in die rechte Herzabtheilung gelangt, von wo aus es mit dem venösen gemischt durch die Lungenarterien in die Lungen und durch den Botallischen Gang in die Körperarterien gelangt. Der Ursprung des Fehlers datirt in den meisten Fällen aus der Periode des Fötallebens, in welcher das Septum ventriculorum noch nicht ausgebildet ist, also aus der Zeit vor der achten Woche. Man hat Beispiele, dass in solchen Fällen das Leben bis zum 30. Jahre erhalten blieb (*Meckel*).

Angeborene Verengerung und Verschliessung der Aorta.

3) Eine gar nicht seltene Folge von fehlerhafter Umwandlung der primordialen Gefässbogen ist die, dass, indem der Verbindungszweig zwischen der vierten und fünften Kiemenarterie, welcher bestimmt ist den Zusammenhang zwischen Aortabogen und Aorta descendens herzustellen, in seiner Entwickelung zurückbleibt oder selbst vollständig mangelt, die Lungenarterie, nachdem sie die Lungenäste abgegeben hat, durch den weit offenen Ductus Botalli direct in die Aorta descendens übergeht, während die Aorta ascendens nur die obere Körperhälfte mit Blut versorgt;

Mangelnde Verbindung zwischen Arcus Aortae und Aorta descendens.

ja es kann selbst vorkommen, dass, indem auch die vierte und fünfte linke Kiemenarterie obliterirt, die Aorta nur noch den Truncus anonymus und durch diesen blos die rechte Carotis und Subclavia abgiebt, indess die gleichnamigen Gefässe der linken Seite ebenfalls noch aus der Lungenarterie gespeist werden. Das Septum ventriculorum ist fast immer defect, das Foramen ovale offen, wie bei der vorhergehenden Anomalie. Die Folgen für den Kreislauf sind ähnlich wie bei dieser.

4) **Die Transposition der grossen Arterienstämme.** Indem die spiralige Drehung bei der Theilung des Truncus arteriosus communis zuweilen ausbleibt, sieht man die Aorta aus dem rechten, die Arteria pulmonalis aus dem linken, manchmal auch beide Gefässe aus einem Ventrikel entspringen, wobei aber jedes derselben seine gewöhnlichen Aeste abgiebt. Da das aus den Hohlvenen stammende Körperblut ohne die Lungen zu durchkreisen sofort wieder in die Aorta gelangt und das hellrothe Blut aus den Lungenvenen stets wieder in die Arteria pulmonalis getrieben wird, so kann nur dadurch, dass durch das in solchem Falle stets offene Foramen ovale und das nicht selten defecte Septum ventriculorum eine Vermischung beider Blutarten im Herzen stattfindet, das Leben der Früchte post partum ermöglicht werden. Sind auch zugleich die grossen Venenstämme transponirt, wie diess in seltenen Fällen gefunden wurde, so wird die erstgenannte Missbildung dadurch wieder ausgeglichen und es stellt das Herz alsdann dieselben Verhältnisse dar, wie bei Situs inversus; findet sich aber die Transposition allein an den Venenstämmen, so ist damit wieder dieselbe Schwierigkeit für den Kreislauf und die Versorgung des Körpers mit arteriellem Blute gegeben, wie bei der alleinigen Transposition der Arterienstämme. Die Lebensfähigkeit bei diesen Anomalien ist sehr gering, am günstigsten gestaltet sie sich bei weit offenem Septum ventriculorum, wobei man ein Alter bis zu 32 Jahren beobachtet hat.

Transposition von Aorta und Arteria pulmonalis.

Transposition der Hohl- und Lungenvenen.

5) **Stenose und Atresie der Ostien** des Herzens ist in der Regel die Folge von fötaler Endo- und Myocarditis. Die Stenose am Conus und Ostium arteriosum dext. haben wir schon früher ausführlich erwähnt; angeborene Stenose und Atresie des Ostium aorticum ist sehr selten, und hat dieselben consecutiven Folgen, wie die angeborene Verkümmerung und Verschliessung der Aorta. Die angeborene Stenose der Ostia venosa in Folge von fötaler Endocarditis findet sich häufiger rechts; das Foramen ovale wird dabei in der Regel offen gefunden, so wie auch Defecte der Kammerscheidewand sich damit verbinden. Der entsprechende Ventrikel ist alsdann immer in hohem Grade verkümmert. Manchmal kommt auch ein vollkommner Mangel eines Ostium venosum vor, wobei der Vorhof von dem Ventrikel durch eine dicke musculöse Schichte getrennt wird ohne alle Andeutung eines Ostium. Es ist diess als ein ursprünglicher Bildungsfehler aufzufassen; das Foramen ovale

Verengerung und Verschliessung einzelner Ostien;

des Ostium Aortae;

der Ostia venosa.

ist dann stets sehr weit offen, das Septum ventriculorum fehlt entweder gänzlich oder ist nur rudimentär entwickelt.

6) Die schon öfters erwähnten, bei vielen Missbildungen vorkommenden abnormen Communicationen zwischen den beiden Herzhälften und zwischen Lungenarterie und Aorta, wie der Mangel oder das Offenbleiben des Septum ventriculorum, des Foramen ovale und des Ductus Botalli, welche beiden letzten Fehler man auch als das Offenbleiben der fötalen Wege zu bezeichnen pflegt, bedürfen noch einer etwas eingehenderen Besprechung. Die fötalen Wege schliessen sich erst nach der Geburt mit dem Aufhören des Placentarkreislaufs und der Entfaltung der Lungenarterienbahn; die vollständige Scheidung der Ventrikel, der Schluss des Septum ventriculorum erfolgt jedoch schon viel früher zu Ende der achten Woche des Fötallebens gleichzeitig mit der Trennung des Truncus arteriosus communis in Aorta und Lungenarterie.

Abnorme Verbindungen zwischen arteriellem und venösem Gefässsystem.

Offenes Foramen ovale.

Was zunächst a) den Befund eines offenen Foramen ovale nach der Geburt und selbst in späterer Zeit betrifft, so ist derselbe gewöhnlich durchaus nicht pathologischer Natur. Denn fast in der Hälfte aller Leichen jeden Alters findet man, bei vollkommen ausgebildeter und sufficienter Klappe des Foramen ovale, den vorderen Theil derselben nicht mit dem Ringe des Foramen verwachsen, so dass man vom rechten Vorhofe aus in schräger Richtung nach vorn durch eine spaltartige Oeffnung von verschiedener Weite mit einer Sonde in den linken Vorhof gelangen kann. Eine derartige, selbst grössere Oeffnung ist für die Circulation des Bluts im Herzen ohne allen Belang, da, bei dem höhern Seitendrucke im linken Vorhofe während des extrauterinen Lebens, die vollkommen entwickelte Klappe ein Ueberströmen des Bluts von links nach rechts verhindert.

Während des Fötallebens verhält sich die Sache gerade umgekehrt. Der Druck und die Füllung im linken Vorhofe, der nur wenig Blut aus der Lunge des Fötus aufnimmt, ist niedriger als in dem rechten, in welchen alles übrige Blut zurückströmt; es wird also ein anhaltendes Ueberfliessen aus dem rechten in den linken Vorhof stattfinden, was die Anlage der Klappe gestattet, während nach der Geburt dieselbe durch den hohen Druck im linken Vorhofe anhaltend geschlossen erhalten wird, und so die Verwachsung derselben mit dem Klappenringe begünstigt wird. Es ist aber vielfach die Frage erörtert worden, ob nicht während des extrauterinen Lebens durch Krankheiten, welche den Blutdruck im rechten Vorhofe erhöhen (Klappenfehler, Lungenemphysem, Lungentuberculose, Atelectase der Lungen, Kypho-Scoliose), wenn sie in frühern Lebensperioden auftreten, die Verschliessung des Foramen ovale verhindert oder eine Erweiterung der vorhandenen Oeffnung bis zur Insufficienz der Klappe, ja selbst die Wiedereröffnung des bereits geschlossenen Foramen ovale bewirkt werden könne. Diese von vielen Autoren ausgesprochene Ansicht wird durch die statistischen Untersuchungen von *Wallmann* und *Klob* nicht unterstützt. In 800 Leichen vom verschiedensten Alter fand sich ein offenes Foramen ovale 356 mal, d. h. in 44% aller Fälle; dabei war dieses Vorkommen durchaus nicht häufiger bei den oben genannten Krankheiten. Nur in den seltenen Fällen von erworbener Insufficienz oder Stenose der Arteria pulmonalis, in welchen der Druck im linken Vorhofe sehr niedrig, in dem rechten dagegen sehr hoch wird, scheint eine mit Ueberströmen des Bluts aus dem rechten in den linken Vorhof verbundene Erweiterung des nicht völlig geschlossenen Foramen ovale und relative Iusufficienz seiner Klappe einzutreten.

Nur wenn das Foramen ovale so weit offen angetroffen wird, dass die Klappe desselben nicht mehr zum Verschlusse hinreicht, oder wenn grössere Defecte, ja selbst völliger Mangel des Septum atriorum vorhanden ist, darf man diesem Zustande eine Bedeutung zumessen. Er ist alsdann fast immer mit andern Bildungsanomalien am Herzen, welche eine andauernde, auch während des extrauterinen Lebens fortbestehende Blutströmung aus dem rechten in den linken Vorhof zur Folge haben müssen, verbunden, wodurch die Verwachsung der Klappe verhindert, der Klappenring erweitert und zugleich aber auch eine Compensation des vorhandenen Bildungsfehlers vermittelt wird. Diess ist der Fall, wie wir bereits gesehen haben, in der **Mehrzahl der angebornen Stenosen der Lungenarterie und Aorta** und ihrer Ostien; constant findet man ein weit offenes Foramen ovale oder selbst Mangel des ganzen Septum bei **angeborner Atresie oder Stenose der Ostia venosa**. Hier muss das Blut, aus dem einen Vorhofe (am häufigsten dem rechten) aus welchem kein Abfluss in den Ventrikel stattfinden kann, anhaltend in den andern strömen und dadurch das Foramen offen erhalten.

Petters fand in 18 Fällen von weit offenem Foramen ovale 5 mal Stenose der Lungenarterie, *Gintrac* in 57 Fällen 26 mal.

Auch bei **Transposition der grossen Gefässstämme** und bei einkammerigem Herzen findet man in der Regel diesen Fehler, oder völligen Mangel des Septum.

Die Ursache ist hier nicht ganz klar; für die Transposition der Gefässstämme hat *H. Meyer* folgende Erklärung gegeben: das Blut aus dem linken Herzen durchströmt anhaltend nur die Lungen, verliert dadurch viel Wasser und somit auch an Volumen, indess das Blut aus dem rechten Herzen stets Nahrungsmaterial aufnimmt und dadurch auf seinem Wege durch den Körper an Menge zunimmt; die linke Vorkammer wird also nur mangelhaft gefüllt, während die rechte überfüllt wird, daher strömt anhaltend Blut aus dem rechten in den linken Vorhof.

Es kann aber nicht geleugnet werden, dass auch zuweilen ein sehr weit offenes Foramen ovale gefunden wird, **ohne jegliche andere Bildungsanomalie** am Herzen; man muss diesen Fehler alsdann für eine einfache Bildungshemmung erklären. Die Oeffnung ist dabei oft sehr gross oder die Klappe ist defect, gefenstert, mehrfach durchbrochen, so dass 2—3 Oeffnungen vorhanden sind, oder es findet sich an einer andern Stelle des Septum atriorum, z. B. unterhalb der Klappe eine Oeffnung von beträchtlicher Grösse. Solche uncomplicirte, einfache Lücken im Septum atriorum sind in der Regel von keinem Belang für die Gesundheit des betr. Individuums, *Hüter* sah eine solche von bedeutender Grösse neben einem verschlossenen Foramen ovale bei einer 65jährigen Frau, dessgleichen *Duroziez* ein weit offenes Foramen ovale bei einer an Erysipelas verstorbenen 72jährigen Frau und *Girard* sogar drei Oeffnungen bei einem 36jährigen Weibe. Nur *Petters* und *Foster* beobachteten in solchen Fällen Cyanose, welche von der Geburt an bestand. Eine D i a g n o s e ist nicht wohl möglich, obschon in einigen Fällen Geräusche, wohl in Folge des Ueberströmens von Blut aus dem linken in den rechten Vorhof gehört wurden. Dieselben müssen präsystolisch sein und mit grösster Intensität in der Gegend des dritten linken Rippenknorpels gehört werden. In einem Falle beobachtete *Reisch* Venenpuls am Halse bei gleichzeitiger Insufficienz der Mitralklappe.

Offener Ductus Botalli.

b) Die P e r s i s t e n z, das O f f e n b l e i b e n des D u c t u s B o t a l l i nach der Geburt ist im Ganzen selten. Nicht immer lässt sich für diese Anomalie ein Erklärungsgrund in andern Bildungsfehlern am Herzen finden, da man dieselbe zuweilen bei vollkommen normalen Verhältnissen dieses Organs und der grossen Gefässstämme antrifft. In der Regel aber stellt der Ductus Botalli alsdann kein gleichweites Verbindungsstück, sondern ein trichterförmiges Gefäss dar, mit weiter Oeffnung an der Aorta und enger Mündung in die Arteria pulmonalis. Der Blutstrom geht alsdann begreiflicher Weise aus der Aorta in die Pulmonalarterie. Meistens aber ist das Offenbleiben des Ductus Botalli secundär, d. h. die Folge anderweitiger Veränderungen am Herzen oder in den grossen Gefässstämmen. Wir haben schon oben, bei der Besprechung der angebornen Stenose der Aortenmündung und der Aorta ascendens, gesehen, dass in solchen Fällen der Ductus Botalli offen bleibt; es strömt alsdann das Blut durch den Ductus aus der Lungenarterie in die Aorta descendens. Manchmal scheint eine frühzeitige Verschliessung des Foramen ovale im Fötus die Ursache des Offenbleibens zu sein: der linke Ventrikel der nur die kleine Blutmenge aus den Lungen des Fötus erhält, atrophirt und verkümmert, der rechte wird hypertrophisch, die Lungenarterie, welche fast alles Blut führt, wird erweitert und in Folge davon bleibt der Botallsche Gang auch im späten Leben offen. Dass endlich der Ductus Botalli auch bei angeborner Stenose der Lungenarterienbahn offen bleiben kann, wobei der Blutstrom aus der Aorta durch den Ductus in die Lungen geht, haben wir schon früher erwähnt (s. pag. 245). Die während des Lebens beobachteten Erscheinungen bei diesem Fehler sind im Allgemeinen dieselben, wie bei den meisten angebornen Herzfehlern: Herzklopfen, Dyspnoe, Cyanose, Haemoptoe, Hydrops. Es ist nicht zu bezweifeln, dass das Offenbleiben des Botallschen Ganges zu Geräuschen am Herzen Veranlassung geben kann. Man hat ein solches auch in einigen Fällen (*Almagro, Kaulich, Schnitzler, Oppolzer*) im zweiten linken Intercostalraum nahe am Sternalrande beobachtet; es war systolisch und von Schwirren begleitet oder zog sich bis in die Diastole, war aber systolisch verstärkt. Ich glaube aber nicht, dass dieser Fehler während des Lebens diagnosticirt werden kann, wie Manche meinen (*Oppolzer, Almagro, Schnitzler*), und sich von einer angebornen Stenose der Lungenarterie unterscheiden lässt, da in beiden Fällen dieselben akustischen Erscheinungen mit Hypertrophie des rechten Ventrikels verbunden sind. Die Prognose scheint nicht ungünstig zu sein, da die Lebensdauer in mehreren Fällen eine ziemlich lange war, in *Schnitzlers* Fall 43, in *Luys'* 52, *Duroziez'* 40, *Almagro's* 19, *Rokitansky's* 21 Jahre. In einzelnen Fällen war der Tod augenscheinlich die directe Folge des Fehlers, in andern waren frische Entzündungen an den Klappen und Ostien des linken Herzens oder eine intercurrirende Krankheit die nächste Veranlassung desselben.

c) **Die mangelhafte Bildung des Septum ventriculorum**, wodurch eine Lücke in dessen oberm Theile während des ganzen Fötallebens und noch nach der Geburt besteht, ist einer der häufigsten angebornen Fehler des Herzens und combinirt sich mit mannichfachen andern Anomalien dieses Organs. In den höchsten Graden mangelt das Septum vollständig (meist dann wenn nur ein Arterienstamm aus dem Herzen entspringt), oder man findet es doch nur als eine schmale sichelförmige Leiste angedeutet. In der Regel haben kleinere Lücken ihren Sitz am obern Theile des Septum, dessen membranöse Partie zuweilen vollständig fehlt, so dass man dicht unter der rechten Valv. semilunaris Aortae durch die Oeffnung direct in den Conus arteriosus dexter etwas unterhalb des Ostium pulmonale gelangt. Zuweilen finden sich mehrere Oeffnungen, 2—3. Ganz ausnahmsweise trifft man eine solche an einer andern Stelle, weiter unten am Septum.

Heschel fand einmal einen schmalen, von glattem Endocardium ausgekleideten Canal im Septum ventr., welcher von links, 1 Zoll unter den Aortaklappen beginnend schief nach abwärts gegen die Spitze des rechten Ventrikels sich öffnete; etwas Aehnliches sah auch *Cruveilhier*; es scheint, dass es sich hier um zwei zufällig aufeinandertreffende Trabecularlücken beider Ventrikel handelte.

Der Rand der Oeffnung ist entweder stumpf, glatt und vom Endocardium überkleidet oder sehnig, knorplig und verhärtet; manchmal wird sie von Fleischbündeln umgeben und von sehnigten Fäden durchkreuzt angetroffen. Sehr häufig sieht man den Rand von frischen endocarditischen Vegetationen besetzt oder von myocarditischen Schwielen umgeben, und es zeigt die Endocarditis für diese Lücken gerade wie für die Ostien des Herzen eine entschiedene Vorliebe. Solche Lücken im Septum können **primäre**

Bildungsfehler sein (Defectbildungen), ohne dass man irgendwie am Herzen eine weitere Abnormität vorfindet. Doch sind solche Fälle sehr selten; die Lücke ist alsdann in der Regel sehr klein; irgendwelche Störungen in der Circulation, Vermischung des arteriellen und venösen Bluts finden nicht statt, die Individuen können ein hohes Alter erreichen und die Lücke wird nur gelegentlich bei der Autopsie entdeckt. Da an der Stelle des Septum membranaceum angeborene Aneurysmen vorkommen, so ist nicht zu leugnen, dass möglicherweise eine Myocarditis nach schon geschlossenem Septum im fötalen Leben zu dessen Perforation führen kann. Ein solcher Fall dürfte jedoch äusserst selten sein. Weitaus am häufigsten ist die Lücke eine secundäre, d. h. die Folge anderweitiger Bildungsfehler oder Erkrankungen am Herzen und den grossen Gefässstämmen in der frühesten Zeit des Fötallebens, bevor noch das Septum vollkommen geschlossen ist, nämlich vor der achten Woche. Wie häufig sich dieser Fehler mit andern Bildungsfehlern am Herzen combinirt, zeigt die Zusammenstellung von *Aberle*, der unter 180 Fällen angeborner Blausucht, 100 mal das Septum ventr. offen fand. Es ist alsdann in der Regel als eine nothwendige Folge der mechanischen Verhältnisse der Circulation zu betrachten. Bestehen Hindernisse für den Abfluss des Bluts aus einer der arteriellen Mündungen oder ist eine solche gar vollständig verschlossen, so findet man fast ausnahmslos eine Lücke im Septum ventriculorum, durch welche der Blutstrom aus dem Ventrikel, dessen Ausflussöffnung ungenügend ist, nach derjenigen des andern geht, und eben diese Richtung des Blutstroms ist es, welche die Schliessung des Septum hindert. Wir verweisen auf das früher bei der Stenose der Lungenarterienbahn hierüber Gesagte; ganz dieselben Verhältnisse finden bei der viel selteneren angeborenen Stenose und Verschliessung der Aorta statt. Das Septum fehlt ebenfalls oder ist unvollständig in allen Fällen, wo es nicht zur Trennung des Truncus arteriosus communis in Aorta und Lungenarterie kommt, wo also nur ein einfacher Gefässstamm sich aus dem oft ebenfalls einfachen Ventrikel erhebt; der Grund ist ein ähnlicher wie bei dem vorigen Falle: von allen Puncten der Herzwand wird das Blut gegen das eine Ostium getrieben, gleichsam in concentrischen Strömen, welche die Verschliessung oder selbst die Entwickelung des Septum hindern, wenn man nicht lieber eine gleichzeitige Bildungshemmung im Ventrikel und Truncus arteriosus communis annehmen will. Entspringen beide arteriellen Gefässe aus einem Ventrikel, so begreift man ebenfalls leicht, wie durch das anhaltende Hinüberströmen aus dem Ventrikel ohne Ostium arteriosum nach dem andern, das Septum in seinem Verschlusse gehindert werden kann. Am meisten Schwierigkeit bietet die Erklärung des Vorkommens einer Lücke im Septum ventriculorum bei angeborner Transposition der Gefässstämme, wenn dieselben von normaler Weite und Beschaffenheit sind. In der Mehrzahl der Fälle (9) fand *H. Meyer* allerdings das Septum ventr. verschlossen, allein auch in einer verhältnissmässig grossen Zahl (6) offen. Hier bleibt nichts übrig als zwei unabhängig von einander entstandene Bildungsfehler zu statuiren. Etwas anderes ist es freilich, wenn mit der Transposition Verengerung des einen oder Ursprung beider Gefässe aus einem Ventrikel verbunden ist (11 Fälle bei *H. Meyer*); dass in diesem Falle aus mechanischen Gründen das Septum offen bleiben muss, geht aus dem früher Gesagten hervor. Das offene Septum bei angeborener Stenose oder Atresie eines venösen Ostium, wenn dabei die Arterienstämme normal entspringen, ist ebenfalls leicht zu begreifen, da nach demjenigen Ventrikel (meist dem rechten) welchem kein Blut aus dem Vorhofe zufliesst, aus dem andern stets eine Strömung stattfinden muss, welche die Schliessung der Scheidewand hindert.

Mit den Bildungsfehlern am Herzen verbinden sich zuweilen auch **angeborene Anomalien der Klappen**, welche indessen auch für sich allein vorkommen können. Manchmal fehlen alle oder einzelne Klappen an einem Ostium oder sie sind nur rudimentär als kleine Wülste oder Läppchen vorhanden, womit natürlich Insufficienz verbunden ist; in andern Fällen findet man sie in einer Ueberzahl (vier Semilunarklappen, drei Zipfel an der Mitralis) oder die Zahl der Semilunarklappen ist vermindert, indem davon nur zwei vorhanden sind, die aber dafür um so grösser sind und das Ostium vollkommen verschliessen.

Angeborene Missbildungen der Klappen.

Die bei den angeborenen Bildungsfehlern vorkommende **Hypertrophie und Dilatation** oder **concentrische Atrophie und Verkümmerung** einzelner Herzabschnitte, welche sich am häufigsten am rechten Ventrikel vorfindet, lässt sich in der Regel aus den abnormen Circulationsverhältnissen erklären; aber oft liegen die Dinge nicht so einfach, wenn sich mehrere Anomalien zugleich am Herzen vorfinden. So trifft man Stenose der Art. pulmonalis und Atresie des Ostium venosum dextrum oder Stenose beider arteriellen Ostien mit einander combinirt; oder man findet neben solchen Fehlern an den Ostien der Arterienstämme mannichfache Anomalien in der Anordnung der Venen; Einmündung der Hohlvenen in den linken Vorhof, der Lungenvenen in den rechten Vorhof, in die obere oder untere Hohlvene oder gar in die Lebervene.

Sonstige consecutive Veränderungen am Herzen.

Die angeborenen Herzfehler sind im Ganzen selten, und betreffen etwa 0,1 pCt. der Geborenen. Ein Vorwiegen des männlichen Geschlechts lässt sich nicht verkennen, indem auf zwei männliche Individuen mit solchen Fehlern nur ein weibliches kömmt.

Aetiologie.

Unter 100 Fällen, die ich selbst gesammelt habe, fanden sich 21 mal keine Angaben über das Geschlecht; unter den übrigen 79 Fällen waren 51 männlichen und 28 weiblichen Geschlechts, = 64.6 pCt. M. und 35.4 pCt. W. Andere Autoren fanden das Verhältniss wie 68 : 32.

Manchmal lässt sich eine erbliche Anlage constatiren, indem zuweilen mehrere Kinder aus einer Familie mit angeborenen Herzanomalien behaftet zur Welt kommen.

Symptome. Da es sich in vielen Fällen um Neugeborene oder doch um sehr kleine Kinder handelt, bei welchen die Kleinheit der Theile, und die grosse *Percussion und Auscultation.* Frequenz der Herzaction die Ergebnisse der Percussion und Auscultation unsicher macht, so ist es oft schwierig zu erkennen, welcher Herzabschnitt sich im Zustande excentrischer Hypertrophie befindet oder an welchem Ostium die wahrnehmbaren Geräusche entstehen. Diese letzteren sind in der Regel systolisch, seltner diastolisch, in der Regel am stärksten in der Gegend der Herzbasis, oft auch über der ganzen vordern Brustwand hörbar. Die angeborenen Stenosen der Ostien oder Insufficienzen der Klappen geben nämlich ebenso gut wie die erworbenen zu Geräuschen Veranlassung; wir haben aber auch bereits mehrfach darauf aufmerksam gemacht, dass solche auch durch das Offenbleiben der fötalen Wege oder durch Lücken im Septum ventriculorum entstehen können. In solchen Fällen kommt es begreiflicher Weise darauf an, wie gross die Intensität der Blutströmung und wie weit die Oeffnung ist, durch welche das Blut fliesst. Ist der Blutdruck in zwei durch eine anomale Communication verbundenen Abschnitten des Herzens oder des Gefässsystems ein annähernd gleicher, so wird die Strömung schwach und zur Erzeugung eines Geräusches nicht hinreichend sein, wie diess z. B. in manchen Fällen von offenem Foramen ovale der Fall sein wird. Ist aber z. B. ein venöses Ostium völlig verschlossen, so muss die ganze Blutmasse aus einem Vorhofe in den andern durch das Foramen ovale abfliessen, wobei es nun ohne Zweifel zur Entstehung eines Geräusches kommen kann. Besteht nur eine einfache und kleine Lücke im Septum ventriculorum, so ist die bei jeder Systole aus dem einen in den andern Ventrikel übertretende Blutmenge gering, namentlich wenn beide Ventrikel in Bezug auf die Mächtigkeit ihrer Wandungen wenig von einander differiren; ist aber zugleich ein Ostium arteriosum bedeutend verengt oder gar verschlossen, so wird alsdann nothwendiger Weise aus dem einen Ventrikel eine grosse Blutmenge in den andern überströmen müssen. In dem ersten Falle kommt kein Geräusch zu Stande, wohl aber in dem letzten. Ist der Ductus Botalli offen, so wird, z. B. bei erheblicher Stenose der Lungenarterie, durch denselben aus der Aorta Blut in diese letztere fliessen und ein Geräusch erzeugen, während z. B. bei Stenose oder Verschliessung der Aorta, wenn der Ductus Botalli gleichsam die Fortsetzung der Lungenarterie in die absteigende Aorta bildet ein Geräusch nicht wohl entstehen wird. Neben den Geräuschen, welche auf diese Weise an anomalen Communicationsöffnungen zu Stande kommen und die in der Regel systolisch sind, bestehen aber auch meistens solche an den Ostien des Herzens, welche von jenen durch die Auscultation nicht wohl gesondert werden können. Aus dem Gesagten wird man begreifen, warum bei angeborenen Herzanomalien zuweilen Geräusche fehlen oder die vorhandenen zu irgend bestimmten Schlüssen über die Art der Anomalie nicht verwerthet werden können. Mit nur wenigen Ausnahmen (einfaches Offenbleiben fötaler Wege, uncomplicirte Lücke im Septum ventriculorum) bedingen die aufgeführten angeborenen Herzanomalien Störungen im Kreislaufe, welche um so beträchtlicher sein müssen, je weniger die vorhandenen anomalen Communicationen und Hypertrophien zur Ausgleichung hinreichen. Eine ungenügende Compensation ist entweder von vorn herein vorhanden, oder sie entwickelt sich im Laufe der Zeit, wenn durch neue Affectionen am Herzen (Endocarditis, Myocarditis, Pericarditis, Fettdegeneration des Muskelfleisches) oder durch intercurrirende Krankheiten anderer Art, ja vielleicht selbst durch das Wachsthum des Körpers und die Zunahme der Blutmasse das Herz nicht mehr im Stande ist die zum Leben nöthige Intensität des Kreislaufs zu erhalten. Die daraus resultirende Drucksteigerung im Körpervenensystem verursacht eine a l l g e m e i n e C y a n o s e (Blausucht), welche gerade bei den angeborenen Herzfehlern an den äussern Decken und den sichtbaren Schleimhäuten oft ganz besonders auffallend ist. Namentlich sind die peripherischen Theile, Hände und Finger, Füsse und Zehen, Nase und Lippen nicht selten der Sitz einer sehr intensiv blaurothen, blauen, ja selbst schwärzlichen Färbung; die Haut ist kühl, die Temperatur auch objectiv verändert und dabei zeigen in der Regel die letzten Phalangen der Zehen und Finger bei etwas älteren Individuen eine kolbige Anschwellung, welche diesen Theilen eine eigenthümliche trommelschlägelähnliche Gestalt verleiht (s. o. bei der angeborenen Stenose und Verschliessung der Lungenarterienbahn). Die cyanotischen Erscheinungen sind entweder gleich von Geburt an vorhanden oder sie treten doch sofort ein, wenn die Kinder saugen, schreien und weinen oder sich lebhafter bewegen, um entweder nach einem solchen Paroxysmus wieder zu verschwinden oder permanent zu bleiben. Bei manchen allerdings zeigt sich die Blausucht erst in späteren Jahren.

Nach *Peacock* trat die Cyanose bei 101 Kranken ein:
74 mal bald oder gleich nach der Geburt,
15 mal vor Ende des 1. Jahres,
1 mal im 16. Lebensmonate,
3 mal mit 2 Jahren,
2 mal mit 3 Jahren,
1 mal mit 3 ½ Jahren,
2 mal mit 5 Jahren und
je einmal im 8., 13. und 15. Jahre.

Die venöse Hyperämie macht sich allerdings auch an den s i c h t b a r e n H a u t v e n e n und an den grossen H a l s v e n e n, sowie an den

Sonstige Zeichen venöser Hyperämie. Venen innerer Theile geltend: Anschwellung der Leber und Milz, chronische Katarrhe des Darms, Blutungen auf Schleimhäuten und Hydrops treten in ähnlicher Weise wie bei den erworbenen Herzfehlern ein. Aber es ist nicht zu leugnen, dass gerade die zuletzt genannten Symptome bei angeborenen Herzfehlern oft weit weniger ausgeprägt sind und erst in einer viel späteren Zeit sich zeigen, während die cyanotischen Erscheinungen an den peripherischen Theilen viel auffallender sind und früher beobachtet werden.

Ich habe schon bei anderer Gelegenheit bemerkt, dass die starke cyanotische Farbe der Haut wohl zum Theil auf die dunklere Farbe des Bluts, welches bei angeborenen Herzanomalien in der Regel als ein gemischtes in die Körperarterien gelangt, bezogen werden kann. Indessen müssen hier auch noch andere, bis jetzt nicht genau ermittelte Verhältnisse obwalten, worauf auch das im Vergleich zur Cyanose weit spätere und seltnere Auftreten des Hydrops deutet. Es wäre z. B. denkbar, dass die Capillaren und kleinsten Venen sich den schon in der frühesten Entwickelungsperiode des Körpers eintretenden Circulationsstörungen bis zu einem gewissen Grade accommodirten, indem ihre Lichtung weiter und ihre Wandung dicker würde als diess in normalem Zustande der Fall ist, woraus sich die stärkere Cyanose an der Peripherie, die geringere Füllung der Stämme und die verminderte Disposition zu hydropischen Ergüssen erklären liesse.

Puls und Herzaction. Die Herzaction ist bei angeborenen Herzanomalien oft unrhythmisch und beschleunigt, manchmal aber auch regelmässig und in der Frequenz normal. Die Grösse und Völle des Pulses richtet sich nach der Qualität des Fehlers und dem Zustande der Compensation. Da fast bei allen diesen Fehlern entweder die Entleerung des rechten Ventrikels auf Hindernisse stösst oder der linke Ventrikel seine Leistungen nicht erfüllen kann, so ist bald die Füllung der Lungengefässe eine mangelhafte, bald **Respiration.** ihre Entleerung gehemmt, beides Zustände, welche Dyspnoe zur Folge haben, welche auch in der Regel bei den Kranken nicht fehlt. Dieselben vermeiden daher auch alles was dieselbe steigern kann, namentlich jede stärkeren Körperbewegungen. Kinder mit angeborenen Herzanomalien sind daher auch meistens träge und apathisch. Im früheren Kindesalter verbinden sich die mit Cyanose verbundenen Paroxysmen von heftiger Dys- **Convulsivische Zufälle.** pnoe auch nicht selten mit allgemeinen Convulsionen, in welchen der Tod plötzlich erfolgen kann. Sehr oft bleiben Kinder, welche mit angeborenen Herzfehlern behaftet sind in ihrer körperlichen und gei- **Körperliche und geistige Entwickelung.** stigen Entwickelung auffallend zurück. Die Ernährung ist ungenügend, sie saugen mit Anstrengung, die Verdauung ist leicht gestört, die Schlafsucht auffallend. Erreichen solche Individuen ein höheres Alter, so bleiben sie oft im Wachsthum zurück, die Knochen sind dünn und zart, die Musculatur bleibt dünn und schwach, die Pubertät kommt erst spät, die Intelligenz bleibt gering, ein torpides, schläfriges, trauriges Wesen ist oft solchen Kranken eigen.

In Bezug auf ihren weitern Verlauf und die terminalen Erscheinungen haben die angeborenen Fehler grosse Analogie mit den erworbenen. In der Mehrzahl der Fälle erfolgt jedoch der Tod bald nach der Geburt oder doch innerhalb des ersten Lebensjahrs in einem Stickanfalle mit Cyanose und Convulsionen; im spätern Alter entweder durch Marasmus und Hydrops, oft auch durch intercurrirende Krankheiten und verhältnissmässig häufig durch Lungentuberculose und käsige Pneumonie.

Verlauf und Ausgänge.

Unter 131 von *Duchek* gesammelten Fällen starben vier innerhalb der ersten Stunden, 20 vor Ende des ersten Monats, 21 vor Ende des ersten Halbjahrs und 12 vor Ende des ersten Jahres, d. h. 57 oder über 43 % erreichten das erste Lebensjahr nicht; von den übrigen wurden nur zwei älter als 35 Jahre. Etwas abweichende Resultate erhielt *Aberle*, bei welchem 33 % der Todesfälle auf das erste Jahr kommen. Unter 100 von mir selbst gesammelten Fällen befanden sich dreimal unreife Früchte und zwei todtgeborene, ausgetragene Kinder, von den übrigen starben zehn im ersten Lebensmonat, sechs bis zum ersten Halbjahr und abermals sechs bis zum ersten Jahre, in Summa also 22. Nur sechs Individuen wurden älter als 40 Jahre. Nach *Nasse* soll die gefährlichste Zeit das Ende der dritten Woche, der dritte Monat, die Zeit des ersten Zahndurchbruchs sowie die Periode der Ausbildung der Brustorgane sein.

Die Prognose ist nach dem Gesagten eine ungünstige, wofern nicht die Fehler so unbedeutend sind, dass sie während des Lebens keine Symptome hervorbringen. Bei männlichen Individuen scheint sie etwas günstiger zu sein als bei weiblichen; von den letzteren erreichten unter den 100 von mir gesammelten Fällen keines ein Alter von 30 Jahren. Im speciellen Fall wird sich die Prognose nach der Schwere der vorhandenen Symptome und dem Grad der Circulationsstörung richten.

Prognose.

Die Diagnose eines angeborenen Herzfehlers ich nicht schwierig, wenn sich mit oder ohne Geräusche am Herzen der eigenthümliche Habitus solcher Kranken vorfindet und die Anamnese ergiebt, dass die Cyanose schon bald nach der Geburt oder doch in früher Jugend schon vorhanden war. Fehlen solche Anhaltepuncte, so ist eine differentielle Diagnose von einem erworbenen Fehler nicht wohl möglich.

Diagnose.

Die Behandlung hat wie bei diesen letzteren die Aufgabe das Leben möglichst lange zu erhalten durch Abhaltung äusserer Schädlichkeiten und Herstellung günstiger Bedingungen für die Ernährung. Wir verweisen vorzugsweise auf das in dieser Beziehung bei der angeborenen Verengerung der Lungenarterienbahn Gesagte.

Therapie.

2. Gerinnungen des Bluts im Herzen, Herzthrombose.

Die Blutgerinnsel, welche man so häufig nach dem Tode in den Herzhöhlen findet, spielten in früherer Zeit unter dem Namen der Herzpolypen eine grosse Rolle in der Pathologie. Die grosse Mehrzahl derselben ist jedoch entweder erst nach dem Tode entstanden oder wenigstens in den letzten Lebensstunden während der Agonie. Man findet fast in jeder Leiche, besonders im rechten Vorhofe und Ventrikel sowie im Stamm der Lungenarterie, eine mehr oder minder grosse Menge von Blut, während die linke Hälfte des Herzens und die Aorta entweder leer ist oder doch nur wenig Blut enthält. Mit der letzten Systole entleeren sich allerdings beide Ventrikel gleichmässig und zugleich auch vermöge ihrer Elasticität die Arterien, dagegen werden aber die Venen ungemein stark gefüllte und aus ihnen strömt dann eine grössere Menge von Blut unter verhältnissmässig hohem Drucke in den rechten Vorhof, Ventrikel und die Lungenarterie zurück, wo es alsdann verweilt. Je bedeutender schon während des Lebens die Anfüllung und Erweiterung der Venen und des rechten Herzens war, um so reichlicher findet sich nach dem Tode daselbst das Blut angehäuft. Je allmählicher das Leben erlischt, je länger die Agonie dauert, je geringer die Vitalität des Herzmuskels in den letzten Stunden des Lebens war, um so eher findet man auch Blut im linken Herzen und der Aorta, während umgekehrt, je plötzlicher der Tod in Mitten kräftiger Herzcontractionen erfolgte, das linke Herz um so leerer angetroffen wird. Das in den Herzhöhlen (besonders also in dem rechten Herzen) befindliche Blut gerinnt mit wenigen Ausnahmen sehr bald nach dem Tode, und es bilden sich in analoger Weise wie bei dem in Gefässen aufgefangenen Aderlassblute neben weicheren oder fester geronnenen dunkelrothen Klumpen (Cruor) mehr oder minder mächtige gelbe oder weissliche, glatte, elastische und derbe Faserstoffgerinnsel (Speckhaut). Dieselben stellen zuweilen ganze Abgüsse eines Herzabschnitts dar und erstrecken sich oft in die zunächst gelegenen grossen Gefässe, die Hohlvenen und die Arteria pulmonalis. An einzelnen Stellen der Klappen und Sehnenfäden, mit welchen sie oft innig verfilzt sind, an den Trabekeln der Kammern und den kammförmigen Muskeln der Herzohren haften sie zwar in der Regel etwas an, lassen sich aber stets ohne besondere Schwierigkeiten ablösen. Für die Beurtheilung pathologischer Zustände am Herzen sind diese frischen Gerinnungen, die sogenannten falschen oder Sterbepolypen, nur in so fern von Bedeutung, als sie in einem sehr dilatirten Ventrikel oder Vorhofe mächtiger zu sein pflegen. Wesentlich verschieden, namentlich auch in Bezug auf ihre pathologische Bedeutung sind die schon längere Zeit vor dem Tode entstandenen älteren Gerinnsel, oder sogenannten wahren Herzpolypen. Diese bilden sich durch allmähliche und successive Ausscheidung von Faserstoff an einzelnen Stellen der Herzwandungen und bestehen aus wenig elastischem, mehr trockenem, brüchigem oft deutlich in Schichten abgelagertem Fibrin von gelblicher, graulicher oder grauröthlicher Farbe und rauher oder gerippter Oberfläche.

Gerinnungen des Bluts im Herzen, Herzthrombose. 281

Sie sitzen als kugelige oder verästelte, zuweilen auch flächenartig ausgebreitete, pseudomembranöse Auflagerungen an der Herzwand, den Klappen, den Trabekeln u. s. w. fest und lassen sich nur mit einiger Gewalt, oft nicht ohne einen wunden Fleck am Endocard zurückzulassen, ablösen. Jene zottigen und kolbigen Gerinnsel, wie man sie bei Endocarditis auf entzündeten Stellen antrifft, oft mit Klappenvegetation innig verfilzt, haben wir schon früher erwähnt. Ueberhaupt findet man sie häufig auf rauhen Stellen des Endocardium oder in aneurysmatischen Ausbuchtungen der Herzwand, zwischen den Trabekeln, sehr häufig aber in den Vorhöfen und den Herzohren (besonders in dem rechten), wo sie in den Fächern zwischen den Mm. pectin. entstehen, von wo aus sie, durch stets neue Auflagerungen an Umfang zunehmend, als kolbige Massen in den Vorhof gleichsam hervorwachsen, selbst durch das Ostium venosum sich bis in die Ventrikelhöhle ausbreiten und so eine Stenose des Ostium bedingen können. Von den Räumen hinter den Trabekeln aus entwickeln sie sich zuweilen aus einem verfilzten Wurzelgeflechte als polypöse Massen in Gestalt von k u g e l i g e n, manchmal gestielten V e g e t a t i o n e n (Végétations globuleuses, *Laennec*), welche in die Ventrikelhöhle hineinragen. In ihrem Innern findet man dieselben oft zu einem eiterähnlichen, rahmigen oder bröckligen Brei zerfallen, wesshalb man sie auch fälschlicher Weise als Eitercysten oder Eiterbälge bezeichnet hat; allein der erweichte Inhalt enthält durchaus keine Eiterzellen, sondern besteht aus Detritus von zerfallenem, in molecularer Erweichung begriffenem Faserstoffe, welchem höchstens einige weisse Blutkörperchen beigemengt sind. Sie finden sich von der Grösse einer Erbse bis zu der eines Taubeneies, oft in namhafter Anzahl (*Lebert* sah deren bis zu 40). In sehr seltenen Fällen hat man sie, in Folge von Ablagerung von Kalksalzen, nach längerem Bestehen verkalkt angetroffen. Man findet solche kugelige Vegetationen in beiden Ventrikeln (seltener in den Vorhöfen), besonders in dem Spitzentheile; in Betreff ihrer Häufigkeit in der einen und andern Kammer sind die Angaben der erfahrensten Beobachter widersprechend; *Rokitansky* und *Förster* wollen sie weit öfter im linken, *Virchow* und *Lebert* im rechten Herzen, letzterer namentlich bei Lungentuberculose gefunden haben.

Als die häufigste Veranlassung zur Herzthrombose muss eine V e r - langsamung oder völlige Aufhebung der Blutbewegung in einzelnen Theilen der Herzhöhlen betrachtet werden. Hierfür spricht der vorwiegende Sitz in den Herzohren, in den Räumen hinter den Trabekeln und in dem Spitzentheile der Ventrikel, anschwielig entarteten und aneurysmatisch ausgebuchteten Stellen der Herzwand, das häufige Vorkommen in dilatirten Herzabschnitten und bei allen Zuständen und Fehlern des Herzens, welche eine grosse Anhäufung und Stagnation des Bluts in diesem Organe bedingen (bei Stenosen der venösen Ostia in den Vorhöfen), sowie

Ursachen.

bei solchen Erkrankungen, welche die Energie der Herzcontractionen dauernd schwächen, bei Fettentartung des Herzmuskels, Pericarditis, Obliteratio pericardii, Hydropericardium und allgemeinen marantischen Zuständen (Dilatations- und marantische Thrombosen). Auch die unzweckmässige Anwendung der Digitalis, welche schwache Contractionen und einen kleinen, unregelmässigen und frequenten Puls zur Folge haben kann, ist zu den Ursachen der Herzthrombose zu zählen. *v. Bamberger* glaubt auch, dass eingewanderte Pfröpfe aus andern Theilen des Gefässsystems im Herzen durch Auflagerung neuer Fibrinschichten sich zu Herzpolypen vergrössern können. In andern Fällen sind Rauhigkeiten und Veränderungen auf der Oberfläche des Endocardium augenscheinlich die Ursache von Gerinnselbildungen, wie man dieses in unzweifelhafter Weise bei den meisten Entzündungen der innern Herzhaut wahrzunehmen Gelegenheit hat. Man ist darauf angewiesen, diesen Vorgang alsdann aus einer veränderten Molecularattraction zwischen der Herzwand und dem vorbeiströmenden Blute zu erklären. Dass auch eine vermehrte Gerinnbarkeit (Inopexie) des Bluts in Verbindung mit den vorhergenannten Ursachen begünstigend auf die Bildung von Gerinnungen im Herzen wirken könne, ist nicht zu leugnen.

Symptome.

Die verschiedenen Erscheinungen, welche man früher auf die Anwesenheit von sogenannten Herzpolypen bezog, haben durchaus nichts Charakteristisches, und sind dieselben, wie sie bei den verschiedensten Herzaffectionen oder selbst andern Krankheiten beobachtet werden können. Damit soll jedoch durchaus nicht gesagt sein, dass nicht Gerinnselbildungen im Herzen während des Lebens zu sehr erheblichen und bedenklichen Symptomen Veranlassung geben können, indem die Thromben, nicht nur durch Verengerung der Ostien und Hemmung in der Function der Klappen erhebliche Störungen in der Bewegung des Bluts durch das Herz, sondern auch besonders durch Loslösung kleinerer oder grösserer Fragmente Embolien in den verschiedensten Körpertheilen zur Folge haben können, deren specielle Ursache sich jedoch in der Regel der Diagnose entzieht. In neuerer Zeit haben jedoch *Richardson* und *Gerhardt* Versuche gemacht, die Diagnostik solcher Zustände genauer festzustellen.

Richardson, welcher der Thrombusbildung im Herzen durch erhöhte Gerinnbarkeit des Bluts während des Verlaufs acuter entzündlicher Krankheiten eine grosse Bedeutung in Bezug auf den ungünstigen Ausgang beilegt, schildert die Symptome folgendermaassen: Bei Gerinnselbildung im rechten Herzen sollen die Erscheinungen denjenigen ähnlich sein, wie man sie bei Eindringen von Luft oder andern Stoffen in die Venen beobachtet, sie sind mehr diejenigen der Syncope als der Asphyxie: Blässe, Kälte, Livor, unregelmässiger Puls, Störung der Gehirnfunction, grosse Prostration, nahezu vollständige Aufhebung der Empfindung, Anschwellung der oberflächlichen Venen und unregelmässige Respiration, die oft noch eine kurze

Zeit andauert, nachdem die Herzaction schon erloschen ist. Die Dyspnoe ist von der Art, wie sie durch mangelhaftes Eindringen von Blut in die Lungen bedingt ist; die Athembewegungen sind nicht behindert, der Kranke athmet tief und rasch, bei der Auscultation vernimmt man, dass eine hinreichende Menge von Luft in die Lungen eindringt, aber der Kranke klagt trotzdem, wenn er noch sprechen kann, über namenlose Oppression und Angst, die vom Herzen ausgehe; ein zeitweiliger Nachlass der Dyspnoe findet nicht statt, sondern sie ist anhaltend und im höchsten Grade quälend. Die physikalischen Zeichen am Herzen sind negativ, Geräusche sind nicht nothwendiger Weise vorhanden, der Herzstoss ist schwach, die Contractionen des Organs sind unregelmässig. Dauert der Zustand länger (derselbe soll von wenigen Minuten bis zu zwei oder drei Tagen, ja selbst noch viel länger anhalten können), so bildet sich in Folge des Blutmangels in den Lungen, Emphysem derselben aus. Findet die Thrombusbildung im linken Herzen statt, so ist die Dyspnoe mehr suffocativ, ähnlich wie bei Pneumonie; der Sitz der Athemnoth ist, wie die Kranken sagen in den Lungen, es findet Expectoration von Schleim, ja selbst von Blut statt, der Körper wird kalt, bleifarbig, heftige Convulsionen und Coma treten hinzu und der Tod erfolgt innerhalb kurzer Zeit. Die physikalischen Zeichen sind ebenfalls negativer Art; der Stoss ist jedoch heftiger, die Contractionen stürmischer, wie bei Gerinnungen im rechten Herzen; da die Lungen stets congestionirt sind, kommt es nicht zur Entstehung von Emphysem. Obgleich es nicht zu läugnen ist, dass in acuten entzündlichen Krankheiten zuweilen den geschilderten Erscheinungen ähnliche dem lethalen Ausgange vorangehen, so bin ich doch nicht im Stande, dieselben, nach meinen Erfahrungen, auf Blutgerinnungen im Herzen zu beziehen, welche wie ich glaube, in solchen Fällen fast immer post mortem oder doch höchstens während der Agonie zu Stande kommen. Ich möchte solche Symptome eher auf die dem Tode vorangehende Parese des Herzmuskels sowie auf die das lethale Ende herbeiführende Affection zurückführen. Eine grössere Beachtung verdienen die von Gerhardt beobachteten und angegebenen Zeichen für ausgedehntere Thromben in den Vorhöfen, welche bei Klappenfehlern und Dilatationszuständen des Herzens vorzukommen pflegen. Derselbe glaubt eine **Thrombose des linken Herzohrs** annehmen zu dürfen, wenn bei Stenose des linken Ostium venosum die Herzaction von einem bestimmten Zeitpuncte an plötzlich auffallend schwach und unregelmässig wird, ohne dass dabei erhebliche Veränderungen an den hörbaren Klappengeräuschen eintreten; dabei soll man in Folge des Drucks, den das thrombosirte Herzohr auf die Arteria pulmonalis ausübt, oft ein systolisches Schwirren in diesem Gefässe wahrnehmen. Wesentlich unterstützt wird die Annahme einer solchen Thrombose durch das gleichzeitige Auftreten massenhafter gröberer Embolien in die Körperarterien, namentlich in die Arteria fossae Sylvii dextra. Eine Gerinnselbildung im rechten Vorhofe wird dagegen wahrscheinlich, wenn bei Stenose der Mitralis und rechtsseitigen Klappenfehlern, ohne dass eine neue Ursache zu recrudescirender Endocarditis, wie Rheumatismus, Pneumonie, frische Erkältungen nachzuweisen ist, plötzlich Zeichen schwerer Erkrankung des Herzens auftreten. Wie bei Gerinnseln im linken Herzohre in der Pulmonalarterie, so sollen auch in der Aorta bei Thromben in der rechten Auricula Geräusche entstehen können. Als wichtigstes Zeichen ist hier das Auftreten von hämorrhagischen Lungeninfarcten zu betrachten, die in Folge von Embolien in die Lungenarterie aus dem rechten Herzen entstehen.

Gerhardt glaubt sich, nach Durchsicht einer grossen Anzahl von Beobachtungen über Embolie der Lungenarterie, zu dem Schlusse berechtigt, dass hämorrh. Infarcte der Lunge durch Emboli vorzugsweise dann entstehen, wenn zugleich eine bedeutende Stauung (d. h. ein hoher Druck) in den Lungenvenen vorhanden ist, also gerade bei Krankheiten des Herzens, während Emboli bei marastischen und anämischen Kranken, entweder gar keine Folgen, oder Pneumonie und Oedem nach sich ziehen, was auch mit Resultaten experimenteller Embolien übereinstimme. Emboli, die aus den Venen stammen, bei Herzkranken, soll man durch die Zeichen von Thrombose einzelner Venen von den aus dem Herzen stammenden unterscheiden.

Allerdings sprechen die Zeichen vorhandener Lungeninfarcte (fast rein blutige Sputa nach vorangegangenen Anfällen von Dyspnoe, circumscripte Dämpfung an einzelnen Stellen des Thorax, knisternde Ronchi u. s. w.), wenn gleichzeitig ein Klappenleiden mit Dilatation des rechten Herzens besteht, für das Vorhandensein von Gerinnseln im rechten Vorhofe, aber oft möchte es doch schwierig sein, alle andern Quellen der Embolie, namentlich Thromben in verborgenen und kleineren Körpervenen z. B. in den Venen um den Blasenhals und in der Tiefe des Beckens, die

Diagnose. man so häufig antrifft, auszuschliessen. Die Diagnose kann daher stets nur mit einiger Wahrscheinlichkeit ausgesprochen werden.

Prognose. Die Prognose der Gerinnselbildung im Herzen ist, wenn sie zu deutlich erkennbaren Symptomen Veranlassung giebt, wohl stets eine ungünstige. Die sich wiederholenden Embolien in die Lungenarterien und die Verstopfungen der Gehirnarterien durch Pfröpfe müssen fast immer in kurzer Zeit, ja manchmal plötzlich den Tod zur Folge haben, ebenso wie auch die mit dem Wachsthum des Thrombus im Herzen sich nothwendig steigernden Hindernisse der Circulation.

Therapie. Da es nicht möglich ist durch Arzneimittel einmal gebildete Thromben wieder aufzulösen (selbst nicht durch das von *Richardson* so sehr anempfohlene Ammonium carbonicum in Dosen von 5—10—20 Tropfen), so muss die Hauptaufgabe des Arztes darin bestehen, die Bildung von Gerinnseln wo möglich zu verhüten, da wo man sie in Folge vorhandener pathologischer Zustände zu befürchten hat. Diess geschieht, wie schon bei der Behandlung der Klappenfehler angegeben wurde, durch eine sorgfältig geleitete Regulation der Herzthätigkeit und durch gute und zweckmässige Ernährung der Kranken, wodurch die übermässige Dilatation der Herzhöhlen und die Schwächung der Intensität der Blutsströmung am längsten hintangehalten wird. Ohnmachten, Convulsionen, Hemiplegien und andere plötzlich eintretende bedrohliche Erscheinungen, welche die Folge ungenügender Circulation durch Thromben im Herzen oder einer eingetretenen Embolie sind, müssen nach den allgemeinen, für solche Zufälle gültigen Regeln symptomatisch behandelt werden, wobei eine allzugrosse Anregung der Herzaction sowohl als auch eine Verminderung derselben möglichst zu vermeiden ist, weil dadurch einestheils die Ablösung neuer Gerinnseltheile anderntheils aber das fortwährende Wachsthum schon vorhandener Thromben befördert wird.

III. Die Krankheiten des Pericardium.

1. Herzbeutelentzündung, Pericarditis.

Die Entzündung des Herzbeutels ergreift bald den ganzen Umfang desselben, sowohl das viscerale als das parietale Blatt, bald ist sie nur auf einzelne Stellen beschränkt (allgemeine und particelle Pericarditis). Ihr Verlauf ist entweder acut oder chronisch.

Die acute Pericarditis beginnt mit einer lebhaften Injection des Pericardium, welche sich bis zu einer dunkeln, gleichmässigen Röthung verbunden mit punctförmiger Ecchymosirung steigern kann. Dabei lockert, wulstet und trübt sich die Serosa und das subseröse Gewebe; das Epithel wird abgestossen, indem eine Exsudation von Serum und Fibrin in die Höhle des Herzbeutels stattfindet. Die relative Menge dieser beiden Bestandtheile des Exsudats ist verschieden, zuweilen überwiegt die faserstoffige Exsudation dermaassen, dass nur in den Maschen und Lücken derselben sich etwas Serum eingeschlossen findet, bald ist der Faserstoff nur durch einige inselförmig aufgelagerte Pseudomembranen oder durch spärliche Flocken, welche in dem reichlich ausgeschwitzten Serum herumschwimmen, repräsentirt.

Die faserstoffigen Pseudomembranen, welche die beiden Blätter, besonders aber das Epicardium an seiner vorderen Fläche in bedeutender Mächtigkeit überziehen, sind von weisslicher, gelblicher oder gelbröthlicher Farbe, zuweilen mit kleinen Blutpuncten durchsetzt, von derber, elastischer Beschaffenheit, und haben fast stets eine mehr oder minder rauhe Oberfläche. Der Faserstoff gerinnt nämlich bald zu einem grö-

Anatomisches.

beren, bald zu einem feineren Netzwerk, wodurch die Oberfläche des Herzens ein der Schleimhaut der Gallenblase (vgl. Fig. 39) oder den Bienenwaben ähnliches Ansehen erhält, oder es bilden sich aus ihm, in Folge der anhaltenden gegenseitigen Verschiebung der beiden Blätter durch die Herzbewegungen, wellenartig angeordnete Leisten oder derbe Zotten, Zapfen und Fäden, wodurch das Herz ein eigenthümliches, zottiges Ansehen bekömmt, Cor villosum. Während in manchen Fällen diese fibrinösen Massen keine Spur von organisirten Theilen oder doch nur spärliche rundliche Zellen enthalten, findet man sie in andern Fällen, namentlich bei dyscrasischen Zuständen oder metastatischen Entzündungen weicher, mürber, weniger elastisch oder von mehr rahmartiger Beschaffenheit, indem dabei

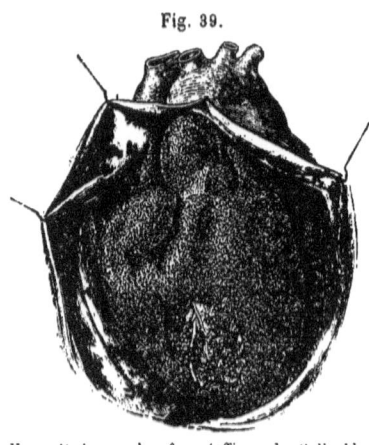

Fig. 39.

Herz mit einer rauhen faserstoffigen, der Gallenblasenschleimhaut ähnlichen Pseudomembran (nach *Cruveilhier*).

schon frühzeitig ein moleculärer Zerfall des Fibrins stattfindet oder in demselben eine mehr oder minder grosse Menge von Eiterkörperchen eingeschlossen ist, welche von einer reichlichern Zellenneubildung in dem Gewebe des Herzbeutels herrühren. Das farblose oder gelbliche gefärbte Serum ist entweder hell oder getrübt durch die Anwesenheit von zelligen Elementen und Fibrinflöckchen; es sammelt sich zunächst in dem höchstgelegenen Theile der Herzbeutelhöhle, bei der meist halbsitzenden Lage der Kranken also vorn und oben in der Gegend der grossen Gefässstämme, an, weil das Herz vermöge seiner grösseren specifischen Schwere nach abwärts und hinten sinkt; erst bei Ansammlung einer grösseren Menge von Flüssigkeit (welche bis zu 6 Pfund betragen kann), wird das Herz an seiner ganzen vorderen Fläche von dem visceralen Blatte durch eine mehr oder minder mächtige Schicht von Flüssigkeit geschieden, so dass es schliesslich, nur an den grossen Gefässen suspendirt, frei in der Flüssigkeit sich bewegen und bei verschiedener Körperstellung seine Lage in dem ausgedehnten Herzbeutel dem Gesetze der Schwere entsprechend verändern kann.

Die anfänglich eintretende Ansammlung von Flüssigkeit in der Gegend der grossen Gefässe und der vorderen Brustwand erleidet dann eine Ausnahme, wenn daselbst eine Verwachsung der beiden Pericardialblätter zuvor stattgefunden hat. Ein in dieser Beziehung lehrreicher Fall findet sich bei *Moore*, in welchem ein grosser pericarditischer Erguss, in Folge von Verwachsung der

III. Die Krankheiten des Pericardium.

beiden Blätter an der vorderen Herzfläche, den Herzbeutel taschenförmig nach hinten erweitert, die linke Lunge nach oben und hinten gedrängt und so zu einer Verwechslung mit einem Pleuraexsudate Veranlassung gegeben hatte.

Sind die zelligen Elemente bei einem serösen Exsudate in grosser Anzahl vorhanden und findet keine Sonderung in feste und flüssige Massen statt, so kann die Exsudation als eine rein eitrige auftreten. Bei dyscrasischen Subjecten, namentlich in Verbindung mit Tuberculose und Krebs findet man häufig das Serum von aufgelöstem Hämatin mehr oder weniger stark hämorrhagisch gefärbt; das Blut stammt von Rupturen der sehr brüchigen neugebildeten Capillaren in den Pseudomembranen her. Bei Krankheiten mit sehr ausgesprochener hämorrhagischer Diathese, namentlich bei Scorbut und Morbus maculosus Werlhofii und zuweilen auch bei besondern Formen der Scarlatina, Morbillen und Variola finden ebenfalls oft so beträchtliche hämorrhagische Beimengungen zu dem Exsudate statt, dass dasselbe fast das Ansehen eines Extravasats erhält (Pericarditis haemorrhagica). Unter den faserstoffigen Pseudomembranen finden in der Regel noch weitere Veränderungen im Pericardium statt, indem ausser der Auflockerung und Schwellung desselben und des subserösen Gewebes eine Neubildung von lockerem Bindegewebe und Capillaren eintritt, welche mit den Pseudomembranen verschmilzt und sich in einer Verdickung der serösen Haut über mehr oder minder grosse Flächen oder in der Bildung von gröberen Bindegewebszotten kund giebt; bei der eitrigen Pericarditis können hingegen in Folge der Eiterbildung im Pericardium und subserösen Gewebe oberflächliche Herzgeschwüre nach erfolgtem Durchbruche des Eiters entstehen.

Eitriges Exsudat.

Hämorrhagisches Exsudat.

Veränderungen des Pericardium.

Unter günstigen Umständen kommt es zur völligen Aufsaugung des Exsudats und zu einer Restitutio in integrum; in einer Anzahl von Fällen tritt jedoch eine partielle oder totale Verwachsung der beiden Blätter des Herzbeutels ein, indem sie einestheils zu einer mehr oder minder dicken, fibrösen, oft mehrfach geschichteten, zuweilen knorpelartigen Schwarte verschmelzen, anderntheils zu mehr oder weniger umfangreichen breiten oder strangförmigen Verbindungen aus neugebildetem Bindegewebe sich ausbilden, welche, wie es scheint, nach längerem Bestehen durch die Bewegungen des Herzens sich wieder lösen können, so dass, ausser einer fibrösen, platten oder zottigen Verdickung an einzelnen Stellen des visceralen und parietalen Blattes, keine Veränderungen mehr sichtbar sind.

Aufsaugung des Exsudats.

Verwachsung und fibröse Verdickung des Herzbeutels.

Die sogenannten Sehnen- oder Milchflecke, welche man namentlich bei Individuen in etwas vorgerücktem Alter besonders häufig auf der vorderen Fläche des rechten Ventrikels und längs der Gefässfurchen, seltner auf den Vorhöfen, dem linken Ventrikel und der hintern Fläche des Herzens antrifft, verdanken nur ausnahmsweise ihre Entstehung einer eigentlichen Pericarditis. Sie sind Bindegewebswucherungen und Verdickungen des vis-

Sehnenflecke.

ceralen Blattes, welche sich, ähnlich wie auf andern serösen Häuten (auf dem Peritonaealüberzug der Leber, der Milz u. s. w.), besonders an solchen Stellen finden, welche einem fortgesetzten Druck oder einer starken Reibung ausgesetzt sind. Die Stelle auf der vorderen Fläche des rechten Ventrikels, wo man sie am häufigsten antrifft, entspricht gerade demjenigen Theile des Herzens, welcher, von den Lungen unbedeckt, hinter der vorderen Brustwand gelagert ist. Sehnenflecken am Herzen sind ein ziemlich häufiger Befund in der Leiche; unter 156 Fällen fand sie *Bizot* 45 mal, dabei dreimal häufiger bei Männern als bei Weibern, am häufigsten nach dem 50. Lebensjahre; doch hat *Förster* einen Sehnenfleck schon bei einem Kinde von 5 Jahren beobachtet. In vielen Fällen ist die Unterscheidung von Sehnenflecken und fibrösen Verdickungen in Folge von Pericarditis ohne Zweifel schwierig, wenn nicht letztere durch ihre grössere Dicke und Ausbreitung, sowie durch ihren Sitz genügende Anhaltspuncte darbieten.

Zottige Wucherungen und freie Körper im Herzbeutel. Zuweilen bleiben auch als Residuen der Pericarditis Verdickungen und Wucherungen des Epicardium in Gestalt kolbiger oder drusiger Hervorragungen zurück, welche manchmal gestielt aufsitzen und wie es scheint durch Abschnürung zu freien Körpern in der Höhle des Pericardium werden können.

Nach der Angabe von *Luschka* können die von ihm zuerst beim Menschen, von *Remak* früher schon beim Ochsen entdeckten Villi pericardiaci, kleine weissliche, bald kolbige bald mehr platte Filamente von Bindegewebe auf dem normalen Pericardium, sich vergrössern und schliesslich abschnüren, und auf diese Weise zur Bildung freier kugelähnlicher Körper im Cavum pericardii Veranlassung geben, in ähnlicher Weise, wie dies in den Synovialsäcken der Gelenke geschieht; vielleicht können aber auch solche freie Körper aus fibrinösen Niederschlägen im Herzbeutel hervorgehen, welche durch die Bewegungen des Herzens abgeschliffen werden (*Rokitansky*, *Ludwig Hartmann*), wofür auch die Beobachtung von *Kussmaul* spricht, welcher neben einem in den Herzmuskel eingedrungenen Dorn nach längerer Zeit einen bohnengrossen sehr derben Körper im Herzbeutel fand.

Zunahme des serösen Exsudats. Nicht immer wird aber das flüssige Exsudat vollständig resorbirt; im Gegentheil die seröse Flüssigkeit nimmt oft in späterer Zeit noch zu, indess die fibrinösen Pseudomembranen unverändert bleiben. Auf diese Weise geht, wie man zu sagen pflegt, die acute Entzündung in eine chronische über, bei welcher in der Regel die fibröse Verdickung des serösen Ueberzugs (namentlich des Epicardium) einen sehr hohen Grad erreicht. Nicht selten trägt die ganze Exsudation von vorn herein den chronischen Charakter, indem neben der Neubildung von Bindegewebe die seröse Beschaffenheit und Massenhaftigkeit der Exsudation vorwiegt. Eine ganz scharfe Grenze zwischen acuter und chronischer Pericarditis lässt sich aber *Käsige Eindickung.* begreiflicher Weise nicht immer ziehen. Zuweilen erleidet das geronnene Exsudat eine fettige Metamorphose, indem es, während der grösste Theil des flüssigen aufgesaugt wird, zu einer käsigen, mörtelartigen Masse eingedickt wird, welche sich an einzelnen Stellen zwischen den Verwachsungen anhäuft, oder es erfolgt eine nachträgliche Verkalkung der fibrösen Massen, die man besonders längs der Gefässfurchen antrifft; ja man hat selbst Knochenneubildung bis zur Entstehung einer völlig knöchernen Kapsel um das Herz beobachtet, welche man durchsägen musste, um auf das Muskelgewebe zu kommen (*Förster*), wovon erst neuerdings von *Feierabend* wieder ein Beispiel beschrieben wurde. — Das eitrige Exsudat im Herzbeutel hat man in einzelnen, allerdings sehr seltenen Fällen, gleich den Empyemen der Pleurahöhle, nach aussen durchbrechen sehen, nachdem es vorher zur Bildung von Abscesen an der äussern Thoraxwand gekommen war; auf diese Weise können alsdann äussere Pericardialfisteln entstehen.

Verkalkung und Verknöcherung.

Durchbruch nach aussen.

Der Durchbruch erfolgte in den drei bis jetzt bekannten Beobachtungen an verschiedenen Stellen, einmal hatte sich der Abscess am untern Theile des Halses hinter der linken Clavicula her entwickelt (*Sabatier*), das andere Mal befand sich die Fistel im zweiten rechten Intercostalraume (*Fabricius*), im dritten Falle in dem fünften linken Intercostalraume, etwa 2 Centimeter nach links von der Papillarlinie (*O. Wyss*).

Dringt durch solche Fisteln atmosphärische Luft in den Herzbeutel, so kann das eitrige Exsudat eine jauchige Zersetzung in Verbindung mit Gasentwickelung erleiden, wie diess auch zuweilen spontan geschehen kann (s. Pneumopericardium).

Jauchige Zersetzung des Exsudats.

Ist die Exsudation im Herzbeutel mit Tuberkelbildung verbunden, welche daselbst in Gestalt grauer Miliartuberkel oder grösserer käsiger Knoten im Pericardium und den neugebildeten Pseudomembranen auftritt, oder ist sie das Ergebniss einer Eruption von secundären Krebsknoten, so ist sie fast immer, wie bereits erwähnt wurde, hämorrhagischer Natur und erfährt keine Aufsaugung, höchstens eine Eindickung, indem sie sich in eine dunkle, schwarzbraune flockige Flüssigkeit umwandelt.

Tuberculöse u. krebsige Pericarditis.

Das Muskelfleisch des Herzens ist in manchen Fällen einfacher faserstoffiger oder seröser Pericarditis nur wenig verändert; bei längerem Bestehen des Exsudats findet man es jedoch in der Regel macerirt und schlaff und die Höhlen des Organs erweitert. In andern Fällen, besonders bei hämorrhagischer und eitriger Pericarditis aber erleiden (wie schon früher erwähnt wurde) die oberflächlichen Schichten der Herzmusculatur eine acute fettige Degeneration (Myocarditis acuta parenchymatosa), und findet man alsdann das Fleisch bleich, missfarbig und mürbe. — Das Endocardium ist oft vollkommen normal, manchmal aber nimmt es an der Entzündung des Herzbeutels ebenfalls Theil, indem es entweder aus der gleichen Ursache (Rheumatismus) erkrankt oder indem die Entzündung von dem Pericardium auf das Endocardium übergreift, wie man dieses auf experimentellem Wege durch Injection reizender Substanzen in den Herzbeutel dargethan hat (*Desclaux*). Bisweilen findet man auch die äussere fibröse

Betheiligung des Herzmuskels.

Betheiligung des Endocardium.

Fläche des parietalen Blattes entzündet und mit faserstoffigen Exsudationen bedeckt (**Pericarditis externa**), das Bindegewebe zwischen diesem und der Brustwand gallertig infiltrirt oder verdickt und die Pleura costalis mit der Pleura pericardiaca verwachsen (Obliteration der Sinus mediastino-costales), wie denn Entzündungen der Pleura, namentlich der linken, und Pneumonie sich häufig mit Pericarditis combiniren.

der Pleura und der Lungen.

Folgen der Pericarditis für den Kreislauf.

Da das Herz bei jeder Contraction seine Gestalt verändert, so verschiebt es sich dabei gegenüber allen Puncten des parietalen Blatts des Herzbeutels. Im normalen Zustande wird durch die Glätte der sich verschiebenden Flächen die entstehende Reibung auf ein Minimum reducirt, wenn dagegen bei Pericarditis in Folge von Faserstoffauflagerung die Oberflächen rauh werden, so wird nothwendigerweise eine vermehrte Reibung derselben aneinder stattfinden, welche einen gewissen Theil der für den Kreislauf disponiblen Herzkraft absorbirt. Diess muss namentlich dann der Fall sein, wenn noch keine erhebliche Menge von flüssigem Exsudat vorhanden ist, welches die sich reibenden Flächen trennt, also gewöhnlich im Anfange des Entzündungsprocesses. Zu dieser Zeit findet aber in Folge der entzündlichen Reizung in der Regel eine Steigerung der Herzaction statt, welche wohl hinreichen dürfte den durch die Reibung erzeugten Ausfall an Kraft zu compensiren. Eine Abnahme der Leistung des Herzens für den Kreislauf macht sich daher meist erst nach einiger Zeit geltend, wenn nämlich, nach vorangegangener gesteigerter Thätigkeit, eine nachträgliche Erlahmung eintritt und durch Störungen in der Ernährung des Herzmuskels, durch fettige Degeneration, Myocarditis und Maceration die Contractionskraft beider Ventrikel leidet, ein Zustand der bei acuten eitrigen und jauchigen Entzündungen ziemlich bald eintritt. Unter diesen Umständen nehmen beide Ventrikel an Kraft ab und es steigt der Druck in den Hohlvenen sehr bedeutend, während er in der Aorta erheblich sinkt; auch in den Lungengefässen, Arterien und Venen, erleidet derselbe eine Verminderung, wie aus der theoretischen Auseinandersetzung (pag. 89 u. 90) hervorgeht; ($P————$, $p'++++$, $P'——$, $p—$). Die Höhle des rechten Ventrikels und Vorhofs wird desshalb dilatirt, ohne dass bei der gestörten Ernährung des Herzmuskels Hypertrophie sich zunächst ausbilden kann. Es werden ferner mit der zunehmenden Ausdehnung des Herzbeutels durch Flüssigkeit die Ursprünge der grossen Gefässe, welche in dem Herzbeutel mit eingeschlossen sind, einen bedeutenden Druck erleiden, welcher sich vorzugsweise an den dünnwandigeren Venen wird geltend machen und den Rückfluss des Hohlvenen- und Lungenvenenbluts in das Herz erschweren muss. Auf diese Weise entsteht ein neues Hinderniss für die Circulation.

Manche nehmen an, dass durch den Druck grösserer pericardialer Exsudate auf das Herz, die diastolische Erschlaffung und dadurch die Anfüllung des Herzens gehindert werde. Die mit der Erschlaffung des Herzmuskels gewöhnlich verbundene Dilatation der Höhlen in den Leichen spricht nicht zu Gunsten dieser Annahme; nur bei rascher Anfüllung des Herzbeutels mit Flüssigkeit (s. b. Herzruptur) wird sich nach meiner Meinung, dieser äussere Druck auf das Herz in bedenklicher Weise geltend machen.

Wird die Ansammlung von Flüssigkeit im Herzbeutel sehr beträchtlich, so muss dadurch der Raum der Brusthöhle erheblich vermindert werden. Die Lungen retrahiren sich in dem Maasse, als die Exsudation zunimmt und werden an der gehörigen Ausdehnung bei der Inspiration gehindert. Indem so der Durchtritt des Bluts durch die Lungenblutbahn erschwert wird, geht nicht nur der Respirationsprocess mangelhaft und ungenügend vor sich, sondern es entstehen dadurch auch noch weitere Hindernisse für die Blutbewegung im kleinen Kreislaufe. Auch wird, bei sehr massenhafter Exsudation, der dem Herzen zur Unterlage dienende Theil des Zwerchfells nach abwärts, der vordere Theil der Brustwand nach vorwärts gedrängt und dadurch die Bewegungen dieser Theile bei dem Respirationsacte gehemmt. Man sieht aus dem Angeführten wie von verschiedenen Seiten her bei Pericarditis dem Kreislaufe Hindernisse erwachsen, welche die Leistung des Herzens immer ungenügender machen müssen. Man findet daher gewöhnlich in den Leichen solcher, die an Pericarditis verstorben sind, die Zeichen venöser Hyperämie in den verschiedensten Organen, in der Leber, der Milz, den Nieren, der Pia mater, hydropische Ergüsse in den serösen Höhlen des Körpers und Oedem der Lungen. *Folgen für die Respiration.*

Die Pericarditis ist im Ganzen eine nicht gerade seltene Affection, indess variiren die Angaben über ihre Häufigkeit bei den verschiedenen Beobachtern, woraus man wohl den Schluss machen darf, dass ihre Häufigkeit an verschiedenen Localitäten verschieden gross ist. Sie ist häufiger in kalten und feuchten Klimaten und im Winter, seltner an warmen Orten mit gleichmässiger Temperatur und im Sommer. Diess hat seinen Grund in ihren Beziehungen zum rheumatischen Processe, worauf wir später noch zurückkommen werden; übrigens kommt sie in allen Zonen der Erde vor. *Aetiologie. Klima — Temperatur.*

Die Pericarditis ist ferner mehr eine Krankheit des jugendlichen und des mittleren Lebensalters, bei Kindern ist sie selten und auch im Greisenalter wird sie nicht so häufig beobachtet. Das männliche Geschlecht scheint ihr mehr unterworfen zu sein als das weibliche. *Alter und Geschlecht.*

Während *Duchek* sie bei 15.1 pCt., *A. Willigk* bei 14.1 pCt. und *Chambers* bei 16.2 pCt. aller Leichen fand, wobei bemerkt werden muss, dass dabei auch die Sehnenflecke mit herbeigezogen sind, traf *Leudet* unter 1003 Leichen nur 43 mal frische und 58 mal abgelaufene Pericarditis, d. h. bei 10 pCt. — Unter 55 Fällen von *Hasse* waren nur 6, unter 19 von *Roth* nur 5, und unter 27 von *Lebert* nur 8 über 40 Jahre alt; also 19 pCt. *Geist* (Klinik der Geisteskrankheiten) giebt dagegen allerdings an, dass Verwachsungen des Pericards bei Greisen häufig vorkommen und *A. Willigk* fand Pericarditis relativ am häufigsten zwischen dem 70. und 80. Jahre, absolut am häufigsten zwischen 40 und 50 Jahren. — *Lebert* hat nur 2 Fälle von Pericarditis unter 5 Jahren beobachtet, *Roth* nur 1 unter 10 Jahren. Auch *Gerhardt* sah sie bei 250 Kindern nur 1 mal, ich selbst bis jetzt 2 mal bei Kindern unter 2 Jahren. *Bednar* erwähnt unter 14477 Kindern im Wiener Findelhause die Pericarditis gar nicht. — Nach *Louis* und *Hache* kommen 4 Männer mit Pericarditis auf 1 Weib, nach *v. Bamberger* 4 auf 2,6, nach *Lebert* 3.2 Weiber; nach *Willigk* und *Duchek* ist das Ueberwiegen des männl. Geschlechts noch unbedeutender.

Praedisponirende Krankheiten.

In sehr vielen Fällen ist die Pericarditis eine s e c u n d ä r e , d. h. die Folge anderweitiger, vorangehender Erkrankungen: man findet sie häufig im Verlaufe von Krankheiten der Lungen und Pleurahöhle, bei chronischer käsiger und interstitieller Pneumonie, Tuberculose und auch bei acuten Entzündungen dieser Organe, bei welchen offenbar häufig ein einfaches Uebergreifen dieser Processe aus der Nachbarschaft auf den Herzbeutel stattfindet. Damit steht auch in Einklang, dass Pericarditis besonders häufig sich zu linksseitiger Pleuritis hinzugesellt.

Uebergreifen der Entzündung von benachbarten Organen.

Leudet fand unter 43 Fällen frischer Pericarditis mit lethalem Ausgange sechs, welche mit Pneumonie und drei welche mit Pleuritis combinirt waren. Ich selbst habe unter 9 Fällen chronischer interstitieller Pneumonie (schiefrige Induration) ohne Spur von Tuberculose der Lungen, 3 mal Pericarditis beobachtet.

Viel eklatanter ist dieses Verhältniss in solchen Fällen, wo Entzündungs- und Jaucheheerde aus der Nachbarschaft in das Pericardium perforiren und so, unter Bildung einer sogen. innern Herzbeutelfistel, zu den schwersten Formen der Pericarditis (eitriger und jauchiger) Veranlassung geben. So hat man schon tuberculöse Cavernen und Abscesse aus den Lungen und dem Mediastinum, Abscesse von vereiternden Lymphdrüsen, von Caries der Wirbelsäule und der Rippen herrührend, Geschwüre und verjauchende Carcinome des Oesophagus in den Herzbeutel durchbrechen sehen; es existiren auch Beobachtungen von abgesackten Peritonealexsudaten, Leberabscessen, Leberechinococcen, runden Magengeschwüren, welche sich durch das Zwerchfell einen Weg in die Höhle des Herzbeutels bahnten. — Ein verhältnissmässig grosses Contingent zur Pericarditis liefern die Entzündungen des Endocardium und Myocardium, entweder dadurch, dass in acuten Fällen die Pericarditis aus einer gemeinschaftlichen Ursache mit jenen entsteht oder dass Abscesse im Muskelfleische des Herzens nach dem Pericardium durchbrechen, wie diess besonders zuweilen bei metastatischer Myocarditis der Fall ist. Auch bei chronischer Myocarditis findet man nicht selten den Herzbeutel mit in die Affection hereingezogen. Besonders muss aber die Häufigkeit, mit welcher sich Pericarditis zu c h r o n i s c h e n K l a p p e n a f f e c t i o n e n hinzugesellt hervorgehoben werden; es ist nicht zu verkennen, dass hier eines-

Innere Perforationen des Herzbeutels.

Zusammenhang mit Endocarditis u. Myocarditis.

theils die gesteigerte, zur Hypertrophie führende Thätigkeit des Herzmuskels, anderntheils die andauernde venöse Hyperämie des Herzbeutels einen wesentlichen Einfluss ausüben müssen.

In einer gewissen Gruppe von Fällen ist man darauf angewiesen, die Entstehung der Pericarditis zurückzuführen auf fremde Stoffe, welche im Blut kreisen und die einen Entzündungsreiz auf den Herzbeutel ausüben. Diess ist der Fall bei der Pericarditis tuberculöser und mit Krebs behafteter Individuen, wobei es nicht nothwendig ist, dass die Entzündung den tuberculösen oder carcinomatösen Charakter trägt; ebenso giebt es auch ohne allen Zweifel eine Pericarditis aus syphilitischer Ursache und eine solche durch chronischen Alcoholismus. Die bei Morbus Brighti vorherrschende Disposition zu Entzündungen, namentlich der serösen Häute, macht sich auch am Pericardium geltend; ferner sieht man P. im Gefolge von Cholera, Scharlach, Variola, andern acuten Exanthemen und Typhus auftreten; dessgleichen metastatisch bei Pyämie und Puerperalfieber, als purulente und jauchige, oft in Verbindung mit multiplen Gelenkentzündungen ohne speciellen Nachweis einer Embolie. — Manchmal will man auch ein epidemisches Auftreten bemerkt haben; unzweifelhaft ist diess der Fall bei der hämorrhagischen Pericarditis, welche von russischen Aerzten an den Küsten des baltischen Meeres bei herrschendem Scorbut in grosser Häufigkeit beobachtet wurden.

Dyscrasische Pericarditis.

Ganz besondere Beachtung verdient das Verhältniss der Pericarditis zum acuten Gelenkrheumatismus, mit welchem sie auffallend häufig combinirt vorkömmt. Hier kann man sie offenbar nicht als eine sogenannte secundäre betrachten, wie in einem Theil der vorher erwähnten Fälle, sondern sie bildet nur eine Theilerscheinung des ganzen rheumatischen Krankheitsvorgangs, der bald in der Synovialmembran der Gelenke, bald in der serösen Höhle des Pericardium auftritt. Das Pericardium spielt hier offenbar die Rolle eines von Muskeln und fibrösen Theilen umgebenen Gelenkes. Allerdings entwickelt sich Pericarditis in der Regel nicht vor dem 4—5. Tage eines Gelenkrheumatismus, allein sie kann zu jeder Zeit, während seines Verlaufs auftreten; in manchen Fällen geht sie sogar der Gelenkaffection voraus und bildet das erste Symptom des rheumatischen Processes; *Graves* und *Stokes* haben diess gesehen, auch *Fuller* in 3 Fällen, wo bei einem die Pericarditis der Gelenkaffection um 7 Tage voranging und ich selbst habe ebenfalls ein derartiges Auftreten der Pericarditis beobachtet. Ich stehe daher gar nicht an die im Ganzen sehr seltene, isolirt für sich auftretende sogen. idiopathische oder primäre Pericarditis ebenfalls für eine rheumatische zu erklären, so gut als man einen monoarticulären Gelenkrheumatismus, oder eine rheumatische Pleuritis annimmt. In der Regel ist das Exsudat bei rheumatischer Pericarditis ein serös-faserstoffiges; ausnahmsweise kann jedoch dasselbe im Verlaufe durch das Ein-

Verhältniss zum acuten Gelenkrheumatismus.

treten einer reichlichen Zellenbildung zu einem eitrigen werden. — Zum Schlusse muss noch daran erinnert werden, dass Pericarditis auch zuweilen die Folge von traumatischen Einwirkungen sein kann, und verweise ich in Betreff dieses auf das bei den Wunden des Herzens Gesagte.

Traumatische Pericarditis.

Die Angaben verschiedener Autoren in Betreff der Häufigkeit, mit welcher sich die Pericarditis zu den oben erwähnten Krankheitsprocessen hinzugesellt sind zum Theil widersprechend, namentlich ist diess in Bezug auf das Auftreten derselben beim Gelenkrheumatismus der Fall. Während z. B. *Williams* in 75 pCt. aller Rheumatismusfälle Pericarditis beobachtet haben will, giebt v. *Bamberger* ihre Zahl nur auf 30 pCt., *Roth* auf 36,8 pCt., *Leudet* auf 24,4 pCt. an. Nach den sorgfältigen Aufzeichnungen von *Duchek* kommt sie in 16 pCt. aller Fälle von Gelenkrheumatismus vor, womit auch *Chambers* nahezu übereinstimmt (18 pCt.). Nach *Duchek* soll sogen. primäre Pericarditis nur 1,2 pCt. der beobachteten Fälle bilden; mit Pleuritis war sie combinirt in 51,2 pCt., mit Pneumonie in 44,9 pCt., mit Lungentuberculose in 14,3 pCt., mit andern Herz- und Gefässkrankheiten in 34 pCt., mit Morb. Brightii in 14,3 pCt., mit Pyämie in 1,8 pCt., mit Scarlatina in 0,9 pCt. der von diesem Autor verglichenen Fälle. Anders gestaltet sich das Verhältniss jedoch, und, wie mir scheint, ist diess für die Aetiologie wichtiger, wenn man vergleicht, wie oft zu den genannten Affectionen Pericarditis tritt; so fand *Leudet* unter 299 Fällen von Tuberculose 8 mal (2,7 pCt.) Pericarditis, bei 87 organ. Herzfehlern 12 mal (13,7 pCt.), bei 83 Pneumonien 6 mal (7,2 pCt.).

Symptome.

Die der Pericarditis eigenthümlichen Erscheinungen lassen sich nur auf dem Wege der physikalischen Untersuchung des Herzens ermitteln, die übrigen Symptome und namentlich die allgemeinen Erscheinungen bieten wenig Charakteristisches und sind ausserdem sehr variabel; sie richten sich meist nach der der Pericarditis zu Grunde liegenden primären Affection. Unter Umständen ist der Verlauf ein ganz latenter, besonders ist diess der Fall bei der secundären Pericarditis und der metastatischen. (Nach *Leudet* war in 36 Fällen secundärer P. der Verlauf 20 mal latent).

Auscultation.

Da die Pericarditis in der Regel mit einer faserstoffigen Ausschwitzung beginnt, wodurch die beiden Blätter des Pericardium ihre Glätte verlieren und rauh werden, so beobachtet man meistens als erstes Symptom ein systolisches, präsystolisches oder diastolisches R e i b u n g s g e r ä u s c h bald als leichtes Anstreifen, bald als Schaben, Kratzen und Knarren, welches an der Herzbasis und längs dem linken Sternalrande, manchmal aber auch an andern Stellen besonders deutlich wahrgenommen wird. Dasselbe kann längere Zeit hindurch, selbst während der ganzen Dauer, ja sogar nach Ablauf der Pericarditis noch wahrgenommen werden, wenn nämlich der flüssige Erguss gering bleibt (Pericarditis sicca) und wenn sonstige Umstände, z. B. alte Verwachsungen, das Auseinanderweichen der beiden Blätter an einer Stelle verhindern oder wenn bedeutende Verdickungen, Rauhigkeiten oder Verkalkungen zurückbleiben. Nicht selten wechselt das

Geräusch innerhalb kurzer Zeit seinen Ort und seine Qualität; es kann in wenigen Stunden sich vom leisesten Anstreifen manchmal bis zum lautesten Knarren oder Kratzen steigern oder an dem ersten Orte schwächer werden und selbst unhörbar werden, um dafür an einem andern aufzutreten. Mit zunehmendem flüssigem Exsudate verschwindet dasselbe oft vollständig, erscheint aber oft bei der Abnahme desselben wieder von Neuem. Kommt der flüssige Erguss sehr rasch, so kann es leicht übersehen werden oder selbst wirklich fehlen, namentlich wenn derselbe sehr arm an Fibrin oder von purulenter Beschaffenheit ist. Dass bei eintretender completer Verwachsung beider Blätter des Herzbeutels ein Reibungsgeräusch nicht mehr entstehen kann, ist begreiflich. Die **Herztöne** sind, unter der Voraussetzung, dass keine gleichzeitigen Klappenerkrankungen bestehen, rein und, besonders bei lebhafter Herzaction, verstärkt; im spätern Verlauf, wenn in Folge der Pericarditis Veränderungen am Herzmuskel eingetreten sind und wenn das Herz durch eine reichliche Ansammlung von flüssigem Exsudat von der vorderen Herzwand getrennt wird, werden sie schwächer, dumpfer, ja selbst zuweilen ganz unhörbar. Dasselbe gilt auch selbstverständlich in Bezug auf die Stärke von etwa gleichzeitig bestehenden endocardialen Geräuschen. Nach den Angaben *Scoda's* soll man zuweilen im Anfange der Pericarditis einen gespaltenen 2. Ton an der Basis des Herzens vernehmen, welchen dieser Autor aus dem Abreissen von Exsudatfäden bei den Contractionen des Organs herleitet; häufiger hört man ein blasendes systolisches Geräusch über der Aorta und Pulmonalarterie, welches entweder als ein sogenanntes unorganisches, accidentelles betrachtet werden kann, wie es zuweilen zu Anfang verschiedenartiger febriler Erkrankungen auftritt, oder aber auf den Druck bezogen werden muss, welchen das in der Gegend der Herzbasis sich ansammelnde Exsudat auf den Ursprung der grossen Gefässe ausübt.

So lange der flüssige Erguss fehlt oder doch nur gering ist, zeigt die Percussion die normalen Grenzen der Herzleerheit und Herzdämpfung, ein Verhalten, das man in Fällen von sogen. Pericarditis sicca während des ganzen Verlaufs beobachten kann. In der Regel tritt aber schon nach wenigen Tagen, selten gleich von Anfang an durch die Ausdehnung des Herzbeutels mit Flüssigkeit eine grössere Ausbreitung des **gedämpften Schalls** in der **Herzgegend** ein, welche man zuerst über der Herzbasis in der Gegend der grossen Gefässstämme, wo sich die Flüssigkeit zuerst ansammelt, wahrnimmt; dadurch wird die Herzleerheit und Dämpfung zunächst höher und oben breiter, während sie weiter unten noch unverändert bleibt, und es kann ihre Gestalt zuweilen so verändert werden, dass sie ein Dreieck mit nach **unten** gerichteter, abgestumpfter Spitze darstellt. Mit zunehmender Menge von Flüssigkeit rückt die obere Grenze immer weiter nach oben bis in den zweiten, ja selbst den ersten Intercostalraum (bei sehr

Percussion.

massenhaften Ergüssen, worauf auch, in dem Maasse als nun das ganze Herz immer mehr von Flüssigkeit umspült wird, die Breite des leeren Schalls allenthalben, auch unten an der Basis zunimmt, so dass die Herzleerheit wieder eine mehr der ursprünglichen ähnliche Gestalt annimmt. Die seitlichen Schenkel des Dreieckes rücken weiter auseinander, der rechte, das Sternum überschreitend, manchmal bis zur Linea mammalis dextra, der linke nach aussen bis gegen die linke Linea axillaris. Im Ganzen nimmt die Dämpfung verhältnissmässig stärker in der Höhen- als in der Breitendimension zu, so dass die seitlichen Schenkel steiler abfallen und mit der Basis einen weniger spitzen Winkel bilden. Bei sehr massenhaften Ergüssen weichen die vordern Lungenränder in so erheblicher Weise zurück, dass der von Flüssigkeit ausgedehnte Herzbeutel nach vorn zu kaum mehr von Lungengewebe bedeckt wird (vgl. Fig. 40); es ist daher vorzugsweise der vollkommen leer schallende Raum (die Herzleerheit), welcher an Umfang zunimmt, indess der gedämpfte Saum um dieselbe immer schmaler wird, so dass der leere Schall oft unmittelbar an den vollen der Lunge grenzt. Da sich bei Pericarditis in der Regel auch eine adhäsive Entzündung in den das Herz umgebenden Sinus Pleurae vorfindet, so wird dadurch die Verschiebbarkeit der Lungenränder über dem Herzen mehr oder minder beeinträchtigt, so dass die in- und exspiratorische Veränderung in der Grösse der Herzleerheit wegfällt. Bleiben die Lungenränder jedoch verschiebbar, und ist dabei das Exsudat im Herzbeutel ein vollkommen freies, so kann nach den Beobachtungen von *Gerhardt* ein Wechsel in der Grösse der Herzleerheit bei verschiedener Körperstellung durch die Veränderung der Gestalt des gefüllten Herzbeutels nach den Gesetzen der Schwere eintreten, indem bei aufrechter Körperstellung der leere Schall höher hinaufragt als bei horizontaler Lage des Kranken.

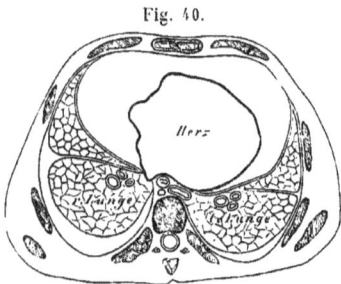

Fig. 40.

Querer Durchschnitt des Brustkorbs in der Höhe des 5. Brustwirbels von unten gesehen nach *Pirogoff*. Das von einem massenhaften Ergusse umgebene Herz ist an seiner rechten Hälfte, vermuthlich in Folge der Ausdehnung der Flüssigkeit beim Gefrieren, etwas zusammengefaltet, es berührt nirgends die vordere Brustwand. Die Lungen sind beide in hohem Grade retrahirt; in beiden Pleurahöhlen ein mässiger Erguss.

Nach den Beobachtungen von *Gerhardt* beträgt unter Umständen diese Veränderung in der Grösse der Herzleerheit die Höhe von zwei Intercostalräumen; beim Liegen kann der Umfang des leeren Schalls normal sein, während er beim Aufsitzen bis an die zweite Rippe reicht. Daraus geht die Regel hervor in Fällen, wo man Erguss im Pericardium vermuthet, die Kranken in aufrechter Stellung zu untersuchen.

III. Die Krankheiten des Pericardium.

Selbst bei bedeutenden Ergüssen im Herzbeutel kann jedoch jede Vergrösserung der Herzleerheit fehlen, wenn nämlich schon früher Verwachsungen des Herzbeutels mit dem Herzen an dessen vorderer Fläche bestanden, oder wenn die Lungenränder schon zuvor durch einen ähnlichen Vorgang in ihrer Lage fixirt waren. Auch ein beträchtliches Lungenemphysem wird im Stande sein, die Vergrösserung der leerschallenden Stelle über dem Herzen zu beeinträchtigen, während dagegen bei aufmerksamem Percutiren eine Zunahme in der Grösse des gedämpften Saumes an derselben sich wird erkennen lassen. Dadurch, dass die Lungen bei bedeutendem Exsudate im Herzbeutel in der Lage sind sich zu retrahiren, wird der Schall über denselben am Thorax, namentlich vorn und auf der linken Seite, tympanitisch, schliesslich wenn eine vollständige Atelectase der untern Lungenpartien eintritt, wird die Percussion an der Rückenfläche in der Gegend der Lungenbasis gedämpft, das Respirationsgeräusch vermindert, selbst aufgehoben oder man hört dort schwaches Bronchialathmen; der Stimmfremitus ist daselbst verstärkt. Im Beginne bemerkt man keine für das Auge wahrnehmbare Veränderung in der Configuration des Brustkorbs in der Herzgegend: wird jedoch die Flüssigkeitsansammlung sehr beträchtlich und sind die Brustwände nachgiebig, wie diess bei jugendlichen Individuen der Fall ist, so bemerkt man eine Vorwölbung des Thorax, welche nicht bloss die Herzgegend sondern manchmal einen grossen Theil der vordern Brustfläche, namentlich der linken betrifft; die Intercostalräume selbst sind verstrichen, ähnlich wie bei grossen pleuritischen Exsudaten. Die Verschiebung des Diaphragma nach abwärts durch den Druck des Exsudats lässt sich an der starken Vorwölbung im Epigastrium und der Verdrängung des linken Leberlappens nach abwärts erkennen. In wie hohem Grade überhaupt sich der excentrische Druck bei grossen Pericardialexsudaten geltend machen kann, beweisen die schon früher (pg. 29) erwähnten Fälle von *Graves* und *Stokes*. — Im Anfange, so lange noch keine erhebliche Flüssigkeitsmenge vorhanden ist, fühlt man den Stoss verstärkt, der stärkern Action des gereizten Herzmuskels entsprechend ; in dem Maasse aber als der Spitzentheil des Organs von Flüssigkeit umspült wird und sich bei der Rückenlage des Kranken von der Brustwand entfernen kann, wird derselbe schwächer oder verschwindet selbst gänzlich. Besteht aus irgend einem Grunde bereits eine erhebliche Hypertrophie des Herzens, so bedarf es begreiflicher Weise einer viel grössern Menge von Flüssigkeit, um den Stoss erheblich abzuschwächen oder gar zum Verschwinden zu bringen. Ist der Stoss in der Rückenlage schwach oder völlig unfühlbar, so kann man denselben bei aufrechter und vorgebeugter Körperstellung sowie in der linken Seitenlage wieder deutlicher wahrnehmen. Da das Herz bei der grossen Ausdehnung des Herzbeutels eine sehr grosse Verschiebbarkeit erlangt

Auscultatorische Erscheinungen u. Percussionsschall am Thorax.

Inspection u. Palpation.

und dem Gesetze der Schwere gemäss stets die tiefste Stelle einzunehmen sucht, so ist auch die Verschiebung der Stelle des Herzstosses bei linker und rechter Seitenlage viel beträchtlicher als im normalen Zustande. Zu bemerken ist noch, dass wenn bei beträchtlichem Ergusse in der Rückenlage der Stoss percipirt werden kann, die Stelle desselben stets von dem leeren Schalle nach links hin überragt wird, während sie im normalen Zustande stets an der Grenze desselben liegt. Die von Manchen wahrgenommenen undulatorischen Bewegungen in den Intercostalräumen über dem Herzen bei Pericarditis habe ich noch nie gesehen. — Die aufgelegte Hand fühlt häufig die früher bei den Auscultationserscheinungen erwähnten pericardialen Reibungsgeräusche, wenn sie hinlänglich stark sind, als ein mehr oder minder deutliches systolisches oder diastolisches S c h w i r r e n.

Fuller giebt an, dass er in allen Fällen, in welchen er ein schwirrendes Reibungsgeräusch mit der aufgelegten Hand über dem zweiten und dritten linken Intercostalraume fühlen konnte, bei der Obduction stets die äussere Fläche des Herzbeutels in dem vordern Mediastinum durch Exsudat mit der Brustwand verklebt fand.

Circulationsstörungen.

Wenn im weiteren Verlaufe, aus den schon früher erwähnten Gründen, die Leistung des Herzens für den Kreislauf ungenügend wird, so machen sich die Erscheinungen g e s t e i g e r t e n D r u c k s i m V e n e n s y s t e m e geltend; die Haut nimmt eine cyanotische Färbung an, die Halsvenen sind strotzend gefüllt und zeigen oft mehr oder minder starke undulirende oder pulsirende Bewegungen, Anschwellungen der Milz und Leber machen sich bemerklich und oft auch hydropische Erscheinungen, Oedem der Hautdecken, Ascites, Hydrothorax. — Der P u l s ist im Beginne einer acuten, fieberhaften Pericarditis beschleunigt und kräftig, aber manchmal schon früh unrhythmisch. Später, mit eintretender Schwäche der Herzcontraction, wird er klein, leer und oft sehr frequent, nur selten ist er verlangsamt. Neben der anfänglichen Pulsbeschleunigung ist in einfachen

Fibrile Erscheinungen.

acuten Fällen stets eine Temperatursteigerung, welche jedoch 39,5° C. in der Regel nicht überschreitet, vorhanden; ist dagegen die Pericarditis z. B. metastatischer und pyämischer Natur, so kann die Temperatur, welche in erster Linie von dem primären Uebel abhängt, einen weit höheren Grad erreichen. Im weitern Verlaufe, mit zunehmender Schwäche des Herzens und bei massenhaftem Ergusse, ist die Temperatur in der Regel nicht erhöht, ja sie kann selbst gegen das lethale Ende unter die Norm (35,6° C.) sinken. Die livide Haut wird alsdann kühl und ist mit kaltem Schweisse bedeckt. Von vornherein chronische Pericarditis verläuft fieberlos, wenn nicht complicirende Krankheiten oder zeitweise eintretende acute Nachschübe eine

Subjective Empfindungen.

Temperaturerhöhung bedingen. — S c h m e r z e n reissender oder stechender Art in der Gegend des untern Endes des Brustbeins, unangenehme Sensationen verbunden mit der Empfindung von H e r z k l o p f e n werden im Beginn acuter Fälle nicht selten von den Kranken geklagt. Manchmal strahlen diese Schmerzen selbst über die ganze Brustfläche bis zur Schulter oder nach abwärts bis zum Nabel aus, ja man hat selbst schon vollkommene Anfälle von Angina pectoris bei Pericarditis beobachtet. Die Percussion der Herzgegend, Druck auf die daselbst befindlichen Intercostalräume und die Magengrube, ja selbst tiefes Einathmen kann schmerzlich empfunden werden. In vielen Fällen fehlt aber auch jeglicher localer Schmerz oder es wird doch nur über einen dumpfen Druck in der Herzgegend von den Kranken geklagt. Diess ist namentlich bei der chronischen Pericarditis und den secundären Entzündungen des Herzbeutels der Fall. — Sehr oft klagen die Kranken über Athemnoth. Im Beginn acuter Fälle ist dieselbe wohl mehr auf ein Gefühl von Bangigkeit zurückzuführen, welches durch die stürmischen, oft unregelmässigen Herzcontractionen und die schmerzhaften Empfindungen in der Praecordialgegend hervorgerufen wird. Beim Vorhandensein einer grösseren Menge von Exsudat ist aber die Dyspnoe die Folge theils der Beengung des Brustraums, theils des Drucks, welcher durch die Flüssigkeit im Herzbeutel auf die Venen, namentlich die Lungenvenen ausgeübt wird, wodurch bedeutende venöse Hyperämie der Lungen und selbst Lungenödem entstehen kann. Uebrigens ist die Grösse des Drucks im Herzbeutel nicht allein abhängig von der Menge des Exsudats, sondern auch von der Schnelligkeit, mit welcher dasselbe entsteht. Bei einer allmählichen Ausdehnung des Pericards wird dasselbe seine Elasticität zum grössten Theile einbüssen und nur einen sehr geringen Gegendruck ausüben, während bei rascher Ansammlung von Flüssigkeit derselbe viel höher steigt. Bei sehr grossem oder sehr rasch zunehmendem Exsudate erreicht daher die Athemnoth oft einen hohen Grad, die Kranken liegen in halbsitzender Stellung auf dem Rücken und vermeiden ängstlich jeden Lagewechsel, oder sie werden orthopnoisch, ja man beobachtet selbst solche, die nur noch in vorn übergebeugter Stellung mit auf den Knien aufgestützten Ellbogen zu respiriren im Stande sind.

Uebrigens macht *Oppolzer* darauf aufmerksam, dass zuweilen selbst noch bei vorgeschrittener Cyanose im Gebiete der Körpervenen die Dyspnoe fehlen könne. Diess wird dann der Fall sein, wenn neben gesteigertem Drucke in den Körpervenen, der Druck im Lungenkreislaufe noch nicht erhöht ist. Da beide Ventrikel bei der Pericarditis eine gleichmässige Veränderung ihrer Leistung erfahren, so wird zunächst, unserer theoretischen Betrachtung zufolge, nur der Druck in den Körpervenen gesteigert, indess er im Lungenkreislaufe sinkt; es wird sich die Dyspnoe aber erst dann geltend machen, wenn durch ein erhebliches Exsudat der Brustraum beengt und der Lungenkreislauf behindert wird. Man wird daher in solchen Fällen, in denen die Energie der Herzaction rasch sinkt, bevor noch ein erhebliches flüssiges Exsudat vorhanden ist, z. B. bei metastatischer und eitriger Pericarditis, wohl Cyanose aber keine Dyspnoe beobachten.

Weitere Erscheinungen von Seiten des Nervensystems.

In Folge der Dyspnoe und Bangigkeit sind die Kranken meist in hohem Grade deprimirt und geben diess deutlich durch ihren ängstlichen Gesichtsausdruck kund. — Wegen des Druckes sowohl, welchen ein pericardiales Exsudat auf die benachbarten Theile ausübt, als auch durch die Reizung einzelner Nervenzweige können mancherlei Symptome hervorgerufen werden. So klagen die Kranken manchmal bei ganz unbedeutendem Exsudate über S ch l i n g b e s c h w e r d e n. bei andern wird die Stimme in auffallender Weise v er ä n d e r t (*Oppolzer*) oder es tritt ein sehr qualvoller S i n g u l t u s auf. — Von Seiten des D i g e s t i o n s a p p a r a t s geben sich keine irgendwie charakteristische Erscheinungen kund. Bei acuter

Digestionsapparat.

Pericarditis ist in der Regel, wie bei allen fieberhaften Krankheiten, die Esslust vermindert, die Zunge belegt, der Durst gesteigert und der Stuhl etwas retardirt. Bei massenhaften chronischen Exsudaten im Pericardium sieht man, wie bei Klappenfehlern, in Folge der venösen Hyperämie der Unterleibsorgane die schon öfter erwähnten Störungen in der Verdauung

Harnapparat.

eintreten. — Der H a r n zeigt bei fieberhaftem Verlaufe die bei solchem Zustande gewöhnliche Beschaffenheit, seine Menge ist vermindert, seine Farbe saturirt, röthlich, das spec. Gewicht ist erhöht und in der Regel scheidet sich ein Sedimentum lateritium von harnsauren Salzen aus. Im spätern Verlaufe und bei grossen Exsudaten sinkt oft die Harnmenge noch mehr mit dem abnehmenden Drucke in den Arterien, und sehr häufig enthält der Urin schon früh eine mehr oder minder beträchtliche Menge von A l b u m i n.

Gehirn.

Wenn nicht in Folge von primären Erkrankungen oder von Complicationen mit Gehirnaffectionen Störungen in der Function des Centralapparats des Nervensystems bestehn, so mangeln bei Pericarditis von dieser Seite her sehr oft alle Erscheinungen, und wenn auch z. B. im Verlaufe eines schweren acuten Gelenkrheumatismus zuweilen Gehirnerscheinungen, wie Delirium, Convulsionen und Coma in bedrohlicher Weise auftreten, so haben diese mit einer etwa gleichzeitig vorhandenen Pericarditis Nichts gemein als die Ursache; doch kommen allerdings zuweilen im Vorlauf schwerer Fälle gefahrdrohende Anfälle von S y n c o p e oder ein dem lethalen Ende vorangehender s o p o r ö s e r oder c o m a t ö s e r Zustand vor, bedingt durch Blutmangel oder Oedem des Gehirns und der Meningen.

Verlauf. Dauer. Ausgänge.

Die Entzündung des Herzbeutels kann in wenigen Tagen oder erst nach Wochen, zuweilen aber auch erst nach Monaten und Jahren ihr Ende erreichen. Wie die meisten Entzündungen seröser Häute ist sie an keinen cyklischen Verlauf und an keine bestimmte Zeitdauer gebunden. Während in einzelnen Fällen, nachdem man vorübergehend pericardiale Reibungsgeräusche vernommen hat, alsbald wieder alle Symptome verschwinden, und es gar nicht zu einer Ausschwitzung von flüssigem Exsudate in erheblicher Menge gekommen ist (Pericarditis sicca), sieht man in ande re grössere Ergüsse während längerer Zeit unverändert bestehen. Man muss daher, obwohl hier eine scharfe Gränze nicht immer gezogen werden kann, klinisch eine acute und chronische Pericarditis unterscheiden. Doch kommt es nicht selten vor, dass eine anfangs in acuter Weise aufgetretene Pericarditis später einen chronischen Verlauf annimmt und längere Zeit stationär bleibt, während man umgekehrt auch bei einem chronischen Verlaufe manchmal acute Exacerbationen beobachtet und auch überhaupt Rückfälle nicht zu den Seltenheiten gehören.

Die acute, einfache und rheumatische Herzbeutelentzündung beginnt fast stets mit Fieberbewegungen, ja selbst manchmal mit einem initialen Froste; indess erreicht das Fieber, wie schon bemerkt wurde, in der Regel keinen sehr hohen Grad. Tritt Pericarditis hingegen zu einer schon bestehenden fieberhaften Affection hinzu, wie Pneumonie, Pleuritis, Rheumatismus acutus, so kann sie die schon bestehenden febrilen Symptome steigern. Das Erste worüber die Kranken klagen ist meistens Schmerz, Druck, Oppression, Klopfen in der Herzgegend; der Puls wird beschleunigter, oft unregelmässig; bei der Auscultation hört man Reibungsgeräusch, auf welches dann erst die Zeichen von flüssigem Erguss folgen. Nimmt die Pericarditis einen günstigen Verlauf, was in der Regel innerhalb der ersten 14 Tage, selten später stattfindet, indem Resorption des Ergusses eintritt, so vermindert sich zunächst, unter Abnahme oder Aufhören des Fiebers, der Umfang der vergrösserten Herzleerheit, der verschwundene Stoss wird allmählich wieder fühl- und sichtbar, die Töne werden deutlicher vernommen und das Reibungsgeräusch tritt wieder auf, wenn die rauhen Flächen des Pericards von Neuem einander berühren, (zuweilen ist das Reibungsgeräusch nur in dem Stadium der Abnahme des Exsudats hörbar), um schliesslich nach kürzerer oder längerer Dauer mit der eintretenden vollständigen Genesung zu verschwinden. Oft bleibt nach dem Verschwinden aller objectiven Erscheinungen noch längere Zeit eine grössere Reizbarkeit des Herzens zurück, welche sich durch eine ungewöhnliche Pulsbeschleunigung bei mässigen Körperanstrengungen, durch Herzpalpitationen und leicht eintretende Dyspnoe kund giebt. Es rührt diess daher, dass die Ernährung des Herzmuskels, dessen oberflächliche Schichten oft an der Entzündung participiren, erst nach längerer Zeit wieder eine vollkommen normale wird. Nicht immer ist aber der Ausgang, selbst bei eintretender Resorption ein so vollkommen günstiger, indem entweder mehr oder minder complete Verwachsung des Herzbeutels zurückbleibt oder wenigstens ein Theil des Exsudats eine käsige Einwirkung erfährt und selbst Verkalkung neugebildeter Bindegewebsmassen eintritt. Da unter solchen Umständen die Functionen des Herzmuskels in der Regel gestört werden, so bleiben mancherlei Beschwerden und Quellen neuer Uebel zurück, auf die wir bei der Besprechung der Obliteratio pericardii noch näher zurückkommen werden), so dass die **Heilung** nur als eine **unvollkommene** oder **temporäre** betrachtet werden kann. Wenn im Verlaufe einer acuten Pericarditis das **lethale Ende** durch dieselbe herbeigeführt wird, so treten mit oder ohne weitere Zeichen von zunehmender Exsudation die Symptome der Herzinsufficienz immer stärker hervor. Der Puls wird klein, leer, unregelmässig und ungleich und erreicht eine enorme Frequenz; neben zunehmender Füllung der Venen und der daraus hervorgehenden Cyanose, sinkt die Temperatur, kalter Schweiss bedeckt die Haut, die Kranken collabiren und unter unsäglichem Angstgefühl, Dyspnoe und Orthopnoe erfolgt der Tod durch Herzparalyse oder Lungenödem, manchmal auch unerwartet unter ohnmachtähnlichen Zufällen mit Aussetzen des Pulses und der Respiration.

Bei der **eitrigen, metastatischen und jauchigen** Form der Pericarditis ist der Verlauf unter den Allgemeinerscheinungen des zu Grunde liegenden primären Leidens in der Regel ein rapider, der Collapsus und die Paralyse des Herzens erfolgen früher, während die localen Symptome meist mehr in den Hintergrund treten. Einen sehr rasch tödtlichen Verlauf nehmen auch diejenigen Fälle von **hämorrhagischer Pericarditis**, welche sich beim Scorbut einstellt; die Paralyse des Herzens zeigt sich sehr bald an dem kleinen leeren Pulse, der rasch auftretenden Cyanose und Kälte der Haut. In manchen Fällen hat man den Tod schon nach 24 Stunden eintreten sehen; allerdings wird auch zuweilen eine mehr chronisch verlaufende Pericarditis dieser Art beobachtet.

Die in der Regel sehr beträchtlichen **chronischen Exsudate im Herzbeutel**, haben, wenn sie nicht aus einer acuten Pericarditis hervorgegangen sind, einen schleichenden Verlauf, sie bleiben wegen mangelnder fieberhafter Allgemeinerscheinungen und subjectiver Empfindungen nicht selten im Anfange verborgen, bis die Grösse des Exsudats durch die Athembeschwerden, welche es verursacht, die Kranken veranlasst ärztliche Hülfe zu suchen; manchmal allerdings ist auch von Anfang an die Herzgegend der Sitz unangenehmer Empfindungen, eines Gefühls von Druck und Schwere, oder es treten zeitweilig leichte Fieberschauer auf, welche die Kranken daran mahnen, dass ihre Gesundheit gestört. Da sich diese Form der Pericarditis vorzugsweise zu andern bereits längere Zeit bestehenden chronischen Krankheiten hinzugesellt, z. B. zu chronischer Lungentuberculose und Pneumonie, Carcinom u. s. w., so kann ihre Entwicklung leicht übersehen werden und die etwa von ihr bedingten Symptome auf das primäre Leiden bezogen werden, wenn man solche Kranke nicht häufig einer genauen Untersuchung unterwirft. In der Regel bleiben solche Ergüsse längere Zeit stationär, die Kranken verfallen in ein chronisches Siechthum, Oedeme und andere hydropische Erscheinungen gesellen sich zu der wachsenden Cyanose, unter zunehmendem Marasmus erliegen die Kranken, wenn nicht zuweilen ein plötzlicher suffocativer Tod ihrem Leiden schneller ein Ende macht. Nur ausnahmsweise tritt auch hier eine allmähliche Resorption des Ergusses und eine mehr oder minder vollständige Heilung ein, deren Möglichkeit von der Beschaffenheit des zu Grunde liegenden primären Uebels abhängt.

Die Diagnose der Pericarditis ist nur auf Grund der physikalischen Zeichen am Herzen zu stellen. Der Nachweis vorhandener Rauhigkeiten auf der innern Fläche des Herzbeutels oder der Ausdehnung desselben durch Flüssigkeit sind dazu unumgänglich nothwendig. Der Nachweis vorhandener Rauhigkeiten auf dem Pericardium wird durch die Wahrnehmung eines Reibungsgeräusches geliefert, welches dem Rhythmus der Herzaction folgt. Auf die Art und Weise wie man ein solches von einem endocardialen unterscheiden kann, haben wir schon früher (pag. 66) aufmerksam gemacht, wesshalb wir hier auf das an jener Stelle Gesagte verweisen. Sehr schwierig kann allerdings die Unterscheidung dann werden, wenn neben pericardialem Reiben zugleich endocardiale Geräusche vorhanden sind. Die Entwirrung der auscultatorischen Erscheinungen kann alsdann oft nur nach langem sorgfältigen Untersuchen und Anwendung aller angegebenen Cautelen geschehen. Da Pericarditis weitaus die häufigste Veranlassung zu Reibungsgeräuschen giebt und solche nur sehr ausnahmsweise aus andern Ursachen entstehen, so wird man fast nie fehl gehen, wenn man pericardiales Reiben auf Pericarditis bezieht. Eine Schwierigkeit kann nur in einzelnen Fällen über die Beantwortung der Frage entstehen, ob ein hörbares Reibungsgeräusch einer frisch entstandenen oder noch in ihrem Verlaufe begriffenen Pericarditis angehört, oder ob man es mit einem Residuum eines längst abgelaufenen Processes, einer Bindegewebsschwarte, einer Verkalkung u. dergl. im Herzbeutel zu thun hat. Eine sorgfältige Anamnese, der Mangel acuter febriler Symptome, der unveränderliche Charakter des Geräusches bei fortgesetzter Beobachtung sowie das Ausbleiben eines nachweisbaren flüssigen Ergusses ist in der Regel im Stande den Zweifel zu lösen. Endlich könnte es sich noch manchmal um die Frage handeln, ob nicht ein mit der Herzaction synchronisches Frottement auf eine Pleuritis zwischen linker Pleura pericardiaca und Pleura costalis oder pulmonalis zu beziehen sei? Das nachträgliche Auftreten eines linksseitigen Pleuraexsudats und das Ausbleiben eines Ergusses im Herzbeutel müssen diese Frage, allerdings erst nach einiger Zeit, zur Lösung bringen.

Ich habe schon früher meinen Zweifel an der Möglichkeit der Entstehung dieser sogenannten extrapericardialen Reibungsgeräusche ausgesprochen. Ich muss wiederholen, dass ich es nicht für wahrscheinlich halte, dass bei vollkommen glatter Fläche der Innenseite des Herzbeutels durch die Contractionen des Herzens eine so bedeutende Verschiebung des Pericardium fibrosum und der damit verschmolzenen Pleura mediastinalis eintritt, dass dadurch an letzterer ein mit der Herzaction synchronisches Reibungsgeräusch entstehen kann. Ich möchte diess nur für den Fall zugeben, dass eine Verwachsung der Blätter des Pericardium besteht.

Der Nachweis der **Ausdehnung** des Herzbeutels **durch Flüssigkeit** hat, insofern die Menge derselben nicht zu unbedeutend und die übrigen Verhältnisse am Herzen, den Lungen und den Pleurasäcken von der Norm nicht abweichen, keine Schwierigkeit. Die Zunahme der Breite der Herzleerheit in der Gegend der Herzbasis im Beginne, ihrer Höhe bei Ansammlung grösserer Mengen von Flüssigkeit nebst der verhältnissmässigen Steilheit der seitlichen Schenkel, das Schwächerwerden der Herztöne und des Herzstosses, die Lage des letzteren **innerhalb** der leerschallenden Stelle, der beträchtliche Wechsel seiner Stärke und seines Ortes bei verschiedener Körperstellung geben hinreichende Anhaltspuncte zur Annahme eines flüssigen Ergusses im Pericardium und zur Vermeidung von Verwechslungen mit Hypertrophie und Dilatation des Herzens oder abnormer Retraction der Lungenränder, nämlich mit Zuständen, welche ebenfalls eine Vergrösserung der Herzleerheit zur Folge haben. Schwieriger wird schon die Diagnose wenn gleichzeitig grössere oder abgesackte, in der Nähe des Herzens befindliche, **pleuritische Exsudate** vorhanden sind, welche eine scharfe Abgrenzung der Herzleerheit namentlich nach links hin erschweren oder dieselbe scheinbar nach oben vergrössern. Im letztern Falle giebt zuweilen die unregelmässige, von der gewöhnlichen ganz abweichende Gestalt der leer schallenden Stelle, in beiden aber auch die Auscultation Aufschluss, dann nämlich, wenn man pleuritisches Reibungsgeräusch in der Herzgegend wahrnimmt oder aus den laut und deutlich rechts vom Brustbein hörbaren normalen Herztönen eine Verdrängung des Herzens nach rechts hin erschliessen kann. Auch **Geschwülste** und **Abscesse** im vordern **Mediastinum** wird man durch die nachweisbare Verdrängung des Herzens aus seiner Lage sowie durch die abnorme Gestalt der dadurch verursachten Dämpfung wohl meistens von pericardialen Ergüssen unterscheiden können. **Verdichtungen des vorderen linken Lungenrandes**, welche die Grösse der Herzleerheit vermehren, wird man an den daselbst wahrnehmbaren auscultatorischen Erscheinungen (Rasselgeräuschen, Bronchialathmen), an dem verstärkten Stimmfremitus, an dem ausgebreiteten Herzstosse sowie an dem oft im 2. linken Intercostalraume wahrnehmbaren diastolischen Stosse bei Schliessung der Klappen der Pulmonalarterie erkennen. In all diesen, manchmal erhebliche Zweifel in Bezug auf die Diagnose erregenden Zuständen, muss natürlicher Weise die Wahrnehmung eines vorhandenen pericardialen Reibens von der grössten Wichtigkeit sein, wie ja überhaupt **nur der gleichzeitige Nachweis der Rauhigkeit und der Flüssigkeitsansamm-

Differentielle Diagnose.

lung im Herzbeutel die Diagnose der Pericarditis unumstösslich feststellt. Nichts destoweniger giebt es aber eine Anzahl von Fällen, in denen die Diagnose einer Pericarditis zweifelhaft bleibt oder geradezu unmöglich ist, wenn das Reibungsgeräusch zuweilen vollkommen oder wenigstens lange Zeit fehlt, wenn durch Verwachsung der vorderen Lungenränder und durch hohen Grad von Lungenemphysem eine Vergrösserung der Herzleerheit trotz vorhandenem Exsudate nicht eintritt oder wenn gar, wie in dem Fall von *Moore* frühere Verwachsungen des Pericardium die Ausdehnung dieses Sackes in der Richtung nach vorn hindern, wodurch derselbe nach hinten ausgedehnt wird und so zur Verwechselung mit einem linksseitigen Pleuraexsudat Veranlassung giebt. Auch kann zuweilen der bei grossen Exsudaten im Pericardium eintretende Collapsus des linken untern Lungenlappens den Schall an der hintern Thoraxfläche dämpfen und durch die daselbst vorhandenen auscultatorischen Erscheinungen zur irrthümlichen Annahme einer Infiltration der hintern Lungenpartien führen. Im frühen Kindesalter ist in der Regel die Erkennung einer Pericarditis unmöglich, theils weil das Reibungsgeräusch fehlt, theils wegen der Schwierigkeit, welche die Untersuchung an sich in solchen Fällen bietet. Die Differentialdiagnose zwischen **pericardialem Exsudate** und **Hydropericardium** s. u.

Die Erkennung, von welcher **Beschaffenheit** ein im Herzbeutel vorhandenes Exsudat sei, ist in prognostischer Hinsicht von grosser Wichtigkeit. Die physikalischen Zeichen geben jedoch über die Qualität nur einen mangelhaften Aufschluss und es lässt sich dieselbe nur durch gleichzeitige Berücksichtigung der Allgemeinerscheinungen, des Verlaufs und der ätiologischen Verhältnisse mit einiger Wahrscheinlichkeit diagnosticiren. Eine **faserstoffige** und **faserstoffig-seröse** Exsudation kann man in der Regel supponiren in Fällen einfacher rheumatischer Pericarditis mit mässigen Allgemeinerscheinungen sowie bei denjenigen, welche im Verlaufe von Morbus Brightii oder im Desquamationsstadium von Scharlach auftreten. Eine reichliche Ansammlung von **seröser Flüssigkeit** (serösfaserstoffiges Exsudat) trifft man in der Regel bei grossen, chronischen, lange Zeit hindurch stationären Pericardialexsudaten. Für die Anwesenheit sehr **reichlicher Pseudomembranen** spricht vorzugsweise das Auftreten von starken, während des ganzen Verlaufs andauernden Reibungsgeräuschen bei geringer oder doch nur mässiger Ausdehnung des Herzbeutels. Eine **hämorrhagische Beschaffenheit** der Ausschwitzung kann man vermuthen, wenn Pericarditis im Verlaufe von Erkrankungen auftritt, welche mit Blutdissolution und allgemeiner hämorrhagischer Diathese verbunden sind, wie z. B. bei Scorbut, Morbus maculosus Werlhi, Variola, Scarlatina hämorrhagica u. s. w.; besteht schon einige Zeit bei tuberculösen oder an Carcinom leidenden Individuen ein mässiges Exsudat im Pericardium, welches plötzlich, wie mit einem Rucke erheblich zunimmt, erblassen und collabiren die Kranken dabei, so ist die Annahme, dass eine nachträgliche Hämorrhagie in den Herzbeutel stattgefunden hat, sehr wahrscheinlich. — **Eitriges Exsudat** findet man in der Regel bei der metastatischen Pericarditis, welche sich im Verlaufe eines sogenannten pyämischen Zustandes, während des Puerperalfiebers u. s. w. entwickelt, wobei man sich beiläufig gesagt vor einer Verwechslung mit rheumatischer Pericarditis hüten muss, wenn gleichzeitig vorhandene metastatische Gelenkentzündungen dem Krankheitsbild eine gewisse Aehnlichkeit mit dem acuten Gelenkrheumatismus verleihen; die heftigen Allgemeinerscheinungen, der eigenthümliche Charakter des pyämischen Fiebers geben hier Anhaltspuncte für die Diagnose. Hat man Ursache Durchbrüche von Abscessen, Cavernen oder carcinomatösen Geschwüren in das Pericardium zu vermuthen, so hat man es in der Regel mit einer **eitrigen oder jauchigen** Pericarditis zu thun. Doch fehlt bei der eitrigen Form in der Regel das Reibungsgeräusch, während die localen Beschwerden der Kranken unter den oft stürmisch auftretenden Allgemeinerscheinungen sehr in den Hintergrund treten; jauchige Exsudate verlaufen in der Regel sehr rapid unter den Erscheinungen der Septicämie bei lebhaftem Fieber mit kleinem äusserst frequentem Pulse, Diarrhoen, Delirium, Sopor und Collapsus tödtlich, ebenfalls oft ohne alle hervorragenden localen Erscheinungen, wenn sich nicht diejenigen des Pneumopericardium einstellen, indem nämlich mit eintretender Perforation gleichzeitig Luft in den Herzbeutel gelangt, oder sich später aus einem verjauchenden Exsudate Gase entwickeln.

Prognose. (s. d. Nähere bei Pneumopericardium.)

Jede Pericarditis muss als eine **ernsthafte Erkrankung** betrachtet werden, da sich der weitere Verlauf derselben von Anfang an nicht mit Bestimmtheit vorhersehen lässt. Die Prognose muss daher im **Allgemeinen vorsichtig** gestellt werden. Die Zahl der Heilungen beträgt nach den Beobachtungen und Zusammenstellungen von *Duchek* 61,5 pCt. der Erkrankungen. Im **concreten Falle** richtet sich die Vorhersage nach sehr verschiedenen Momenten; das Lebensalter und der Kräftezustand des Kranken, die aetiologischen Verhältnisse, die Qualität und Quantität des Exsudats, der Verlauf und etwaige Complicationen sind von grossem Einfluss. — Sehr **alte Leute** sowie **ganz kleine Kinder** erliegen fast stets der Pericarditis; vor dem ersten Lebensjahre sind noch keine Heilungen beobachtet worden.

Nach *Duchek* ist das Mortalitätsverhältniss mit dem 20. Lebensjahre am günstigsten, nach dem 40. Jahre werden die Heilungen selten; nach *Willigk* soll dagegen die Zahl der geheilten Fälle bis zwischen dem 50. und 60. Jahre zunehmen.

Das **Geschlecht** hat hingegen keinen Einfluss auf die Prognose. **Acute Fälle** gewähren im Ganzen eine günstigere Vorhersage als chronische, bei welch' letzteren die Kranken fast immer, allerdings oft erst nach längern Leiden erliegen. Bei der sogenannten **primären** und **rheumatischen acuten Pericarditis** gestaltet sie sich entschieden am günstigsten, worin auch die traumatischen Fälle mit inbegriffen sind, in soferne als bei denselben nicht zugleich andere Verletzungen, namentlich des Herzens, der Lungen oder grösserer Gefässe stattgefunden haben. Die Zahl der Heilungen bei rheumatischer Pericarditis beträgt nach *Fuller's* Beobachtungen 82 pCt.; immerhin trübt sie die Prognose des Gesammtleidens, besonders wenn sie mit Myo- und Endocarditis sich complicirt oder sich zu alten Klappenfehlern hinzugesellt. Complicationen mit **Pneumonie** und **Pleuritis** heilen verhältnissmässig oft, sehr gross ist aber die Mortalität wenn Pericarditis in **secundärer Weise** sich zu **dyscrasischen Krankheitszuständen** wie Morb. Brightii, Säuferdyscrasie, Tuberculose und Carcinom hinzugesellt. Von der schlimmsten Bedeutung ist die **hämorrhagische Pericarditis**, von der eigentlich nur beim Scorbut Heilungen bekannt sind. **Eitrige Pericarditis** bringt ebenfalls in der Regel den Tod, namentlich wenn sie in secundärer Weise auftritt; am ehesten sind wohl noch die seltenen Fälle von eitriger Pericarditis im Verlaufe von Rheumatismus einer Heilung fähig; auch hat man bei erfolgtem Durchbruche nach aussen und Bildung einer äussern **Herzfistel** das Leben während längerer Zeit (2—4 Jahre), ohne dass allerdings eine complete Heilung derselben eingetreten wäre, bestehen sehen. (*O. Wyss, A. Fabricius.*) Bei **jauchiger Beschaffenheit** des Exsudats ist die Prognose in hohem Grade bedenklich, lethal wenn sie in Folge eines innern Durchbruchs entsteht. — Eine **kleine Menge** von Erguss gewährt eher Aussicht auf Heilung wie eine sehr grosse, was sich aus der schwierigen Resorption und den bedeutenden mechanischen Folgen im letztern Falle erklärt.

Ungünstige Symptome im Verlaufe einer acuten Pericarditis sind die Zeichen von grosser Schwäche der Herzaction, sehr frequenter kleiner, fadenförmiger und unregelmässiger Puls, Sinken der Temperatur, kühle Haut, Oedeme, rasche Abnahme der Harnmenge, Albuminurie und ohnmachtähnliche Zufälle, ebenso ein hoher Grad von Dyspnoe, obwohl man auch in solchen Fällen noch zuweilen Heilung eintreten sieht; bei chronischem Exsudate bestimmt der Grad des Marasmus, der Cyanose, des Hydrops und der Dyspnoe die Vorhersage im einzelnen Falle.

Die Behandlung der Pericarditis.

Die Behandlung der acuten und chronischen Pericarditis weicht in wesentlichen Puncten von einander ab. Bei einer **frisch aufgetretenen acuten, primären und rheumatischen Pericarditis** besteht die

Indicationen bei acuter Pericarditis.

Aufgabe zunächst, neben der Berücksichtigung des vorhandenen allgemeinen Krankheitszustandes, in der **Bekämpfung des entzündlichen Vorgangs** im Herzbeutel und damit in der Verhütung einer grössern Ausschwitzung in demselben. Auf der Höhe der Erkrankung wird man sein Augenmerk vorzüglich auf die Kraft und Leistung des Herzens richten, um einem rapiden Nachlass derselben und einer drohenden Paralyse des Herzmuskels zu begegnen Ebenso erfordern die suffocatorischen Zufälle in diesem Stadium die sorgfältigste Beachtung. Ist eine günstige Wendung eingetreten, so wird man in einer spätern Periode, neben der Beförderung der Aufsaugung des Exsudats, dafür sorgen müssen, Alles zu verhüten, was eine neue Exacerbation oder ein Recidiv veranlassen könnte.

Antiphlogose. Unter den **antiphlogistischen Mitteln** steht in erster Linie die locale Application der **Kälte** in Gestalt einer Eisblase oder einer mit Eis gefüllten der vordern Brustwand genau sich anschmiegenden Blechkapsel. Die Kälte muss jedoch in consequenter und energischer Weise angewendet werden, wenn man eine sichere Wirkung erzielen will. Sie kann hier wirklich als ein direct entzündungswidriges Mittel betrachtet werden, da sich bei fortgesetzter Anwendung die Abkühlung ohne allen Zweifel bis auf das entzündete Pericardium erstreckt und nicht nur, wie bei der Endocarditis, auf indirecte Weise durch Verlangsamung der Herzaction günstig wirkt, eine Wirkung, die indess auch bei den meist sehr stürmischen Herzcontractionen im Anfange der Pericarditis nicht zu unterschätzen ist. Nur wenn die febrilen Symptome nachlassen und der Kranke über Kälte klagt, oder wenn die Herzcontractionen sehr an Energie nachlassen und der Puls sehr klein und frequent wird, ist es angezeigt, die fortgesetzte Wärmeentziehung in der Herzgegend zu unterbrechen. Die antiphlogistische Wirkung der Kälte wird wesentlich unterstützt durch **locale Blutentziehungen** in der Herzgegend, durch Blutegel oder Schröpfköpfe, da hier wirklich eine locale Depletion der Gefässe des Pericardium externum, welches einen Theil des Bluts aus Zweigen der Art. mammaria interna empfängt, stattfinden kann. Zugleich wirken diese Mittel in der Regel schmerzlindernd und auf diese Weise wohlthätig auf das Gesammtbefinden. Es versteht sich, dass die Grösse der localen Blutentziehung sich nach dem Kräftezustand der Kranken richten muss; 8—12 Egel sind für einen Erwachsenen in der Regel hinreichend, eine Wiederholung derselben ist meistens nicht nöthig. Eine allgemeine Blutentziehung dürfte dagegen kaum im Anfange der Erkrankung von Vortheil sein; die antifebrile Wirkung derselben ist meist eine vorübergehende, während sie wenig oder gar nicht auf den localen Process einzuwirken vermag; hingegen sind ihre Nachwirkungen, namentlich bei gleichzeitigem acuten Gelenkrheumatismus, der ohnediess sehr rasch einen bedeutenden Grad von Anämie herbeiführt, entschieden schädlich.

Gänzlich zu verwerfen sind daher die von der französischen Schule (*Broussais, Bouillaud*) empfohlenen Saignées coup sur coup. In Bezug auf ihre beruhigende Wirkung auf die Herzthätigkeit stehen der Kälte sehr nahe die Digitalis und die Kalisalze, unter denen sich besonders das Kali nitricum einer besondern Gunst erfreut, Mittel deren gleichzeitige antifebrile und darum auch antiphlogistische Wirkung nicht zu übersehen ist. Ich gebe für meinen Theil der Digitalis den Vorzug, da die Kalisalze und besonders das Nitrum oft schon nach kurzer Anwendung schwer zu beseitigende Magen- und Darmkatarrhe erzeugen können.

Ich habe in dieser Beziehung eine sehr traurige Erfahrung gemacht bei einem 17jährigen, etwas chlorotischen Mädchen, welches an einem mässigen acuten Gelenkrheumatismus erkrankt war und bei dem sich nach einigen Tagen pericardiales Reibungsgeräusch eingestellt hatte. Die Verdauungsorgane verhielten sich, was hier ausdrücklich bemerkt werden muss, auffallend normal, der Appetit war nur wenig verändert, der Stuhlgang regelmässig. Es wurde nach einer in Anbetracht der Chlorose sehr mässigen localen Blutentziehung am Herzen während 5 Tagen täglich eine Drachme Kali nitricum verbraucht. Obwohl die febrilen Symptome nachliessen, trat doch sehr bald Verminderung der Esslust, belegte Zunge und am letzten Tage Durchfall ein, wesshalb das Nitrum weggelassen wurde. Trotz aller angewendeten Mittel liess sich die einmal eingetretene Diarrhoe nicht stillen, die Ausleerungen wurden mit jedem Tage profuser; die bisher feuchte Zunge ward trocken, es entwickelte sich dabei unter neuer Fiebersteigerung ein vollkommen typhöser Zustand und am 16. Tage erlag die Kranke der allgemeinen Entkräftung; das Reibungsgeräusch am Herzen blieb bis ans Ende hörbar, die subjectiven Klagen über die Gelenkaffection waren indess mit dem zunehmenden Verfalle der Kräfte und der Benommenheit des Sensorium sehr in den Hintergrund getreten. Die während des Lebens trotz des mangelnden Milztumors vermuthete Complication mit Ileotyphus fand sich in der Leiche nicht bestätigt. Ausser verhältnissmässig sehr unbedeutenden Veränderungen in den Kniegelenken und einer sehr mässigen faserstoffigen Pericarditis fand sich ein durch den ganzen Tractus intestinalis ausgebreiteter intensiver Katarrh mit Anschwellung einzelner Follikel und oberflächlicher Erosion der Mucosa an einzelnen Stellen. Ich muss gestehen, dass ich für meinen Theil nicht anstehe, den fatalen Ausgang dieses ursprünglich zu einer vollkommen günstigen Prognose berechtigenden Falles der fortgesetzten Anwendung des Kali nitricum zuzuschreiben.

Auch in der Anwendung der Digitalis sei man vorsichtig, da sich hier bei längerem Gebrauche gerade zu der Zeit, in welcher die Herzaction in Folge des Krankheitsprocesses ohnehin zu erlahmen droht, die sogenannte cumulative Wirkung dieses Mittels geltend machen kann. Man unterbreche daher ihren Gebrauch zeitweise durch andere passende kühlend und antifebril wirkende Mittel, z. B. Mineral- oder Pflanzensäuren; sobald die Energie der Herzcontraction nachlässt, der Puls kleiner und leerer wird, ist ihre Anwendung contraindicirt. — Auch den Gebrauch des

Tart. stibiatus möchte ich nicht empfehlen, einestheils wegen seiner bei längerem Gebrauche unvermeidlichen Wirkung auf die Darmschleimhaut, anderntheils wegen der stark nauseosen und brechenerregenden Eigenschaft, die leicht einen, gerade bei Pericarditis zu befürchtenden, raschen Collapsus herbeiführen kann. Dagegen empfiehlt sich das C h i n i n durch seine antifebrile und die Herzaction mässigende Wirkung.

Derivantia. Die Anwendung salinischer und pflanzlicher A b f ü h r m i t t e l , von Natron sulphuricum, phosphoricum, Magnes. sulphuric., Ol. Ricini, Senna u. s. w. kann durch eine schnelle Ableitung auf den Darmcanal in den Fällen frischer acuter Pericarditis von Nutzen sein, in welchen, neben vorhandener Obstipation, eine rasche Zunahme des Exsudates stattfindet; auch das Calomel in abführender Dosis (grij—iv einige Mal) kann zu diesem Zwecke angewendet werden. Allein die Mercurialien, wie es von den Engländern empfohlen wird, von vorn herein in kleinen Dosen fortgesetzt bis zur Salivation anzuwenden möchte ich nicht empfehlen, besonders nicht bei schwächlichen oder gar cachectischen Individuen.

Narcotica. Nervöse Zufälle, heftige Schmerzen, grosse Dyspnoe und Beklemmung, ohne dass ein hinreichender Grund dafür in der Grösse des Exsudats oder der Schwäche der Herzaction vorhanden ist, Singultus und Dysphagie erfordern die Anwendung der N a r c o t i c a , namentlich des Morphium oder der Blausäurepräparate. Die D i ä t der Kranken sei in der ersten Zeit während der Dauer des Fiebers eine beschränkte und die antiphlogistische Behandlung unterstützende, dünne Suppen, Milch, gekochtes Obst neben kühlenden, säuerlichen aber nicht kohlensäurehaltigen Getränken, sind vorzuschreiben. Dabei s t r e n g e R u h e im Bett nebst Vermeidung aller psychischen Aufregung. Hat die Krankheit ihren Höhepunct erreicht, was sich durch Nachlass der febrilen Erscheinungen und das Stillstehen der

Beförderung der Resorption. Exsudation kund giebt, so tritt die Indication hervor, die A u f s a u g u n g derselben zu b e f ö r d e r n. In ganz günstig verlaufenden Fällen geschieht diess spontan, oft unter dem Eintreten einer reichlichern Diurese. Diese letztere ist ein sicheres Zeichen, dass die Leistung des Herzens sich wieder normalen Verhältnissen nähert und dass unter dem steigenden arteriellen Druck eine reichliche Ausscheidung von Wasser durch die Nieren erfolgt. Es genügt dann meist durch eine zweckentsprechende Diät, durch reichliche und kräftigende, leicht·verdauliche Nahrung, Genuss von etwas Wein oder Bier, durch Beförderung der Diaphorese und Diurese, welch' Letzteres nun durch kohlensäurehaltige Getränke, diuretischen Thee (Radix Ononid. spinos., Bacc. Juniperi, Folia Bucco u. s. w.) geschehen kann, den Heilungsvorgang zu unterstützen. Dabei ist aber immer noch sorgfältig darüber zu wachen, dass nicht durch neue schädliche Einflüsse, Verkühlung, stärkere Bewegungen des Körpers, Aufregungen u. s. w. Veranlassung zu leicht eintretenden Rückfällen gegeben werde.

Bleibt dagegen das Exsudat nach Ablauf des Fiebers stationär, oder nimmt es gar noch allmählich zu, bleibt der Harn sparsam und saturirt, so treten die für die Behandlung der chronischen Pericarditis maassgebenden Indicationen ein. Wenn jedoch während des acuten Verlaufs in Folge einer grossen Menge von Exsudat und der dadurch bedingten Blutüberfüllung des Lungenkreislaufs suffocatorische Anfälle eintreten, so müssen dieselben durch energische Revulsion nach der Peripherie bekämpft werden. Trockne Schröpfköpfe in grosser Menge auf die Brust applicirt, heisse Hand- und Fussbäder, ja selbst der Junodsche Stiefel kann mit Erfolg in Anwendung gezogen werden. Dabei ist jedoch zu beachten, dass alle hierzu nothwendigen Manipulationen in einer Weise ausgeführt werden müssen, dass dadurch der Kranke möglichst wenig zu activen Bewegungen des Körpers veranlasst wird, welche die Suffocation steigern und selbst plötzliche Paralyse des Herzens zur Folge haben können. *Oppolzer* empfiehlt für solche Fälle, wenn der Puls noch hinreichend kräftig und noch kein Livor der Haut vorhanden ist, als ein heroisches, allerdings zweischneidiges Mittel den Aderlass. Diess sind auch diejenigen Fälle, bei denen die Paracentese des Herzbeutels indicirt sein kann. Mit dem Eintreten von Symptomen drohender Herzparalyse, bei kleinem fadenförmigem oder aussetzendem Pulse, Livor und Kälte der Haut, Ohnmachten, Aussetzen der Respiration ist ein stimulirendes Verfahren so rasch als möglich einzuleiten. Moschus, Campher, Wein (namentlich Champagner) in energischen Dosen, Erwärmung der erkaltenden Extremitäten durch künstliche Mittel müssen vorübergehend oder auch längere Zeit angewendet werden, bis die bedrohlichen Symptome zum Verschwinden gebracht sind, was zuweilen noch gelingt. Alle, namentlich aber plötzliche Körperbewegungen der Kranken, wie rasches Aufrichten im Bett, Drängen beim Stuhlgang u. s. w., welche eine stärkere Leistung des Herzens erfordern, müssen auch hier sorgfältig vermieden werden, da ein plötzlicher Tod die Folge sein kann.

Bei den zuweilen ebenfalls acut verlaufenden secundären Formen der Pericarditis wird man sich eines allzu eingreifenden Verfahrens enthalten, namentlich wird man Blutentziehungen vermeiden; locale Kälte, Digitalis oder Chinin werden hier Alles leisten was zu erreichen ist. Für die Behandlung der acut verlaufenden hämorrhagischen Pericarditis bei Scorbut sind grosse Dosen Chinin empfohlen; dieselben dürften auch ihre Anwendung bei der pyämischen und metastatischen Form finden.

Bei der Behandlung der chronischen Pericarditis handelt es sich vorzugsweise um die Beseitigung des oft sehr beträchtlichen Exsudats. Ein antiphlogistisches Verfahren wird also hier nicht Platz greifen dürfen; nur wenn etwa acute Nachschübe erfolgen, wie diess manchmal der Fall ist, kann man ein solches, jedoch immer in sehr gemässigter Weise, bei den in der Regel cachectischen Individuen einleiten. Blutentziehungen unterbleiben besser ganz.

Beförderung der Resorption. Um die Resorption des Ergusses herbeizuführen, kann man sogenannte resorptionsbefördernde, alterirende Mittel in Anwendung ziehen. Man versuche zuerst die Anwendung von Iodpräparaten, Iodkalium und namentlich Iodeisen innerlich, auch äusserlich in Form von Einreibung von Ungt. Kalii jodat. oder von Bepinselungen mit Iodtinctur oder Iodglycerin. Bei noch einigermaassen kräftigen Menschen kann man auch zur Anwendung von Mercurialien schreiten, wozu sich der innerliche Gebrauch von kleinen Dosen Calomel in Verbindung mit Digitalis und die äusserliche Einreibung von Unguent. ciner. eignet. Manchmal hat sich auch die Application von fliegenden oder längere Zeit in Eiterung erhaltenen Vesicantien nützlich gezeigt, eben so wie man auch durch Anregung der Secretion des Darms, der Haut und der Nieren versuchen kann die Aufsaugung einzuleiten. In der Regel aber bleiben die genannten Mittel erfolglos, weil entweder das primäre Leiden der Art ist, dass eine Heilung nicht wohl erfolgen kann (Krebs, Tuberculose) oder weil die veränderte Beschaffenheit der Innenfläche des Pericardium jede Resorption unmöglich macht. Man hüte sich daher durch allzulange fortgesetzten Gebrauch solcher Medicamente die Kranken zu sehr zu schwächen; man suche dagegen durch eine gute, roborirende, leichtverdauliche Nahrung, Genuss von altem Wein, gutem Bier, durch Tonica und Nutrientia, Chinin und Eisen, Milch- und Traubenkuren, Ol. Jecoris Aselli, Aufenthalt auf dem Lande u. dergl. die Kräfte der Kranken zu erhalten oder noch zu steigern und dadurch die drohende Leistungsunfähigkeit des Herzens hintanzuhalten. Die hydropischen Zufälle, die sich in der Regel schliesslich einstellen, sind nach den schon früher angegebenen Regeln zu behandeln.

Paracentese des Herzbeutels. Man hat sowohl bei acuter als auch bei chronischer Pericarditis vorgeschlagen die Beseitigung grösserer Exsudate auf operativem Wege vorzunehmen vermittelst der Paracentese des Pericardium. Einzelne günstige Erfolge dieses Verfahrens in verzweifelten Fällen sichern demselben einen Platz in der Therapie der Pericarditis.

Dass die Eröffnung des Herzbeutels an sich nicht mit bedeutender Gefahr verbunden ist, beweisen die nicht seltenen Heilungen von Verwundungen des gesunden Herzbeutels, wenn bei denselben nicht zugleich andere Theile, das Herz, grössere Gefässe, die Pleura oder die Lungen mit betroffen waren. Ebenso wenig bietet der Act der Operation erhebliche Schwierigkeiten, da, wenn das Pericardium von Flüssigkeit stark ausgedehnt ist, eine Verletzung des Herzens, der Arteria mammaria interna und der Lungen sowie die Eröffnung des Pleurasackes bei einiger Vorsicht vermieden werden kann. Dennoch sind die Resultate dieser Operation im Ganzen so wenig günstig, dass man ihre Anwendung nur auf die äussersten Fälle beschränken muss; denn wenn auch der Tod in der Regel nicht unmittelbar auf dieselbe erfolgte, so war doch der Ausgang sehr häufig ein lethaler. Der Grund liegt darin, dass oft nur ein kleiner Theil der Flüssigkeit entleert werden kann, weil besonders bei chronischen Fällen die Verdickung des parietalen Blattes in der Regel so bedeutend ist, dass dasselbe unter Verlust seiner Elasticität meistens eine fast ganz starre mit ihrer Umgebung verwachsene Kapsel darstellt, wie sich Jeder überzeugen kann, der in solchen Fällen das geöffnete Pericardium an der Leiche untersucht. Der elastische Druck des Herzbeutels ist aber die einzige Kraft welche im Stande ist das Exsudat nach aussen zu entleeren, da die Lungen keinen Druck sondern eher das Gegentheil auf den Herzbeutel ausüben. Die Anwendung von Saugapparaten um das Exsudat zu entfernen dürfte aber wegen des nachträglichen Eindringens von Luft bedenklich erscheinen. Man wird daher nur bei frischen, rasch entstandenen Exsudaten, bei welchen der Herzbeutel seine Elasticität noch nicht vollkommen eingebüsst hat, Aussicht haben auf die Entleerung einer grösseren Menge von Flüssigkeit und damit auf eine erhebliche Besserung. In der Regel sammelt sich aber das Exsudat rasch wieder in dem früheren Maasse an, so dass die Hülfe, selbst bei wiederholter Punction, nur eine palliative bleibt. Die Paracentese des Herzbeutels wird daher nur dann vorgenommen werden dürfen, wenn bei acuter oder chronischer Pericarditis wegen der Schnelligkeit mit welcher sich die Ausschwitzung bildet oder wegen ihrer Grösse suffocatorische Erscheinungen von solcher Heftigkeit auftreten, dass das Leben der Kranken davon unmittelbar bedroht wird, wenn somit eine Vitalindication besteht. Man wird alsdann durch die Paracentese zuweilen im Stande sein, das Leben der Kranken wenigstens etwas zu verlängern oder Zeit zu gewinnen, um auf anderen Wegen den Heilungsvorgang einzuleiten; ja man hat dieselbe sogar benutzt, um durch nachträgliche Injection von reizenden Substanzen eine adhaesive Entzündung zu bewirken, was auch *Aran* in einem Falle gelungen ist. Es begreift sich indessen aus dem oben Gesagten, dass die Aussicht bei chronischen Exsudaten durch die Paracentese selbst nur eine erhebliche Linderung zu erzielen, eine geringe sein wird. Die Heilung, welche man sowohl nach mehrmaliger Punction als auch bei Eintritt von Luft in das Pericardium erfolgen sah, dürfte wohl selten ohne Obliteration des Herzbeutels eintreten.

Schon *Joh. Riolan* der Jüngere († 1657) hatte vorgeschlagen nach der von *Galen* empfohlenen Methode, vermittelst der Trepanation des Brustbeines, die Paracentese des Herzbeutels zu machen, eine Methode die auch von *Skjelderup* in Anwendung gebracht wurde; sie ist bei Exsudaten am Pericardium jedenfalls überflüssig und verursacht eine gefährliche Verwundung. Ebensowenig ist die von *Larrey* angegebene Methode zu empfehlen, nämlich in dem Raume zwischen Basis des Proc. xyphoideus und dem Ende des 7. und 8. Rippenknorpels von unten her den Herzbeutel zu eröffnen, indem man durch den Musc. obliquus extern. und Musc. rectus abdominis in das Zellgewebe zwischen den beiden ersten Zacken des Zwerchfells in denselben eindringt. Eine Verletzung des Peritonaeum dürfte dabei leicht erfolgen. Am besten verfährt man, wenn man die Eröffnung des Herzbeutels von einem Intercostalraume aus vornimmt; die geeignetste Stelle hierzu befindet sich im 4. oder 5. linken Zwischenrippenraume 3—4 Centimeter nach aussen vom linken Sternalrande. (*Senac* rieth zum 3., *Desault* zum 6. Intercostalraume.) Dabei wird man die Verletzung der Art. mammaria interna, welche parallel dem Brustbeinende 1—1, 6 Cent. von demselben entfernt verläuft, vermeiden; ebenso wenig ist die Eröffnung des linken Pleurasacks zu befürchten, da dessen Sinus pericardiaco-costalis in solchen Fällen stets obliterirt ist. Nachdem man die Weichtheile mit dem Messer getrennt stösst man einen nicht zu starken Troikart (manche nehmen einen Explorativtroikart, andere den *Schuh*'schen, zur Paracentese der Pleurahöhle angegebenen) in das Pericardium, etwas in der Richtung von unten und aussen nach oben und innen um eine allerdings nicht wahrscheinliche, aber immerhin mögliche Verletzung des bei der Rückenlage der Kranken nach hinten gelagerten Herzens zu vermeiden. Das Ausfliessen der Flüssigkeit durch die Canüle geschieht in der Regel stossweise, den Herzcontractionen entsprechend. Ihre Menge schwankte in den verschiedenen beobachteten Fällen zwischen 200 bis 1350 Gramme (eine völlige Entleerung des Pericardium wird wohl niemals stattfinden). In den meisten Fällen folgte auf die Operation eine namhafte Erleichterung des Kranken nebst deutlicher Abnahme des leeren Schalls über der Herzgegend; in den unglücklich verlaufenen trat der Tod in der Regel erst mehrere Tage oder Wochen nachher ein. Mit gutem Erfolge wurde die Paracentese d H. zuerst von *Romeiro* (1817), später von *Karawajew* und *Kyber* bei hämorrhagischer Pericarditis in Folge von Scorbut ausgeführt; letzterer erzielte 3 Mal Heilung und empfiehlt nach der Operation Chinin in grossen Dosen (6—15 Gran 2—3 stündl.). *Aran* machte 1855 bei einem der Lungentuberculose verdächtigen jungen Manne, der an einer acuten Pericarditis litt, die Punction des Herzbeutels; nach derselben injicirte er eine Mischung von 50 Grmm. Aq. destill. und ebensoviel Tinct. Iodii, worin 1 Gramm Iodkalium aufgelöst war und wovon er nur eine kleine Menge wieder abfliessen liess. Als er nach Ablauf von 12 Tagen wegen Recrudescenz der Pericarditis eine zweite Punction vornahm, verstärkte er obengenannte Mischung, indem er derselben bis zu 4 Gramme Iodkalium zusetzte, liess aber Alles wieder ausfliessen. Obwohl bei dieser zweiten Operation Luft ins Pericardium gedrungen war, die übrigens bald wieder verschwand und sich im Anfang die Exsudation abermals erneuert hatte, erfolgte nun dennoch die Heilung. Auch die neueste Zeit hat wieder einen glücklichen Erfolg dieses Verfahrens aufzuweisen; Dr. *Albutt* entleerte bei einem jungen Manne, der an acutem Gelenkrheumatismus und einem rasch wachsenden pericardialen Exsudate litt, durch die Punction 2½—3 Unzen Flüssigkeit, worauf der Kranke, der vorher nur vorgebeugt, mit auf den Knieen gestützten Ellbogen respiriren konnte, sofort wieder eine horizontale Lage einnehmen konnte. Respiration und Puls sanken nach der Operation sehr

III. Die Krankheiten des Pericardium. 315

erheblich und ausser einigen Ohnmachten, welche mit grossen Dosen von
Brandy bekämpft wurden, hatte die Operation zunächst keine schlimmen
Folgen; nach 25 Tagen wurde der Kranke geheilt entlassen.

Anhang.
Die Verwachsung der beiden Blätter des Herzbeutels, Obliteratio pericardii.

Die Verwachsung der beiden Blätter des Pericardium ist stets eine
Folge vorangegangener Entzündung. Sie findet in mehr als 10 pCt. der
geheilten Fälle von Pericarditis statt und ist entweder eine t o t a l e oder *Anatomisches.*
eine p a r t i e l l e. In letzterem Falle bestehen mehr oder minder zahlreiche strangförmige Verbindungen aus neugebildetem Bindegewebe zwischen dem parietalen und visceralen Blatte oder man findet diese beiden
an einzelnen Stellen in mehr oder minder grossem Umfange innig mit
einander verschmolzen. In den Maschen und Lücken an den unverwach-
senen Stellen befindet sich oft noch etwas flüssiger Erguss, auch wohl
eine mörtelartige eingedickte Masse oder verkäste mit Tuberkelgranulationen
durchsetzte Reste von Pseudomembranen. Bei der totalen Verwachsung
ist dagegen die Höhle des Herzbeutels vollständig aufgehoben, sie ist obliterirt. Die Verwachsung besteht zuweilen in einer allseitigen lockern Verklebung beider Blätter; in der Regel werden sie durch eine mehr oder
minder feste, immerhin noch ohne grosse Schwierigkeit trennbare Binde-
gewebsschichte verbunden; manchmal ist aber die Verwachsung eine so
innige, dass eine Unterscheidung und Ablösung beider von einander
nicht mehr möglich ist. Im letztern Falle kann es, wenn die Verdickung
nur unbedeutend ist, den Anschein haben, als fehle der Herzbeutel. Oft
ist aber die Verdickung des Pericardium eine so beträchtliche, dass das
Herz in eine mehrere Linien dicke, aus schwieligem Bindegewebe bestehende Schwarte eingehüllt erscheint, welch' letztere sogar zuweilen
partiell oder in grösserem Umfange verkalkt oder verknöchert sein kann.
Da ausgebreitete Entzündungen des Herzbeutels meist auch auf die be- *Verwachsungen*
nachbarten Theile übergreifen, oder umgekehrt Entzündungen der Nach- *mit den benach-*
barorgane nicht selten sich dem Herzbeutel mittheilen, so findet man häu- *barten Organen.*
fig den Herzbeutel (das Pericardium fibrosum) an seiner äussern Fläche
mehr oder weniger innig mit dem Sternum und der vordern Brustwand,
mit den Mediastinalblättern, dem Diaphragma und den im hintern Mittel-
fellraume befindlichen Organen (Oesophagus, Bronchien, Wirbelsäule)
durch sehr straffes Bindegewebe verbunden.

Die mit dem Zwerchfell in Berührung stehende untere Fläche des
Herzbeutels ist im normalen Zustande nur an ihrem vordern Rande innig
an die Pars carnosa des Diaphragma angeheftet, während der hintere Theil

sich leicht von der Pars tendinea ablösen lässt; ja das daselbst zwischen beiden Theilen befindliche lockere Bindegewebe kann sogar der Sitz hydropischer Infiltration sein.

Sehr gewöhnlich ist es, dass man den über der vordern Fläche des Herzbeutels gelagerten Pleuraabschnitt, besonders auf der linken Seite (die Sinus pericardiaco-costales), gleichfalls obliterirt und den vorderen linken Lungenrand in mehr oder minder grossem Umfange verwachsen antrifft.

Folgen der Verwachsung des Herzbeutels. Die Verwachsung der beiden Pericardialblätter kann in doppelter Beziehung nachtheilig und hindernd auf die Function des Herzens einwirken. Zum Ersten wird der Druck, welchen eine oft harte und schwielige Kapsel auf die Kranzgefässe und ihre Verzweigungen ausübt, ganz ohne Zweifel eine Störung in der Bewegung des Bluts in den Ernährungsgefässen des Herzens hervorrufen, ja es kann derselbe sogar eine Obliteration kleinerer Aeste zur Folge haben. Dadurch muss die Ernährung des Herzmuskels gehemmt und so die Leistung des Organs vermindert werden. Zum Andern besteht aber auch unter solchen Umständen ein bedeutendes Hinderniss für die Bewegungen des Herzens selbst, welches bei seiner systolischen Gestalts- und Lagenveränderung stets die mehr oder minder feste Kapsel die es umhüllt sowie die oft mit demselben in straffer Verbindung stehenden Nachbartheile mit sich zerren muss. Die Widerstände, welche das sonst in seiner schlüpfrigen, glatten Hülle leichtbewegliche Organ überwinden muss oder zu überwinden bestrebt ist, absorbiren einen Theil seiner Arbeitsleistung für den Kreislauf und machen es insufficient. Diese nachtheiligen Folgen der Herzbeutelverwachsung werden sich in um so erheblicherer Weise geltend machen, je derber und unnachgiebiger die Verwachsungen sind. Wenn man daher auch in Fällen leichter allgemeiner oder partieller Verwachsung in der Leiche ein ausserdem ganz normales Herz antrifft und während des Lebens keine erheblichen Störungen der Gesundheit beobachtet, so bringt dagegen dieser Zustand in andern Fällen ein schweres, nicht zu beseitigendes Uebel, welches in seinen Folgen denjenigen eines Klappenleidens gleichkommt und, wenn es zu einem schon bestehenden organischen Herzübel hinzutritt, die Lage der Kranken erheblich verschlimmert.

Zustand des Herzmuskels. Aus den oben erwähnten Gründen findet man das Herzfleisch oft atrophisch und fettig degenerirt und darum dünn, schlaff und missfarbig; die Höhlen sind dagegen dilatirt, namentlich diejenigen der rechten Herzhälfte, wegen des hauptsächlich in den Körpervenen gesteigerten Druckes. Die Entwicklung einer compensatorischen Hypertrophie kommt wegen der mangelhaften Ernährungsverhältnisse in der Regel nicht zu Stande. Manchmal sind auch noch mehr oder minder tiefgreifende myocarditische Schwielen vorhanden als Residuen einer mit der abgelaufenen Pericarditis gleichzeitig überstandenen Herzmuskelentzündung. In manchen Fällen findet man jedoch auch ein ziemlich normales Herzfleisch und hypertrophische Wandungen, wenn entweder die Störung in der Ernährung nicht erheblich genug ist oder die Hypertrophie die Folge eines schon vor der eingetretenen Obliteration des Herzbeutels vorhandenen Klappenfehlers war.

Die Angaben verschiedener Beobachter über den Zustand der Herzmusculatur bei Obliteratio pericardii weichen vielfach von einander ab. So giebt *Gairdner* an, dass er unter 15 Fällen nur 5 Mal die Herzmusculatur erkrankt fand. Unter *Kennedy's* 90 Fällen, bei denen gleichzeitige Klappenleiden ausgeschlossen waren, war das Herz gesund 34 mal, erkrankt 56 mal, darunter im Ganzen 51 mal hypertrophisch, 26 mal hypertrophisch und dilatirt, 5 mal atrophisch. *v. Bamberger* giebt an, dass wenn sonstige Complicationen fehlen, einfache Dilatation oder Dilatation mit geringer Hypertrophie der häufigste Befund sei, während nach *Oppolzer* (*Stofella*) Hypertrophie und Dilatation des rechten Herzens häufig die Folge von Herzbeutelverwachsung ist.

In einer ziemlichen Anzahl von Fällen bietet die Verwachsung des Herzens mit dem Herzbeutel, besonders wenn dieselbe ohne bedeutende Verdickung und ausgedehntere Verwachsung seiner äussern Fläche mit den Nachbarorganen besteht, gar keine während des Lebens erkennbaren Zeichen und es kann dabei ein vollkommen ungestörtes Wohlbefinden der betreffenden Individuen bestehen. Bei andern beobachtet man zwar Erscheinungen gestörter Action und mangelhafter Leistung des Herzens verbunden mit den für solche Zustände schon wiederholt beschriebenen allgemeinen Folgezuständen, wie Schmerz in der Herzgegend, Herzpalpitationen, Dyspnoe, Neigung zu Ohnmachten, Leberanschwellung, Cyanose und Hydrops, ohne dass jedoch die objectiven Symptome von Seiten des Herzens irgendwelche Anhaltspuncte darböten, aus denen sich auf eine Verwachsung des Herzens mit dem Herzbeutel schliessen liesse. Manchmal aber finden sich auch unter solchen Umständen Zeichen, welche zwar nicht mit Bestimmtheit, aber doch mit einiger Wahrscheinlichkeit eine Obliteration vermuthen lassen; diese Zeichen sind die unverschiebbare Lage des Herzens sowie der Mangel des systolischen Herzstosses. Wenn nämlich das Herz mit dem Herzbeutel und dieser wieder mit den benachbarten Organen fest verwachsen ist, wenn ferner die Sinus pericardiaco-costales der Pleura obliterirt und die vordern Lungenränder adhärent sind, so tritt weder bei tiefer In- und Exspiration noch bei seitlicher Lageveränderung eine Verschiebung in der Grösse und Lage der meist etwas vergrösserten Herzleerheit ein; der Herzstoss verändert dabei, wenn er überhaupt fühlbar ist, seine Lage nicht.

Nach *Oppolzer* (*Stofella*) soll unter solchen Umständen bei der Inspiration ein Einsinken der Magengrube sich bemerklich machen, während in der Umgebung dieser Stelle eine Hervorwölbung eintritt, weil der mit dem

Pericardium verwachsene Theil des Diaphragma sich nicht mit dem übrigen Zwerchfell nach abwärts bewegen kann.

Man darf jedoch hierbei nicht vergessen, dass eine solche unverschiebbare Lage des Herzens auch blos die Folge einer adhaesiven Pleuritis in der Umgebung des Herzens sein kann, ohne dass damit eine Obliteration des Herzbeutels verbunden zu sein braucht. Das Fehlen des systolischen Stosses, welches schon in früherer Zeit als ein Symptom von Obliteration des Herzbeutels betrachtet wurde, ist zum Theil die Folge davon, dass das Herz in Fällen dieser Art gehindert ist bei der Systole die ihm eigenthümliche normale Gestaltveränderung zu erfahren, welche als die vorzüglichste Ursache des Herzstosses betrachtet werden muss, zum Theil aber auch davon, dass der in seiner Ernährung gestörte Herzmuskel keine genügenden Contractionen ausführen kann. Da jedoch, wie wir wissen, der systolische Stoss noch aus vielen andern Ursachen (wie z. B. bei Lungenemphysem, Fettleibigkeit, flüssigem Erguss im Pericardium etc.) fehlen kann, so hat dieses Zeichen nur dann einigen Werth, wenn man die angeführten Ursachen ausschliessen kann und wenn dasselbe in Verbindung mit der oben erwähnten unverschiebbaren Lage des Herzens vorkömmt. Höchst wahrscheinlich wird ebenfalls die Diagnose einer Herzbeutelverwachsung, wenn z. B. der bei einem Klappenleiden zuvor verstärkte Herzstoss nach einiger Zeit verschwunden ist, ohne dass Zeichen von freiem Exsudate in dem Pericardium vorhanden sind; vollkommen sicher aber wird sie nur, wenn man Gelegenheit hat, zu beobachten, dass, nach Ablauf und Heilung einer unzweifelhaft constatirten Pericarditis, der früher vorhandene Stoss verschwunden und das zuvor bewegliche Herz unverschiebbar geworden ist.

Endlich hat man in einzelnen Fällen zwei Erscheinungen beobachtet, welche, ganz besonders wenn sie mit einander vorkommen, geradezu pathognomonisch für die Obliteration des Pericardium sind, deren Mangel aber, nach dem früher Gesagten, durchaus eine solche Annahme nicht ausschliesst. Es ist diess 1) ein systolisches oft beim Inspiriren deutlicher hervortretendes Einsinken oder eine systolische Einziehung desjenigen Theils der vorderen Brustwand, welcher zwischen der Stelle des normalen Herzstosses unter der Papilla mammalis und dem linken Sternalrande liegt, wobei selbst manchmal auch noch das untere Ende des Sternum nach einwärts bewegt wird; 2) ein mit der Diastole des Herzens zusammenfallendes rasches und plötzliches Abschwellen der mehr oder minder stark gefüllten Halsvenen, auf welches ein langsames Anschwellen während der Systole folgt; auch bemerkt man zuweilen dabei ein schnelles diastolisches Zurücksinken der ganzen Regio supraclavicularis, wie wenn dieselbe durch einen Ruck nach innen gezogen würde. In Betreff des erstgenannten Symptoms muss noch beigefügt werden, dass dasselbe nur dann einen Werth für die Diagnose der Herzbeutelverwachsung hat, wenn wirklich ein grösserer Abschnitt der über dem Herzen gelegenen Brustwand nach innen gezogen wird, so dass dabei auch die elastischen knöchernen und knorpligen Theile davon betroffen werden; systolische Einziehungen der Weichtheile allein an einer umschriebenen, der Herzspitze entsprechenden Stelle des 4. oder 5. Intercostalraumes hat man nicht nur bei partieller, sondern selbst bei völlig mangelnder Verwachsung beobachtet; auch darf man das genannte Phänomen nicht verwechseln mit den systolischen Einziehungen, welche man bei Hypertrophie und Querlage des Herzens zuweilen in den Intercostalräumen dicht am linken Sternalrande oder im Epigastrium wahrnehmen kann (s. pag. 37 u. 41). Die Zeit, in welcher die Einziehung stattfindet, entspricht nicht genau dem Beginne der Systole, sondern fällt mit der systolischen Verkleinerung des Herzmuskels zusammen, was sich daraus ergiebt, dass sie mit dem Radialpulse synchronisch ist und sogar etwas später bemerklich wird als der Carotidenpuls; bei dünnen und magern Intercostalräumen kann man dagegen bei tiefem Eindrücken der Fingerspitze zuweilen die der Einziehung vorangehende Erhärtung des Herzmuskels im Beginne der Systole fühlen. Mit dem Nachlass der systolischen Contraction springt die eingezogene Brustwand vermöge ihrer Elasticität plötzlich in ihre ursprüngliche Lage mit grosser Kraft zurück, so dass man mit der Diastole einen Stoss empfindet, der bei der Auscultation zu einem Tone Veranlassung giebt, wodurch eine Verdoppelung des zweiten Tons am Herzen entstehen kann. In Betreff der Erklärung dieser Erscheinungen verweise ich auf das pag. 38—40 Gesagte. In innigem Zusammenhange mit dem diastolischen Zurückspringen der Brustwand in ihre frühere Lage steht das 2. der genannten Symptome, das plötzliche, wie mit einem Rucke erfolgende diastolische Abschwellen der Halsvenen; es ist auch sofort klar, dass, da in solchem Falle die Diastole nicht allmählich und in passiver Weise erfolgt, sondern auf einmal und in Folge eines activen Zugs auf die Herzwand, das Blut aus den Halsvenen plötzlich nach dem Herzen angesaugt wird und dieselben rasch collabiren müssen. Die während der Systole des Herzens wieder eintretende Anfüllung derselben durch das von der Peripherie herbeifliessende Blut geschieht begreiflicher Weise mehr allmählich. Die Unterscheidung von einem wirklichen Venenpulse, bei welchem die stärkere Füllung plötzlich, das Abschwellen allmählicher eintritt, ist bei einiger Aufmerksamkeit nicht schwer. In sehr charakteristischer Weise müsste sich dieser Unterschied an den mit dem Sphygmographen gewonnenen Curven darstellen lassen. Sowohl die systolische Einziehung mit dem diastolischen Zurückspringen der Brustwand als auch die Erscheinungen an den Halsvenen können nur bei energischer Herzcontraction zu Stande kommen, wesshalb diese Symptome oft in der letzten Zeit vor dem Tode verschwinden, wie diess in den beiden Fällen von *Friedreich* stattfand; in dem einen von mir beobachteten, dauerte dasselbe bis kurz vor dem Tode, der allerdings nicht durch die Herzaffection herbeigeführt wurde, an.

Heinrich Reiss, 14 J. a., wurde im Laufe des Sommers 1859 in der med. Klinik dahier, wie ich vermuthe, an Pericarditis behandelt. Im April 1860 erkrankte derselbe an tuberculöser Basilarmeningitis, wegen welcher er in poliklinische Behandlung trat und von mir beobachtet wurde. Eine in der Herzgegend wahrnehmbare Einziehung der Brustwand betraf sowohl den 4. und 5. Rippenknorpel als auch den 4. und 5. Intercostalraum dieser Seite zwischen Sternalrand und Mammallinie. Bei tieferem Eindrücken der Fingerspitzen in den 4. Intercostalraum fühlte man deutlich die systolische Erhärtung des Herzens, auf welche unmittelbar die mit dem Radialpulse genau synchronische Einziehung der Brustwand folgte; das diastolische Zurückspringen war sehr energisch und stimmte so genau sowohl in Bezug auf Plötzlichkeit als auch in Betreff der Zeit mit dem diastolischen Abschwellen der Halsvenen überein, dass man sofort den Eindruck von dem innigen Zusammenhang beider Erscheinungen erhielt. Das Abschwellen der Halsvenen war entschieden dicrotisch; auf den ersten plötzlichen Collapsus folgte nach kurzem Stillstande ein 2. vollständiger. Worauf diess beruhte, wage ich nicht zu entscheiden. In der Leiche fand sich eine totale Verwachsung beider Blätter des Pericardium mit inniger Anheftung des letzteren an das Sternum und die vordere Brustwand, die linke Lunge bedeckte der Herzbeutel nur wenig nach vorn und war mit dem Rippenfelle in der Umgebung des Herzens verwachsen; der Sinus pericardiaco-costalis sinister war obliterirt.

Prognose. Die **Prognose** der Obliteratio pericardii ist, sobald der Zustand zu Symptomen ungenügender Herzthätigkeit Veranlassung giebt, entschieden ungünstig, während dagegen sicher solche Verwachsungen in latenter Weise bei völliger Integrität des Herzmuskels bestehen können ohne das Leben der Kranken zu bedrohen. Ist aber einmal eine Entartung des Muskelfleisches eingetreten, so ist eine Restitution nicht zu erwarten sondern vielmehr ein Fortschreiten des Processes, welcher unter analogen allgemeinen Erscheinungen, wie sie bei chronischer Myocarditis und Fettdegeneration vorzukommen pflegen, schliesslich den lethalen Ausgang herbeiführt.

Therapie. Die **Therapie** ist alsdann wie bei den genannten Affectionen nur eine symptomatische und palliative. Bei dem Gebrauche von Digitalis in solchen Fällen wird grosse Vorsicht und Aufmerksamkeit nöthig sein.

2. Herzbeutelwassersucht, Hydropericardium.

Die **Ansammlung von wässriger Flüssigkeit im Herz-**
Anatomisches. **beutel** ist ein gar nicht seltner Befund in der Leiche. Da indess die Höhle des Herzbeutels auch im normalen Zustande eine kleine (1—2 Drachmen), wohl auch etwas variable Menge von seröser Flüssigkeit enthält und mancherlei Einflüsse, wie es scheint, auch nach dem Tode noch eine Tran-

sudation von Flüssigkeit in den Herzbeutel veranlassen können, so ist es schwer anzugeben, wie gross die Menge derselben sein muss, um von einem Hydropericardium sprechen zu dürfen.

In Leichen, welche erst einige Zeit nach dem Tode secirt werden, findet man in der Regel eine grössere Menge von Flüssigkeit im Herzbeutel (1—3 Unzen), die, oft röthlich von aufgelöstem Blutfarbstoff gefärbt, als ein Leichentranssudat betrachtet werden muss und welche nach *Luschka*'s Ansicht aus dem gewöhnlich stark durch Blut ausgedehnten rechten Vorhofe stammt. Auch kann wohl in acuten Krankheiten, welche an sich eine stärkere Füllung des rechten Vorhofs und der Kranzvenen zur Folge haben, schon in der Agone ein solches Transsudat zu Stande kommen.

Im Allgemeinen haben daher seröse Ergüsse im Herzbeutel, welche **weniger als 4 Unzen** in der Leiche betragen, wohl kaum eine erhebliche Bedeutung. Die Menge der Flüssigkeit kann jedoch bei Hydropericardium, obwohl sie oft 6 Unzen bis 1 Pfund nicht übersteigt, in seltnern Fällen eine sehr beträchtliche sein und man will davon bis zu 8 Pfund gefunden haben. Das ergossene Serum ist hell und klar, von schwachgelblicher, zuweilen auch röthlicher Farbe (was jedoch in der Regel eine Imbibitionserscheinung ist); manchmal ist es auch dunkler, bräunlich grünlich, was von zersetztem Hämatin herrührt. Bei Kranken mit hämorrhagischer Diathese, bei Krebs und Tuberculose, ist oft die Beimengung von Blutfarbstoff eine noch erheblichere. Die **physikalische Beschaffenheit** des Transsudats hängt daher vorzugsweise von der Blutbeschaffenheit der Kranken und der Ursache des Hydropericardium ab. Doch differirt die **chemische Zusammensetzung** der alkalisch reagirenden Flüssigkeit nur wenig vom normalen Liquor pericardii.

Menge des Serum.

Qualität desselben.

Nach der Analyse von *Gorup-Besanez* enthält der Liquor pericardii 0,67—0,76% Salze, 2,162—2,468% Albumin, 0,841—1,269% Extractivstoffe. *Wachsmuth*, der die Flüssigkeit des Hydropericard. untersuchte, fand in derselben 1,23—1,64% feste Bestandtheile neben 1,43—3,01% Albumin. Stoffe die in anomaler Menge dem Blute beigemengt sind, wie Harnstoff, Gallenfarbstoff, Zucker u. s. w. hat man bei Morb. Brightii, Icterus und Diabetes auch in hydropischen Ergüssen des Herzbeutels wiedergefunden. *Grohe* fand in denselben den Zucker auch ohne dass Diabetes bestanden hätte.

Manchmal wird die Flüssigkeit durch die Anwesenheit abgestossener fettig entarteter Epithelien oder durch Cholestearinkrystalle etwas getrübt, auch findet man zuweilen kleine Flöckchen von Fibrin in derselben suspendirt, welche, wenn die serösen Flächen des Herzbeutels davon frei sind, nicht nothwendig auf einen entzündlichen Ursprung bezogen werden müssen. (Es ist hier zu bemerken, dass man in früherer Zeit überhaupt jeden länger bestehenden flüssigen Erguss im Herzbeutel, auch wenn derselbe entzündlichen Ursprungs war, als Hydropericardium zu bezeichnen

Mechanisch suspendirte Bestandtheile.

pflegte.) Auch hat man in einzelnen Fällen nachträglich, nach mehr oder minder langem Verweilen der Flüssigkeit an der Luft, eine Ausscheidung von Gerinnseln beobachtet. Es rührt diess von der Anwesenheit sogenannter fibrinogener Substanz her, und es entsteht dieser sogenannte Hydrops lymphaticus pericardii nicht durch eine einfache Transsudation sondern durch einen activen, mehr acut verlaufenden, der Entzündung nahestehenden Vorgang, bei welchem die Gewebselemente betheiligt sind. Oft findet man am Herzbeutel selbst, mit Ausnahme der bedeutenden Ausdehnung, die er erleidet, keine weiteren Veränderungen; die serösen Oberflächen sind glatt und glänzend aber meist blass, weil die Gefässe durch den Druck der Flüssigkeit comprimirt werden. Das im subserösen Bindegewebe am Herzbeutel befindliche Fett ist bei längerer Dauer des Hydrops pericardii meist geschwunden, das Bindegewebe erscheint gelockert, serös infiltrirt und ödematös ebenso wie auch dasjenige, welches sich zwischen der äussern Fläche des Pericardium und dem Sternum oder dem Diaphragma befindet. In einzelnen Fällen ist indess das Pericardium auch verdickt und trübe, oder es enthält dasselbe Neubildungen, z. B. Tuberkelgranulationen, Krebsknoten u. s. w. Das Muskelfleisch ist bei langem Bestehen des Hydrops ebenfalls von blasser Farbe, erweicht und macerirt, womit sich alsdann eine Erweiterung der Höhlen verbindet; oft aber findet man dasselbe auch von normaler Beschaffenheit. Andere pathologische Veränderungen als die angegebenen, die man am Herzen antrifft, sind nicht als die Folge sondern wohl meist als die Ursache der hydropischen Transsudation zu betrachten.

Das Herz nimmt in dem von Flüssigkeit ausgedehnten Herzbeutel eine ähnliche Lage ein, wie bei pericardialen Exsudaten und es kann hier um so mehr, dem Gesetze der Schwere folgend, die am tiefsten gelegene Stelle einnehmen, als es durch Adhaesionen niemals fixirt ist. Bei der Rückenlage der Kranken entfernt es sich daher von der vorderen Brustwand; die Ausdehnung des Herzbeutels gestattet den Lungen, besonders der linken, sich zu retrahiren, ja wenn die Ansammlung sehr bedeutend ist können dadurch selbst Lungentheile comprimirt und das Diaphragma nach abwärts verdrängt werden. Doch bedecken in der Regel die Lungen das Herz bei Hydropericardium etwas mehr als bei gleichgrossen pericardialen Exsudaten, was wohl darin seinen Grund hat, dass neben den ersteren sehr gewöhnlich auch seröse Ergüsse in den Pleurahöhlen vorhanden sind, welche in der Rückenlage die hintere und untere Partie einnehmen und die frei beweglichen Lungen mehr nach vorn drängen. Ueberhaupt combiniren sich bei Hydropericardium die mechanischen Wirkungen der Schwere und Ausdehnung des Herzbeutels vielfach mit ähnlichen von Seiten der benachbarten Organe, da nicht nur Hydrothorax sondern auch Ascites, Hautödem und Lungenödem oft damit complicirt sind.

III. Die Krankheiten des Pericardium.

Die Herzbeutelwassersucht ist **niemals** ein selbständiges, primäres **Uebel**, sondern sie ist entweder eine **Theilerscheinung** eines **allgemeinen Hydrops** oder sie ist die Folge **localer Circulationsstörungen** im Pericardium. Man trifft sie daher sowohl bei hydrämischer Blutbeschaffenheit in Folge von Morbus Brightii, chronischen Säfteverlusten, chronischen Cachexien überhaupt, wie Tuberculose und Carcinose, als auch bei Hydrops, der aus mechanischen Hindernissen, welche den Kreislauf im Allgemeinen beeinträchtigen, resultirt. Hydrops des Herzbeutels verbindet sich daher mit Affectionen des Herzens selbst wie z. B. mit Klappenfehlern oder mit andauernden Störungen der Lungenfunctionen wie z. B. mit chronischem Emphysem der Lungen, pleuritischen Exsudaten und Kyphoscoliose der Wirbelsäule insofern sie den Druck in den Hohlvenen und dem rechten Vorhofe und damit auch in den Kranzvenen und den Venae pericardiacae steigern. Finden sich **Neubildungen**, Tuberkeln, Krebsknoten, Sarkome u. dergl. am **Herzen** und **Herzbeutel** selbst, so kann die Ursache des Hydropericardiums, ausser in der oft damit verbundenen allgemeinen Cachexie, sowohl in einem durch die Anwesenheit solcher Neoplasmen erzeugten mässigen Reizzustande des Herzbeutels als auch in der mechanischen Wirkung, welche solche Gebilde speciell auf einzelne Gefässe des Herzbeutels ausüben, gesucht werden. Auf solche locale Störungen der Circulation im Herzbeutel wird man auch diejenigen Fälle von Hydropericardium zurückführen müssen, welche man nicht selten bei sehr ausgesprochener **Rigidität und Verdickung der Kranzarterien** beobachtet. Die von Manchen, namentlich von Seiten der Wiener Schule, statuirte Annahme eines Hydrops pericardii ex vacuo, der durch Schrumpfung der mit Pleura und Pericardium verwachsenen Lungen oder Atrophie des Herzens entstehen soll, scheint mir sehr zweifelhaft. Abgesehen davon, dass mit den genannten Zuständen wohl in der Regel auch hinreichende Bedingungen gegeben sind zu einer Störung der Circulation, und zwar speciell am Herzbeutel, so ist zu bedenken, dass eine Zunahme des ohnediess stets vorhandenen negativen Druckes auf die äussere Herzfläche, eher eine Dilatation des Organs, als eine seröse Ausschwitzung zur Folge haben dürfte.

Bei den zahlreichen Ursachen des Hydrops pericardii ist sein häufiges Vorkommen begreiflich. Nach *Duchek* findet man ihn in 13 pCt. der Leichen, wogegen *Günsberg* seine Häufigkeit nur zu 7,4 pCt. angiebt. Nach letzterem Autor findet er sich am häufigsten bei Lungentuberculose, (50 pCt.), seltener nach Typhus (10 pCt.), bei Carcinom (8 pCt.) und bei Morbus Brightii (7 pCt.).

Kleinere Mengen von flüssigem serösem Ergusse in den Herzbeutel verursachen keine während des Lebens deutlich nachweisbaren Erscheinungen, und namentlich muss ich es für unrichtig erklären, dass, wie

z. B. *Hammernjk* angiebt, schon bei kleinen Mengen von Erguss der Herzstoss verschwinde. Grössere Mengen dagegen erzeugen im Allgemeinen dieselben physikalischen Erscheinungen, wie wir sie bei pericardialen Exsudaten angegeben haben, nur fehlt aus leicht begreiflichen Gründen beim Hydropericardium das R e i b u n g s g e r ä u s c h während des ganzen Verlaufs. Die H e r z l e e r h e i t erfährt eine ganz analoge Vergrösserung und Veränderung ihrer Gestalt, der H e r z s t o s s ist nur schwach oder gar nicht fühlbar, er wechselt seinen Ort und seine Stärke je nach der Lage des Kranken, die H e r z t ö n e werden schwächer und dumpfer vernommen, Symptome welche von der Ausdehnung des Herzbeutels durch Flüssigkeit und von der grösseren Beweglichkeit des Herzens herrühren. Doch ist es im Allgemeinen wohl richtig, dass hydropische Ergüsse im Herzbeutel den Schall über der Herzgegend nicht in dem Umfange dämpfen, wie gleichgrosse pericardiale Exsudate. Es rührt diess von der grössern Beweglichkeit der Lungen her, welche bei Hydrops häufig nicht mit der Pleura verwachsen sind und alsdann, besonders in der Rückenlage, wenn die Flüssigkeit im Herzbeutel sich nach hinten gegen die Wirbelsäule senkt, nach vorn ausweichen und den Herzbeutel vorn stärker bedecken. Gerade für die Diagnose eines Hydropericardium scheint mir die von *Gerhardt* zuerst beobachtete Erscheinung, dass bei aufrechter und etwas vorgebeugter Stellung die Herzleerheit grösser und namentlich höher wird, als in der Rückenlage, von der grössten Wichtigkeit, da in solchen Fällen die Lungen viel öfter ihre Beweglichkeit bewahren, die sich auch durch die Veränderungen im Percussionsschalle bei der In- und Exspiration constatiren lässt. — Combiniren sich die angeführten objectiven Symptome am Herzen mit allgemeinem Hydrops, so hat die Diagnose in der Regel gar keine Schwierigkeit, es müsste denn sein, dass durch Lungenemphysem oder gleichzeitig bestehenden sehr erheblichen Hydrothorax, Ascites und starkes Oedem der Hautdecken an dem Thorax die Ermittelung genauer physikalischer Zeichen und damit auch die exacte Feststellung der Grenzen des leeren Schalls an der vorderen Brustfläche erschwert wird. Indess ist die Diagnose in solchen Fällen in der Regel von untergeordnetem Werthe. — In Folge des mechanischen Druckes, welchen grössere Mengen von Serum im Herzbeutel sowohl auf die Lungen, als namentlich auf die Lungenvenen ausüben, verursachen sie nicht nur Empfindungen von Druck und Schwere in der Brust sondern auch mehr oder minder erhebliche D y s p n o e, ja selbst O r t h o p n o e, wobei es indessen oft schwer ist zu entscheiden, wie viel hiervon auf das dem Hydrops zu Grunde liegende primäre Uebel (z. B. Klappenfehler, Lungenemphysem u. s. w.) oder auf die Complicationen (gleichzeitig bestehendes Lungenödem, Hydrothorax und Ascites) zu schieben ist.

Die Ansammlung der serösen Flüssigkeit findet, wie bei allen hydropischen Ergüssen, in der Regel a l l m ä h l i c h statt; ein rasches schnelles

Erscheinen derselben hat immer mehr die Bedeutung eines entzündlichen, irritativen Vorgangs, wie er bei einem **Hydrops lymphaticus** beobachtet werden dürfte, welch' letzterer auch mit febrilen Symptomen verbunden sein kann, indess der eigentliche Hydrops stets fieberlos auftritt. Der Verlauf, die Ursachen, das Fehlen des Reibungsgeräusches, die grössere Beweglichkeit der Lungen werden in zweifelhaften Fällen die differentielle Diagnose von Pericarditis oft möglich machen, wobei man noch auf die localen Schmerzempfindungen in der Herzgegend achten mag, welche bei Hydropericardium stets fehlen, wohl aber in vielen Fällen von Pericarditis vorkommen. Doch ist aus dem Gesagten wohl zu entnehmen, dass sowohl die Diagnose des Hydropericardium an sich, als auch die differentielle von Pericarditis nicht immer möglich ist. Differentielle Diagnose von Pericardialexsudat.

Die **Vorhersage** bei Herzbeutelwassersucht ist in der Regel eine ungünstige, da sie sich zunächst nach dem zu Grunde liegenden primären Uebel richtet und dieses meist nicht beseitigt werden kann. Mässiges Hydropericardium wird übrigens als Complication nicht gerade sehr viel dazu beitragen den tödtlichen Ausgang zu beschleunigen, während allerdings grössere Ansammlungen durch ihre suffocatorische Wirkung unmittelbare Gefahr bringen. Am günstigsten ist die Prognose, wenn eine heilbare Hydrämie, wie sie z. B. nach profusen Blutverlusten und bei Wechselfiebercachexien vorkömmt, zu Grunde liegt. Auch bei Morbus Brightii, Klappenaffectionen und Lungenemphysem kann man noch zuweilen auf eine temporäre Beseitigung des Ergusses hoffen; eine solche wird jedoch niemals stattfinden, wenn Neubildungen, Tuberkeln und Carcinome im Herzbeutel die Veranlassung zu Hydropericardium sind. Dagegen kann es nicht zweifelhaft sein, dass ein sogenannter lymphatischer Hydrops im Pericardium ohne Schwierigkeit resorbirt werden und nach demselben eine vollkommene Heilung eintreten kann. Prognose.

Mit Ausnahme des letztern Falls, in welchem wesentlich dieselbe Therapie wie bei acuter Pericarditis einzuschlagen wäre, wird eine locale Behandlung des Hydropericardium keinen Erfolg haben können. Man wird zu seiner Beseitigung zunächst gegen das ursächliche Grundleiden einschreiten müssen und die auf Hydrämie beruhenden Fälle durch ein tonisches und roborirendes Verfahren, Eisenpräparate, Chinin und genügende Nahrung zu heilen suchen. Im Uebrigen wird man sich bei mechanischem, und dann auch stets mehr oder minder allgemeinem Hydrops an dasjenige Verfahren zu halten haben, welches wir schon früher für die Behandlung der Wassersucht bei Klappenleiden angegeben haben. Mit der temporären Heilung des allgemeinen Hydrops verschwindet auch die Ansammlung von Serum im Herzbeutel. — Man hat auch für hohe Grade von Hydropericardium, welche durch Suffocation das Leben bedrohen, die Punction des Pericardium vorgeschlagen. Abgesehen davon, dass hier die Operation an Therapie sich, wegen der grössern Beweglichkeit der Lungen und des Fehlens der Obliteration des Pleurasackes über dem Herzbeutel, mit grössern Gefahren verbunden sein wird, so dürfte in solchen Fällen diese Operation noch seltener indicirt sein als bei der Pericarditis, weil einestheils die Unheilbarkeit des Grundübels eine rasche Wiederansammlung der Flüssigkeit zur Folge haben wird, anderntheils aber die suffocatorischen Erscheinungen in der Regel nicht allein von dem Hydropericardium herrühren und mit dessen Beseitigung nicht verschwinden dürften. Als palliative Hülfe wird sich hier viel eher die weit ungefährlichere Entleerung der bei allgemeinem Hydrops in der Regel nicht fehlenden Ascitesflüssigkeit durch die Punction empfehlen.

3. Bluterguss im Herzbeutel, Haemopericardium.

Ursachen. Blutungen in die Höhle des Herzbeutels werden entweder durch traumatische Einwirkungen hervorgerufen, oder sie entstehen spontan durch Herzruptur (s. d.), durch Berstung von Aneurysmen der Kranzarterien, der aufsteigenden Aorta, namentlich durch das sogenannte Aneurysma dissecans dieses Gefässes oder durch capilläre Gefässzerreissungen bei hohem Grade von hämorrhagischer Diathese (Scorbut, Carcinom, Tuberkel). Von den letztgenannten Vorgängen war ebenfalls schon früher (s. Pericarditis) die Rede.

Anatomisches. Man findet alsdann den Herzbeutel bei Eröffnung der Brusthöhle mehr oder weniger ausgedehnt durch dunkles, flüssiges oder auch theilweise geronnenes Blut, welches schon von aussen an der bläulichen Farbe, wo-

Folgen der Blutung im Pericardium. mit es durchschimmert, erkannt werden kann. Da gewöhnlich die Blutung rasch und in grossem Umfange erfolgt, so wird die Spannung im Herzbeutel einen hohen Grad erreichen und dadurch die diastolische Er-

Plötzlicher Tod. schlaffung des Herzens gehemmt werden; der Tod erfolgt daher plötzlich oder innerhalb sehr kurzer Zeit, oft unter den Erscheinungen einer inneren Verblutung.

Wir haben schon früher (s. Herzruptur) darauf aufmerksam gemacht, dass die Blutung an sich in der Regel nicht so gross ist, als dass dadurch allein der Tod plötzlich herbeigeführt werden könnte, so dass dessen nächste Ursache in der Aufhebung der Herzbewegungen gesucht werden muss.

Symptome einer allmählichen Blutung. Wenn dagegen, was namentlich bei fettiger Degeneration zuweilen der Fall ist, die Ruptur und der Bluterguss allmählich erfolgt, so treten die Zeichen der Herzlähmung und Anämie successive ein; bei kleinem, verschwindendem Pulse wird die Haut blass und kühl, Schwindel, Ohrensausen, Schwarzsehen, Ohnmachten stellen sich ein; der Tod erfolgt nach

Diagnose. einiger Zeit, oft unter Convulsionen. Lassen sich unter solchen Umständen die physikalischen Zeichen einer fortschreitenden Ausdehnung des Herzbeutels durch Flüssigkeit constatiren und hat man Grund aus vorangegangenen Erscheinungen auf ein zur Ruptur des Herzens prädisponirendes Uebel, z. B. Fettdegeneration, zu schliessen, so lässt sich die Diagnose eines Blutergusses im Pericardium mit einiger Wahrscheinlichkeit machen. Kleinere Blutergüsse, wie sie z. B. in Folge einer Verletzung des Herzbeutels eintreten, können ohne Zweifel zur Heilung kommen; grössere werden dagegen stets den lethalen Ausgang zur Folge haben. Die etwa zu ergreifenden therapeutischen Maassregeln wurden schon im Abschnitte über die Herzruptur und die Wunden des Herzens besprochen. *Prognose und Therapie.*

4. Gasansammlung im Herzbeutel, Pneumopericardium, Hydro- und Pyopneumopericardium.

Befindet sich Gas im Herzbeutel, so wird derselbe dadurch in geringerem oder höherem Grade ausgedehnt und gespannt; beim Anstechen entweicht die Luft mit einem zischenden Geräusche aus dem Pericardium. Bei starker Ausdehnung erfolgt, wie bei den grossen pericardialen Exsudaten, eine Retraction der Lungen, auch kann das Zwerchfell dadurch nach abwärts gedrängt werden; fast immer findet sich neben dem Gas auch eine flüssige Exsudation im Herzbeutel, welche selten von einfacher, meist von eitriger, hämorrhagischer oder jauchiger Beschaffenheit ist (Pyopneumopericardium). Vermöge seines geringeren spec. Gewichts nimmt das Gas stets die höchstgelegenen Theile des Herzbeutels, d. h. bei der Rückenlage, die obere und vordere Gegend desselben ein, indess das Herz mit der Flüssigkeit sich in der untern und hintern Partie befindet. Mit dem Lagewechsel des Kranken müssen sich diese Verhältnisse dem Gesetze der Schwere entsprechend verändern. *Anatomisches. Flüssiges Exsudat im Herzbeutel. Lage des Herzens.*

Man hat Pneumopericardium unter verschiedenen Umständen beobachtet, obwohl sein Vorkommen ein sehr seltenes ist. So können traumatische Einwirkungen Veranlassung zum Eindringen von atmosphärischer Luft in den Herzbeutel werden, wie diess bei der Paracentese desselben in dem früher schon erwähnten Falle *Aran's* war; *Feine* sah Pneumopericardium in Folge eines Messerstichs, *Bodenheimer* nach einer Schussverletzung, welche den Herzbeutel eröffnet hatte. Aber nicht nur Verletzungen, welche von aussen her die Höhle des Herzbeutels mit der atmosphärischen Luft in Communication bringen, sondern auch solche, welche Verbindungen mit inneren, lufthaltigen Organen zur Folge haben, können das Eindringen von Luft ins Pericardium veranlassen. *Thompson* und *Walshe* beobachteten einen solchen Fall durch des Eindringen eines verschluckten Messers vom Oesophagus aus in den Herzbeutel, *Morel Lavallée* durch Eindringen von fracturirten Rippenknochen in Lunge und Herzbeutel und *Steiger* sah nach einer Contusion der linken Brusthälfte, ohne *Ursachen.*

gleichzeitigen Rippenbruch und Pneumothorax, Pneumopericardium auftreten, dessen Entstehung sich nur aus einer Zerreissung der linken, mit dem Pericardium verwachsenen, Lunge erklären liess. Sehr ausgedehnte Zerreissungen des Herzbeutels mit Pneumopericardium durch Quetschungen ohne Rippenbruch und tödtlichem Ausgange sah gleichfalls *Morel Lavallée*. An solche Fälle schliessen sich diejenigen an, in welchen durch ulcerirende Processe benachbarte lufthaltige Organe mit dem Pericardium in Verbindung treten; die Lungen durch eine tuberculöse Caverne (*Mac Dowel*), der Oesophagus durch diphteritische oder krebsige Geschwüre (*Chambers*, *Tütel*), der Magen durch perforirende Magengeschwüre (*Saexinger*) oder durch einen zugleich nach dem Magen und dem Herzbeutel durchgebrochenen Leberabscess (*Graves*). Schliesslich müssen noch die verhältnissmässig zahlreichen Fälle erwähnt werden, in welchen im Verlaufe hämorrhagischer, pyämischer und specticämischer Processe sich aus einem verjauchenden pericardialen Exsudate Gas im Herzbeutel entwickelte, wovon *Stokes*, *Bricheteau*, *Sorauer*, *Friedreich* und *Duchek* Beispiele mitgetheilt haben. Die Fälle von ganz spontaner Gasentwickelung ohne nachweisbare Ursache, wie ein solcher z. B. von *Horst* erzählt wird, sind jedenfalls zweifelhaft.

Symptome.

Die physikalischen Erscheinungen am Herzen sind bei Pyopneumocardium in der Regel sehr auffallend. Zunächst fehlt fast immer der gedämpfte Percussionsschall in der Herzgegend und wird derselbe durch einen vollen nicht tympanitischen (*Sorauer*, *Tütel*) oder durch einen sonoren tympanitischen Schall ersetzt, womit zuweilen Bruit de pôt fêlé verbunden ist (*Stokes*, *Sorauer*). Auch will *Feine* beobachtet haben, dass während der Systole der Schall dumpfer war als während der Diastole, wenn er nämlich rasch genug percutirte. Bei aufrechter Haltung trat in manchen Fällen an der untern Grenze des tympanitischen Schalls eine mehr oder minder beträchtliche Dämpfung auf in Folge der veränderten Lage des Herzens und der Verschiebung des Flüssigkeitsniveaus (*Feine*, *Bodenheimer*); *Saexinger* konnte jedoch dieses Symptom in seinem Falle nicht constatiren. Der Herzstoss fehlte bald vollständig (*Saexinger*) oder verschwand mit den Zeichen stärkerer Gasansammlung (*Tütel*), oder er war nur schwach und undeutlich zu fühlen. *Bodenheimer* beobachtet statt dessen eine starke systolische Einziehung von namhafter Breite in dem 2. und 3. Intercostalraume links vom Sternum und eine diastolische Erhebung an dieser Stelle (das Herz fand sich bei der Autopsie durch ein von der Art. pulmonalis nach der Spitze hin verlaufendes Band vorn und durch ein kürzeres hinten mit dem parietalen Blatte verwachsen). In *Feine*'s Falle fühlte man ein starkes Schwirren am Herzen, wenn sich der Kranke nach dem Aufsitzen wieder zurücklegte. — Ganz constant vernahm man bei der Auscultation Erscheinungen von Metallklang; bald waren die

Percussion.

Palpation und Inspection.

Auscultation.

Töne davon begleitet und erschienen hell und klingend, oder sie waren durch metallisch klingende, gurgelnde, plätschernde Geräusche, ähnlich denen wie sie durch ein Mühlrad entstehen oder durch das Einblasen von Luft vermittelst einer Röhre in einer Flüssigkeit hervorgebracht werden, verdeckt. Manchmal wurde auch Tropfenklingen, oder ein knisterndes und reibendes Geräusch wahrgenommen. Diese auscultatorischen Erscheinungen wurden in der Regel in grosser Ausbreitung über der Brustfläche, ja selbst zuweilen in einiger Entfernung gehört; manchmal wurden sie sogar von den Kranken selbst vernommen; in einem Falle (*Stokes*) waren sie so laut, dass dadurch die Nachtruhe der nebenan schlafenden Frau gestört wurde. Die Herztöne waren in der Regel nur schwach oder gar nicht hörbar; zuweilen war der erste Ton von einem systolischen Blasen begleitet. Der Puls war in der Regel sehr klein, äusserst frequent und unregelmässig. Der vorhandene Schmerz in der Herzgegend, die Dyspnoe (in einem Falle konnte der Kranke nur die rechte Seitenlage einnehmen) und Orthopnoe sind zum Theil Folge der begleitenden Pericarditis und der Ausdehnung des Herzbeutels. Je nach der Ursache gehen der Entwicklung des Pneumopericardium die Erscheinungen einer Pericarditis voran oder sie stellen sich gleichzeitig oder nachträglich ein. Die febrilen Symptome sind bei dem acuten Verlaufe in der Regel sehr heftig, Schüttelfröste, Delirien, profuse Schweisse, Diarrhoen und rascher Collapsus wurden namentlich bei den mit verjauchenden Exsudaten verbundenen Fällen beobachtet: doch waren auch zuweilen die Allgemeinerscheinungen minder bedrohlich.

<small>Verlauf.</small>

Gewöhnlich erfolgt der Tod innerhalb kurzer Zeit (1—12 Tagen) doch sind auch Heilungen beobachtet worden, so namentlich bei traumatischen Fällen (*Aran*, *Steiger*) aber auch selbst in solchen, bei denen die Gasentwicklung die Folge von hämorrhagischer oder verjauchender Pericarditis war (*Sorauer* und *Stokes*). Am ungünstigsten ist die Prognose bei dem in Folge innerer Perforation entstandenen Pyopneumopericardium.

<small>Ausgang, Prognose.</small>

Bei den so auffallenden physikalischen Zeichen, dem vollen oft tympanitischen Schalle in der Herzgegend und über dem Brustbeine, welcher in Folge von Lageveränderungen des Kranken wegen der Niveauveränderung der Flüssigkeit an Umfang wechselt, den eigenthümlichen und meist sehr lauten metallischen und plätschernden, mit den Herzbewegungen synchronischen Geräuschen und dem fehlenden oder doch zusehends schwächer werdenden Herzstosse, wird die Diagnose in der Regel keine grossen Schwierigkeiten haben. Doch darf man dabei nicht vergessen, dass ähnliche metallische Erscheinungen an den Herztönen zuweilen aus dem stark durch Gas ausgedehnten Magen oder von einer benachbarten grossen Caverne in der Lunge, sowie von einem Pneumothorax herrühren können, und dass auch gerade bei letzteren der Percussionsschall in der Herzgegend

<small>Diagnose.</small>

auffallend voll oder tympanitisch werden kann. Es ist diess um so mehr zu berücksichtigen, als manchmal zugleich mit einem Pneumopericardium auch ein Pneumothorax beobachtet wurde, wie diess bei den Kranken von *Duchek* und *Friedreich* der Fall war. Eine sorgfältige Untersuchung der Nachbarorgane, der Lungen, Pleurahöhlen und des Magens, wird jedoch in der Regel vor Irrthum schützen.

Therapie. Bei der Behandlung des Pneumopericardium hat man ausser der localen Affection auch noch zuweilen den ursächlichen Krankheitszustand zu berücksichtigen. Oertlich empfiehlt sich zunächst zur Bekämpfung der fast immer bestehenden Pericarditis die Anwendung der Kälte, wodurch zugleich die Expansion des vorhandenen Gases und ihre schädliche Wirkung auf die Athmungsorgane gemindert wird. Mit Blutentziehungen und Digitalis sei man jedoch sehr behutsam, wenn es sich nicht um traumatische Fälle handelt. *v. Bamberger* und *Friedreich* empfehlen die Paracentese des Herzbeutels zur Entfernung des Gases und der Jauche, (was selbst durch einen Explorativtrokart geschehen könnte), letzterer ausserdem noch die Erweiterung der Wunde nebst Injectionen von Chlorwasser oder Iodlösung. Zur Mässigung der Dyspnoe dürfte sich die Anwendung der Narcotica, namentlich des Opiums empfehlen. Gegen die heftigen febrilen Erscheinungen, wie sie namentlich dem pyämischen und septicämischen Fällen eigen sind, muss man, da auch hier noch zuweilen Heilung erfolgt, versuchen mit grössern Dosen von Chinin, gegen den drohenden Collapsus durch excitirende und analeptische Mittel, (Wein, Campher, Moschus) anzukämpfen.

5. Neubildungen im Herzbeutel.

Wir haben schon bei Gelegenheit der Pericarditis die **Neubildung von Bindegewebe** als fibröse Verdickung, Sehnenflecke und Hyperplasie der Villi pericardiaci, sowie die nachträgliche Verkalkung desselben erwähnt. Auch der **Bildung freier Körper** und der **Concrementbildung** wurde an jener Stelle schon gedacht. In Betreff der **Tuberkel** sei hier noch erwähnt, dass sie als miliare graue Granulation, wie auf andern serösen Ueberzügen, so auch auf dem Pericardium als Theilerscheinung eines allgemeinen Leidens vorkommen, doch gerade nicht allzuhäufig. Die grösseren gelblichen und käsigen Knoten und Knötchen, welche man bei Individuen, die an Lungentuberculose und käsiger Pneumonie gestorben sind, in fibrösen Verdickungen und Pseudomembranen des Herzbeutels eingelagert findet und welche zuweilen auch auf die Muskelsubstanz übergreifen, sind in Bezug auf ihre tuberculöse Natur jedenfalls oft zweifelhaft. Dasselbe gilt in noch höherem Maasse von den eingedickten käsigen Exsudatmassen, welche zwischen den Blättern des Herzbeutels manchmal angehäuft

sind. Die Anwesenheit von Tuberkeln auf dem Pericardium ist in der Regel *Flüssiger Erguss im Pericardium.*
mit einer Ansammlung von flüssigem, oft hämorrhagischem Ergusse verbunden, der entweder mehr hydropischer oder mehr entzündlicher Natur ist. Derselbe kann die Folge der Tuberkelbildung sein, manchmal aber gesellt sich diese letztere erst zu einer schon vorhandenen Pericarditis hinzu. Nicht jede Pericarditis eines tuberculösen Individuums hat jedoch einen tuberculösen Charakter. Eine idiopathische ganz isolirt bestehende Pericarditis tuberculosa ist dagegen ein äusserst seltenes Vorkommniss; eine solche wurde von *Virchow* bei einem 84jährigen Weibe beobachtet. Carcinom und Medullarsarkom des Herzbeutels ist nicht häufig; *Anatomisches. Carcinom und* gewöhnlich greifen diese Neubildungen von benachbarten Organen aus *Markschwamm.* dem Mediastinum auf den Herzbeutel über, wobei derselbe eine diffuse Infiltration mit Krebsmasse erleidet und in derselben untergeht, oder einzelne Knoten in die Höhle des Herzbeutels hinein wachsen. Zuweilen finden sich bei rascher Entwicklung secundärer Krebs- und Markschwammknoten solche auch im Herzbeutel wie in andern serösen Höhlen. *Förster* hat ein einziges Mal einen idiopathischen, primitiven Krebs des Herzbeutels beobachtet, bei welchem beide Blätter verschmolzen und in eine 1″ dicke Krebsmasse übergegangen waren, welche das Herz gleichmässig umgab. Auch Cancroid hat man schon als secundäre Bildung *Cancroid.* auf dem Pericardium gefunden. Die Krebsbildung im Herzbeutel ist in der Regel mit einer flüssigen Exsudation verbunden (krebsige Pericarditis), doch ist nicht jede Pericarditis eines mit Carcinom behafteten Indi- *Carcinomatöse Pericarditis.* viduums nothwendig eine carcinomatöse. Die Symptome, welche von *Symptome der Neubildungen.* Neubildungen im Herzbeutel herrühren, coincidiren so vollkommen mit denjenigen einer chronischen Pericarditis, dass sie von dieser nicht wohl unterschieden werden können und man nur aus begleitenden Nebenumständen, durch den Nachweis anderweitiger tuberculöser oder carcinomatöser Erkrankungen, vermuthungsweise auf die Natur der Veränderungen am Herzen schliessen kann.

IV. Die Neurosen des Herzens.

1. Brustbräune, Herzklemme, Angina pectoris, Stenocardia, Neuralgia plexus cardiaci.

Unter diesen Namen versteht man Anfälle von mehr oder minder *Symptome.* heftigem Schmerze in der Praecordialgegend, welcher nach verschiedenen Richtungen, besonders aber nach der linken Seite und dem linken Arme ausstrahlt. Derselbe wird bald als ein sehr heftiger, brennender oder bohrender angegeben oder er besteht mehr aus einem Gefühle von Druck und Zusammenschnüren hinter dem Brustbeine, als ob das Herz zusammengedrückt werde; manche Kranke haben auch die Empfindung als ob das Herz erweitert werde oder als ob es plötzlich still stehe. Mit diesem Schmerze ist stets eine **unnennbare Angst**, ein **Gefühl völliger Vernichtung** und **herannahender Todesgefahr** verbunden.

Ausstrahlen des Schmerzes. Wie schon bemerkt strahlt derselbe in der Regel nach oben über die linke Brusthälfte nach der linken Achselhöhle und dem linken Oberarme aus, ja selbst bis in den Vorderarm und in die Fingerspitzen, womit eine prickelnde Empfindung, wie beim Einschlafen der Glieder und eine mehr oder minder bedeutende Unfähigkeit den Arm zu bewegen verbunden sein kann. Am Halse zieht sich der Schmerz oft bis an das linke Ohr, den Unterkiefer und das Hinterhaupt hinauf und im Schlunde und der Speiseröhre kann er als Globus empfunden werden. Von der Magengrube strahlt er oft nach hinten gegen die Wirbelsäule aus, selten ist es, dass sich der Schmerz auch noch nach rechts hin bis in den rechten Arm, oder nach hinten und abwärts in die Lendengegend bis zum Kreuzbeine oder selbst bis in die untern Extremitäten erstreckt. Sehr ausnahmsweise hat man auch beobachtet, dass der ausstrahlende Schmerz im linken Arme entweder gänzlich fehlte (*Beau*) oder demjenigen am Herzen vorausging (*Canstatt, Klaatsch*). Die qualvolle Angst, welche die Kranken empfinden,

Erstickungsangst. wird noch gesteigert durch ein Gefühl **drohender Erstickung** oder vielmehr vergeblichen Einathmens, da dieselben in der Regel im Stande sind tief einzuathmen, zu seufzen, zu gähnen oder den Athem anzuhalten, woraus hervorgeht, dass die Respirationsbewegungen selbst auf kein Hinderniss stossen. Wenn die Athembewegungen dennoch oft beschleunigt und oberflächlich erscheinen, so ist diess entweder die Folge einer anderweitigen Complication des Uebels — oder des heftigen Schmerzes und der Angst. Nur wenn der Anfall längere Zeit andauert oder in sehr kurzen Remissionen sich wiederholt, tritt wirkliche Dyspnoe, rasselnder Athem, Husten und Schleimauswurf ein. Das Sprechen ist in der Regel während des Anfalls unmöglich oder es können doch nur einzelne abgebrochene Worte hervorgestossen werden.

Herzaction. Die **Herzaction** ist in der Regel während des Anfalls gestört, und zwar meistens in Bezug auf ihre Energie vermindert, was sich durch unregelmässige, aussetzende, sehr beschleunigte und ungenügende Contractionen kund giebt; die **Töne** sind ebenfalls in Bezug auf ihre Stärke vermindert oder selbst gar nicht hörbar; der **Stoss** ist schwach oder fehlt gänzlich. Dem entspricht auch ein kleiner, leerer, unregelmässiger und aussetzender Puls, der sogar manchmal gänzlich verschwindet. Doch giebt es auch Fälle, in denen man eine normale Herzaction oder selbst einen verstärkten Stoss und äusserst stürmische Herzbewegungen beobachtete.

Nach den Angaben von *Eichwald* sind während des Anfalls weder die Herz- noch die Athembewegungen normal. Der Widerspruch, dass man bald geschwächte Herzthätigkeit bald heftiges Herzklopfen, bald vollkommen freie Respiration bald Athemlosigkeit beobachtete, soll darauf beruhen, dass jeder heftige Anfall kurze Intermissionen zeigt; während des Paroxysmus stehe das Herz still oder mache nur unvollkommene Contractionen, bei der Intermission dagegen werde die Herzaction kräftiger und selbst stürmisch; so wechselten sehr schwache und normale oder selbst sehr energische Contractionen zuweilen mit einander ab.

Während des Anfalls vermeiden die Kranken ängstlich jede Bewegung und suchen wo möglich eine aufrechte Körperstellung zu gewinnen, wobei sie die Wirbelsäule strecken können. Gehen die Kranken, so bleiben sie plötzlich stehen, sitzen sie, so springen sie auf; manche suchen den Rücken und die Schulterblätter irgendwo fest anzupressen, andere strecken die Arme über den Kopf in die Höhe (in einem Falle (*Miquel*) suchte der Kranke die Arme auszubreiten und an den entgegenstehenden Ecken einer Thüre zu fixiren), oder sie drücken die Brust gegen einen harten Körper. Das Gesicht, in welchem sich deutlich die Todesangst abspiegelt, und die ganze Hautdecke erblasst und bedeckt sich mit kaltem klebrigem Schweisse; Hände und Füsse werden kühl. Das Sensorium bleibt in der Regel frei und nur ausnahmsweise erfolgt Ohnmacht; manchmal geht der Harn und selbst der Stuhl während des Anfalls unwillkürlich ab und mit Beendigung desselben treten Schlingbewegungen, Singultus, Würgen und Erbrechen ein, oder es werden zahlreiche Ructus und Flatus ausgestossen. In der Regel ist der während oder nach dem Anfalle entleerte Harn sehr reichlich, blass und wasserreich (Urina spastica). Meist bleibt ein Gefühl von allgemeiner Erschlaffung und Schwäche oder von Wundsein unter dem Brustbein zurück, ebenso wie ein Kriebeln und Taubsein in dem Arme; sehr nachhaltig ist der psychische Eindruck eines solchen Paroxysmus auf die Kranken, welche sich von dem Glauben, dass sie in einem Anfalle unterliegen werden, nur schwer losmachen können.

Ein solcher Anfall kann eine sehr verschiedene Dauer haben, von wenigen Minuten bis zu mehreren Stunden; das letztere kommt jedoch nur bei längerem Bestehen der Krankheit vor. Die Intervalle, während welcher sich die Kranken, wenn keine Complicationen bestehen, vollkommen wohl fühlen können, haben ebenfalls eine sehr verschiedene Dauer; es können Wochen, Monate, ja selbst über ein Jahr zwischen zwei Anfällen vergehen, während sie sich auch täglich, selbst mehrmals, wiederholen können. Die ersten Anfälle sind in der Regel durch grössere Pausen geschieden, von kurzer Dauer und weniger heftig; oft fehlt alsdann noch die weitere Ausstrahlung des Schmerzes; mit einer häufigeren Wiederkehr nehmen sie auch an Dauer und Intensität zu, die Intervalle sind weniger frei, unregelmässige Herzaction, unangenehme Empfindungen bleiben später nach den Anfällen zurück. Doch kann es auch vorkommen, dass die ganze Krankheit nur aus wenigen Anfällen besteht, ja man hat sogar schon den Tod im ersten Paroxysmus eintreten sehen.

Veranlassungen zum Anfalle. Nicht selten treten die Anfälle spontan ein, ohne Vorboten, oder nachdem ein eigenthümliches Gefühl in der Herzgegend vorangegangen ist; sie können bei völliger Ruhe, Nachts im Bette, besonders in der Zeit kurz vor dem Einschlafen, bei der Lage auf der linken Seite oder Morgens beim Erwachen eintreten; häufiger aber kommen sie bei Tage auf besondere äussere Veranlassungen, namentlich bei körperlichen Bewegungen, beim Gehen, Treppensteigen, Sprechen, Weinen, Lachen, Niessen, Drängen auf den Stuhl, während des Coitus und auch in Folge von psychischer Erregung und Reizung sensibler Hautnerven, z. B. bei plötzlicher Einwirkung heftiger Kälte, starkem Winde auf die Haut. Auch hat man beobachtet, dass sie besonders gern nach reichlichen Mahlzeiten sich einstellen. Passive Bewegungen dagegen, wie z. B. Reiten und Fahren sollen keine Anfälle provociren (*Lussana*).

Aetiologie. Angina pectoris ist keine sehr häufige Krankheit; unter 5171 Todesfällen in Hamburg im Jahre 1845 waren nur 3 die Folge von diesem *Praedisponirende Ursachen.* Uebel. Männer erkranken viel häufiger an Angina pectoris als Weiber, auch befindet sich die Mehrzahl der Kranken schon in einem vorgerückten Alter, in der Regel über dem 50. Lebensjahre, obwohl auch Beispiele von Erkrankungen bei jungen Individuen bekannt sind.

Nach *Forbes* waren unter 88 Fällen nur 8 Weiber; nach *Lartigue* unter 67 nur 7; *Heberden* sah unter 100 Fällen nur 3 Weiber; und *Lussana* giebt an, dass 97 % aller Fälle auf Männer kommen. Unter den von *Copland* gesammelten 100 Fällen fanden sich 70 Individuen, welche über 50 Jahre alt waren und unter den 84 von *Forbes* 72, die übrigen 12 vertheilten sich auf das Alter von 12—50 Jahren.

Wenn manche Aerzte (*Latham*, *Robert Hamilton*) für einzelne Fälle glaubten eine erbliche Anlage annehmen zu dürfen, so mag diess wohl damit in Verbindung stehen, dass der Entwicklung der Angina pectoris sehr häufig rheumatische und gichtische Beschwerden vorangehen, Krankheitszustände, welche anerkanntermaassen oft auf einer ererbten Disposition beruhen können. Doch übt hier die Lebensweise sicher einen grossen Einfluss aus, denn namentlich leiden oft wohlhabende und reiche Leute an Angina pectoris, welche, den Genüssen einer reichlichen und luxuriösen Tafel ergeben ohne zugleich die nöthige körperliche Bewegung zu haben, zu einer bedeutenden Fettleibigkeit gelangen. Man hat ferner beobachtet, dass fortgesetzte leidenschaftliche Aufregungen, heftiges lautes Reden, Spiel, Nachtarbeiten und Nachtwachen zu dem in Frage stehenden Uebel disponiren. *Lucas-Championnère*, *Beau* und *Lancereaux* schreiben neuer-

IV. Die Neurosen des Herzens.

dings dem excessiven Tabakrauchen, letzterer auch dem Abusus des Absinthliqueurs einen Einfluss auf die Entstehung der Angina pectoris zu. Wenn daher gewisse Stände und Beschäftigungen verhältnissmässig häufig an derselben erkranken, so z. B. Prediger und Aerzte (*John Hunter* und *Sundelin* litten an Herzbräune), oder wenn die Krankheit in einem oder dem andern Lande, besonders in England, verbreiteter zu sein scheint, so wird es nicht schwer sein dafür den Grund in einer der oben an- geführten Ursachen zu finden. Die meisten dieser letzten stehen aber offen- bar in einer gewissen Beziehung zu einer Anzahl von Veränderungen am Herzen, welche man häufig bei Solchen findet, die an Angina pectoris verstorben sind. Wenn auch nicht geläugnet werden kann, dass in einzelnen Fällen jede für unsere Sinne wahrnehmbare Veränderung am Herzen fehlte, so ist es doch auch sicher, dass weit häufiger die Angina pectoris mit organischen Krankheiten desselben und der Aorta sich verbindet. Darunter müssen namentlich Fehler an den Aortaklappen, seltner an der Mitralis, atheromatöse Entartung des Anfangtheils der Aorta, Verknöcherung der Kranzarterien mit Verengerung und Verschliessung ihres Lumens und Fettentartung des Herzmuskels nebst den consecutiven Veränderungen am Herzen, Hypertrophie, Dilatation, Verdünnung und Atrophie der Wandungen hervorgehoben werden. Doch giebt es auch Fälle, in denen sowohl eine isolirte Fettdegeneration des Herzens als auch eine isolirte Verknöcherung der Kranzarterien beobachtet wurde.

Pathologisch-anatomische Veränderungen.

Das Zusammentreffen von Angina pectoris mit Ossification der Kranzarterien wurde schon früher beobachtet. *Forbes* fand in 39 Fällen 24 mal atheromatöse Entartung der Aorta, 16 mal Ossification der Kranzarterien, 16 mal Verknöcherung oder sonstige Erkrankungen der Klappen, 12 mal widernatürliche Weichheit des Herzens.

Ferner trifft man auch Obliteratio pericardii, übermässige Fettanhäufung am Herzen, Geschwülste im Mediastinum und Mediastinitis als Leichenbefund bei Angina pectoris notirt. Die öfter beobachtete Vergrösserung der Leber, der Hydrops u. s. w., müssen als die Folge des complicirenden organischen Herzleidens betrachtet werden. Doch hat neuerdings *Bergson* auf die Häufigkeit des gleichzeitigen Vorkommens von Fettleber aufmerksam gemacht und ist gerade auch in solchen Fällen 2 mal ein mässiger Grad von Melliturie (bis zu $2\frac{1}{2}$ pCt. Zucker) beobachtet worden (*Waldeck, Rosenstein*). *Lancereaux* endlich hat in neuester Zeit einige Fälle publicirt, in welchen er neben einer Verengerung der Kranzarterien eine Röthung und Injection der Adventitia aortae und zwischen den Nervenfasern des daselbst befindlichen Plexus cardiacus zahlreiche rundliche Kerne bei der mikroskopischen Untersuchung fand. Er ist daher geneigt die Angina pectoris als die Folge einer Entzündung des Plexus cardiacus zu betrachten. Auch *Lussana* fand bei der Autopsie das linke Herzohr

Entzündliche Vorgänge am Plex. cardiacus.

geröthet. Es ist nicht zu läugnen, dass die Mehrzahl der im Vorhergehenden erwähnten materiellen Veränderungen am Herzen derart sind, dass sie eine gewisse Einwirkung auf den zwischen Aorta und Art. pulmonalis gelegenen Plexus cardiacus magnus oder auf die dem Laufe der Kranzarterien folgenden Plexus coronarii auszuüben vermögen, so dass man, wenn man die intermittirende Natur des Uebels mit vollkommen freien Intervallen und die eigenthümliche Qualität des Schmerzes in Betracht zieht, welcher die grösste Analogie mit jenen schmerzhaften Empfindungen zeigt, welche bei krankhaften Reizzuständen der sympathischen Nerven (Gallensteincolik, Cardialgie etc.) auftreten, nicht wohl daran zweifeln kann, dass es sich hier um eine Neuralgie des Plexus cardiacus handelt.

Wesen der Angina pectoris.

Diese Neuralgie kann, wie es scheint, zuweilen eine ganz reine, sogen. idiopathische oder eine reflectorische sein, da, wo nämlich alle palpablen Veränderungen fehlen, während sie allerdings in der Mehrzahl der Fälle als eine symptomatische, andere Krankheiten des Herzens complicirende betrachtet werden muss. Bei der zuletzt genannten Form sind daher auch die freien Intervalle nicht rein, indem sich während derselben die Symptome des ursprünglichen, primären Herzleidens geltend machen.

Idiopathische u. symptomatische Angina pectoris.

Die in den Plexus cardiaci entstehende Neuralgie strahlt in die Bahnen des Nervus vagus und Sympathicus nach den mit diesen Nerven in vielfacher Verbindung stehenden Plexus cervicalis und brachialis aus und es betheiligen sich an derselben die vom ersteren und dem hinteren Aste des 2. Halsnerven ausgehenden Nervi occipitales (major und minor) sowie die Nervi supraclaviculares, welche die Haut am obern Theile der Brust bis zur 4. Rippe versorgen. Die von *Lussana* erwähnten Nervi thoracici anteriores, welche aus dem Pl. brachialis entspringen, sind rein motorisch. Dagegen sind es die aus dem Bereiche dieses letzteren entspringenden Nerven, namentlich die Nervv. cutanei interni an der inneren Seite des Oberarms, der Nervus ulnaris an der hintern und äussern Seite des Vorderarms bis in die Haut des 5. und 4. Fingers, und in seltenen Fällen die Verzweigungen des Medianus in den übrigen Fingern, in welche sich die Neuralgie ausbreitet. Durch den vom Plexus cervicalis aus in Mitleidenschaft gezogenen Nervus phrenicus entsteht Singultus, während die von Seiten des Oesophagus (Würgen, Schlingbeschwerden, Globusgefühl) und vom Magen (Erbrechen) ausgehenden Symptome auf die Betheiligung der Vagusverzweigungen bezogen werden müssen.

Bahnen, in welche der Schmerz ausstrahlt.

Wie bei vielen Neuralgischen Affectionen so bleibt auch hier Manches dunkel; und wenn es sich auch bis zu einem gewissen Grade begreifen lässt, dass die obenerwähnten anatomischen Veränderungen, indem sie eine Einwirkung auf den Zustand der Plexus cordiacus ausüben, die Neuralgie provociren können, so muss dennoch ausserdem eine uns unbekannte besondere Veranlassung vorhanden sein, da man Atherom der Aorta und Kranzarterien, Fettherz u. s. w. jedenfalls häufiger ohne Symptome von Angina pectoris beobachtet als mit dieser.

Eine weitere Frage, deren präcise Beantwortung auf Schwierigkeiten stösst, ist diejenige, in welcher Weise der Herzmuskel selbst bei der Angina pectoris betheiligt ist? Denn wenn auch manchmal die Herzaction während eines Anfalls wenig verändert zu sein scheint, so ist diess doch sicher dann nicht der Fall, wenn ein solcher tödtlich endet. Hier ist das Aufhören der Herzcontraction ohne Zweifel die Ursache des eintretenden Todes. Ausserdem aber begegnen wir sehr häufig Angaben über Schwächung und selbst vorübergehenden Stillstand der Herzthätigkeit, denen andere, allerdings weniger zahlreiche gegenüberstehen, nach welchen die Anfälle mit stürmischem Herzklopfen verbunden sind. Diese letztern dürften sich besonders auf solche Fälle beziehen, in welchen durch organische Veränderungen der Aortaklappen eine sehr bedeutende Hypertrophie des linken Ventrikels bedingt wird; ich selbst habe einen mit den heftigsten Anfällen von Angina pectoris verbundenen Fall von Insufficienz der Aortaklappen und colossaler excentrischer Hypertrophie des linken Ventrikels beobachtet, in welchem während des Anfalls die Herzaction noch sehr energisch war. Bei ausgebreiteter Fettdegeneration mit Verdünnung der Wandungen wird man dagegen nur schwache Contractionen erwarten können. Auch haben wir schon früher der Beobachtung von *Eichwald* erwähnt, nach welcher während des Anfalls Stillstand des Herzens mit einzelnen stürmischen Contractionen desselben abwechseln soll. Dieser Stillstand des Herzens nun, der im tödtlich endenden Anfall als die Veranlassung des plötzlichen Todes angesehen werden muss, ist er eine Ursache oder eine Folge der Neuralgie? besteht er in einem Krampf oder in einer Lähmung des Herzmuskels? — Folgt man der Analogie anderer Schmerzparoxysmen im Gebiete des Sympathicus, z. B. den Anfällen von Darmcolik, von Cardialgie, von Nieren- und Gallensteincolik, so muss man einen krampfhaften Zustand des Herzens supponiren, welcher die schmerzhaften Empfindungen veranlasst.

In der That wird auch von vielen die Angina pectoris als ein mit Hyperästhesie verbundener Krampf des Herzens bezeichnet, eine Ansicht, welcher ich mich anschliessen möchte. Dafür dürfte auch der Umstand sprechen, dass das Herz solcher Kranken, die im Anfalle verstorben sind, meist klein und fest contrahirt angetroffen wird, wenn dem nicht andere Beobachtungen entgegen ständen, wo man die Ventrikel schlaff und dilatirt findet und welche von denjenigen herbeigezogen werden, welche einen paralytischen Zustand des Herzens bei den Anfällen annehmen (*Stokes, Fuller, Beau*). Doch scheint es mir, dass man auf die Erschlaffung des Herzmuskels in dieser Beziehung keinen allzugrossen Werth legen darf, da ausser der Beschaffenheit des Herzmuskels, der fettig entartet und atrophisch sein kann, auch die seit dem Tode verstrichene Zeit und mancherlei äussere Umstände auf den Zustand, in dem man das Herz in der Leiche vorfindet, von Einfluss sind. Auch darf man nicht vergessen, dass gerade heftige krampfhafte Zusammenziehungen einen paralytischen Zustand zur Folge haben können, in welchem der Tod erfolgt, wie *Lussana* meint, der jedoch den Krampf des Herzens als die Folge der Neuralgie betrachtet. Auch der kleine, oft unfühlbare Puls während des Anfalls lässt sich sehr wohl mit der Annahme eines krampfhaften Zustands in Einklang bringen, insofern als kurze, rasch sich folgende Contractionen des Herzmuskels, zwischen denen nur eine unvollständige Diastole eintritt, jedesmal nur ein kleines Blutquantum in die Arterien treiben können.

Obwohl der Name Angina pectoris nicht ganz passend erscheint, so habe ich doch denselben beibehalten, da er der gebräuchlichste ist und Nichts präjudicirt. Die zahlreichen Ansichten der verschiedenen Autoren über diese Krankheit, deren Erörterung hier nicht weiter stattfinden soll, hat zur Aufstellung einer umfangreichen Nomenclatur geführt, wie die Bezeichnungen von Angina syncopalis, Asthma dolorificum, Asthma cordis, Sternalgia, Pnigophobia, Neuralgia brachio-thoracica u. s. w. beispielsweise zeigen.

Diagnose. Die Diagnose der Angina pectoris kann nicht schwierig sein, sobald man die eigenthümliche, beängstigende und mit Vernichtungsgefühl verbundene Qualität des Schmerzes in der Herzgegend und dessen Ausstrahlen in den genannten Nervenbahnen, besonders nach dem linken Arme, ins Auge fasst. Von asthmatischen Anfällen (Asthma spasmodicum, Bronchialkrampf) unterscheidet sich Angina pectoris durch die Möglichkeit tiefer zu inspiriren, durch die Blässe und den Schmerz, während bei jenem dieser letztere fehlt und neben heftiger Dyspnoe mehr oder minder bedeutende Cyanose besteht. Auch von nervösen Herzpalpitationen, Ohnmachten und hysterischen Anfällen unterscheidet sich Angina pectoris ganz bestimmt durch den eigenthümlichen Schmerz. Mit Intercostalneuralgie kann sie nicht leicht verwechselt werden, da bei dieser der Schmerz sich an die bestimmte Bahn der Intercostalnerven hält und die charakteristischen Schmerzpuncte nachgewiesen werden können.

Prognose. Von prognostischer Wichtigkeit ist es die rein nervöse Form von der mit materiellen Veränderungen am Herzen complicirten sog. organischen zu unterscheiden. Hier müssen die physikalischen Zeichen am Herzen, welche durch organische Klappenleiden hervorgebracht werden, den Ausschlag geben. Doch darf man nicht vergessen, dass gerade manche der mit Angina pectoris häufig verbundenen organischen Herzaffectionen, wie die Fettdegeneration des Herzmuskels und die Verknöcherung der Kranzarterien, zu erheblichen und sichern physikalischen Symptomen oft keine Veranlassung geben.

Die Vorhersage bei der complicirten organischen Form ist sehr ungünstig; meist erfolgt der Tod im Anfalle (zuweilen mit Herzruptur) oder nach einem solchen, durch Nachlass der Herzenergie. Doch kann das Uebel auch in solchen Fällen oft viele Jahre hindurch bestehen; allein der Kranke schwebt in steter Todesgefahr, da jeden Augenblick ein lethal-endigender Anfall eintreten kann. Sehr ungünstig sind innerhalb sehr kurzer Zeit sich wiederholende, sehr heftige Paroxysmen. Bei längerer Dauer des Uebels und stets wiederkehrenden Anfällen verfallen die Kranken oft in einen Zustand von Marasmus, der begreiflicher Weise von schlimmster Vorbedeutung ist. Günstiger ist die Prognose bei der rein nervösen Form, bei welcher, namentlich wenn es sich um jüngere Individuen handelt, manchmal Heilung erfolgen kann.

Unter den 100 von *Copland* gesammelten Fällen starb die Hälfte eines plötzlichen Todes und von 64 Fällen, die *Forbes* gesammelt hat, erlagen 49.

Bei der Behandlung der Angina pectoris hat man einestheils die Be- h a n d l u n g des einzelnen A n f a l l s, anderntheils diejenige des G e - s a m m t l e i d e n s ins Auge zu fassen. Beim Eintreten eines Paroxysmus ist zunächst dafür Sorge zu tragen, dass neben grösster körperlicher Ruhe, welche jedoch in der Regel schon von selbst von dem Kranken beobachtet wird, alle beengenden Kleidungsstücke entfernt und durch Oeffnen der Fenster frische Luft zugeführt werde. Nützlich erweisen sich auch in der Regel die äusseren H a u t r e i z e, Senfteige, trockene Schröpfköpfe, die Application des Major'schen Hammers u. drgl., von welchen man sich, ihrer raschen Wirkung wegen, einen momentanen Erfolg versprechen kann, ebenso auch wie von anderen R e v u l s i v i s, z. B. heissen Hand- und Fussbädern und reizenden Clystieren. Es versteht sich ferner, dass die N a r c o t i c a und unter diesen das Opium und seine Präparate eine vielfache Anwendung finden können. *Lathom* empfiehlt das Laudanum in Dosen von 30—60 Tropfen, und ohne Zweifel werden sich subcutane Injectionen von Morphium der raschen Wirkung wegen empfehlen. Auch die Belladonna (Atropin), Strammonium, Lobelia inflata und die Blausäurepräparate sind vielfach gerühmt worden. Ferner können auch die flüchtigen N e r v i n a und A n t i s p a s m o d i c a in Anwendung gezogen werden, unter welchen der Aether, die Valeriana, das Castoreum und die Asafoetida gelobt werden und an welche sich die f l ü c h t i g e n R e i z m i t t e l, Wein, Ammonium (Liquor C. C., Ammonium succinicum) Campher und Moschus anreihen, die sich besonders dann nützlich zeigen können, wenn bei langdauernden Anfällen ein paralytischer Zustand des Herzens einzutreten droht. Auch die äussere sowohl als die innerliche Anwendung der K ä l t e hat sich zuweilen als heilsam bewährt und *Romberg* sah bei einem Kranken grosse Erleichterung auf den Genuss von Gefrorenem eintreten. Da in der Regel beim Eintritt eines Anfalls nicht sogleich

Therapie des Anfalls.

der Arzt zur Hand sein wird, so thut man wohl daran den Kranken zu veranlassen, diejenigen Mittel in Bereitschaft zu halten, bei deren Anwendung er erfahrungsmässig die bedeutendste Erleichterung empfindet. Von Manchen wird auch die Inhalation von Aether und Chloroform befürwortet, welche den Anfall rasch coupiren kann. Solche dürfen jedoch niemals ohne Beisein des Arztes vom Kranken vorgenommen werden, da ihre Anwendung grosse Vorsicht erheischt; *Bamberger* sah nach denselben epileptiforme Krämpfe auftreten; mir erscheint bei der Häufigkeit, mit der sich Fettherz mit Angina pectoris combinirt, ihre Anwendung bedenklich. Erlöschen die Zeichen des Lebens während eines Anfalls, so sind Wiederbelebungsversuche anzustellen, da möglicherweise Scheintod vorliegen kann.

Therapie des Uebels im Allgemeinen. Die Behandlung ausserhalb des Anfalls muss einestheils eine prophylactische anderntheils eine curative sein. In ersterer Beziehung muss der Kranke Alles vermeiden, was erfahrungsgemäss einen Anfall provociren kann, da ein jeder derselben möglicherweise tödtlich endigt. Es ist daher im allgemeinen grosse körperliche Ruhe zu empfehlen, oder doch nur eine mässige Bewegung zu gestatten; stärkere Anstrengungen, lautes Reden u. drgl. muss sorgfältig vermieden werden, ebenso wie Gelegenheiten zu psychischen Emotionen. Passive Bewegungen des Körpers scheinen dagegen sogar nützlich zu sein. Eine besondere Aufmerksamkeit erfordert der Zustand des Digestionsapparates; reichliche Mahlzeiten, der Genuss schwerverdaulicher und besonders blähender Speisen ist sorgfältig zu vermeiden und Sorge für regelmässigen Stuhlgang ist unerlässlich, wozu sich Rheum und Aloë empfehlen. Ebenfalls nicht zuträglich sind Spirituosa; Wein ist nur in kleiner Quantität bei Solchen die ihn gewohnt sind zu gestatten und man wird wohl daran thun habituelles Tabakrauchen zu untersagen.

Zur radicalen Cur der Anfälle, die jedoch nur bei der rein nervösen Form der Angina pectoris gelingen dürfte, hat man verschiedene Mittel empfohlen. Unter diesen verdienen das Chinin und seine Salze sowie das Argentum nitricum das meiste Vertrauen, da man wirkliche Beispiele von Heilung nach deren Gebrauch kennt. Auch die Anwendung des Arseniks hat sich wirksam gezeigt und es hat hiervon neuerdings *Philipp* wieder ein Beispiel erzählt, wobei die Dosis bis auf 30 Tropfen im Tage gesteigert wurde. In diese Kategorie von Mitteln gehören auch die Zinkpräparate, (Zincum valerianicum), Kupfer und Wismuth nebst dem Eisen, welches man besonders bei gleichzeitiger Anämie in Anwendung gebracht hat. Zum äusserlichen Gebrauche haben Manche eiternde Fontanellen und Haarseile empfohlen, Mittel die jedenfalls bei herabgekommenen und bereits dem Marasmus verfallenen Individuen nicht in Anwendung gebracht werden dürfen, wie man denn überhaupt besser daran thut, allzu eingreifende

Curen zu unterlassen. Mehr Vertrauen dürfte die Einreibung einer starken Veratrinsalbe in der Herzgegend verdienen, wie auch nicht unterlassen werden darf darauf hinzuweisen, dass, nachdem schon *Laennec* von dem Tragen eines Magnets in der Herzgegend Nutzen gesehen haben will, neuerdings die Anwendung des Inductionsstroms (*Duchenne*), wie es scheint, mit günstigem Erfolge zum Coupiren der Anfälle durch Aufsetzen der Elektroden auf die Brustwarze versucht worden ist. Noch mehr Erfolg dürfte vielleicht der constante Strom gewähren. Bei sehr fettleibigen Individuen und solchen die an träger Verdauung mit Anschwellung der Leber leiden, kann man die bereits erwähnten Mittel noch durch den Gebrauch kalter auflösender Mineralwässer, wie Marienbad, Kissingen und Homburg zu unterstützen suchen. Zuweilen hat sich auch eine Luft- und Klima-Veränderung nützlich gezeigt und es wird daher der Aufenthalt an der See, ja selbst eine Seercise empfohlen. Doch haben alle diese mit Reisen verbundenen Curen insofern etwas Missliches, als die unvermeidlichen grösseren Anstrengungen und die mannichfachen psychischen Eindrücke, welche damit verbunden sind, für den Kranken gefahrbringend sein können.

2. Herzklopfen, Palpitatio cordis, Cardiopalmus.

Das **Herzklopfen** besteht in Anfällen von verstärkten und beschleunigten oder auch unrhythmischen Contractionen des Herzens; die Kranken empfinden ein lästiges Pochen und Klopfen in der Brust, welches manchmal auch von ihnen am Kopfe und in den Ohren wahrgenommen wird. Mit demselben ist ein Gefühl von Beengung, Bangigkeit und Angst verbunden, welches sich zur Dyspnoe, ja selbst bis zur Orthopnoe steigern kann; doch besteht kein Hinderniss in Bezug auf das Einathmen, welches willkürlich in ausgiebiger Weise, allein ohne Gefühl der Befriedigung vollführt werden kann; wenn die Kranken eine horizontale Lage einnehmen, so sind sie genöthigt sich aufzusetzen wenn der Anfall kommt; die linke Seitenlage kann in der Regel am wenigsten ertragen werden und es wird durch die genannten Umstände nicht selten der Schlaf in erheblicher Weise gestört. Ueberhaupt werden die Kranken durch die Anfälle sehr ängstlich gestimmt und deprimirt; die meisten glauben an einem organischen Herzübel zu leiden. Die Haut, namentlich im Gesicht, ist während des Paroxysmus bald geröthet, bald blass, oft bricht ein kühler oder kalter Schweiss aus, in welchem die Kranken förmlich gebadet sind. Mit heftigen Anfällen verbindet sich oft Schwindel, Kopfweh, Ohrensausen und Flimmern vor den Augen. — Der **Herzstoss** ist verstärkt, ja er kann den ganzen Brustkorb erschüttern, dabei ist der Puls oft voll und kräftig und man sieht die Carotiden lebhaft pulsiren, häufig aber ist derselbe, im Gegensatze zur Herzaction,

Symptome.

klein und wenig entwickelt. Nicht immer sind jedoch die objectiven Erscheinungen in dieser Weise ausgeprägt, die Beschleunigung und Verstärkung der Herzaction kann fehlen, der Puls kann unregelmässig und sehr klein, flatternd und zitternd sein. Die Kranken, im höchsten Grade beängstigt, fühlen trotzdem ein Klopfen oder stürmisches Wogen in der Brust, manchmal aber haben sie auch die Empfindung, als ob das Herz plötzlich still stehe, der Puls setzt aus und es treten selbst ohnmachtähnliche Zufälle mit Vergehen der Sinne ein. In leichteren Fällen von Herzpalpitationen kann es vorkommen, dass alle objectiven Erscheinungen fehlen. Puls und Herzaction scheinen normal, aber doch klagen die Kranken über das Gefühl von Klopfen und Beengung.

Dauer der Paroxysmen. Die Anfälle sind von verschiedener Dauer, $1/4$—$1/2$ Stunde aber auch tagelang mit kurzen Unterbrechungen können sie fortbestehen und hören entweder allmählich oder plötzlich auf, manchmal mit Abgang von Flatus und Ructus oder nachdem Stuhlgang erfolgt ist. Das Auftreten der

Veranlassung derselben. Paroxysmen findet oft **ohne äussere Veranlassung**, nicht selten während des Schlafes statt, in andern Fällen kommen sie während der Verdauung nach der Mahlzeit, bei retardirtem oder mangelndem Stuhlgang, oder es sind denselben Excesse im Essen und Trinken, psychische Aufregungen, fortgesetzte geistige Anstrengungen vorangegangen. Es soll hier nicht die Rede sein von derjenigen Form von Herzklopfen, welche die Folge ist von organischen Veränderungen, Klappenfehlern mit Hypertrophie und Dilatation und deren Entstehung zurückgeführt werden kann auf die Massenzunahme des Organs und die sichtlichen Störungen in der Blutbewegung (wir haben derselben schon früher gedacht), sondern von derjenigen Art, welche man als sog. **nervöses Herzklopfen** bezeichnet und bei welcher man anatomische Läsionen vermisst.

Ursachen des nervösen Herzklopfens. Die Ursachen, welche eine solche gesteigerte, unregelmässige und augenscheinlich auch oft ungenügende Herzaction hervorbringen können, sind sehr mannichfaltig; allein sie sind in den meisten Fällen nicht ganz klar, weil eben die Einflüsse, wodurch eine gesteigerte oder verminderte Erregung der motorischen Herzganglien und eine Störung in dem regulatorischen Apparate hervorgerufen wird, zum grössten Theil nicht direct, sondern offenbar in sehr verwickelter Weise einwirken und wobei man nicht vergessen darf, dass sehr wohl in solchen Fällen die Herzpalpitationen nicht direct vom Herzen aus angeregt werden, sondern secundär in Folge einer veränderten Gefässinnervation und dadurch bedingter Circulationsstörungen auftreten können. Im Allgemeinen lässt sich aussagen, dass überall da, wo ein **Missverhältniss zwischen der vom Herzen zu leistenden Arbeit und der Kraft desselben besteht**, Herzklopfen eintritt. Die Lehre von dem Antheil, welchen die verschiedenen Abschnitte des Nervensystems, Gehirn, Medulla oblongata und spinalis, Sympathicus und Vagus an der Herzbewegung haben, hat sich jedoch in Folge zahlreicher experimenteller Untersuchungen der ausgezeichnetsten Forscher (*Ludwig*, v. *Bezold*, *Thiry*, *Schiff*, *Moleschott*, *Traube*, *Landois*, *Heidenhain*, *Goltz*, *Bernstein* u. A.), deren Resultate theils einander widersprechen, theils aber einer verschiedenen Deutung fähig sind, in dem Maasse complicirt, dass ihre Anwendung auf die Pathologie zur Zeit nur ausnahmsweise und mit grosser Zurückhaltung zulässig ist.

Schon bei den gleichsam im physiologischen Zustande unter bekannten Umständen eintretenden Herzpalpitationen ist der Zusammenhang der Erscheinungen durchaus nicht klar. Bei Gesunden ist bekanntlich jede stärkere und anhaltendere Körperbewegung und Muskelanstrengung die Veranlassung zu einer energischen Leistung des normalen Herzmuskels, dessen Zusammenziehungen alsdann nicht nur kräftiger, sondern auch rascher vor sich gehen und von den betreffenden Individuen als Herzklopfen mit etwas Beklemmung empfunden werden können. Den beschleunigten und verstärkten Contractionen des Herzens geht dabei eine accelerirte Respiration voraus, welche man davon herleiten muss, dass in den angestrengten Muskeln des Körpers eine vermehrte Bildung von Kohlensäure stattfindet, die sich im Blute anhäuft und durch ihre Wirkung auf die centripetalen Fasern des Vagus häufigere Inspirationsbewegungen veranlasst. Da es aber andrerseits nicht zweifelhaft ist, dass eine Anhäufung von CO_2 im Blute durch Reizung des centralen Endes des Vagus hemmend auf die Herzbewegung wirkt, so stösst man sofort auf Widersprüche, wenn man nicht mit *Landois* und *Schiff* annehmen will, dass kleine Mengen von CO_2 im Blute direct reizend auf das Herz wirken und seine Contractionen beschleunigen, während dagegen grössere Mengen durch Ueberreizung das Organ lähmen. Ist die Respiration bei starker körperlicher Anstrengung nicht rasch und ausgiebig genug, um den nöthigen Gasaustausch und damit die Entfernung der CO_2 aus dem Blute zu bewirken, so entsteht Lufthunger und daher die Dyspnoe und das beengende Gefühl. Mit eintretender Ruhe verschwinden sehr bald alle Erscheinungen, doch dauert die Beschleunigung der Herzcontractionen länger an als die Vermehrung der Athemzüge. — Ebenso sieht man auch wie bei Gesunden der Zustand des Gehirns von dem entschiedensten Einfluss auf die Herzbewegungen ist. Gemüthsbewegungen und Leidenschaften excitirender und deprimirender Art, wie Freude und Erwartung, Angst und Schreck, Zorn und Wuth sind sehr oft mit einer Steigerung der Herzthätigkeit und dem Gefühle des Herzklopfens verbunden. Es liegt hier nahe, den Grund in einem aufgehobenen oder verminderten Einflusse des Vagus auf das Herz zu suchen, nur ist nicht recht einzusehen, warum bei starker Erregung des Gehirns gerade der Vagus gelähmt wird oder bei starker Depression sich im Zustande der Reizung befindet, wenn es anders wahr ist, dass, wie der

Sprachgebrauch annimmt, das Herz im ersten Augenblick des Schreckens still steht, um nachher allerdings um so energischer zu schlagen. Man darf daher in solchem Falle nicht vergessen, dass das Gehirn auch auf den Zustand der Gefässe influirt, dass sich dieselben bei verminderter Erregung des Gehirns contrahiren, dagegen bei gesteigerter erweitern, und dass hier der Antagonismus zwischen Sympathicus und cerebrospinalen Fasern eine Rolle spielt. Das Erröthen und Erblassen der Haut auf psychische Reize giebt uns hier den Fingerzeig, dass die peripheren Widerstände im Gefässsysteme einen raschen Wechsel erfahren, wodurch plötzliche Störungen in der Circulation und dem Blutdrucke entstehen, welche die Blutzufuhr und Abfuhr zum Herzen und von demselben erschweren und dadurch beschleunigte und tumultuarische Herzcontractionen erregen können.

Wie aus diesen angeführten Beispielen von Herzpalpitationen, die auf äussere Veranlassung auch im gesunden Zustande eintreten, sich entnehmen lässt, dürften auch die unter pathologischen Verhältnissen eintretenden Störungen der Herzaction viel häufiger auf Veränderungen der Blutmischung und der Gefässinnervation, als auf primitiven Veränderungen des im Herzen befindlichen motorischen Centrums beruhen. Doch lässt sich auf dieser Basis eine Classification der Ursachen nicht strenge durchführen, da diese Ursachen vielfach mit einander sich combiniren. —

<small>Herzklopfen durch gestörte Unterleibscirculation,</small>

In sehr vielen Fällen können Herzpalpitationen auf **Störungen in der Circulation der Unterleibsgefässe** zurückgeführt werden;

<small>bei Hysterie u. Hypochondrie.</small>

Hypochondrie und Hysterie liefern hier zahlreiche Beispiele. Es kann wohl nicht bezweifelt werden, dass in den genannten Krankheitszuständen oft Veränderungen in der Innervation der Unterleibsgefässe bestehen, und wir wollen zu dem Behufe nur auf die dabei so häufig vorkommende Pulsatio abdominalis, den atonischen Zustand der Gefässwandungen, besonders der Venen und die mit Erkrankungen des weiblichen Genitalapparates so oft verbundenen flexionären und ischämischen Erscheinungen in andern Theilen erinnern. Auch andere materielle Veränderungen in dieser Sphäre disponiren zu Herzpalpitation, so hat man diese in Folge von Wurmreiz von Gallen- und Nierensteinen beobachtet. Sehr zu beachten ist ferner die bei vielen Fällen dieser Art vorkommende starke Tympanie des Unterleibs, welche auf einen verminderten Tonus der Darmmuscularis hindeutet.

<small>Ich selbst kenne eine ältere Dame, welche, bei Mangel aller objectiven Veränderungen am Herzen, seit einer Reihe von Jahren an den heftigsten und qualvollsten Anfällen von Herzpalpitationen, die oft tagelang dauern, leidet. Dieselben sind stets mit einer ungeheuren Auftreibung des Abdomen verbunden und erreichen erst dann ihr Ende, wenn eine grosse Menge von Flatus und Ructus ausgestossen werden. In einzelnen Anfällen gelingt es den Paroxysmus durch einen starken Druck auf eine bestimmte Stelle des Unterleibs, wobei nach dem Gefühl der Kranken etwas wieder in die rechte Lage geschoben wird, sofort zu coupiren.</small>

Bei dem Herzklopfen der Hysterischen und der Hypochonder ist übrigens auch der psychische Einfluss nicht zu verkennen und besonders ist dabei hervorzuheben, dass die beständige Richtung der Aufmerksamkeit der Kranken auf das Herz zuweilen im Stande ist die Zufälle von Palpitationen zu steigern oder selbst hervorzurufen, wie man dieses auch bei Studirenden der Medicin, welche sich mit den Krankheiten des Herzens beschäftigen, manchmal beobachten kann und wovon selbst der berühmte *Peter Frank* nicht freiblieb.

Dass **einmalige heftige psychische Eindrücke** selbst längere Zeit hindurch eine grosse Erregbarkeit des Herzens hinterlassen können, lehrt uns ein von *Kaulich* erzählter Fall, in welchem ein jüngerer Mann, der, ohne eine erhebliche Verletzung zu erleiden, durch die Wirkung einer Kanonenkugel verschüttet worden war, bei den geringfügigsten Veranlassungen heftige Palpitationen und Beklemmung empfand, wobei der Puls plötzlich eine ungewöhnliche Frequenz erlangte und von 72 auf 160 Schläge in der Minute stieg. Ueberhaupt werden durch rasches Wachsthum geschwächte junge Leute, erschöpfte Individuen welche sich anstrengender geistiger Thätigkeit, langen nächtlichen Arbeiten hingegeben haben und solche, welche durch übermässigen Geschlechtsgenuss oder Onanie herabgekommen sind, sehr häufig von Palpitationen geplagt.

In vielen der angeführten Fälle ist indessen der Einfluss der veränderten Blutbeschaffenheit nicht zu verkennen. Dass **Chlorotische** und **Anämische** sehr häufig an Herzklopfen leiden ist eine bekannte Thatsache, und sehr auffallend tritt nicht allein das verstärkte Klopfen des Herzens, sondern auch die vermehrte Pulsation der Arterien nach raschen und grossen Blutverlusten hervor. Wenn man auch vielleicht annehmen darf, dass in solchen Fällen der hemmende Einfluss des Vagus nachlässt, so darf man doch auch nicht vergessen, dass dies auffallende Pulsiren der Arterien zugleich auf eine Abnahme des Tonus der Gefässe und auf eine Veränderung der peripheren Widerstände hinweist. Es darf aber auch endlich nicht unbeachtet bleiben, dass bei Chlorose und Anämie eine Verminderung der rothen Blutkörperchen besteht, welche eine ungenügende Sauerstoffaufnahme veranlasst. Daher rührt die Dyspnoe, welche in der Regel neben sehr beschleunigter und verstärkter Herzaction schon auf unbedeutende Körperbewegungen eintritt. Wenn dagegen sehr **plethorische Individuen**, namentlich bei etwas stärkerer Körperbewegung, auch an Herzpalpitation leiden, so kann diess vielleicht darin seine Erklärung finden, dass bei diesem Zustande schon geringe Veränderungen in den peripherischen Widerständen des Gefässsystems hinreichen, um verhältnissmässig bedeutende Veränderungen in den Druckverhältnissen zu bewirken. Das bei **Hämorrhoidalleiden** nicht selten eintretende Herzklopfen kann einestheils in den zuweilen sehr profusen Blutverlusten

Palpitationen durch veränderte Blutbeschaffenheit.

womit dieses Uebel verbunden ist, seinen Grund haben, anderntheils darf man aber nicht vergessen, dass es sich auch hier um Störungen in der Gefässinnervation und um fluxionäre Zustände, namentlich in den Gefässen des Unterleibes, handelt, welche eine Rückwirkung auf die Herzthätigkeit äussern können. Auf einer ähnlichen Grundlage beruhen auch die mit **Menstruationsstörungen** verbundenen Palpitationen, wenn denselben nicht ein chlorotischer Zustand zu Grunde liegt. Wenn dagegen bei **wahrer Gicht** (Arthritis urica) Herzpalpitationen vorkommen, so werden dieselben auf die Wirkung zurückzuführen sein, welche das mit einem reizenden Stoffe beladene Blut auf die innere Fläche des Herzens ausübt und wodurch selbst zu entzündlichen Veränderungen des Endocardium Veranlassung gegeben werden kann. Zuweilen gehen der Entwicklung von **Lungentuberculose** mehr oder minder heftige Herzpalpitationen voraus, bei welchen neben den Wallungen, welche nach den Respirationsorganen bestehen, wohl auch die Vermehrung der Widerstände in dem Lungenkreislaufe in Betracht kommt.

Palpitationen in Folge mancher Genussmittel. Ferner muss hier noch die Wirkung erwähnt werden, welche der ungewohnte Genuss oder der Missbrauch gewisser **Reiz- und Genussmittel** auf das Herz ausüben, wie der **Kaffee**, der **Thee** und der **Tabak**. Herzklopfen und unregelmässige Herzaction mit unbehaglicher Sensation in der Präcordialgegend, Beklemmung, können die Folge der Einverleibung der in jenen Stoffen enthaltenen Alkaloide, des Coffein's oder Thein's und des Nicotin's sein.

Nach den Untersuchungen von *Kurzack* vermehrt Coffein constant die Herzbewegungen; das Nicotin wirkt nach *Traube*'s Versuchen, ganz analog der Digitalis, in kleinen Dosen den Puls verlangsamend. *Decaisne* hat beobachtet, dass unter 88 hartnäckigen Rauchern bei 21 ein aussetzender Puls vorhanden war ohne jegliches organische Herzleiden, wovon 7 geheilt und 9 gebessert wurden, als sie das Rauchen aufgegeben hatten. Ich selbst habe an mir die Erfahrung gemacht, dass nach lange fortgesetztem stärkerem Rauchen von Cigarren ein Zeitpunct eintrat, in welchem unangenehme Empfindungen in der Herzgegend, mit subjectivem Gefühl von Herzklopfen, etwas Beklemmung und gesteigertes Bedürfniss einzuathmen auftrat, welche Erscheinungen wieder verschwanden, sobald ich mehrere Tage das Rauchen sein liess.

Palpitationen bei Gehirn- und Rückenmarksleiden. Endlich ist noch zu erwähnen, dass man in manchen Fällen von **organischer Erkrankung des Gehirns**, bei Tumoren und Erweichungszuständen, ferner bei Entzündung, Hyperämie und Reizung des Cervical- und Dorsaltheiles des Rückenmarkes (*Serres*) sowie in Folge von Geschwülsten, die auf den Vagus in seinem peripherischen Verlauf drückten, Herzpalpitationen beobachtet hat. Dass **Frauen** im Allgemeinen und **Individuen von reizbarer, nervöser Constitution** vorzugsweise zu Herzpalpitationen disponirt sind, wird sich nach dem oben ausführlicher Angeführten leicht begreifen; Kinder leiden nur ausnahmsweise an sog. nervösem Herzklopfen.

Die **Diagnose** hat zunächst zu constatiren, dass den Palpitationen **kein organisches Herzleiden** zu Grunde liege; man wird daher sorgfältig nach den Zeichen eines solchen zu suchen haben. Palpitationen in Folge von Klappenleiden werden sich in der Regel leicht unterscheiden lassen. Die vorhandene Hypertrophie des Herzens, die endocardialen Geräusche und die sonstigen Störungen in der Circulation geben genügende Anhaltspuncte. Nur bei Herzpalpitationen Chlorotischer können zuweilen Zweifel entstehen, da bei denselben Geräusche hörbar sein können und zuweilen eine Vergrösserung des Herzens sich nachweisen lässt, ja in den höheren Graden selbst Oedeme beobachtet werden können. Die übrigen Zeichen der Chlorose, die Blässe der Haut und Schleimhäute, die mangelnde Füllung der sichtbaren Venen, namentlich derjenigen am Halse, das oft hörbare Venensausen in den letztern, welches bei Klappenleiden kaum je vorkommen dürfte, sowie die Störungen in der Menstruation werden jedoch auch hier meist genügende Anhaltspuncte abgeben. Schwieriger kann die Unterscheidung von solchen organischen Herzaffectionen sein, bei welchen die endocardialen Geräusche fehlen, weil der Klappenapparat unversehrt ist, wie z. B. bei der chronischen Myocarditis; hier wird man namentlich auf die eben genannten Zeichen erhöhten venösen Drucks zu achten haben. Endlich ist noch zu bemerken, dass in sehr vielen Fällen das nervöse Herzklopfen, besonders da, wo es mit Störungen in der Unterleibscirculation verbunden ist, durch körperliche Bewegung nicht nur nicht vermehrt, sondern im Gegentheil oft beseitigt wird, während es dagegen oft bei völliger körperlicher Ruhe, selbst Nachts im Bette, ganz unmotivirt auftritt und ebenso wieder verschwindet. Der Arzt hat aber auch noch ferner genau nach den oben erwähnten ursächlichen Momenten zu forschen, da von ihrer Erkennung sowohl die Prognose als auch die Therapie bedingt wird.

Die **Vorhersage** ist allerdings in sofern eine günstige, als durch die Anfälle von Palpitationen das Leben nur selten bedroht wird, was nur zuweilen bei ältern Leuten mit rigiden und brüchigen Gefässen der Fall ist, wo Palpitationen möglicher Weise die nächste Veranlassung zu einer Gehirnblutung geben können. In Bezug auf die **Heilbarkeit** richtet sich die Prognose darnach, ob es möglich ist, die Ursache zu beseitigen, was nicht immer der Fall ist. Alsdann trägt das Uebel nicht wenig dazu bei den Kranken den Genuss und die Freude des Lebens zu verbittern, ja es können dieselben in Folge des gestörten Schlafs und der fortdauernden Beängstigungen im hohem Grade geschwächt werden. Herzklopfen, was die Folge von Chlorose, Anämie und allgemeinen Schwächezuständen ist, wird in der Regel geheilt werden können, ebenso auch dasjenige was von übermässigem Genuss von Thee, Kaffee oder Tabak herrührt. Weit schwieriger ist diess, wenn hysterische oder hypochondrische Zustände die Grundlage bilden. Ob in Folge andauernder Herzpalpitation eine Hypertrophie des Herzens entstehen könne, wie *Corvisart* meinte, ist jedenfalls zweifelhaft.

Therapie. Causale. Bei der Behandlung muss vor Allem das causale Moment Berücksichtigung finden. Bei Chlorose und Anämie wie auch bei Schwächezuständen überhaupt wird man daher durch eine verbesserte Ernährung, durch Anwendung von tonischen Mitteln, besonders aber der Eisenpräparate, die normale Blutbeschaffenheit wiederherzustellen suchen und auf diese Weise die Palpitationen am sichersten beseitigen. Dabei ist es auch in der Regel gar nicht nöthig solche Dinge strenge zu untersagen, welche stimulirend auf die Herzthätigkeit wirken und es wird sich in solchen Fällen z. B. der mässige Genuss von Wein und Bier sogar oft als nützlich erwiesen. Auch bei Hypochondrie und Hysterie wird man, wenn nicht greifbare materielle Ursachen dieser Zustände vorliegen, durch eine sorgfältige diätetische Pflege, Regulirung des Stuhlgangs, kühle Waschungen, fleissige Körperbewegung, Zerstreuung, Reisen bei möglichster Ruhe des Geistes, günstige Erfolge erzielen können. Der Genuss von Thee, Kaffee und Tabak ist, als eine häufige Ursache von Herzpalpitation, soviel als möglich zu beschränken oder selbst völlig zu untersagen. Bei Hämorrhoidalleiden mit wirklicher sogenannter Plethora abdominalis, können, wenn nicht spontane Blutungen eintreten, Blutegel ad anum sich nützlich erweisen; dessgleichen leichte salinische Abführmittel, Mineralwässer und Molkenkuren; dabei müssen namentlich blähende und schwer verdauliche Speisen vermieden werden. Bestehen Menstruationsstörungen, die nicht von Chlorose abgeleitet werden können, so muss vor Allem der Zustand der Genitalien genau untersucht werden und die etwa vorhandenen materiellen Veränderungen an denselben müssen das Object der Behandlung abgeben. Uebermässige Blutverluste sind möglichst fernzuhalten, aber auch die unterdrückte Menstruation muss durch Erregung von Fluxion nach den Beckenorganen, warme Sitzbäder, Uterusdouche, trockene Schröpfköpfe auf die Schenkel und reizende Fussbäder wieder provocirt werden. Gelingt diess nicht, so kann man oft durch Ansetzen von Blutegeln an die Portio vaginalis Besserung bringen. Es versteht sich ferner von selbst, dass überall da, wo äussere Veranlassungen, übermässige geistige Anstrengungen, reichlicher Genuss von Kaffee, Thee und Tabak u. dergl. vorliegen, diese auf das Strengste zu vermeiden sind. Ausser der causalen Behandlung ist aber auch in der Regel *Symptomatisches Verfahren.* ein symptomatisches, palliatives Verfahren während der einzelnen Anfälle zu beobachten, wodurch die Beschwerden des Kranken und die etwa daraus entstehenden Gefahren gemindert werden. Sowohl bei übermässiger als auch bei unregelmässiger Herzaction erweist sich die Digitalis als ein wahrer Regulator für das Herz; ihre Anwendung, am besten in Form von Tinctur, oder diejenige des Digitalins ist nur dann nicht angezeigt, wenn die Palpitationen auf Anämie und Chlorose oder auf Missbrauch von Tabak beruhen. Sehr nützlich kann auch hier die locale Anwendung der K ä l t e auf die Herzgegend sein. Unter den Narcoticis stehen namentlich die Blausäurepräparate in gutem Rufe, auch Belladonna (in Gestalt eines auf die Herzgegend aufgelegten Empl. Belladonnae), Aconit, Hyoscyamus, Secale cornutum und Veratrin, in Form von Salbe auf die Herzgegend einzureiben, hat man empfohlen. Eine beruhigende Wirkung haben oft auch kühlende, säuerliche Dinge, Limonade, verdünnte Mineralsäuren, Brausepulver. Bei Hysterischen passen in der Regel die sogenannten Nervina und Antispasmodica, Valeriana, Castoreum, Asa foetida, Infuse von Chamillen und Melisse, Aether, Aqua florum aurant. Auch Aether- und Chloroforminhalationen sind empfohlen worden, die ich jedoch, namentlich bei Schwächezuständen des Herzens nicht empfehlen möchte. *Kölliker* empfiehlt tiefes wiederholtes Einathmen mit Anhalten der Respiration zur Abkürzung des Anfalls. In neuerer Zeit hat *Flies* die Anwendung des constanten Stroms bei nervösen Palpitationen versucht, indem er den einen Pol am innern Rande des Sternocleidomastoideus aufsetzte, um auf den Vagus (?) zu wirken, und so den Strom in absteigender Richtung während 1—2 Minuten einwirken liess. Derselbe will in einer grössern Zahl von Fällen, nach wiederholten Sitzungen mit 1—2 tägigen Pausen, sehr erhebliche Besserung, ja selbst Heilung erzielt haben. Auch in manchen mit organischen Fehlern complicirten Fällen soll ein leidlicheres Befinden, namentlich aber Linderung der Dyspnoe darauf eingetreten sein.

3. Basedow'sche Krankheit, Glotzaugencachexie, Struma exophthalmica, Cardiogmus strumosus.

Unter dem Namen der B a s e d o w ' s c h e n K r a n k h e i t versteht man eine Combination von Herzpalpitationen mit Kropf und Glotzaugen. Dieser Symptomencomplex ist bis heute in einer so erheblichen Zahl von Fällen beobachtet worden und unter so coincidirenden Umständen, dass man mehr darin sehen muss als ein blosses Werk des Zufalls; man kann daher nicht anstehen einen gemeinsamen Ursprung und einen bestimmten Zusammenhang dieser Erscheinungen anzunehmen und ihre Verbindung als eine besondere Form des Erkrankens aufzustellen.

Obwohl schon *Flajani* (1802), *Parry* (1825) und *Adelmann* (1828) offenbar hierhergehörige Krankheitsfälle beobachtet haben und später auch *Graves* (1835), so war doch *v. Basedow* (1840) der erste, welcher nach

350 Specieller Theil der Herzkrankheiten.

einer Anzahl eigener Beobachtungen die Zusammengehörigkeit dieser Symptome hervorhob und ein nahezu vollständiges Bild der Krankheit entwarf, die er unter dem Namen der Glotzaugencachexie beschrieb. Wenn es daher überhaupt zulässig ist, eine Krankheit mit dem Namen eines Autors zu bezeichnen, und diess wird so lange geschehen dürfen, als die Einsicht in das Wesen und die Kenntniss der anatomischen Grundlage unbekannt ist, so gebührt diese Ehre hier sicherlich *Basedow*. Die Franzosen und z. Th. auch die Engländer nennen das Uebel Mal de Graves, Graves' Disease und hat dasselbe ausserdem noch mannichfache Benennungen erhalten, wie z. B. Struma exophthalmica, Cardiogmus strumosus (*Hirsch*), Tachycardia strumosa (*Lebert*), die jedoch alle insofern mangelhaft sind, als bei denselben entweder der Hinweis auf das Herzleiden oder den Exophthalmus fehlt. Aus diesen Gründen ziehe ich den Namen Morbus Basedow vor.

— Ein nahezu vollständiges Verzeichniss der einschlägigen Literatur findet sich bei *Fischer*, (Archives gén. de médecine 1860) bis zu dem genannten Jahre; seit dieser Zeit hat sich dasselbe nicht unerheblich vermehrt durch die Arbeiten und Beobachtungen von *Aran, Trousseau, Handfield Jones, Laqueur, Hawkes, Cerf Levy, L. Gros, A. Gros, Charcot, Hiffelsheim, Fritz, Traube, v. Recklinghausen, v. Gräfe, Remak, Dumont, Laycock, Warburton Begbie, Gildemeester, Teissier, Fletcher, Peter, Lancereaux, William Moore, Schnitzler, Tatum, Paul, Oppolzer, Geigel, Virchow* u. A.

Symptome.

Herz und Gefässe.

In der Regel beginnt die Krankheit mit einer beschleunigten und verstärkten Action des Herzens, welche von dem Kranken lästig empfunden wird und sich bei körperlichen Anstrengungen und psychischer Aufregung sehr vermehrt. Die Steigerung der Pulsfrequenz ist eine sehr erhebliche (120—160 selbst 200 Schläge in der Minute), ohne dass jedoch die Affection mit einem fieberhaften Zustande verbunden wäre. Der Herzstoss ist gewöhnlich in weit grösserem Umfange wahrnehmbar und manchmal so verstärkt, dass er die ganze Brustwand erschüttert und durch die Kleider sichtbar ist. Die Herzdämpfung ist oft vergrössert, doch fehlen auch nicht selten alle Zeichen einer Volumszunahme des Herzens. Zuweilen vernimmt man blasende systolische Geräusche in der Gegend der Herzspitze oder der Basis, die beim Auflegen der Hand als ein schwaches systolisches Schwirren empfunden werden können. Mit dieser gesteigerten Herzaction ist stets eine lebhafte, sicht- und fühlbare Pulsation der Carotiden am Halse verbunden, welche oft deutlich erweitert erscheinen; am Kopfe wird dieses Pulsiren von dem Kranken meist als ein Klopfen empfunden. Auch in der Aorta abdominalis kann man häufig eine verstärkte und fühlbare Pulsation wahrnehmen. In diesen Gefässen hört man alsdann oft laute systolische oder continuirliche, aber systolisch verstärkte Geräusche; der Puls an den Carotiden ist gross und schwirrend; hierzu steht der kleine und schwache Puls an der Radialis und den Arterien der untern Extremitäten in einem auffallenden Gegensatze und nur ausnahmsweise findet man auch verstärkte Pulsation an den zuletzt erwähnten Gefässen (*Begbie*).

Die **Halsvenen** sind häufig angeschwollen und zu mehr oder minder dicken bläulichen Wülsten ausgedehnt, auch in diesen soll man häufig Geräusche vernehmen (?). Früher oder später tritt eine **Anschwellung der Schilddrüse** hinzu, welche jedoch in der Regel eine mässige Grösse nicht überschreitet, anfangs von weicher Beschaffenheit ist, mit der Zeit aber eine grössere Härte erlangen kann; der rechte Lappen scheint öfter etwas stärker angeschwollen als der linke. Nicht selten pulsirt die ganze Schilddrüse deutlich, ihre Arterien erscheinen ebenfalls erweitert und geschlängelt und in denselben vernimmt man ein deutliches Schwirren und Rauschen. Zuletzt, manchmal aber auch zugleich mit der Anschwellung der Schilddrüse, entwickelt sich der **Exophthalmus** an beiden Augen (rechts ebenfalls oft stärker). Derselbe kann zuweilen plötzlich auftreten oder er bildet sich allmählich aus, indem die anfangs nur eigenthümlich glänzenden Augen immer mehr aus der Orbita hervortreten, so dass über und selbst unter der Cornea ein mehrere Linien breiter weisser Streifen der Sclera sichtbar wird, was dem Auge einen schreckhaften und zornigen Ausdruck verleiht.

Schilddrüse.

Augen.

In den höhern Graden des Exophthalmus werden die Bulbi beim Schlusse der Augenlider nicht mehr völlig von diesen verdeckt und bleiben die Augen auch im Schlafe halb offen, ja man hat sogar schon beobachtet (*Trousseau*), dass die Augäpfel vorübergehend so stark hervortraten, dass sie völlig luxirt erschienen und die Lider nach hinten gedrängt waren. Das **obere Augenlid** ist oft geschwollen, der Tarsalrand cyanotisch von den bläulich durchschimmernden kleinen Venen, und beim Versuche das Auge zu schliessen wölben sich die Conturen des darunterliegenden Fettzellgewebes in Gestalt von diffusen Buckeln hervor, wobei die venöse Hyperämie sich noch steigert.

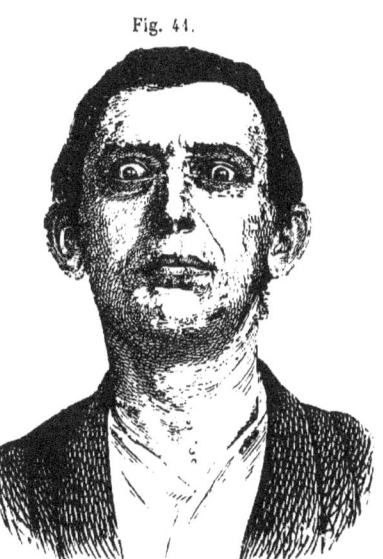

Fig. 41.

Beiderseitiger Exophthalmus bei einem 32jährigen Manne mit Morb. Basedow. Die Struma fehlte in diesem Falle völlig. (Photogr. nach der Natur.)

Die **Bewegungen der Bulbi** sind stets nach allen Richtungen etwas beschränkt, wodurch das meist etwas nach abwärts gerichtete Auge einen starren Ausdruck bekömmt. *v. Gräfe* hat noch darauf aufmerksam gemacht, dass der Consensus zwischen der Hebung und Senkung des obern Augenlids mit den entsprechenden Bewegungen der Visirebene bis zu einem gewissen Grade aufgehoben ist; während im normalen Zustande das obere Lid sich in dem Maasse senkt, als der Blick nach unten gerichtet wird und unmittelbar der nach abwärts gerichteten Bewegung des Bulbus folgt, so bleibt diess bei den Morb. Basedow. entweder völlig aus oder geht nur zögernd und in ungenügender Weise vor sich. Dieses Symptom findet sich schon im Beginne des Uebels bei sehr geringer Protrusion des Bulbus. Das S e h v e r - m ö g e n ist, so lange nicht Erkrankungen der Hornhaut auftreten, in der Regel ungestört; wenn zugleich eine allgemeine Muskelschwäche besteht, tritt zuweilen eine Parese des Accommodationsvermögens ein, wodurch eine vorübergehende oder dauernde Gesichtsschwäche entsteht. Auch Diplopie hat man beobachtet. Die P u p i l l e ist meistens normal, in einzelnen Fällen war sie dilatirt. Der o p h t h a l m o s k o p i s c h e B e f u n d ist negativ, nur findet man in der Regel die Venen der Netzhaut sehr breit und stärker geschlängelt. Auffallend ist die wiederholt (auch von mir in einem Falle) beobachtete geringe Empfindlichkeit der Cornea. Die C o n j u n c t i v a B u l b i wird im Verlaufe nicht selten der Sitz katarrhalischer Entzündungen und Reizungen, die jedoch ohne alle üblen Folgen vorübergehen können. In einzelnen Fällen hat man jedoch auch schwere, tiefgehende Veränderungen am Auge beobachtet. Es entwickelt sich nämlich auf der C o r n e a entweder eine Vertrocknung und Anhäufung der Epithelien in Gestalt trockener gelblicher Schorfe an derjenigen Stelle, welche beim Versuche die Lider zu schliessen stets der Luft exponirt bleibt (Xerophthalmos), wodurch es zur Ulceration und Perforation der Cornea, Chorioiditis, Vereiterung und Phthisis bulbi kommen kann, oder es tritt die Hornhautaffection in Form einer gelblichen Infiltration wie bei den gewöhnlichen Hornhautabscessen auf, welche ebenfalls Verschwärung und Durchbruch zur Folge haben kann.

Diese destructiven Vorgänge in der Cornea wurden bis jetzt in 7 Fällen beobachtet und zwar hauptsächlich bei männlichen Individuen von etwas vorgerückterem Alter (5), doch hat sie *Teissier* bei einer Frau und *Tatum* bei einem 18jährigen Mädchen gesehen.

Die O r b i t a ist oft der Sitz unangenehmer Empfindungen und die Kranken haben das Gefühl als ob das Auge aus derselben herausfallen wollte; durch Druck, der indessen empfindlich ist, lässt sich meist der Bulbus bis zu einem gewissen Grade reponiren. Auch bestehen zuweilen S c h m e r z e n im Ramus ophthalmicus des Trigeminus und im Nervus occipitalis sowie im Bereiche der beiden ersten Halsnerven (*Peter*). Mit diesen geschilderten Störungen am Herzen, der Schilddrüse und den Bulbis verbinden sich in der Regel noch eine Reihe a n d e r e r S y m p t o m e.

<small>Symptome in andern Organen.</small> Die Herzpalpitationen sind meist von einem Gefühl von Druck auf die Brust, von Beengung und Dyspnoe begleitet, welches sich selbst bis zur O r t h o -

IV. Die Neurosen des Herzens. 353

pnöe steigern kann, oder dasselbe kann in eine schmerzhafte Empfindung übergehen bis zur völligen Angina pectoris; auch hat man zuweilen krampfhaftes Zusammenschnüren am Halse, Aphonie und Ohnmachten dabei beobachtet. Oft besteht mehr oder minder heftiger Krampfhusten, der, wenn er sich zu einem heftigen Paroxysmus steigert, eine Zunahme der übrigen Symptome veranlassen kann. Die Verdauung ist selten ganz normal; manchmal tritt das Uebel im Anfang mit heftigem Würgen und Erbrechen wässeriger Massen auf, oder es bestehen Katarrhe des Tractus intestinalis, Durchfälle mit Obstipation wechseln ab, der Appetit liegt darnieder, während in einem andern Falle die Kranken von dem heftigsten Heisshunger gequält werden. Die Kranken magern dabei zusehends ab, verlieren an Kraft und gerathen oft in einen hohen Grad von allgemeiner Schwäche, wozu sich Oedeme und hydropische Erscheinungen gesellen können. Manchmal leiden die Kranken an heftigen und wiederholten Blutungen aus der Nase, auch Hämatemesis und Hämorrhoidalblutungen hat man beobachtet; bei Weibern ist dagegen die Menstruation fast constant gestört, dieselbe cessirt entweder mit oder schon vor dem Ausbruche des Uebels gänzlich, oder sie ist spärlich, blass und unregelmässig. In der Regel schwitzen die Kranken leicht und ungewöhnlich stark, dabei klagen sie über ein lästiges Hitzegefühl am ganzen Körper, so dass sie die wärmere Zimmertemperatur vermeiden und sich gern der Zugluft und dem Winde aussetzen. *Trousseau* hat die von ihm sogenannte Tache cérébrale bei solchen Kranken beobachtet, d. h. die Entstehung eines intensiv rothen Flecks bei leichtem Druck auf die Haut am Kopfe, eine Erscheinung die auch von *Paul* und mir wahrgenommen wurde. — Die Kranken leiden viel an Kopfweh, auch an rheumatischen und neuralgischen Schmerzen und klagen über unruhigen Schlaf und Schlaflosigkeit; sie werden ungemein reizbar und exaltirt, ihre Sprache ist hastig, sie sind unfähig zu anhaltender Arbeit und verfallen in Muthlosigkeit oder es bemächtigt sich ihrer eine desperate Heiterkeit, welche in einem Falle zu vollständiger Geistesstörung (Manie) ausartete. Bei Weibern mit hysterischer Anlage treten die hysterischen Erscheinungen noch mehr in den Vordergrund.

Der Verlauf der Basedow'schen Krankheit ist stets ein chronischer und meist ein fieberloser, obwohl, wie es scheint, in einigen Fällen der Beginn mit einer mässigen Steigerung der Körpertemperatur verbunden war.

Paul bemerkte eine Temperaturzunahme von $1/2 - 1^0$ Cels. Aehnliches hat *Teissier* beobachtet.

Die Dauer kann Monate und selbst viele Jahre betragen. Die Entwicklung der Symptome am Herzen, der Schilddrüse und den Bulbis ge-

Verlauf.

schieht in der Regel allmählich und successiv, doch hat man sie auch zuweilen plötzlich nach heftigen Gemüthsbewegungen innerhalb kurzer Zeit auftreten sehen (innerhalb 3 Tagen *Trousseau*). Die Reihenfolge in welcher sie erscheinen ist gewöhnlich die bereits angegebene, (Palpitationen, Struma, Exophthalmus), allein auch hiervon kommen Ausnahmen vor; so hat man den Kropf erst nach dem Exophthalmus sich entwickeln sehen, in andern Fällen bestand die Struma schon längere Zeit und es gesellten sich erst später die andern Symptome hinzu. Am seltensten tritt wohl der Exophthalmus zuerst auf, wozu dann nachträglich Palpitationen und Struma hinzukommen, wie *Trousseau* es beobachtet hat. Auch giebt es Fälle, in denen das eine oder das andere Symptom während des ganzen Verlaufs nicht zur Beobachtung kommt, es fehlt bald die Herzpalpitation, bald der Kropf oder der Exophthalmus. Auch verschwindet das eine oder andere Hauptsymptom zuweilen vorübergehend oder dauernd während des Verlaufs, indess die andern fortbestehen. Während in einzelnen Fällen die Erscheinungen jahrelang stationär bleiben findet häufiger ein Wechsel und ein Schwanken in denselben während des ganzen Verlaufs statt, namentlich ist diess in Bezug auf den Exophthalmus der Fall, der nicht allein ungemein rasch entstehen, sondern dessen Grad selbst täglichen Schwankungen unterworfen sein kann. Im Allgemeinen kann man jedoch sagen, dass mit der Zunahme der Herzpalpitation in der Regel auch eine Steigerung in den beiden andern Symptomen zusammentrifft. Temporäre Heilungen und Recidive sind nicht ungewöhnlich.

Unter 58 von mir zusammengestellten Fällen fehlte der Exophthalmus 4 Mal, die Palpitationen und die Struma je 3 Mal; letztere in dem von mir beobachteten Fall, vergl. die Abbildung pag. 354. In 3 Fällen war der Kropf das erste, in 3 andern das letzte Symptom in der Reihenfolge; einmal nur war Exophthalmus vor den beiden andern beobachtet worden. In zwei Fällen endlich trat nachträgliche Verkleinerung und Verschwinden des Kropfes ein.

Die Diagnose bietet, sobald einmal wenigstens 2 der Hauptsymptome hervorgetreten sind, keine Schwierigkeiten. In Bezug auf den Exophthalmus ist die Veränderung in den Bewegungen des oberen Augenlids insofern wichtig, als sie bei Exophthalmus aus andern Ursachen, selbst bei sehr hohen Graden desselben fehlt, oder doch nur in sehr untergeordneter Weise wahrgenommen wird.

Der Morbus Basedowii endet zuweilen tödtlich; doch lässt sich nicht für alle Fälle genau der Antheil feststellen, welchen diese Krankheit selbst an dem lethalen Ausgange hat, da dieselbe öfter mit andern Uebeln complicirt beobachtet wurde, wie z. B. mit organischen Herzfehlern, Pleuritis und Syphilis mit Leberschrumpfung. In der Regel gingen dem Tode alsdann hydropische Erscheinungen voran, welche in einem Falle zu einer gangränescirenden erysipelatösen Entzündung an den untern Extremitäten Veranlassung gaben. Auch durch Gehirnaffectionen, Hämorrhagie, Erweichung und Pachymeningitis sah man den Tod eintreten. Obwohl nicht geleugnet werden soll, dass der hohe Grad von Schwäche und Marasmus, in welchen diese Kranken zuweilen verfallen, sowie die Wallungen nach der obern Körperhälfte und den Organen der Schädelhöhle, denen sie unterworfen sind, wesentlich zum üblen Ausgange beitragen, so war doch fast in keinem Falle der Tod die directe Folge des Morbus Basedowii. Allein es muss ebenso als sicher betrachtet werden, dass vollständige und dauerhafte Heilungen der Krankheit nur in einer verhältnissmässig kleinen Zahl von Fällen beobachtet wurden; häufiger sind erhebliche Besserungen des Zustandes und sämmtlicher Erscheinungen; oft bleibt aber auch das eine oder andere Symptom zurück, wie z. B. ein leichter Grad von Exophthalmus; ein eigenthümlicher Ausdruck der Augen und eine leichte Verrückung ihres Drehpunctes bestehen noch fort; am häufigsten schwindet die Struma vollständig oder verkleinert sich doch sehr erheblich; am hartnäckigsten ist die Beschleunigung der Herzcontractionen.

Heilung.

In 56 Fällen erfolgte völlige oder doch nahezu vollständige und andauernde Heilung 14 Mal (25 pCt.), sehr erhebliche Besserung 26 Mal (46 pCt.), ungebessert blieben 4 Fälle (7 pCt.), in 7 trat der Tod ein (12,5 pCt.) und von 5 blieb der Ausgang unbekannt. Unter den Ungebesserten befindet sich jedoch ein Fall, in welchem das Uebel 5 Jahre lang ohne alle sonstige Störung der Gesundheit bestand. *v. Gräfe's* Angaben stimmen mit dem Angeführten ziemlich überein (12 pCt. Todesfälle, 20 pCt. Heilungen, 30 pCt. erhebliche Besserungen, 38 pCt. mit unbekanntem Verlaufe).

Die **Prognose**, was das Leben betrifft, ist demgemäss bei uncomplicirten Fällen nicht gerade ungünstig, wie diess von Einzelnen (*Paul*) angenommen wird, wohl aber in Bezug auf die Heilbarkeit. Im concreten Falle richtet sich die Vorhersage zum Theil nach dem Grade des bereits eingetretenen **Marasmus** (doch tritt auch hier zuweilen in desperaten Fällen noch Besserung ein) und nach den etwa bestehenden **Complicationen**, zum Theil auch nach dem Auftreten oder Verschwinden **gewisser Symptome**. Bei **Weibern** ist der Wiedereintritt und die normale Wiederkehr der **Menses** als günstig zu betrachten, auch sahen *Moore* und *Charcot* Heilung durch Gravidität erfolgen, während dagegen das Auftreten von **Hornhauterkrankung** von schlimmster Bedeutung ist und auf einen hohen Grad von Marasmus schliessen lässt. Heilen diese Substanzverluste der Cornea, so wird, wenn auch das Leben erhalten bleibt, stets ein sehr gestörtes Sehvermögen, wo nicht völlige Erblindung, zurückbleiben. Auffallender Weise gestaltet sich die Vorhersage bei **Männern** ungleich viel ungünstiger als bei den weiblichen Individuen, was vielleicht mit dem durchschnittlich höheren Alter der erkrankten Männer zusammenhängt. Unter 57 Fällen

Prognose, im Allgemeinen, im speciellen Falle.

befanden sich 11 Männer und 46 Weiber, von ersteren starben 3 (27 pCt.) von letzteren 4 (8 pCt.).

Aetiologie. Wie man sieht, wiegt bei den Erkrankungen das **weibliche Ge-**
Geschlecht. **schlecht** sehr vor; 1 Mann kommt auf 4,3 Weiber, nach *v. Gräfe* sogar 1 auf 7. Die meisten Erkrankungen fallen auf die **jugendlichen** und
Alter. **mittleren Jahre** und namentlich sind hier die Jahre der Geschlechtsentwicklung stark vertreten; in ganz früher Jugend und im höheren Alter ist Morb. Basedow. selten; die erkrankten Männer hatten ein weit höheres Alter als die Weiber.

Von 38 Fällen in denen das Alter angegeben war, befanden sich 14 zwischen dem 15. und 20., 8 zwischen dem 20. und 30. und 11 zwischen dem 30. und 40. Lebensjahre; nur ein Fall kam vor dem 4. Jahre und nur 2 über dem 50. vor; das höchste angegebene Alter beträgt 60 Jahre; von den Männern war keiner unter 20, einige über 50 Jahre alt.

Constitution. Die **Constitution** der Kranken wird meist als eine zarte geschildert; Individuen mit hellem Teint, blauen Augen, blondem oder röthlichem Haare scheinen mehr disponirt zu sein als kräftigere und brünette; auch sind dieselben in der Regel von reizbarem nervösem **Temperamente**. Sehr häufig gingen der Entwickelung des Uebels kürzere oder längere Zeit schwächende, acute oder chronische, Krankheiten voraus, wie Schleimfieber, Masern, Scharlach, Pneumonie, Intermittens, acuter Gelenkrheumatismus, Epilepsie, Verdauungsstörungen, Icterus, Gallensteinkolik, chronische Diarrhoen und starke Blutverluste, oder man sah sie bei schlecht genährten Individuen, nach starken körperlichen Anstrengungen und bei allzu raschem Körperwachsthum auftreten. Ganz besonders verdienen hervorgehoben zu werden rasch sich folgende Wochenbetten, lange fortgesetzte Lactation, profuse Menstruation und Leucorrhoe, was auf eine besondere Betheiligung der Sexualsphäre hinweist und wofür auch die grössere Häufigkeit beim weiblichen Geschlechte, der Eintritt des Uebels zur Zeit der Pubertätsentwickelung, die häufige Störung oder Unterdrückung der Menses, die grosse Reizbarkeit und die hysterische Stimmung der Kranken sprechen. Doch darf man dabei nicht den anämischen oder chlorotischen Zustand, in welchem die meisten derselben sich befinden, als das causale Moment betrachten, sondern es muss ausdrücklich darauf hingewiesen werden, dass die Anämie in der Regel eine consecutive ist, welche erst einige Zeit nachdem das Uebel aufgetreten ist, sich entwickelt. Der Einfluss, welchen der **Zustand des Nervensystems** ausübt, geht ferner auch daraus hervor, dass man in einer Anzahl von Fällen auf heftigen Kummer und starke Gemüthsbewegungen, nach Schrecken und heftigem Weinen, leidenschaftlichem Börsenspiel, Selbstmordversuchen u. dergl. unmittelbar die Krankheitserscheinungen auftreten sah. In einigen wenigen Fällen (*Prael*, *Fritz*) entwickelte sich Morbus Basedowii auf der Grundlage eines bereits vorhandenen organischen Herzfehlers. Doch muss bemerkt werden, dass das Uebel auch bei kräftigen und sonst gesunden Individuen und ohne alle Veranlassung auftreten kann. Auch eine erbliche Anlage glauben einige (*A. Gros* und *Mackenzie*) annehmen zu dürfen; *Romberg* und *Jüngken* sahen 2 Schwestern daran erkranken.

Der pathologisch-anatomische Befund der verhältnissmässig selten vorgenommenen Autopsien ergiebt folgendes: Während man in einzelnen Fällen am Herzen keine erheblichen Abnormitäten vorfand, war in den meisten Fällen entweder mässige Hypertrophie und Dilatation des linken Ventrikels oder Dilatation des rechten Herzens vorhanden, zuweilen mit Verdünnung, Fett- oder Amyloidentartung des Herzfleisches. Mit Ausnahme der wenigen Fälle in denen organische Klappenaffectionen der Entwicklung des Uebels vorangegangen waren, traf man den Klappenapparat normal; atheromatöse Entartung der Aorta und der Carotiden wurde bei dem jugendlichen Alter der Kranken nur selten bemerkt. Die Arterien der Schilddrüse fanden sich in manchen Fällen sehr erweitert, geschlängelt und aneurysmatisch, während sie in andern normal angetroffen wurden. Auch die Halsvenen und die Venen der Schilddrüse sah man wiederholt in erheblichem Maasse dilatirt. Mit Ausnahme einzelner Fälle, in welchen man die Schilddrüse sehr bedeutend vergrössert, mit Cysten durchsetzt oder gallertig entartet fand, war dieses Organ in der Regel im Zustande einer einfachen Hyperplasie, weich, mit reichlichem interstitiellen Gewebe und von mässigem Umfange, oder stark mit fibrösem Gewebe durchsetzt, geschrumpft cirrhotisch und in einzelnen Fällen knorpelhart, wie man auch während des Lebens die anfänglich weiche Anschwellung der Drüse allmählich unter Verkleinerung des Organs in eine härtere und derbere übergehen sah. Die Bulbi fanden sich mit Ausnahme derjenigen Fälle, in denen durch Keratitis und Verschorfung der Hornhaut Phthisis derselben eingetreten war, vollständig normal. Dagegen traf man bei einigen eine Hyperplasie des Fettzellgewebes der Orbita von röthlicher Farbe, auch seröse Infiltration desselben, und *Trousseau* fand die Schädelknochen, namentlich das Siebbein hyperostotisch, während Andere ausdrücklich jede derartige Veränderung in der Orbita in Abrede stellen und nach dem Tode den Exophthalmus verschwinden und die Bulbi in die Augenhöhlen zurücksinken sahen. Auch wurden zuweilen die Arterien am Auge, die Art. ophthalmica und ihre Verzweigungen nebst den Gefässen der Gehirnbasis erweitert, geschlängelt und rigid angetroffen; indessen fehlten auch hier in der Regel alle anatomischen Veränderungen. Die Augenmuskeln waren in einigen Fällen fettig degenerirt, die Glandul. lacrymalis atrophisch. Das Gehirn wurde einmal im Zustande der Erweichung angetroffen, oder es bestand Oedem desselben und der Pia nebst venöser Hyperämie. Zweimal wird Gehirnhämorrhagie, einmal Pachymeningitis haemorrhagica als Leichenbefund erwähnt, und *Geigel* fand am Clivus eine Ecchondrosis physaliphora spheno-occipitalis, welche die Dura mater durchbrochen hatte. Eine besondere Aufmerksamkeit verdienen die in neuerer Zeit am Halssympathicus vorgefundenen Veränderungen. In dem Falle von *Trousseau* und *Peter* fand Letzterer das unterste Halsganglion, besonders dasjenige auf der rechten Seite, vergrössert, geröthet und injicirt, die Nervenelemente, Ganglienzellen und Nervenfasern, an Zahl und Grösse vermindert, dagegen das Fett- und Bindegewebe vermehrt, letzteres fibrös entartet und so das Ganglion in einem quasi cirrhotischen Zustande, in welchem sich auch die Schilddrüse und die Leber befanden. In ähnlicher Weise verändert, geschwunden und durch Fett- und Bindegewebe ersetzt fand Dr. *Cruise* (bei *Will. Moore*) das unterste Halsganglion; *Reith* sah das mittlere und untere Ganglion cervicale beiderseits vergrössert, hart und fest, auch der Strang des Sympathicus war verdickt; er hielt die Veränderung für tuberculöser Natur. Dagegen schildert *v. Recklinghausen* in dem *Traube*'schen Falle den Sympathicus am Halse und seine Ganglien als auffallend dünn und atrophisch, ohne besondere histologische Veränderungen. *Geigel* sah den Halssympathicus, mit Ausnahme einer auffallenden braunen Pigmentirung, normal, dagegen fand sich im Rückenmark und der Medulla oblongata neben beträchtlicher Hyperämie dieser Organe eine völlige Obliteration des Centralcanals, und in dessen Umgebung, von einer Wucherung der Neuroglia herrührend, das Mark ziemlich derb. Von den sonstigen, wohl zufälligen Veränderungen anderer Organe, Lebercirrhose, interstitieller Nephritis u. s. w., sind noch die mehrfach beobachteten Milztumoren (*Begbie*) hervorzuheben. Die Leichen waren in der Regel sehr abgemagert, z. Th. hydropisch, das Blut blass, die Gerinnsel spärlich.

Wesen d. Morbus Basedowii. Wenngleich, wie schon zu Anfang bemerkt worden ist, die Combination der Erscheinungen am Herzen, der Schilddrüse und den Augen, keineswegs als eine rein zufällige betrachtet werden darf, wie manche annehmen (*Duchek*, *Niemeyer*, *Piorry* u. A.), so ist man doch zur Zeit noch nicht im Stande den Zusammenhang dieser Symptome auf eine genügende Weise zu erklären. Nur so viel kann man wohl mit Bestimmtheit aussagen, dass sie alle auf eine gemeinschaftliche Ursache zurückzuführen sind; denn dass nicht etwa die Störung an einem dieser Organe das Bedingende sein kann für die Veränderungen an den andern, kann man daraus ersehen, dass einestheils die Reihenfolge, in welcher die Erscheinungen auftreten, durchaus nicht constant ist, ja sogar einzelne derselben gänzlich fehlen können, und dass anderntheils aber Herzhypertrophie und Palpitationen sowohl als auch Struma sehr gewöhnlich für sich allein vorkommen. Den in der Regel zuletzt auftretenden Exophthalmus aber als den Ausgangspunct des Leidens betrachten zu wollen, dafür möchten sich wohl schwerlich stichhaltige Gründe beibringen lassen. Man ist daher zu dem Schlusse berechtigt, dass die in der Leiche an den erwähnten Organen wahrgenommenen anatomischen Veränderungen nur als das Resultat, nicht aber als die anfängliche Ursache der Störung zu betrachten sind. Dagegen machen es eine Anzahl von Umständen, wie der nervöse, von Manchem geradezu als hysterisch bezeichnete Zustand der Kranken im Allgemeinen, der rasche Wechsel in den Erscheinungen, das Hitzegefühl, an dem die Kranken leiden, die Prädisposition des weiblichen Geschlechts und die vorzugsweise Entwickelung des Uebels in der Pubertätszeit in hohem Grade wahrscheinlich, dass man es mit einer anfänglich rein functionellen Störung zu thun hat, deren Ausgangspunct im Nervensystem zu suchen ist, wofür sich auch die meisten Beobachter ausgesprochen haben (*v. Graefe, Aran, Trousseau, Traube, Remak, Friedreich, Laycock, Teissier, William Moore, Virchow, Geigel*). Man hat als solchen theils den Halssympathi-. cus, theils den Vagus oder auch die Medulla spinalis bezeichnet. Aber auch bei dieser Annahme stehen die während des Lebens beobachteten Erscheinungen zum Theil im Widerspruche mit unseren jetzigen, auf der Basis des Experimentes gewonnenen Kenntnissen von der Function dieser Theile des Nervensystems, so dass man auf eine genügende Erklärung vorläufig noch verzichten muss. Am nächsten lag wohl, seit der Entdeckung *Bernard's*, die Annahme einer Lähmung des Halssympathicus, wofür auch die oben erwähnten merkwürdigen Sectionsbefunde angeführt werden können. Dieser Hypothese entspricht die Erweiterung und verstärkte Pulsation der Carotiden und ihrer Verzweigungen, als deren Folge auch die Vergrösserung der Schilddrüse (vasculärer Kropf mit Hyperplasie) betrachtet werden könnte, und *Trousseau* glaubt auch hierauf den Exophthalmus zurückführen zu können, indem er eine Art von Erection des Zellgewebes in der Orbita supponirt, aus welcher zuweilen eine Hyperplasie desselben hervorgehe. Mit den Erscheinungen am Auge stehen jedoch im Widerspruch die Ergebnisse der absichtlich angestellten Durchschneidung des Halssympathicus, nach welcher die Pupille und die Lidspalte verengt wird und der Bulbus sich retrahirt. Hier kommt allerdings ein weiterer von *Bernard* angestellter Versuch einigermaassen zu Hülfe, wonach die sog. oculo-pupillaren Fasern, welche im Halssympathicus verlaufen, aus den vorderen Wurzeln der 2 obersten Dorsalnerven gesondert entspringen. Nach dieser letzteren Durchschneidung soll, ohne Veränderung an den Gefässen, Verengerung der Pupille und Retraction des Bulbus auftreten, während man bei Reizung des peripheren Schnitten des Dilatation der Pupille, Erweiterung der Lidspalte und Exophthalmus eintreten sieht. Der letztere soll dann vielleicht durch die Zusammenziehung des beim Menschen allerdings nur wenig entwickelten *Müller*'schen Musculus orbitalis, welcher den Bulbus nach vorn zieht, zu Stande kommen. Wenn man auch davon absehen wollte, dass Erweiterung der Pupille nur sehr selten bei Morbus Basedowii wahrgenommen wird, so bedarf man doch, um sich auf die genannte Weise die Erscheinungen zu erklären, der complicirten Annahme, dass der Sympathicus gelähmt ist, aber die mit ihm verlaufenden oculo-papillaren Fasern sich im Zustande der Reizung befinden. Zur Erklärung der Palpitationen muss endlich noch eine dritte Hypothese herbeigezogen werden, dass entweder der Vagus sich in einem gelähmten oder die cordialen Nerven des Sympathicus sich in einem gereizten Zustand befinden. *Geigel* glaubt daher die Grundursache näher am Centrum in dem Rückenmarke zwischen der Brücke und den obersten Brustwirbeln suchen zu müssen, welches in dem von ihm beobachteten Falle sich an der Leiche im Zustande der Congestion mit leichten nutritiven Veränderungen befand. Die Anämie der Kranken, welche von Manchen als der Ausgangspunct betrachtet wird, scheint entschieden consecutiver Art zu sein; sie hängt mit den wohl ebenfalls auf nervöser Störung beruhenden Veränderungen in der Function des Verdauungsapparats zusammen. Die Störungen der Menstruation erklärt *William Moore* wie mir scheint recht glücklich aus der Erweiterung der Gefässe an der obern Körperhälfte und der nach oben gerichteten Fluxion, bei welcher die thatsächlich verengten Arterien der unteren weniger Blut enthalten. Was den eigenthümlichen Geistes- und Gemüthszustand der Kranken anlangt, so wird derselbe auf die permanente Fluxion zum Gehirn zu beziehen sein, ebenso wie die zuweilen beobachteten secundären Gehirnaffectionen. Die Veränderungen an der Hornhaut rühren ohne Zweifel zum Theil von der Vertrocknung derselben durch Verdunstung bei unvollkommenem Schliessen der Lider her; doch glaubt v. *Gräfe* auch noch eine Betheiligung von Seiten des Trigeminus annehmen zu dürfen, wegen der grossen Analogie des Zustandes mit demjenigen, wie er nach der Durchschneidung des Quintus (neuroparalytische Entzündung) eintritt und wegen der wiederholt constatirten Unempfindlichkeit der Cornea bei Morbus Basedowii.

Ausser den schon erwähnten Ansichten über die Natur des Morbus Basedowii sprechen sich Einzelne kurzweg dahin aus, dass derselbe von einer functionellen Störung des Herzens ausgehe (*Stokes*, *Henoch*, *Oppolzer*), während Andere den Ausgangspunct in einer veränderten, der Chlorose verwandten Cachexie suchen (*Basedow, Mackenzie, Begbie, Hiffelsheim, Beau, Gros*), an welche sich die Störungen der Menstruation und die nervösen Erscheinungen anschliessen sollen. — *Virchow* hebt den auch für einen andern Fall bis jetzt räthselhaften Zusammenhang von Vorgängen in der Schilddrüse mit Veränderungen der Herzthätigkeit hervor; nämlich den Iodismus oder die sog. Kropfcachexie, wo auf die Einverleibung kleiner Dosen von Iod, neben dem Schwinden des Kropfes, sehr auffallende Pulsbeschleunigung und quälende Palpitationen eintreten, verbunden mit rascher Abmagerung und Bulimie.

Die **Behandlung** des Morbus Basedowii hat sich mit sehr wechseln- *Therapie.* dem Erfolge theils gegen die supponirte Cachexie und Anämie, theils gegen die einzelnen localen Affectionen oder gegen die nervöse Natur der Krankheit im Allgemeinen gerichtet. In dem von *Hiffelsheim* während einer Dauer von 5 Jahren beobachteten Falle erwies sich jede medicamentöse Behandlung als schädlich.

Zur Bekämpfung des chlorotischen Zustandes wurden in vielen *Eisenpräparate.* Fällen die Eisenpräparate und die natürlichen Eisenwasser angewendet und damit einzelne Kranke allerdings auffallend gebessert und selbst geheilt; bei vielen aber blieben diese Mittel ohne Wirkung oder hatten selbst einen schädlichen Effect, indem das Gefühl der Hitze sich steigerte, Kopfschmerzen und selbst Delirien auftraten. Nach den Erfahrungen *v. Gräfe*'s nützt das Eisen nichts auf der Höhe der Krankheit, wohl aber dann, wenn die Pulsfrequenz bis auf einen gewissen Punct herabgesunken ist (110 Schläge), auch *Dumont* erzielte Besserung durch Gebrauch von Eisen, nachdem der Puls durch Digitalis von 144 auf 112 Schläge gesunken war. Es lässt sich hieraus entnehmen, dass die Eisenpräparate nicht das Uebel selbst, wohl aber die consecutive Anämie zu heilen im Stande sind.

Von entschieden günstiger Wirkung war in einer Anzahl von Fällen ein *Verbesserung d. gesammten Ernährung.* Wechsel des Wohnorts, der Aufenthalt auf dem Lande und an der Seeküste, ferner auch Milch-, Trauben- und Molkenkuren, also im allgemeinen solche Mittel, welche geeignet sind die gesammte Ernährung zu verbessern. *Trousseau* empfiehlt angelegentlich die Anwendung der Hydrotherapie, *Hydrotherapie und Kälte.* kalte Douchen, kühle Vollbäder; andern haben auch Seebäder gute Dienste geleistet. Zur Herabsetzung der gesteigerten Herzaction wurde die locale Application der Kälte auf die Herzgegend (in 1 Falle während 9 Monaten) nützlich befunden; auch hat man dasselbe Mittel gegen die Struma und den Exophthalmus empfohlen.

Aehnliche Widersprüche, wie bei der Anwendung der Eisenpräparate, finden sich in Bezug auf die Nützlichkeit der **Digitalis** bei Morbus Basedowii *Digitalis.* Während *William Moore* auf kleine Dosen dieses Mittels günstige Wirkung, ja selbst Heilung eintreten sah und auch *Trousseau* dasselbe empfiehlt, wird es von andern Beobachtern (*v. Gräfe*, *Levy*) entweder als nutzlos oder selbst als schädlich verworfen. Auch andere Alkaloide, Morphium, Veratrin, Strychnin und **Chinin** werden gerühmt; unter diesen dürfte von dem letzten am ehesten eine günstige Wirkung zu erwarten sein. Auch in Betreff der Anwendung des **Iod** auf die Struma sind die Ansichten verschiedener Aerzte divergirend. *Gros* und *Hawkes* sahen bei seinem Gebrauche *Iodpräparate.* Heilung des Kropfes und Besserung der übrigen Symptome eintreten, und *Trousseau* empfiehlt es innerlich und äusserlich in Verbindung mit Hydrotherapie, dagegen wird es von *Teissier*, *Handfield Jones* und *Oppolzer* entschieden verworfen. Jedenfalls wird das Mittel nur mit grosser Vorsicht

362 Specieller Theil der Herzkrankheiten.

anzuwenden sein, da *Oliffe* und selbst *Trousseau* schwere Zufälle von Iodismus darauf entstehen sahen. *Moore* rühmt das Bromkalium theils als Sedativum theils als Emmenagogum. *Geigel* empfiehlt, gestützt auf seine Theorie von der Natur und dem Sitze des Uebels, locale Blutent-

Galvanismus. ziehungen und Ableitungen am Nacken und am Halse. *Remak* dagegen hoffte Heilung durch den constanten Strom, den man auf den Halssympathicus und das Ganglion superius soll einwirken lassen. Jedenfalls wird eine so locale circumscripte Einwirkung dieses Mittels auf einen einzelnen Nerven bei der Nachbarschaft der verschiedenen Nervenstämme am Halse kaum zu erwarten sein; doch habe ich in dem von mir beobachteten Falle auf die Anwendung eines Stromes von 10—20 Meidinger'schen Elementen, wobei der eine Pol am innern Rande des untern Drittheils des Kopfnickers, der andere auf den Nacken aufgesetzt wurde, nach sehr kurzer Zeit eine beträchtliche Verminderung der Herzaction beobachtet (s. auch die schon im vorigen Abschn. erwähnten Beobachtungen von *Flies*); innerhalb 8 Tagen sank die Pulsfrequenz von 130 Schlägen in der Minute auf 70—64, zugleich trat auch eine mässige Verminderung des Exophthalmus, namentlich aber besserer und ruhiger Schlaf ein. Eine vollständige Heilung ward nicht erzielt, wohl aber eine Besserung, die nach 4 Monaten noch anhielt.

Locale Behandlung der Affection am Bulbus. Die localen Vorgänge am Bulbus erfordern eine besondere Berücksichtigung. Nach *v. Gräfe* und *Oppolzer* soll man alle 2—3 Tage eine Bepinselung mit Iodtinctur in der Umgebung des Auges zwischen Augenbraue und oberem Lid vornehmen oder daselbst Ungt. Kalii jodati einreiben. Ferner wirkt ein Compressivverband, der jedoch keinen zu starken Druck aufs Auge ausüben soll, nützlich, so lange noch ein vollkommener Lidschluss vorhanden ist, und vermittelst der Application des inducirten Stromes auf die geschlossenen Augenlider soll die Leichtigkeit, womit der Schlussact vor sich geht, merklich erhöht werden. Tritt vollkommene Schliessungsunfähigkeit ein, so soll man die Tarsoraphie vom äussern Winkel her in der Länge von 3—5''' vornehmen, wodurch nicht nur die Entstellung sehr vermindert, sondern auch durch den ausgeübten Druck eine Besserung in Bezug auf die Protrusion des Bulbus erzielt wird; vorzüglich aber wird dadurch sowohl den häufigen Conjunctiviten als auch den durch Verdunstung und Vertrocknung entstehenden Erkrankungen der Hornhaut vorgebeugt. Gegen diese letzteren soll man durch sorgfältige Befeuchtung vermittelst in Milch getauchter Compressen einschreiten, daneben die Anwendung von Atropin und nach Umständen locale Blutentziehungen anordnen. Adstringentien auf das Auge zu appliciren widerräth *v. Gräfe*, dagegen erwartet er selbst bei weitgediehener Hornhautaffection noch möglicher weise einen Erfolg von der Tarsoraphie.

LITERATURVERZEICHNISS.

Abegg, De capacitate art. et. ven. pulmon. Diss. inaug. Vratislaw. 1848.
Aberle, Oesterr. Jahrbücher für pract. Heilk. 1844. XLVI. 147.
Adelmann, Jahrb. der philosoph.-med. Gesellsch. zu Würzburg. 1828. I. 2. 104, 108. Citat von Virchow, die krankh. Geschwülste, III. 1. 173.
Albini, Wochenblatt d. Ztschr. d. Wiener Aerzte. 1856. 405.
Allbutt, Dr. Clifford, Case of paracentesis pericardii. Med. Times a. G. 1866. 474.
Allix, Zerreissung d. Sehnenfäden der Columnae carn. d. Mitralklappe. Journ. de Bruxelles, Mars. 1859. — C. J. B. *) 1859. III.
Almagro, Étude clinique et anatomo-patholog. sur la persistance du canal arteriel. Paris, 1862.
Aran, Observation de péricardite avec épanchement traitée avec succès par la ponction et l'injection jodée. Gaz. des hôpit. 1855. Nr. 130.
——, De la nature et du traitement de l'affection connue sous le nom de goitre exophthalmique, cachexie exophthalmique, maladie de Basedow. Bullet. de l'Acad. de méd. XXVI. 13—121. Nov. 1860. — C. J. B. 1861. IV.
Arlidge, Case of rupture of the heart. Beale's Archives of Med. Nr. IX. 1861. — C. J. B. 1861. III.

v. Bamberger, Lehrbuch der Krankheiten des Herzens. Wien, 1857.
——, Ueber die Lage des Herzens beim Lungenemphysem. Würzburger Med. Zeitschrift. 1860. I, 419.
——, Beobachtungen über den Venenpuls. Würzburger med. Ztschr. IV. 232.
——, Ueber die Beziehungen zwischen Morb. Brightii und Herzkrankheiten. Virch. Arch. XI. 12.
Banks, Dublin hosp. Gaz. 1855. Citat bei Will. Moore.
v. Basedow, Casper's Wochenschr. 1840. Nr. 13.
Baur, Wilh., Ueber reine Hypertrophie des Herzens ohne Klappenfehler. Diss. Inaug. Giessen, 1860. — Arch. d. Ver. für. gem. Arbeiten etc. V. 178.
Beau, De l'angine de poitrine. Gazette des hôpit. 1862. Nr. 82 und 83.
Beckmann, Verhandlungen der physic. med. Gesellsch. zu Würzb. 1858. IX. 144.
Begbie, Warburton, On vascular bronchocele and exophthalmos. Edinb. med. Journ. 1863. Sept. — C. J. B. 1863. IV.
Benedict, Wiener med. Wochenschr. 1854. Nr. 35.
Bergson, Zur causalen Statistik des Morb. Brightii und d. Herzkrankheiten. Deutsche Klinik. 1856. Nr. 19.

---

*) Canstatts Jahresbericht über die Fortschritte der gesammten Medicin in allen Ländern.

Bergson, Verhandlungen der Berliner Med. Gesellschaft. Sitzung vom 8. Januar 1862. Deutsche Klinik. 1862. Nr. 5.

Bernard, Ch., Arch. gén. de Méd. Août 1856. Citat bei Kussmaul, Ztschr. f. rat. Med. 3. Reihe. XXVI.

Berner, Physiolog. Experimentalbeiträge zur Lehre von der Herzbewegung. Inaug. Diss. Erlangen, 1859.

Berthold, Merkwürdiger Fall eines von der rechten Vorkammer ausgehenden Herzaneurysma. Toplitz, 1859. — C. J. B. 1859. III.

Besse, De l'angine de poitrine. Thèse, Paris. — C. J. B. 1865. III.

Beutner, Ueber die Strom- und Druckkräfte des Bluts in der Art. u. Ven. pulmonalis. Zeitschr. f. rat. Med. Neue Folge. II. 123.

Biermer, Ungewöhnliches Bild hyperämischer Fettleber in einem Falle von dreifachem Herzfehler. Schweiz. Zeitschr. f. Heilkunde. II. Heft 1 und 2.

——, Casuistische Mittheilungen aus der Klinik des Inselspitales. Ueber Pneumothorax. Schweiz. Zeitschr. f. Heilk. 1863. II. 101.

Bizot, Mémoires de la societé méd. d'observation. 1836. I.

Bochdalek, Ueber das Verhältniss der Mediastina zur vorderen Brustwand, zu den Lungen, zum Herzen und Herzbeutel etc. Prager Vierteljahrsschr. 1860. (LXV. und LXVIII.).

Bodenheimer, Dr. Carl, Beitrag zur Pathologie der krebsartigen Neubildungen am Herzen. Diss. Inaug. Bern, 1865.

——, Fall von Pneumopericardium aus der Klinik des H. Prof. Munk in Bern. Berl. klin. Wochenschr. 1865. Nr. 35. — C. J. B. 1865. III.

Böttcher, Ueber spontane Rupturen des Herzens. Arch. d. Heilk. 1863. IV. 502.

Breschet, Recherches et observations sur l'aneurysme faux consécutif du coeur. Paris, 1827.

Bright, Cases and observations illustrative of renal Disease etc. Guy's hosp. reports. 1836. I. 396.

Brugnoli, Gazette des hôpit. 1863. Nr. 2.

Buhl, Bericht über 280 Leichenöffnuungen. Zeitschr. f. rat. Med. N. Folge. VIII. 38.

——, Communication der linken Herzkammer mit dem rechten Vorhofe. Zeitschr. f. rat. Med. N. Folge. V. 1.

——, Zur Capillarectasie der Lungen. Virch. Arch. XXV, 183.

van der Byl, Transact. of the pathol. society of London. IX. 1858.

Campana, Considérations nouvelles sur l'origine de l'hypertrophie et de la dilatation du coeur. Gaz. des hôpit. 1861. Nr. 81.

Cerf Levy, De la cachexie exophthalmique Thèse. Strasb., 1861. — C. J. B. 1862. III.

Championnère, Just. Luc., Nouvelles remarques sur l'angine de poitrine. Journ. de méd. pratique. Juillet, 1865. — C. J. B. 1865. III.

Charcot, Nouveau cas de maladie de Basedow. Gaz. hebd. 1862. Nr. 36. — C. J. B. 1862. IV.

Charcot et Vulpian, Note sur l'endocardite ulcéreuse aiguë de forme typhoide. Gaz. méd. de Paris 1862. Nr. 25 und 28. — C. J. B. 1862. III.

Chauveau et Faivre, Gaz. méd. de Paris. 1856.

Clendinning, Med. chirurg. Transact. 2. Ser. III. 1838.

Cocheteux, Ramollissement rouge du coeur, rupture, mort instantanée. Gazette des hôpit. 1864. Nr. 71. — C. J. B. 1864. III.

Cockle, John, On certain points of physical diagnosis in mitral valve disease. The Lancet, 1859. 17. Dec. — C. J. B. 1860. III.

Collin, De diverses méthodes d'exploration de la poitrine. Paris, 1824.

Conrad, Zur Lehre über die Auscultation der Gefässe. Inaug. Diss. Giessen, 1860.
Conradi, Ueber die Grössen- und Lagebestimmung der Brustorgane, der Leber und Milz. Arch. d. Vereins f. gemeinsch. Arb. etc. 1854. I.
Corvisart, Essai sur les maladies du coeur. Edit. de l'Encyclopedie des sciences méd. pag. 89. (Endocarditis syphilit.)
Cruveilhier, Traité d'anatomie pathologie gén. 1852. I. 201. (Nadel im Herzen.)
Cyon, Med. Jahrbücher. 1865. pag. 115.
Da Costa, Americ. Journ. January, 1859.
Decaisne, Comptes rendus. 1864. Nr. 22.
Demme, Dr. R., Beiträge zur Anatomie und Diagnostik der Myocarditis. Schweiz. Zeitschr. f. Heilk. I. 79 und 464.
Dionis, Petrus, L'anatomie de l'homme. Paris, 1716. 713. (Citat n. Friedreich, Herzkrankheiten.)
Dittrich, Die wahre Herzstenose. Prager Vierteljahrschr. XXI. 1849. I.
———, Ueber Herzmuskelentzündung. Prager Vierteljahrschr. XXVII. 1852. I.
Donders, De rhythmus der haartstoonen. Nederlandsch Archief voor Genees-en Naturkunde, II.
———, Physiologie des Menschen. Deutsch von W. Theile. Leipzig, 1859.
Donders und **Gunning**, In Donders Phys. d. Menschen. pag. 111.
Drasche, Ueber Verdopplung und Spaltung der Herztöne. Wiener med. Wochenschr. 1855. Nr. 30 und 31.
Duchek, Die Krankheiten des Herzens, des Herzbeutels und der Arterien. Erlangen, 1862.
———, Ueber Hypertrophie des Herzens. Med. Jahrb. 1864.
———, Zur Lehre von der Verschliessung der Aorta an der Einmündungsstelle des Ductus Botalli. Wochenblatt d. Zeitschr. d. k. k. Ges. d. Aerzte in Wien. 1862. Nr. 38.
Duguet et Hayem, Note sur un cas d'endocardite ulcéreuse à forme typhoide. Gaz. méd. de Paris, 1865. pag. 637.
Dumont, De morbo Basedowii. Diss. inaug. Berlin. — C. J. B. 1863. IV.
Duroziez, Du double souffle intermittent crural comme signe de l'insuffisance aortique. Arch. gén. de méd. Avril, 1861.
———, Mémoire sur la persistance du canal arteriel, sans autre communication anomale. Gaz. méd. de Paris, 1863. Nr. 28. — C. J. B. 1863. III.
v. Dusch, Communication zwischen den beiden Herzventrikeln. Verhandlungen des naturhist. med. Vereins zu Heidelberg. I. 185.
———, Ueber ein eigenthümliches Verhalten der Herzgeräusche für die Auscultation. Verhandl. des naturhist. med. Vereins zu Heidelberg. 1862. II. 215.
Eichwald, Ueber das Wesen der Stenocardie und ihr Verhalten zur Subparalyse des Herzens. Würzb. med. Zeitschr. 1863. IV. 240.
Engel, Ueber einige patholog. anatom. Verhältnisse des Herzens. Wiener med. Wochenschrift. 1863. Nr. 44—46 und 1864, Nr. 5 und 7.
Erichsen, Petersb. med. Ztschr. III. 1862.
Eulenburg, Ueber den Einfluss von Herzhypertrophie und Erkrankungen der Hirnarterien auf d. Zustandekommen v. Gehirnhämorrhagie. Virch. Arch. XXIV. 329.
Feierabend, Verknöcherung der vorderen Herzwand mit Lebercirrhose. Wien. Med. Wochenschr. 1866. Nr. 58.
Feine, Dissertatio pericardii laesi casum rarior. sist. conatum cum similibus, qui noti sunt, casibus. Lips., 1854.
Fischer, De l'exophthalmos cachectique. Arch. gén. de méd. 1859. II. 521.

Flajani, Giuseppe, Collezione d'osservationi e riflessoni di chirurgia. Roma, 1802. III. 270.
Fletcher, On exophthalmic goitre. Brit. med. Journ. May, 1863. — C. J. B. 1863. IV.
Flies, Dr. Emil, Beobachtungen über den Einfluss des constanten galvanischen Stroms auf den krankhaft vermehrten und verstärkten Herzimpuls. Berlin. klin. Wochenschrift 1865. Nr. 26.
Flügel, Abreissung des Herzens durch Druck auf die Brust. Aerztl. Intell. Bl. 1859. Nr. 26. — C. J. B. 1859. III.
Förster. Mittheilungen aus der path. anatom. Anstalt zu Würzb. Würzb. med. Ztschr. 1864. IV. 330.
——, Atlas der mikroskop. path. Anat. 1859. Text pag. 55; Taf. 34.
——, Handbuch der speciellen pathologischen Anatomie. 2. Aufl. Leipzig, 1863.
Frerichs, Insuff. valv. art. pulmon. und Stenosis ostii venosi dextri. Wiener med. Wochenschr. 1853. Nr. 52 und 53.
Friedreich, Handbuch der spec. Pathologie und Therapie, redigirt von Virchow. Erlangen, 1864.
——, Zur Diagnose der Herzbeutelverwachsungen. Virch. Arch. XXIX. 296.
——, Ueber Venenpuls. Deutsches Archiv f. klin. Medicin. I. 244.
——, Bericht über 33 Fälle von Abdominaltyphus. Verhandl. der med. phys. Gesellschaft zu Würzburg. 1855.
Fritz, Gazette des hôpitaux. 1862. Nr. 88.
Fromman, C., Parenchymatöse Myocarditis mit lethalem Verlaufe bei Grippe. Froriep's Notizen etc. 1862. II. 1.
Fuller, Die Krankheiten des Herzens und der grossen Gefässe. Uebers. v. Schultzen. Berlin, 1864.

Gairdner, Edinb. med. Journ. 1858. Juni.
Geigel, Lage und Bewegung des Herzens. Würzb. med. Ztschr. 1862. III.
——, Ueber den Venenpuls. Würzb. med Ztschr. 1863. IV.
——, Ergebnisse aus 84 Sectionen. Würzb. med. Ztschr. II.
——, Weitere Beobachtungen über Insuff. der Tricuspidalis und Venenpuls. Würzb. med. Ztschr. 1865. VI.
——, Die Basedow'sche Krankheit. Würzb. med. Ztschr. 1866. VII.
Gerhardt, Der Stand des Diaphragma. Tübingen, 1860.
——, Ueber einige Formen der Herzdämpfung. Prag. Vierteljahrschr. LXXXIV. 143.
——, Lehrbuch der Auscultation und Percussion etc. Tübingen, 1866.
——, Beobachtungen aus dem Gebiete der physical. Diagnostik. Archiv f. physiolog. Heilkunde. N. Folge. 1859. III. 486.
——, Thrombosis cordis dextri. Würzb. med. Ztschr. 1864. V. 221.
Gildemeester, Ein Fall von Basedow'scher Krankheit. Allgem. Wiener med. Zeitung. 1863. 9. Sept. — C. J. B. 1863. IV.
Golusha Balch, Americ. Journ. of med. Sc. July, 1864. — C. J. B. 1864. III.
v. Graefe, A., Bemerkungen über Exophthalmus mit Struma und Herzleiden. Archiv f. Ophthalmologie. III. 2. Abth. 278.
——, Sitzungsbericht d. Berlin. medicin. Gesellschaft vom 9. März 1864. Allgem. med. Centralztg. 1864. v. 19. März.
Graves, Rob. James, Klinische Beobachtungen. Deutsch von Bressler. Leipzig, 1843. 409. Citat aus Virchow, die krankhaften Geschwülste. III. 1. Abth. 73.
Griesinger, Aus der Zürcher Klinik. Arch. der Heilkunde. 1864. V. 473.
——, Pathologie und Therapie der psychischen Krankheiten. 2. Aufl. pag. 200 u. 453.
Gros, A., Hypertrophie du corps thyrioide accompagnée de neuropathie du coeur et d'exophthalmie. Gazette Hebdom. 1862. 35 und 39.
Gros, L., De la Maladie de Graves ou goitre exophthalmique et son traitement. Bullet. général de therapeutique. LXIII. 3 Lief. — C. J. B. 1862. IV.

Halbertsma, Nederl. Tydschr. v. Geneeskunde. 1862. VI. Schmidt's Jahrb. CXIX. 158.

Haldane, Rutherford, Edinb. med. Journ. Nov. 1862. LXXXIX. 435. 440.

Hamilton, Rupture of the heart. The Lancet, 28. Jan. 1860. — C. J. B. 1860. III.

Hammernjk, Das Herz und seine Bewegung. Prag, 1858.

——, Die Grundzüge der Physiologie und Pathologie des Herzbeutels. Prag, 1864.

Handfield Jones, Observation de goitre exophthalmique. Gaz. des hôpit. 1864. Nr. 37.

— Med. Times Jan. 1864. — C. J. B. 1864. IV.

——, On a case of proptosis, goitre, palpitations. The Lancet. Dec. 1860. — C. J. B. 1861. IV.

Hartmann, Ludwig, Die freien Körper in den serösen Säcken. Tübingen, 1865.

Hasse, Anatomische Beschreibung der Krankheiten der Circulations- und Respirationsorgane. Leipzig, 1841.

Hawkes, On enlargement of the thyrioid gland with proptosis. The Lancet. 1861. Aug. — C. J. B. 1861. IV.

Hayden, On the rhythme of the hearts action. Dublin quarterly Journ. of med. Science. XL. 456.

Heine, C., Angeborene Atresie des Ostium arterios. dextrum. Inaug. Diss. Tübingen, 1861.

Helmholtz, Verhandlungen des naturhist. med. Vereins zu Heidelberg, vom 27. Mai 1864. III. 155.

Hepp, Die patholog. Veränderungen der Muskelfaser. Inaug. Diss. Zürich, 1853. Ztschr. f. rat. Med. N. F. IV.

Hèrard et Neveu, Endocardite ulcéreuse à forme pyohemique. Gaz. des hôpit. 1865. Nr. 69 u. 70.

Heschl, Angeborene Communication der Herzkammern von seltener Form. Oesterr. Ztschr. f. pract. Heilkunde. 1862. Nr. 4. — C. J. B. 1862. III.

Heslop, Med. Times and Gazette. 1856.

Heydenreich, Aerztliches (bayrisches) Intelligenzblatt. 1865. Nr. 51. Allgem. med. Centralztg. 1866. Nr. 14.

Heynsius, Nederl. Lancet. 3. Serie. IV. 20.

Hiffelsheim, Gazette des hôpit. 1862. Nr. 84 und 89.

Hüter, C., Grosse Communication zwischen beiden Vorhöfen unter dem verschlossenen Foramen ovale. Virch. Archiv. XXX.

Jaksch, Ueber die spontane Heilung der Herzklappenkrankheiten. Prag. Vierteljahrsschrift. 1860. III.

Jenner, William, On congestion of the heart and its local consequences. Med. Chirurg. Transact. 1860. XLIII. — C. J. B. 1861. III.

Julia, Gazette médic. de Paris. 1845. Nr. 52.

Kantzow und **Virchow**, Congenitales, wahrscheinlich syphilit. Myom des Herzens. Virch. Arch. XXXV.

Kaulich, Krankheiten der Kreislauforgane, beobachtet auf der Klinik d. Prof. Jaksch zu Prag. Prag. Vierteljahrsschr. LXXIII. — C. J. B. 1862. III.

——, Störungen der rhythmischen Herzthätigkeit durch Innervationsanomalien. Prager klinische Wochenschrift. 1864. Nr. 18.

Kennedy, Edinb. med. Journ. 1858. Mai.

Kirkes, Senhouse, On arterial murmur in incipient phthisis. Med. Times and Gazette. 1862. 17. Mai. 503.

——, On apoplexy in relation to chronic renal Disease. Med. Times and Gaz. 1855. Nov. 515.

Kirkes, Senhouse, Ueber die Wirkungen vom Herzen losgerissener in den Blutstrom gelangter Fibringerinnsel. Med. Chirurg. Transact. 1852. XXXV. — Schm. Jahrb. 1853. LXXVIII. 304.

——, On ulcerative inflammation of the valves of the heart, as a case of pyämia. Brit. med. Journ. 1863. Nr. 7. — C. J. B. 1864. III.

Klaatsch, Verhandlungen der Berliner med. Gesellschaft, Sitzung vom 8. Jan. 1862. Deutsche Klinik. 1862: Nr. 5.

Klob, Ein weiterer Fall von ausgebreiteter Schwielenbildung im Herzen. Wochenbl. der Ztschr. der k. k. Gesellsch. d. Aerzte zu Wien. 1856. Nr. 10.

——, Zur pathologischen Anatomie der Myocarditis. Wiener med. Wochenschrift. 1866. Nr. 14.

——, Beiträge zur Pathologie der Pulmonalarterienklappen. Ztschr. der k. k. Gesellschaft der Aerzte in Wien. 1864. 6. Heft. 101.

Kobelt, W., Ueber Form und Dimensionen der Herzdämpfung. Archiv d. Heilkunde. 1863. IV. 310.

Koch, Med. Correspondenzblatt des Würtemb. ärztl. Vereins. 1861. Nr. 32.

Kolisko, Fall von Insufficienz der Pulmonararterienklappen. Ztschr. d. k. k. Ges. d. Aerzte zu Wien. 1859. Nr. 8.

Koschlakoff, Untersuchungen über den Puls mit Hülfe des Marey'schen Sphygmographen. Virch. Archiv. XXX. 149.

Kottmeier, Fibröse Neubildung im Herzen (wahrer Herzpolyp). Virch. Arch. XXIII. 434.

Kussmaul, Rheumatismus artic. acutus mit Tuberculosis miliaris. Wanderung eines verschluckten Dorns in das Herz und ein freies Concrement im Herzbeutel. Würzb. med. Ztschr. V. 61.

——, Ueber angeborene Enge und Verschluss der Lungenarterienbahn. Berichte der naturf. Ges. zu Freiburg. III. 3. Heft. Ztschr. f. rat. Med. 3. Reihe. XXVI. 99.

Kyber, Bemerkungen über den Morbus cardiacus und über Paracentese in demselben. C. J. B. 1847. III. 194.

Lancereaux, Traité historique et pratique de la Syphilis. 393. Tab. 2. Fig. 1. Paris 1866.

——, Recherches cliniques pour servir à l'histoire de l'endocardite suppurée et de l'endocardite ulcéreuse. Gaz. méd. de Paris 1862. Nr. 42 ff. C. J. B. 1862. III.

——, De l'alteration de l'aorte et du plexus cardiaque dans l'angine de poitrine. Gaz. méd. de Paris, 1864. Nr. 28. 432.

Landois, Experimentelle Beiträge zur Lehre vom Einfluss des Nerv. vagus auf die Herzbewegung. Allgemeine med. Centralzeitung 1863. Nr. 89.

Laqueur, De morbo Basedowii nonnulla adjecta singulari observationi. Diss. inaug. Berlin, 1864. — C. J. B. 1864. IV.

Larcher, De l'Hypertrophie normale du coeur pendant la grossesse et son importance pathogénique. Sitzungsbericht der Acad. des Sciences. Gaz. des hôpit. 1857. Nr. 44.

——, Perforation du ventricule gauche du coeur. Union médic. 1864. Nr. 49.

Latham, Vorlesungen über Herzkrankheiten. Aus dem Engl. von Krupp. Leipzig und Wien, 1847.

Laycock, Cerebrospinal Origin and Diagnosis of the protrusion of the eyebales seemed anemic. Americ. Journ. of med. Sc. July 1863.

——, On exophthalmic bronchocele. Report of the med. chirurg. Society of Edinb. 1863. 67. — C. J. B. 1863. IV.

——, Clinical lectures on exophthalmos and so-called anemic pulsations and palpitations. Med. Times and Gaz. 1864. Sept.

Lebert, Traité d'anatomie pathologique 1. 470 u. 570. Pl. 68. Fig. 5—9 (Gummiknoten).

——, Klinik des acuten Gelenkrheumatismus. Erlangen, 1860.

Leudet, Recherches anatomo-pathologiques et cliniques sur les pericardites secondaires. Archives gén. de méd. 5. Serie XX. 5.

Lewin, Studien über Phosphorvergiftung. Virch. Archiv. XXI. 506.

Leyden, Ein bemerkenswerther Fall von Stenosis des Ostium aorticum. Virch. Arch. XXIX. 197.

L'honneur. Bulletin de la Société anatom. 1856. Janv.

Liebermeister, Ueber die Wirkungen der febrilenTemperatursteigerung. — Deutsches Arch. f. Klin. Med. 1866. I. 298.

——, Beiträge zur patholog. Anat. und Klinik der Leberkrankheiten. Tübingen. 1864.

Löffler, Wochenschr. der k. k. Ges. der Aerzte in Wien. 1862. Nr. 16 u. 17.

London, Aus Scoda's Klinik. Oesterr. Ztsch. f. prakt. Heilkunde. 1863. IX. 42. — Schm. Jahrb. CXXI. 175.

Löschner, Klinische Beobachtungen im Franz-Josephs-Kinderspitale zu Prag. Prager Vierteljahrsschrift. 1856. LII. 1.

—— und **Lambl**, Aus dem Franz-Josephs-Kinderspitale in Prag. Beobachtungen und Erfahrungen aus dem Gebiete der Medicin überhaupt und der Pädiatrik insbesondere. I. Prag. 1860. — C. J. B. 1860. II. 19. 31.

Lowe, Edgar, Un cas de rupture du coeur. Gaz. hebd. 1862. Nr. 39. — C. J. B. 1862. III.

Löwer, Zur Schwefelsäurevergiftung. Berlin. Klin. Wochenschr. 1864. Nr. 40.

Ludwig, Ueber den Bau und die Bewegungen der Herzventrikel. Ztschr. f. rat. Med. VII. 205.

Lücken, A., Die pathologischen Neubildungen des Myocardium. Ztschr. f. rat. Med. 3. Reihe. XXIII.

v. Luschka, Die Anatomie der Brust des Menschen. Tübingen, 1863.

——, Die Brustorgane des Menschen in ihrer Lage. Tübingen. (Atlas.)

——, Ein Fibroid im Herzfleische. Virch. Arch. VIII. 343.

Lussana, Die Angina pectoris, ihre Beziehungen und Analogien mit der Neuralgia thoracico-brachialis, sowie ihre Unterscheidung. Gaz. Lombard. 1858. Nr. 46—48, 1859. Nr. 9—13 u. 15—18. — C. J B. 1860. III.

Luys, J., Endocardite ulcéreuse. Mém. de la Societé de Biologie 1864. Nr. 42. — C. J. B. 1864. III.

Mackenzie, A practical treatise of the Diseases of the eye. 4. Edit. London. 1854. pag. 310.

Maier, Rud., Verhandlungen der Naturforschenden Gesellsch. zu Freiburg i/B. II. 207.

Malmsten, Fall von Ruptura Cordis. Hygiea XXI. 629. — C. J. B. 1860. III.

Mannkopf, Ueber Stenose des Ostium arteriosum der rechten Herzkammer. Annalen des Charité-Krankenhauses zu Berlin. 1863. XI. 42.

Marey, Physiologie médicale de la circulation du sang. Paris 1863.

Mettenheimer, Ueber pericardiale Reibungsgeräusche ohne Pericarditis. Arch. des Vereins für wissensch. Heilkunde. II. 1866. 423.

Meyer, Herm., Ueber die Transposition der aus dem Herzen hervortretenden grossen Arterienstämme. Virch. Arch. XII. 364.

Miquel, Plötzlicher Tod bei fettiger Entartung des Herzens und Verknöcherung der Kranzarterien. Arch. des Vereins f. gemeinsch. Arb. etc. 1858. III. 643.

Moore, William, Sur un cas singulier de pericardite. Gaz. méd. de Paris. 1863. Nr. 31. — Dubl. med. Press. 1862. — C. J. B. 1863. III. 179.

——, Some remarks on the nature and treatement of pulsating thyrioid gland with exophthalmus. Dublin. quart. Journ. of med. Sc. 1865. Nov. 344.

Morel Lavallée, Rupture du péricarde, bruit de roue hydraulique, bruit de moulin. Gaz. méd. de Paris 1864. Nr. 46 u. ff.

Mühlig, Plaie pénétrante du coeur, perforant la paroi 'du ventricule droit et la cloison interventriculaire. Monit. des Sciences 1860. Nr. 123. Virch. Arch. XXIII. 455.

Müller zu Calw, Ruptura cordis. Würtemb. Correspond. Blatt. XXXIV. 28. 1864.

Munk und **Leyden**, Die acute Phosphorvergiftung mit bes. Rücksicht auf Pathologie und Physiologie. Berlin, 1865.

——, Ueber Albuminurie und fettige Degeneration nach Vergiftung mit Schwefelsäure und andern Säuren. Berliner Klin. Wochenschr. 1864. Nr. 49 und 50.

Neuffer, Plötzlicher Tod durch Herzruptur. Würtemb. Corresp. Blatt XXXI. 1861.
— Schm. Jahrb. 1861. Nr. 11.

Nuhn, Verhandlungen des naturhistorisch med. Vereins zu Heidelberg. II. pag. 13.

Oedmansson, Contribution à l'histoire de l'endocardite ulcéreuse. Gaz. hebdom. 1865. Nr. 44.

Ollivier, Dictionnaire de médecine. 2. Ausg. VIII. 343. Paris, 1834.

Oppolzer, Zur Casuistik der Embolien. Syphilit. Gummigeschwulst im Herzfleisch u. s. w. Wiener med. Wochenschr. 1860. Nr. 5.

——, Die Basedowsche Krankheit, klinischer Vortrag. Wiener med. Wochenschrift 1866. Nr. 48 und 49.

——, Vorlesungen über specielle Pathologie und Therapie bearbeitet und herausgegeben von Dr. Emil Ritter von Stoffella. I. 1. Lief. Erlangen, 1866.

Orsolato, Sulle rutture spontanee del cuore. Annali univers. di Medic. Milano Gennajo, 1860. — C. J. B. 1860. III.

Palmer, The Lancet. I. 14. 1864.

Parry, Caleb Hilliard Collections from the unpublished medic. Writings. London, 1825. 111; bei Stokes, Die Krankheiten des Herzens und der Aorta übers. von Lindwurm. Würzb., 1855. 232.

Paul, Zur Basedowschen Krankheit. Berliner Klin. Wochenschr. 1865. No. 27.

Peacock, Th. B., On malformations of the heart. London, 1858.
——, Statistische Bemerkungen über Chorea Brit. and foreign med. chirurg. Review XXXII. 487. Schmidts Jahrb. CXXI. 37.

Peter (Trousseau), Notes pour servir à l'histoire du goître exophthalmique. Gaz. hebd. 1864. 12. — C. J. B. 1864. IV.

Petters, W., Ueber das Foramen ovale im Septum atrior. bei Erwachsenen. Prag. Vierteljahrsschr. 1862. IV. — C. J. B. 1862. III.

Philipp, Ein Fall von Stenocardie. Berl. Klin. Wochenschr. 1865. Nr. 3 u. 4.

Pirogoff, Anatome topographica sectionibus per corpus humanum congelatum triplici directione ductis illustrata. Petropoli, 1859.

Pleischl, Ueber das Vorkommen von Pericardialreibungsgeräusch bei Cholerakranken in Stadio algido. Prager Vierteljahrsschr. XXIX. 1851. 105.

Portal, Anatomie médicale. Paris, 1803.

van Praag, Leonidas, Virch. Arch. VII. 438.

Praël, T. sen., Exophthalmus mit Struma und Herzfehler. Arch. f. Ophthalmologie 1857. III. 2. 299.

Prus, Revue médicale, Octob. u. Nov. 1835, Sept. 1836.

Quain, On fatty diseases of the heart. London, 1851.

Rauch, Cornelius, Ueber den Einfluss der Milchsäure auf das Endocardium. Diss. inaug. Dorpat. 1860.

v. Recklinghausen, Monatsschr. für Geburtskunde. 1862. XX. 1.
——, Tuberkel des Myocardium. Virch. Arch. XVI. 172.
——, Verhandlungen der Berliner med. Gesellschaft. Sitzung vom 24. Juni 1863. Deutsche Klinik 1863. Nr. 29. pag. 286.

Reisch, Friedr., Wochenblatt d. Zeitschr. der k. k. Gesellsch. der Aerzte in Wien. 1862. Nr. 43.

Reith, Archibald, Exophthalmus — enlargement of thyroid gland — death. Autopsy — Affection of the cervical sympathic. Med. Times and Gaz. 1865. 521.

Remak, Sitzungsber. der Berl. medic. Gesellschaft v. 9. März 1864, u. Allgem. med. Centralzeitung v. 19. März 1864.

Reyher, Zur Frage von der Erzeugung von Endocarditis durch Milchsäure-Injectionen in die Peritonealhöhle von Thieren. Virch. Arch. XXI. 85.

Richardson, B. Ward, The cause of the coagulation of the blood. London, 1858.
——, Lectures on fibrinous deposition iu the heart. Brit. med. Journ. 14. Jan. 1860. — C. J. B. 1860. III.

Ricord, Clinique iconographique Pl. 29.

Rilliet et Barthez, Traité Clinique et pratique des maladies des Enfants. Paris, 1853.

Rindfleisch, Lehrbuch der pathologischen Gewebelehre, zur Einführung in das Studium der patholog. Anatomie. Leipzig, 1866.

Ringer, Sydney, On the influence of change of position on the character of endocardial murmur. Edinb. med. Journ. 1864. Febr.

Rokitansky, Ueber lethale Leber- und Nierensteatose. Zeitschr. d. k. k. Gesellschaft der Aerzte in Wien. 1859. Nr. 32.

——, Handbuch der patholog. Anatomie 3. Auflage. (Echinococcen d. Herzens II, 285.)

——, Ueber die Persistenz des Ductus arterios. Botalli. Wiener med. Jahrb. 1864.

Röser, Würtemb. med. Correspondenzblatt. 1855. Nr. 21.

v. Rosen, Behrends Syphilidologie 1860. III. 249.

Rosenstein, Beitrag zur Kenntniss vom Zusammenhange zwischen Herz- und Nierenkrankheiten. Virch. Archiv XII. 271.

——, Die Pathologie und Therapie der Nierenkrankheiten. Berlin, 1863.

——, Zur Beziehung zwischen Herz- und Nierenkrankheiten. Berlin. klin. Wochenschrift. 1865. Nr. 4 (?). — C. J. B. 1864. III.

——, Verhandlungen der Berliner med. Gesellschaft, Sitzung v. 8. Jan. 1862. — Deutsche Klinik 1862 Nr. 5.

Roth, Beitrag zur Statistik des acuten Gelenkrheumatismus. Würzb. med. Zeitschr. IV. 277.

——, Zur Casuistik der Herzbeutelentzündung. Würzb. med. Zeitschr. III. 27.

——, Zum Zusammenhange zwischen Herz- und Nierenkrankheiten. Würzb. med. Zeitschr. V. 204.

Saexinger, Pneumopericardium bedingt durch Perforation eines runden Magengeschwürs in den Herzbeutel. Prager med. Wochenschr. 1865. Nr. 1.

Sander, Mittheilungen aus der Spitalpraxis. Deutsche Klinik 1862. Nr. 12.

Schäfer, Ueber die Auscultation der normalen Herztöne. Arch. d. Vereins f. gemeiuschaftl. Arb. z. F. d. w. Heilkunde V. 137.

Scheiber, Zur Lehre vom Herzstosse. Virch. Arch. XXIV. 143.

Schivardi, De l'endocardite ulcéreuse; nouvelle observation. Union médic. 1865. Nr. 112.

Schnitzler, Wiener med. Presse. 1865. Nr. 15, 16, 18—21.

——, Klinische Beobachtungen über die Persistenz des Ductus Botalli. Medic. Jahrbücher 1864.

Schützenberger, Note sur un cas de cyanose, rétrécissement de l'artère pulmonaire par soudure des valvules sigmoïdes; ouverture contre nature de la cloison interventriculaire. Gazette méd. de Paris, 1864. Nr. 39. — C. J. B. 1864. III.

Schweig, Aerztliche Mittheilungen aus Baden. 1857. Nr. 7 und 8.

Scoda, Abhandlung über Percussion und Auscultation. 6. Aufl. Wien, 1864.
——, Doppelter Puls und doppelte Herztöne. Allgem. Wiener med. Zeitg. 1863. VIII. Nr. 3 und 4. — C. J. B. 1863. II. 157.
——, Ueber unerklärliche Herzgeräusche. Allgem. Wiener med. Zeitg. 1863. VIII. Nr. 34. — C. J. B. 1863. II. 158.
——, Allgem. Wiener med. Zeitg. V. Nr. 47.
——, Zur Diagnose der Verwachsung des Herzens mit dem Herzbeutel. Wiener allgem. med. Zeitschr. 1863. Nr. 36 ff. — C. J. B. 1863. III.
——, Ein Fall von Blutung aus Lungen, Magen und Darm bedingt durch ausgebreitete Schwielen in der Substanz des linken Herzventrikels. Wochenblatt der Zeitschr. der k. k. Gesellsch. d. Aerzte zu Wien. 1856. Nr. 9.

Seidel, M., Pulsation der Vena cava inferior bei Insuff. der Valv. tricuspidalis. Deutsche Klinik 1865. Nr. 9.
——, Mittheilungen aus der medicinischen Poliklinik in Jena. (Zur Casuistik der Tricuspidal-Insufficienzen.) Deutsche Klinik 1863. Nr. 1, 2 und 3.
——, Stenose und Insufficienz der Aorta, vollständige Embolie der Art. pulmonalis. Plötzlicher Tod. Jenaische Zeitschr. f. Medicin und Naturw. 1864. I. 118.

Sieveking, On the diagnost. value of Murmurs in the pulmonary artery. The Lancet. 1860. Febr.

Skrzeczka, Eigenthümliche cavernöse Entartung der Muskelsubstanz des Herzens. Virch. Arch. XI. 184.

Smith, R., Echinococcen des Herzens. The Lancet. 1838. II. Nr. 18.

Sorauer, De Hydropneumopericardio. Diss. inaug. Berlin, 1858. — C. J. B. 1858. III.

Soulier, Gazette des hôpitaux 1863. Nr. 27. (Herzruptur.)

Speer, Stanhope Templeman, Case of cyanosis with. extrem contract. of the orifice of the pulmonary artery. Med. Times and Gaz. 1855. Oct. 412.

Stark, Vergrösserung des Herzens bei Chlorosis. Archiv der Heilkunde. 1863. IV. 47.

Steiger, Beobachtungen aus der Praxis. Würzburger med. Zeitschr. V. 124.

Stein, Untersuchungen über die Myocarditis. Gekrönte Preisschrift. München, 1861.

Stokes, Die Krankheiten des Herzens und der Aorta. Aus dem Engl. von Dr. J. Lindwurm. Würzburg, 1855.

Stölker, Carl, Ueber angeborene Stenose der Arteria pulmonalis. Inaug. Diss. Bern, 1864. Schweiz. Zeitschr. f. Heilkunde III. 1864. 201.

Tatum, Exophthalmic goitre, sloughing of the cornea from exposure. Medic. Times and Gaz. 1864. 23. Jan.

Teissier, Du goitre exophthalmique. Gaz. méd. de Lyon, 1862. 29 und 1863 1 u. 2. — C. J. B. 1863. IV.

Thurnam, On Aneurisms of the heart with cases. Medic. chirurg. Transact. 1838, XXI, 2. Serie III. pag. 187.

Tiedemann, Von der Verengerung und Schliessung der Pulsadern in Krankheiten. Heidelberg, 1843.

Traube, Bericht aus der Klinik und Abtheilung von Dr. Ph. Munk. Deutsche Klinik 1859. Nr. 52. pag. 545.
——, Ueber den Zusammenhang von Herz- und Nierenkrankheiten. Berlin, 1856.
——, Fall von Nierenschrumpfung mit Hypertrophie des linken Ventrikels. Deutsche Klinik 1859. Nr. 49.
——, Ueber das Verhältniss der käsigen Pneumonie zu den organ. Herzkrankheiten. Allgem. med. Centralzeitg. 1864. Nr. 100.
——, Sitzungsbericht der Berlin. medic. Gesellsch. v. 16. Dec. 1863 (Nicotin). Allgem. med. Centralzeitg. 1864. Nr. 1.
——, Sitzungsbericht der Berlin. med. Gesellsch. vom 24. Juni 1863. Allgem. med. Centralzeitung v. 22. Juli 1863. Nr. 58. Deutsche Klinik 1863. Nr. 29. 206.

Trousseau, Gaz. des hôpitaux 1862. Nr. 83.

Tüngel, Klinische Mittheilungen von der medicin. Abtheilung des Hamburger Krankenhauses. 1861. pag. 49. Hamburg, 1863. Fälle von Herzhypertrophie in Folge von Nierenschrumpfung und pag. 123. Neunzehn Fälle von Phosphorvergiftung.

Tütel, Ein Fall von Pneumopericardium. (Aus Niemeyer's Klinik.) Deutsche Klinik 1860. Nr. 37.

Ullersperger, Die Herzbräune (Angina pectoris). Historisch, pathologisch und therapeutisch dargestellt. Neuwied und Leipzig, 1865.

Valentin, De l'acétate de Plomb dans les hypertrophies commencantes du coeur. l'Union médic. 1864. Nr. 10. — C. J. B. 1864. III.

Virchow, Ueber die Natur der constitutionell syphilitischen Affectionen. Virch. Arch. XV. 283. Taf. V. Fig. 7 und 8.
——, Die krankhaften Geschwülste. Berlin, 1863—67. (Melanosarkome des Herzens) II. 289. (Gummositäten des Herzens) 441. (Struma exophthalmica) III. 73 ff.
——, Der Zustand des Magens bei Phosphorvergiftung. Virch. Arch. XXXI. 399.
——, Congenitale cavernöse Myome des Herzens. Virch. Arch. XXX. 468.
——, Gesammelte Abhandlungen zur wissenschaftl. Medicin. Frankfurt a. M., 1856. pag. 711 u. a.

Wagner, B., Sarkom einer Lungenvene und des linken Vorhofs. Archiv d. Heilkunde 1865. 472.

Wagner, E., Die Fettmetamorphose des Herzfleisches in Beziehung zu deren ursächlichen Krankheiten. (Aus den Verhandlungen der medicinischen Gesellschaft zu Leipzig. I. Leipzig, 1864. Separatabdruck.)
——, Das Syphilom im Allgemeinen, das Syphilom des Herzens und der Gefässe im Speciellen. Archiv der Heilkunde 1866. 524.
——, Zur Kenntniss der Phosphorvergiftung. Archiv der Heilkunde 1862. 359.
——, Tuberkel des Endocardium. Archiv der Heilkunde II. 574.

v. Wahl, Ein Fall von acuter Endocarditis an den Klappen der Pulmonalarterie. Petersburger med. Zeitschr. 1864. I. 359. Schmidts Jahrb. CXVI. 180.

Waldeck, Verhandlungen der Berlin. medicin. Gesellschaft. Sitzung vom 8. Januar 1862. Deutsche Klinik 1862. Nr. 5.

Weber, C. O., Zur Entwicklungsgeschichte des Eiters. Virch. Archiv XV. 465.

Weber, Th., Physicalische und physiologische Experimente über die Entstehung der Geräusche in den Blutgefässen. Archiv f. physiolog. Heilkunde XIV. 40.

Westphal, Endocarditis ulcerosa im Puerperium unter dem Scheine der Puerperalmanie verlaufend. Virch. Archiv XX. 542.

Whitley, Cases of Disease of the Pulmonary artery and its valves. Guys Hospt. Reports. 3. Serie. III. 1857.

Wilks, On the syphilitic affections of internal organs. Guys hospit. Reports. 3. Serie IX. 43. Taf. IV. Fig. 3.

Willigk, Arthur, Ruptur des Herzens mit Erguss des Bluts in die linke Pleurahöhle. Prager Vierteljahrsschrift. 1853. II.
——, Sectionsergebnisse an der Prager path. anatom. Anstalt. Prager Vierteljahrsschrift. Bd. XXXVIII, XLIV, L und LI.

Winkler, Beiträge zur Kenntniss der Herzmusculatur. Archiv f. Anatomie und Physiologie 1865. 261.

Winogradoff, Ueber die Einwirkung des Digitalin auf den Stoffwechsel und auf den mittleren Blutdruck in den Arterien. Virch. Archiv. XXII. 457.

Wintrich, Virchow's Handbuch der speciellen Pathologie und Therapie V. 1. Abth. 474.

Wunderlich und **E. Wagner**, Acute Entzündung des linken Herzvorhofs. Archiv der Heilkunde 1864. V. 275.

Wyss, Oscar, De fistula Pericardii commentatio. Habilitationsschrift. Vratislaw. 1866.

Zenker, Ueber die Veränderungen der willkürlichen Muskeln im Typhus abdominalis nebst einem Excurse über die pathologische Neubildung quergestreifter Muskelfasern. Leipzig, 1864.

Ziehl, Klinischer Beitrag zur Lehre über die Folgezustände bei Herzkrankheiten, Inaug. Diss. Erlangen, 1854.

REGISTER.

Acardiaci, 266.
Aneurysma des Herzens, partielles acutes 131. — chronisches 140.
Angina pectoris 331. — Aetiologie 334. — Betheiligung des Herzmuskels an derselben 337. — Diagnose 338. — pathologisch-anatomische Veränderungen 335. — Prognose 338. — Symptome 334. — Therapie des Anfalls 339. — im Allgemeinen 340. — Wesen derselben 336.
Aorta, angeborne Verengerung und Verschliessung 268. — mangelnde Verbindung zwischen Arcus und Aorta descendens 268.
—— adscendens, Lage 6. — Pulsation derselben 42.
Aortensystem, Folgen der verminderten Spannung in demselben 95.
Arterienstämme, Dehnung der grossen während der Kammersystole 20.
Asystolie, 37.
Atrophie des Endocardium 125.
—— des Herzens 124. — einfache, degenerative, concentrische, excentrische, braune, sclerosirende 125. — angeborne 126. — Ursachen 126. — Symptome 127.
Auscultation der Herzgegend 52. — der verschiedenen Ostien 53.

Basedow'sche Krankheit 349. — Aetiologie 356. — Ausgänge 354. — Diagnose 354. — patholog. anatom. Veränderungen 357. — Prognose 355. — Reihenfolge der Symptome 354. — Symptome 350. — Therapie 361. — Verlauf 353. — Wesen 358.
Berstung d. Herzens s. Ruptur.
Bewegung der verschiedenen Herzabschnitte während der Systole 19.
Bildungsfehler des Herzens, angeborene 266. — Aetiologie 275. — Consecutive Veränderungen am Herzen 275. — Diagnose 279. — Kreislaufstörungen in Folge ders. 277. — Prognose 279. — Symptome 276. — Therapie 279. — Verlauf und Ausgänge 279.
Blasebalggeräusch 57.
Bluterguss im Herzbeutel 326. — Aetiologie 326. — Diagnose 326. — Folgen des plötzlich eintretenden 326. — Prognose 327. — Symptome 326. — Therapie 327.
Blutgeräusche 59. — Ursache derselben 64.
Brustbräunes. Angina pectoris.
Brustwand, Erschütterung durch die Herzbewegung 33.
Bulbus Venae jugularis intern., Puls desselben 79.

Carditis 130.
Chorea bei Klappenfehlern 184.
Cliquetis métallique 55.
Compensation der Veränderungen des Seitendrucks in den Gefässen und der Intensität des Blutstroms 92.
Cor bovinum, taurinum 104.
—— villosum 286.
Cyanose, angeborene 277.

Degeneratio cordis adiposa s. Fettentartung des Herzens.
Dextrocardie 267.
Dilatation des Herzens s. Erweiterung.
Drucksteigerung in d. Körpervenen, Folgen derselben 84.
Druckverhältnisse in den Gefässen, bei veränderter Leistung der verschiedenen Herzabschnitte 86. — dieselben mathematisch entwickelt 89.
Ductus Botalli, Offenbleiben desselben 272. — Verhalten bei Stenose der Lungenarterienbahn 245.

Ectasie der Lungengefässe bei Klappenfehlern 192.
Ectopia cordis 266.

Endocarditis, Allgemeines 169. — foetale 169.
—— acute ulceröse 170. — Diagnose 179. — Symptome 174. — Therapie 180. — Verlauf und Prognose 179.
—— chronische 181. — Wirkung auf die Entstehung von Klappenfehlern 182. — Aetiologie 183 — s. bei Klappenfehler.
—— subacute, productive 172. — Aetiologie 173. — Diagnose 179. — Symptome 176. — Verlauf und Prognose 178.
Endomyocarditis 130.
Epigastrium, Pulsation in demselben 40. — systolische Einziehung dess. 41.
Erweiterung des Herzens, active 101. — Diagnose 123. — einfache, excentrische 118 u. 121. — Folge derselben 120. — Prognose 123. — Symptome 122. — Therapie 124. — Ursachen 120.
Exsudat im Pericardium 285. — Diagnose der Qualität 289. — Durchbruch nach aussen 289. — Veränderungen desselben 288. — verschiedene Arten 285.

Fettdegeneration s. Fettentartung.
Fettentartung des Herzens 147. — acute 148. — chronische 148. — Diagnose 154. — Prognose 154. — Verlauf und Ausgänge 153. — Therapie 155. — Ursachen 149.
Fettherz s. Fettentartung.
Fettwucherung interstitielle s. Fettentartung.
Fibroma diffusum cordis 139.
Folgen, allgemeine d. Herzaffectionen 92.
Foramen ovale, Offenbleiben desselben 270. — Verhalten desselben bei Stenose der Lungenarterienbahn 245.
Freie Körper im Pericardium 288.
Frémissement cataire 42.

Gasansammlung im Herzbeutel 327. — Aetiologie 327. — Ausgänge 329. — Diagnose 329. — Prognose 330. — Symptome 328. — Therapie 330. — Verlauf 329.
Geräusche am Herzen 57. — accidentelle, unorganische 59. — blasende 57. — Blut- 59. — diastolische 64. — endocardiale 59. — extrapericardiale 68. — metallisch klingende 68. — organische 59. — pericardiale 66. — plätschernde 68. — praesystolische 60. — sägende 57. — systolische 60. — tastbare 42. — Unterscheidung der endo- und pericardialen 66.
—— in den Arterien 73.
Gerinnungen des Bluts im Herzen 279, s. Herzthrombose.
Gewicht des Herzens 100.

Gummigeschwülste im Herzfleische 145.
Haemopericardium s. Bluterguss im Herzbeutel.
Halsvenen, diastolisches Abschwellen derselben 82.
Halsvenengeräusch, expiratorisches 77.
Heerde, myocarditische 129.
Herz, Gestaltsveränderungen desselben während der rAction 17. — respiratorische Bewegung desselben 13. — Richtung der Längsaxe 2. — seitliche Verschiebbarkeit 12. — Unverschiebbarkeit nach hinten und oben 12. — Veränderte Verschiebung bei gehemmtem Athemmechanismus 14.
Herzatrophie, s. Atrophie.
Herzbeutel. — von der Pleura nicht überzogener vorderer Theil desselben 8.
Herzbeutelentzündung, s. Pericarditis.
Herzbeutelwassersucht 320. — Aetiologie 323. — Beschaffenheit des Herzbeutels und Herzmuskels bei derselben 322. — Diagnose 325. — Lage des Herzens und der Lungen bei derselben 322. — Prognose 325. — Symptome 323. — Therapie 325. — Qualität und Quantität des Serum 324.
Herzcontractionen, zeitliche Verhältnisse derselben 15.
Herzdämpfung 46. — Werth der Bestimmung derselben 56.
Herzerweiterung, s. Erweiterung.
Herzfläche, hintere 2, — vordere 2. — Projection derselben auf die Brustwand 3.
Herzgegend, Inspection derselben 29. — Palpation 29. — systolisches Einsinken am linken Brustbeinrande 37. — in der Spitzengegend 38.
Herzgeräusche, s. Geräusche.
Herzhypertrophie, s. Hypertrophie.
Herzkammerabschnitt, allseitige Verkleinerung und Gestalt desselben bei der Systole 18.
Herzklopfen 341. — Aetiologie 342. — Diagnose 347. — Prognose 347. — Symptome 344. — Therapie 348.
Herzleerheit, Gestalt und Grösse ders. 43. — scheinbare Vergrösserung ders. 51. — Veränderung ihrer Grösse durch die Respirationsbewegungen 44, durch pathologische Verhältnisse 49. — Verschiebung derselben bei verschiedener Körperlage 46. — Bei pathologischen Verhältnissen 51. — Wechsel der Höhe bei pericardialen Ergüssen in verschiedener Körperstellung 296.
Herzmattigkeit, s. Herzleerheit.

Herzmuskelentzündung, s. Myocarditis.
Herzpause 24.
Herzpolypen 279. — falsche u. wahre 280.
Herzrand, hinterer 3. — vorderer 3.
Herzruptur 130, — ihre Folgen ibid. s. Ruptur.
Herzspitze, Lage derselben 5.
Herzstoss 21. — mehrfacher 37. — normale Stelle desselben 21. — Stärke desselben 34. — Ursache 22. — Veränderung der Stelle desselben bei abnormem Stande des Diaphragma 32, — bei Geschwülsten in der Nachbarschaft d. Herzens 32, — bei pathol. Vorgängen in der Pleurahöhle 31, — bei der Respiration 30, — bei Veränderungen der Grösse und des Gewichts d. Herzens 32, — bei verschiedener Körperstellung 30, — Verbreitung desselben 33. — Zeitmoment desselben 22.
Herzthrombose 279. — Aetiologie 281. — Diagnose 284. — im linken 283, — im rechten Herzen 282. — Prognose 284. — Symptome 282. - Therapie 284.
Herzton, erster und zweiter 23.
Herztöne, Auscultation ders. 52. — Ausbreitung 52. — Deutlichkeit 52. — Stärke 52. — Spaltung ders. 55. — unreine 63.
Herzwand, vordere, Stelle derselben, von welcher der Herzstoss ausgeht 21.
Herzwandungen, normale Dicke ders. 100.
Herzzerreissung s. Ruptur.
Hohlader obere, Lage derselben 7.
Hydropericardium s. Herzbeutelwassersucht.
Hydropneumopericardium s. Gasansammlung im Herzbeutel.
Hydrops bei Klappenleiden 177. — Behandlung desselben 263.
Hypertrophie des Herzens 99. — Behandlung 116. — compensatorische Wirkung ders. 187. — concentrische 101. — mit Dilatation 101. — einfache 101. — excentrische 101. — mechanische Wirkung ders. 102. — nachträgliche Fettmetamorphose 102. — Ursachen 102. — Vorgang bei der Entwickelung ders. 103.
—— des linken Ventrikels, excentrische 105. — idiopathische 108. — Prognose 110. — Symptome 108. — Ursachen ders. 107.
—— des rechten Ventrikels, excentrische 111. — durch Bildungshemmungen 113. — erworbene 113. — fötale 111. — Prognose 115. — Symptome 114.
Hypertrophie der Vorhöfe, excentrische 116.

Incisura cardiaca der linken Lunge 10.
Infarcte, hämorrhagische 191. — Veränderungen und Folgen derselben 191.
Insufficienz der Klappen am Bulbus ven. jugul. int. 79.
—— der Herzklappen, Begriff und Entstehung s. Klappenfehler.
—— der Valvula mitralis 202. — Aetiologie 205. — compensatorische Veränderungen am Herzen 205. — Diagnose 207. — nächste Folgen 204. — Prognose 208. — Symptome 205.
—— der Valvv. semilun. Aortae 215. — Aetiologie 218. — compensatorische Vorgänge 216. — Diagnose 223. — Druckschwankungen in den Körperarterien 217. — Folgen für die Blutbewegung 216. — Prognose 224. — Symptome 218.
—— der Valvv. semilun. Art. pulmonalis 236. — Aetiologie 238. — compensatorische Vorgänge am Herzen 237. — consecutive Veränderungen am Herzen und in den Lungen 238. — Diagnose 240. — Folgen für die Blutbewegung 237. — Prognose 240. — Symptome 238.
—— der Valv. tricuspidalis 229. — Aetiologie 231. — compensatorische Vorgänge 230. — Diagnose 233. — Folgen für die Blutbewegung 229. — rasches Eintreten der üblen Folgen 230. — Symptome 231.

Kammer, Lage der linken 5. — der rechten 4.
Katzenschnurren 42.
Klappen, Fensterung ders. 125.
Klappenanomalien, angeborene 275.
Klappenaneurysmen, acute 170.
Klappenfehler, Aetiologie 183. — Ausgänge 199. — Behandlung 258, Beförderung der compensat. Hypertrophie 264, bei ungenügender Compensation 264, der complicirenden und consecutiven Uebel 262, des Hydrops 263. — combinirte 253. — am linken Herzen 255. — am rechten Herzen 257. — am rechten und linken Herzen 257. — Compensation bei denselben 187, Arten der Compensation 188, mangelhafte und allmähliches Erlöschen derselben 189, Wirkung derselben 187. — Ectasie der Lungengefässe bei dens. 192. — Erkrankungen der Lungenarterien und Venen bei dens. 192. — Folgen 185. — gemeinsames Resultat aller 186. — Hydrops bei dens. 197. — hämorrhagische Infarcte bei dens. 191. — Pigmentinduration der Lungen bei dens. 192. — Prognose 201. — Puls bei dens. 190. — Splenisation

der Lungen bei dens. 192. — Stadien im Verloufe ders. 189. — Thrombenbildung bei dens. 191. — Veränderungen in andern Organen 193. — Verlauf 199.
Klappenmechanismus 15.
Klappenvegetationen 172.
Kreislauf in einem einfachen 84. — in einem doppelten Gefässsystem 86.
Lageveränderungen des Herzens, angeborene 266.
Leberpulsation 81. 230. 232.
Ligamentum sterno-pericardiacum inferius et superius 2.
Liquor pericardii 1.
Lunge, innerer vorderer Rand der linken und rechten 10.
Lungen, Verhältnisse ders. zum Herzen 9.
Lungenarterie, Lage ders. 7. — Pulsation ders. 42. — Verengerung und Verschliessung 241.
Lungengefässe, Erweiterung ders. 96.
Lungenränder, Verschiebung derselben bei der Respiration 14.

Milchflecke s. Sehnenflecke.
Mittelfelle, Lage ders. zum Herzen und Herzbeutel 7.
Morbus Brightii bei Klappenfehlern 195.
Musikalische Geräusche 57.
Muskatnussleber 193.
Myocarditis 127. — acute 127. — Aetiologie 133. — anatomischer Befund 127. — Aneurysmenbildung 131. — Blutbeschaffenheit bei ders. 133. — Complicationen 130. — Diagnose 137. — eitrige 128. — Heilung ders. 131. — metastatische 128. — parenchymatöse 127. — Prognose 137. — Symptome 131. — Therapie 138. — Verlauf und Ausgänge 137.
—— chronische 138. — anatom. Befund 138. — Aneurysmenbildung 140. — Diagnose 144. — Folgen für die Function des Herzens 139. — Prognose 144. — Symptome 143. — Therapie 144.
—— syphilitische 144. — anatomischer Befund 145. — Aneurysmenbildung 146. — Diagnose 147. — sonstige Veränderungen am Herzen 146. — Symptome 147. — Therapie 147.
Myoendocarditis 130.
Myopericarditis 130.
Neubildungen im Herzbeutel 330. — im Herzfleische 165. — Art und Häufigkeit 165. — Diagnose 168. — Folgen für die Function des Herzens 167. — primäre und secundäre Natur ders. 166. — Symptome 168.

Neuledergeräusch 66.

Obesitas cordis, s. Fettentartung des Herzens.
Obliteratio pericardii, s. Verwachsung des Herzbeutels.
Ostia arteriosa, Lage 6. — Stenose ders. s. bei Stenose.
—— venosa, Lage 6. — Stenose s. b. Stenose.

Palpitatio cordis, s. Herzklopfen.
Papillarmuskeln, Zerreissung ders. 130.
Paracentese des Herzbeutels 312.
Parasiten des Herzens 168.
Pericardialfisteln, äussere 289. — innere 292.
Pericarditis 285. acute 285. — Aetiologie 291. — Ausgänge 300. — Betheiligung des Herzmuskels und des Endocards 289. — chronische 288. — Diagnose 303. — Dyspnoe bei derselb. 299. — eitrige 287. — externa 290. — Folgen für den Kreislauf 290 und für die Respiration 294. — hämorrhagische 287. — krebsige 289. — Prognose 306. — sicca 291. — Symptome 294. — tuberculöse 289. — Therapie der verschiedenen Formen 311. — Verhältniss ders. zum acuten Gelenkrheumatismus 293. — Verlauf der verschiedenen Formen 304.
Perimyocarditis 130.
Pigmentinduration der Lungen 192.
Pleurahöhle, innere u. vordere Grenze der linken u. rechten 8.
Pneumopericardium s. Gasansammlung im Herzbeutel.
Pulmonalarterie s. Lungenarterie.
Puls, als diagnostisches Zeichen bei Herzkrankheiten 69. — bei Klappenfehlern 190.
Pulsatio epigastrica, von Seiten der Aorta 40. — von Seiten des Herzens 40.
Pulsiren, lebhaftes der Arterien bei excentr. Hypertrophie des linken Ventrikels 69.
Pyopneumopericardium, s. Gasansammlung im Herzbeutel.

Raspelgeräusche s. Geräusche.
Reiben, pericardiales 42.
Rotation des Herzens, scheinbare 20.
Rückstoss des Herzens während der Systole der Kammern 19.
Ruptur des Herzens 156. — Aetiologie 156. — allmähliche 159. — Diagnose 160. — incomplete 158. — spontane 156. — Symptome 158. — Therapie

Register.

160. — traumatische 160. — Ursache des Todes bei derselben 159.
Sägegeräusch s. Geräusche.
Semilunarklappen, Zerreissung derselben 130.
Sehnenflecke 287.
Septum ventriculorum, Lücke in demselben 242. — mangelhafte Bildung dess. 274, primäre und secundäre 274.
Sinus mediastino-costales 10.
Situs inversus viscerum 267.
Splenisation der Lungen 192.
Stauungsniere 194.
Stenose der Herzostien im Allgemeinen s. chronische Endocarditis.
—— der Lungenarterienbahn 240. — Aetiologie 248. — Combination mit andern Herzanomalien 244. — compensatorische Vorgänge bei ders. 246. — Diagnose 252. — Prognose 252. — Symptome 248. — Verhalten des Foramen ovale und des Ductus Botalli bei ders. 245. — Verlauf und Ausgänge 251.
—— des Ostium arterios. sinistrum 224. — Aetiologie 226. — compensatorische Vorgänge 225. — Diagnose 228. — Folgen für die Circulation 225. — Prognose 228. — Symptome 226.
—— des Ostium venosum dextrum 234. — compensatorische Vorgänge 234. — Diagnose 235. — Folgen für die Circulation 234. — Prognose 236. — Symptome 235. — Verlauf 236.
—— des Ostium venosum sinistrum 209. — compensator. Vorgänge 210. — Diagnose 214. — Folgen für die Blutbewegung 210. — Prognose 214. — Symptome 211.
Struma exophthalmica, s. Basedow'sche Krankheit.

Thrombenbildung bei Klappenfehlern 191.

Thymusdrüse, Lage derselben 9.
Töne am Herzen, s. Herztöne.
—— in den Arterien 24. 73.
Transposition der grossen Arterienstämme 269.
—— der Hohl- und Lungenvenen 269.
Truncus arteriosus communis, unvollständige Trennung desselben 267.

Vegetationen, kugelige im Herzen 281.
Venen, Erscheinungen an denselben bei Herzkrankheiten 75. — mitgetheilte Bewegungen an denselben 77.
Venenpuls im Gebiete der oberen Hohlvene 77. 230. 232. — im Gebiete der unteren Hohlvene 230. 281.
Venenundulationen 77.
Ventrikel, Lage des rechten 4. — des linken 5.
Ventrikelhypertrophie s. Hypertrophie.
Verbindung, abnorme zwischen dem arteriellen und venösen Gefässsystem 270.
Verengerung und Verschliessung angeborene einzelner Ostien 269.
Verwachsung des Herzens mit dem Herzbeutel 38. 315. — Diagnose 317. — Folgen 316. — Prognose 320. — Symptome 317. — Therapie 320.
—— des Herzens mit benachbarten Organen 315.
Vorhof, Lage des rechten 4. — Lage des linken 5.
Voussure 29.

Wunden des Herzens 161. — Diagnose 164. — mögliche Heilung derselben 162. — penetrirende u. nicht penetrirende 161. — Prognose 164. — Symptome 164. — Therapie 164.

Zerreissung des Herzens, s. Ruptur.
—— der Klappen 170.

Druck von Breitkopf und Härtel in Leipzig.

DRUCKFEHLER.

Seite 20	Zeile 16 v. o.	statt	»zu selbst rückbleiben« l.	»selbst zurückbleiben«.
- 30	- 13 - u.	-	»den Lungen« l.	»der Lungen«.
- 42	- 2 - o.	-	»klagender« l.	»klappender«.
- -	- 19 - u.	-	»eclaire« l.	cataire«.
- 47	- 6 - o.	-	»hl linke Grenze« l.	»hl rechte Grenze«.
- 88	- 12 - o.	-	»Hinterniss« l.	»Hinderniss«.
- -	- 2 - u.	-	»um so mehr« l.	»um mehr«.
- 95	- 9 - u.	-	»marontische« l.	»marantische«.
- -	- 7 - u.	-	»Plebitis« l.	»Phlebitis«.
- 96	- 14 - u.	-	»wenigstens normale« l.	»wenigstens nahezu normale«.
- 115	- 11 - o.	-	»Hypertrophie l.	»Atrophie«.
- 134	- 9 - u.	-	»Papillarerweiterung« l.	»Pupillenerweiterung«.
- 174	- 13 - u.	-	»Pericarditis« l.	»Endocarditis«.
- 192	- 14 - o.	-	»Splerisation« l.	»Splenisation«.
- 200	- 11 - o.	-	»Gangräno« l.	»Gangrän«.
- -	- - - -	-	»noch« l.	»nach«.
- 231	- 19 - u.	-	»Geräusch« l.	»Geräusche«.
- 273	- 13 - u.	-	»Heschel« l.	»Heschl«.
- 277	- 21 - u.	-	»verändert« l.	»vermindert«.
- 292	- 8 - o.	-	»3. 2 Weiber« l.	»3 auf 2 Weiber«.
- 295	- 16 - o.	-	»Herzrand« l.	»Brustrand«.
- 313	- 1 - u.	-	»am« l.	»im«.
- 322	- 8 - u.	-	»neben den« l.	»neben dem«.
- 336	- 2 - u.	-	»cordiacus« l.	»cardiacus«.
- 343	- 12 - o.	-	»energischen« l.	»energischeren«.
- 352	- 5 - o.	-	»bei den Morb. Basedow.« l.	»bei dem Morbus Basedow.«

www.ingramcontent.com/pod-product-compliance
Lightning Source LLC
Chambersburg PA
CBHW022332230426
43664CB00040B/416